HISTOLOGIA

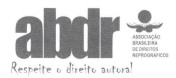

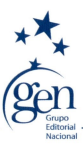

O GEN | Grupo Editorial Nacional – maior plataforma editorial brasileira no segmento científico, técnico e profissional – publica conteúdos nas áreas de ciências da saúde, exatas, humanas, jurídicas e sociais aplicadas, além de prover serviços direcionados à educação continuada e à preparação para concursos.

As editoras que integram o GEN, das mais respeitadas no mercado editorial, construíram catálogos inigualáveis, com obras decisivas para a formação acadêmica e o aperfeiçoamento de várias gerações de profissionais e estudantes, tendo se tornado sinônimo de qualidade e seriedade.

A missão do GEN e dos núcleos de conteúdo que o compõem é prover a melhor informação científica e distribuí-la de maneira flexível e conveniente, a preços justos, gerando benefícios e servindo a autores, docentes, livreiros, funcionários, colaboradores e acionistas.

Nosso comportamento ético incondicional e nossa responsabilidade social e ambiental são reforçados pela natureza educacional de nossa atividade e dão sustentabilidade ao crescimento contínuo e à rentabilidade do grupo.

HISTOLOGIA

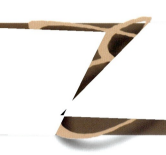

■ Autora

B. J. Aarestrup

Doutora em Patologia pela Universidade Federal Fluminense/RJ. Professora do Departamento de Morfologia/Histologia – Instituto de Ciências Biológicas – Universidade Federal de Juiz de Fora/MG. Pesquisadora Associada do Centro de Biologia da Reprodução/Laboratório de Imunopatologia e Patologia Experimental – Universidade Federal de Juiz de Fora/MG.

■ Organizadores da série Essencial

Carlos Alberto Mourão Júnior

Médico Endocrinologista. Matemático. Mestre em Ciências Biológicas pela Universidade Federal de Juiz de Fora. Doutor em Ciências pela Escola Paulista de Medicina – UNIFESP. Pós-Graduado em Filosofia pela UFJF. Professor Adjunto de Biofísica e Fisiologia da Universidade Federal de Juiz de Fora.

Dimitri Marques Abramov

Médico Psiquiatra. Mestre em Ciências Biológicas pela Universidade Federal de Juiz de Fora. Doutor em Ciências pelo Instituto de Biofísica Carlos Chagas Filho – UFRJ.

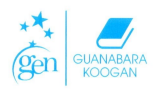

- A autora deste livro e a EDITORA GUANABARA KOOGAN LTDA. empenharam seus melhores esforços para assegurar que as informações e os procedimentos apresentados no texto estejam em acordo com os padrões aceitos à época da publicação, *e todos os dados foram atualizados pela autora até a data da entrega dos originais à editora.* Entretanto, tendo em conta a evolução das ciências da saúde, as mudanças regulamentares governamentais e o constante fluxo de novas informações sobre terapêutica medicamentosa e reações adversas a fármacos, recomendamos enfaticamente que os leitores consultem sempre outras fontes fidedignas, de modo a se certificarem de que as informações contidas neste livro estão corretas e de que não houve alterações nas dosagens recomendadas ou na legislação regulamentadora.

- A autora e a editora se empenharam para citar adequadamente e dar o devido crédito a todos os detentores de direitos autorais de qualquer material utilizado neste livro, dispondo-se a possíveis acertos posteriores caso, inadvertida e involuntariamente, a identificação de algum deles tenha sido omitida.

- Direitos exclusivos para a língua portuguesa
Copyright © 2012 by
EDITORA GUANABARA KOOGAN LTDA.
Uma editora integrante do GEN | Grupo Editorial Nacional
Travessa do Ouvidor, 11
Rio de Janeiro – RJ – CEP 20040-040
Tels.: (21) 3543-0770/(11) 5080-0770 | Fax: (21) 3543-0896
www.grupogen.com.br | editorial.saude@grupogen.com.br

- Reservados todos os direitos. É proibida a duplicação ou reprodução deste volume, no todo ou em parte, em quaisquer formas ou por quaisquer meios (eletrônico, mecânico, gravação, fotocópia, distribuição pela Internet ou outros), sem permissão, por escrito, da EDITORA GUANABARA KOOGAN LTDA.

- Capa: Bruno Sales
Editoração eletrônica: Anthares
Projeto gráfico: Editora Guanabara Koogan

- Ficha catalográfica

A11h

    Aarestrup, B. J.
    Histologia essencial / B. J. Aarestrup. - [Reimpr.]. - Rio de Janeiro : Guanabara Koogan, 2018.

    ISBN 978-85-277-2058-8

    1. Histologia. I. Título.

12-2033.	CDD: 611.018
	CDU: 611.018

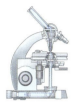

Dedicatória

A Fernando, meu professor, orientador, parceiro de trabalho, amigo e marido, grande incentivador não só desta obra, mas de toda a minha trajetória pessoal e acadêmica.

B. J. Aarestrup

Material Suplementar

Este livro conta com o seguinte material suplementar:

- Ilustrações da obra em formato de apresentação (acesso restrito a docentes)

O acesso ao material suplementar é gratuito. Basta que o leitor se cadastre e faça seu *login* em nosso *site* (www.grupogen.com.br), clicando em GEN-IO no *menu* superior do lado direito.

É rápido e fácil. Caso haja alguma mudança no sistema ou dificuldade de acesso, entre em contato conosco (sac@grupogen.com.br).

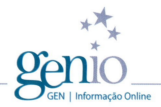

GEN-IO (GEN | Informação Online) é o repositório de materiais suplementares e de serviços relacionados com livros publicados pelo GEN | Grupo Editorial Nacional, maior conglomerado brasileiro de editoras do ramo científico-técnico-profissional, composto por Guanabara Koogan, Santos, Roca, AC Farmacêutica, Forense, Método, Atlas, LTC, E.P.U. e Forense Universitária. Os materiais suplementares ficam disponíveis para acesso durante a vigência das edições atuais dos livros a que eles correspondem.

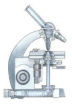

Agradecimentos

Ao Professor Dr. Fernando Monteiro Aarestrup, Doutor em Patologia (UFF/RJ), Pós-Doutor em Imunopatologia (Universidade do Porto/Portugal), Pós-Doutor em Patologia Experimental (Rockfeller University, New York, USA), Professor Associado (UFJF), Chefe do Laboratório de Patologia Experimental e Imunopatologia (CBR/UFJF), pela leitura cuidadosa e crítica de cada capítulo.

Às pesquisadoras do Centro de Biologia da Reprodução (CBR/UFJF) Professora Dra. Martha de Oliveira Guerra, Doutora em Morfologia (UFMG) e Coordenadora de pesquisas pré-clínicas (UFJF), e Professora Dra. Vera Maria Peters, Doutora em Biologia Animal (Universidade Federal Rural do Rio de Janeiro) e Professora Associada (UFJF), por todo apoio, incentivo e amizade.

À Professora Dra. Eliane Pedra Dias, Doutora em Patologia (UFF/RJ) e Professora Titular (UFF/RJ), por estimular o estudo da Morfologia – uma base realmente sólida para o desenvolvimento acadêmico e profissional.

Aos colegas professores do Departamento de Morfologia (ICB/UFJF).

Aos organizadores Carlos Alberto Mourão Júnior e Dimitri Marques Abramov, pela atenção dispensada e pelo auxílio prestimoso durante todas as etapas de desenvolvimento desta obra.

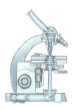

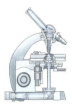

Prefácio

Esta obra foi elaborada com o objetivo de ensinar histologia em seu princípio morfológico fundamental, remetendo, em seus tópicos obrigatórios, ao próprio conceito da disciplina: estudo microscópico dos tecidos, realizado por meio da microscopia óptica – instrumento de estudo das aulas práticas de histologia em todo o mundo. Produzida segundo esta linha de raciocínio, *Histologia Essencial* apresenta um texto prático e objetivo, sem deixar de ser acadêmico; além disso, fornece conteúdo aprofundado em anatomia microscópica e possibilita que os conhecimentos sejam correlacionados às diversas aplicações clínicas que farão parte da futura rotina profissional dos estudantes.

Ricamente ilustrado, este livro trata, com especial cuidado, da morfologia descritiva das células e do material extracelular, bem como da organização desses elementos nos diversos órgãos e tecidos. Esse conteúdo garante a base real e sólida da formação morfológica não só em histologia, mas também em patologia, para estudantes de graduação e pós-graduação, além de fornecer a base para a compreensão da fisiologia e da biologia celular – muitas vezes confundidas com a histologia propriamente dita pela abordagem dos próprios livros didáticos.

Tópicos considerados por muitos discentes "abstratos" – que não podem ser visualizados por métodos de rotina macroscópica ou por microscopia óptica –, como definições ultraestruturais e explanações histofisiológicas, também mereceram destaques esquemáticos ou mesmo associações metafóricas.

Para facilitar a compreensão das características microscópicas, visto que realmente existem aspectos em comum entre vários órgãos e estruturas, as diferenças e semelhanças entre correlatos foram enfatizadas. As características microscópicas peculiares de cada órgão, bem como os critérios para identificação diferencial, foram destacadas em quadros explicativos.

Vale ressaltar ainda que, na legenda de cada fotomicrografia, consta a coloração utilizada no preparo do corte, bem como o aumento original em que a imagem foi capturada, pois transferência entre programas ou mesmo formatação posterior podem provocar distorções em relação à magnificação original do microscópico.

Levando-se em consideração que não se "decora" lâminas histológicas, o material foi cuidadosamente preparado para a compreensão da disciplina, e não para a simples memorização das imagens. Espero, sinceramente, alcançar este objetivo, pois, sem a visualização morfológica microscópica, o entendimento da fisiologia, imunologia, biologia celular e patologia torna-se prejudicado, assim como, sem o parâmetro da normalidade microscópica fornecido pela histologia, não há como compreender a anatomia patológica e a fisiopatologia.

Finalmente, não posso deixar de citar os alunos – alvo e objetivo final desta produção –, que certamente enriqueceram as explicações contidas nesta obra, adquiridas durante minha experiência no magistério superior, estimulando investigações que levaram a reflexões e pesquisas.

B. J. Aarestrup

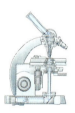

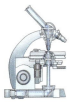

Sumário

Parte 1 | Bases para o Estudo da Histologia

1 | Histologia e Processamento Histológico, 3
Objetivos de estudo, 4
Palavras-chave, 4
Introdução, 4
Histologia | Conceito e objeto de estudo, 6
Obtenção da amostra de tecido para estudo microscópico, 6
Acondicionamento e identificação da amostra, 8
Processamento histológico de rotina, 9
Processamentos histológicos especiais e técnicas auxiliares, 14
Artefatos, 18
Identificação, transporte e arquivamento da lâmina histológica, 18
Resumo, 19
Autoavaliação, 20

2 | Principais Métodos de Visualização dos Tecidos, 21
Objetivos de estudo, 22
Palavras-chave, 22
Introdução, 22
Microscópio óptico, 22
Métodos especiais de visualização do tecido, 26
Resumo, 28
Autoavaliação, 29

Parte 2 | Histologia Geral

3 | Tecido Epitelial, 33
Objetivos de estudo, 34
Palavras-chave, 34
Introdução, 34
Tipos de tecidos epiteliais, 35
Características gerais dos epitélios, 35
Funções gerais dos epitélios, 37
Especializações de membrana celular, 40
Epitélios de revestimento, 42
Epitélios glandulares, 53
Resumo, 64
Autoavaliação, 65

4 | Tecido Conjuntivo Propriamente Dito, 67
Objetivos de estudo, 68
Palavras-chave, 68
Introdução, 68
Variedades de tecido conjuntivo, 68
Tecido conjuntivo propriamente dito, 71
Resumo, 88
Autoavaliação, 89

5 | Tecido Adiposo, 91
Objetivos de estudo, 92
Palavras-chave, 92
Introdução, 92
Histogênese e diferenciação funcional, 93
Tipos de tecido adiposo, 93
Resumo, 102
Autoavaliação, 102

6 | Tecido Cartilaginoso, 103
Objetivos de estudo, 104
Palavras-chave, 104
Introdução, 104
Critérios para classificação do tecido cartilaginoso, 104
Tipos de cartilagem, 105
Resumo, 117
Autoavaliação, 118

7 | Tecido Ósseo, 119
Objetivos de estudo, 120
Palavras-chave, 120

Introdução, *120*
Localização, *121*
Funções, *121*
Componentes histológicos, *121*
Vascularização do tecido ósseo, *126*
Interação celular, modelamento e remodelamento, *127*
Tipos de osso, *129*
Osteogênese, *130*
Resumo, *134*
Autoavaliação, *134*

8 | Tecido Muscular, 135
Objetivos de estudo, *136*
Palavras-chave, *136*
Introdução, *136*
Tecido muscular estriado esquelético, *137*
Tecido muscular estriado cardíaco, *146*
Músculo liso, *148*
Resumo, *151*
Autoavaliação, *152*

9 | Tecido Nervoso, 153
Objetivos de estudo, *154*
Palavras-chave, *154*
Introdução, *154*
Funções, *155*
Tecido nervoso, *156*
Resumo, *167*
Autoavaliação, *168*

Parte 3 | Histologia dos Órgãos e Sistemas

10 | Sistema Nervoso, 171
Objetivos de estudo, *172*
Palavras-chave, *172*
Introdução, *172*
Sistema nervoso central, *172*
Sistema nervoso periférico, *180*
Resumo, *189*
Autoavaliação, *190*

11 | Sistema Circulatório, 191
Objetivos de estudo, *192*
Palavras-chave, *192*
Introdução, *192*
Caracterização histológica do sistema circulatório, *193*
Resumo, *206*
Autoavaliação, *207*

12 | Sangue, 209
Objetivos de estudo, *210*
Palavras-chave, *210*
Introdução, *210*
Medula óssea, *212*
Hematopoese, *213*
Elementos figurados do sangue, *215*
Hematopoese fetal, *225*
Resumo, *226*
Autoavaliação, *227*

13 | Sistema Endócrino, 229
Objetivos de estudo, *230*
Palavras-chave, *230*
Introdução, *230*
Caracterização histofisiológica das glândulas endócrinas, *231*
Resumo, *249*
Autoavaliação, *249*

14 | Sistema Respiratório, 251
Objetivos de estudo, *252*
Palavras-chave, *252*
Introdução, *252*
Caracterização histofisiológica do sistema respiratório, *253*
Resumo, *272*
Autoavaliação, *273*

15 | Sistema Digestivo, 275
Objetivos de estudo, *276*
Palavras-chave, *276*
Introdução, *277*
Porção vestibular, *277*
Trato digestivo superior, *291*
Trato digestivo inferior, *300*
Órgãos anexos, *308*
Resumo, *319*
Autoavaliação, *320*

16 | Sistema Urinário, 321
Objetivos de estudo, *322*
Palavras-chave, *322*
Introdução, *322*
Caracterização histofisiológica dos órgãos, *324*
Resumo, *342*
Autoavaliação, *343*

17 | Sistema Reprodutor Feminino, 345
Objetivos de estudo, *346*
Palavras-chave, *346*
Introdução, *346*
Caracterização histofisiológica dos órgãos, *348*

Resumo, *368*
Autoavaliação, *369*

18 | Sistema Reprodutor Masculino, 371

Objetivos de estudo, *372*
Palavras-chave, *372*
Introdução, *372*
Caracterização histofisiológica dos órgãos, *373*
Sistema de túbulos intratesticulares, *379*
Glândulas acessórias do sistema reprodutor masculino, *381*
Pênis, *384*
Correlações entre o sistema reprodutor feminino e masculino, *386*
Resumo, *387*
Autoavaliação, *388*

19 | Sistema Tegumentar, 389

Objetivos de estudo, *390*
Palavras-chave, *390*
Introdução, *390*
Pele, *391*
Anexos epidérmicos, *397*
Particularidades topográficas, *403*
Resumo, *406*
Autoavaliação, *407*

20 | Órgãos Linfoides, 409

Objetivos de estudo, *410*
Palavras-chave, *410*
Introdução, *410*
Caracterização dos órgãos, *410*
Resumo, *423*
Autoavaliação, *423*

Apêndice, 425

Glossário, 429

Bibliografia, 445

Índice Alfabético, 449

Como usar as características especiais deste livro

- Termos fundamentais são destacados no texto e definidos nas margens. Esse recurso evita que a leitura seja interrompida e serve de elemento de revisão dos assuntos. Essas palavras estão repetidas no Glossário, ao final do livro.

- Os boxes Histologia em Foco descrevem curiosidades práticas acerca da Histologia.

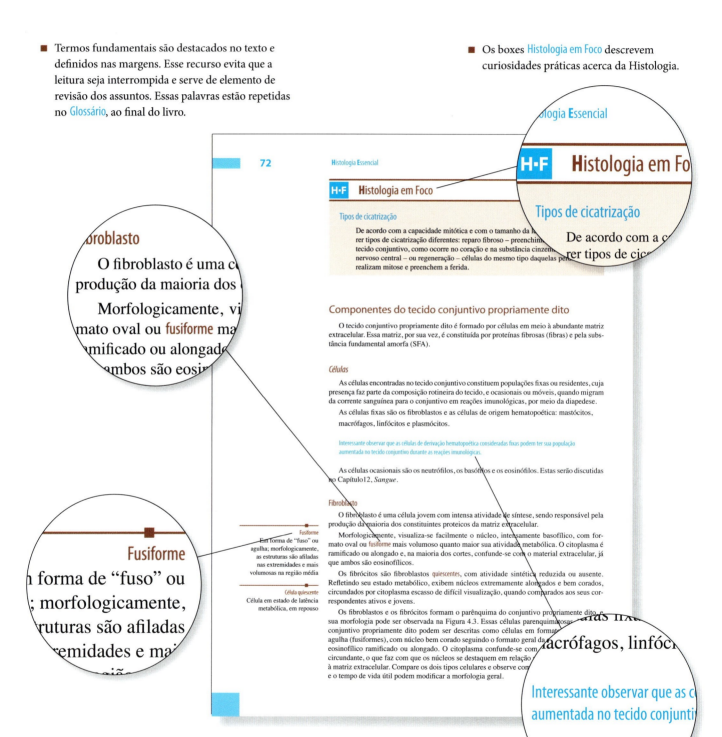

- Destaques em azul consolidam conceitos descritos no texto.

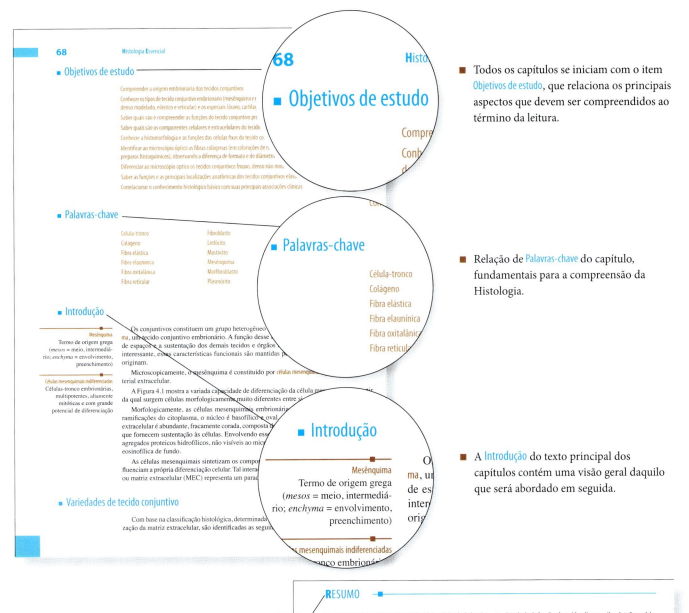

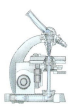

HISTOLOGIA

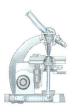

Parte 1

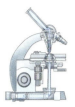

Bases para o Estudo da Histologia

1 Histologia e Processamento Histológico, *3*
2 Principais Métodos de Visualização dos Tecidos, *21*

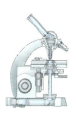

1

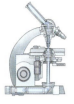

Histologia e Processamento Histológico

Objetivos de estudo, *4*
Palavras-chave, *4*
Introdução, *4*
Histologia | Conceito e objeto de estudo, *6*
Obtenção da amostra de tecido para estudo microscópico, *6*
Acondicionamento e identificação da amostra, *8*
Processamento histológico de rotina, 9
Processamentos histológicos especiais e técnicas auxiliares, *14*
Artefatos, *18*
Identificação, transporte e arquivamento da lâmina histológica, *18*
Resumo, *19*
Autoavaliação, *20*

■ Objetivos de estudo

Conhecer a história da histologia e seu estabelecimento como ciência

Entender o conceito de histologia

Saber o que é o processamento histológico e quais são as suas etapas

Identificar os objetivos das fases do processamento histológico, bem como o material utilizado na rotina em cada uma

Conhecer as técnicas básicas de obtenção de material para se estudar ao microscópio

Saber quais são as características ideais do recipiente para se colocar a amostra de tecido para fixação, transporte ou arquivamento

Aprender como identificar corretamente o frasco com amostra de tecido e a lâmina histológica

Entender o princípio da coloração de rotina com hematoxilina e eosina (HE) e saber quais são as tonalidades conferidas às coradas por cada um desses corantes

Conhecer os principais exemplos de técnicas especiais e auxiliares de processamento histológico

Compreender o objetivo, o princípio básico da técnica e as principais indicações clínicas dos métodos especiais e auxiliares de processamento histológico

■ Palavras-chave

Biópsia	Diafanização	Lâmina histológica
Bloco	Eosina	Micrótomo
Célula	Fixação	Necropsia
Clarificação	Hematoxilina	Processamento histológico
Clivagem	Histologia	Tecido
Coloração	Impregnação	
Desidratação	Inclusão	

■ Introdução

Robert Hooke (1635-1703)
Físico inglês, professor de geometria do Greshan College, no qual se dedicava à meteorologia e à astronomia. Descreveu a rotação do planeta Júpiter e desenvolveu o microscópio, o telescópio refletor, o barômetro, além dos primeiros conceitos sobre o que hoje conhecemos como energia eólica

---
Observação a olho nu
Observar uma amostra sem auxílio de aparatos como o microscópio ou o telescópio

---
Energia eólica
Do latim *aeolicus*, relativo ao vento; energia cinética obtida a partir do movimento das correntes aéreas (movimento dos ventos)

Por que, certo dia, alguém quis ver as coisas mais de perto?

Tudo começou com alguém que desejava observar o que estava muito distante. Ao trabalhar no aperfeiçoamento de conjuntos ópticos para observação planetária, Robert Hooke percebeu, em 1665, que, invertendo as lentes, era possível identificar estruturas extremamente pequenas impossíveis de serem visualizadas a olho nu. Pegou, então, um pedaço de cortiça – na época muito usada para vedar vidraria em laboratórios – e o examinou sob essa nova perspectiva. O que ele viu – vários compartimentos vazios – mudou a história da humanidade de inúmeras maneiras. Hooke denominou esses espaços *cellulas*, que, em latim, significa *pequenos compartimentos fechados*. Nasciam, assim, o microscópio – ainda muito rudimentar – e o termo *célula*.

O médico do papa e o balconista curioso

Marcello Malpighi, médico e filósofo italiano, foi autor da primeira publicação que continha descrições microscópicas do fígado, do baço, dos rins e da pele, apenas 4 anos após as observações de Hooke.

Além de atender ao Papa Inocêncio XII, lecionava nas Universidades de Bologna e de Pisa, nas quais uma série de pesquisas o levou a ser a primeira pessoa a descrever uma célula animal.

Marcello Malpighi (1628-1694)
Médico e filósofo italiano, dedicou-se ao estudo microscópico de vísceras e descreveu histologicamente o corpúsculo renal

Anton Van Leeuwenhoek (1632-1723)
Comerciante holandês; considerado o "pai da histologia", idealizou e desenvolveu o microscópio óptico. Foi o primeiro a observar o fluxo sanguíneo e os microrganismos e a identificar as primeiras células

Histologia
Estudo microscópico dos tecidos e órgãos cujo objetivo é a caracterização de seus aspectos morfológicos normais

Matthias Schleiden (1804-1881)
Ex-morador de rua, cantor, advogado e professor de botânica na Universidade de Jena, Alemanha

Rudolf Virchow (1821-1902)
Dadas sua formação e suas descobertas, é considerado o pai da medicina social e da patologia moderna

Doença
Resultado da falta de equilíbrio do organismo com o meio, a partir de sua incapacidade ou impossibilidade de adaptação

---

Na área da saúde, Malpighi é constantemente lembrado por ter seu nome associado ao corpúsculo renal (corpúsculo de Malpighi) e à camada média da epiderme, na pele (camada malpighiana). Vale destacar, ainda, que foi ele quem chamou, descritivamente, o núcleo de *nucleus*, termo latino que significa amêndoa

Enquanto Malpighi fazia suas descobertas, Anton Van Leeuwenhoek (pronuncia-se *livenrrouc*) trabalhava na Holanda como atendente de uma loja atacadista e utilizava vidro polido para cortar as peças de pano e avaliar a qualidade do produto a partir de suas pontas desfiadas. Adquiriu, assim, a habilidade – e o *hobby* – de polir o vidro, dando-lhe curvaturas. Em seu tempo livre, começou a observar com esses vidros tudo o que estava à mão, o que fez com que esse observador, sem ter passado por uma educação formal ou ter tradição familiar que o incentivasse a fazer experimentos, fosse a primeira pessoa no mundo a ver e a descrever uma bactéria, em 1674. Leeuwenhoek identificou e descreveu microscopicamente uma grande variedade de amostras vegetais e animais e, em 1700, foi considerado "o pai da histologia".

Alemanha, o point da ciência no século 18

No início do século 18, observar o "mundo minúsculo" significava estar à frente do tempo e, nessa época, a anatomia macroscópica começou a ser considerada uma ciência básica – como hoje é também a anatomia microscópica.

A partir desse período, surgiram microscópios produzidos industrialmente, comercializados de início na Itália e, daí, para toda a Europa, em particular para a Alemanha, onde o uso do equipamento se tornou popular no meio acadêmico, fazendo com que a histologia desse um grande salto científico.

Nesse país, Matthias Schleiden foi um dos primeiros pesquisadores a considerar o núcleo celular como estrutura intimamente associada ao processo mitótico, além de ter sido o responsável pela compreensão do conceito de que cada célula é uma unidade viva, de que diversas dessas estruturas se unem formando tecidos e, ainda, de que estes se organizam em nossos diversos órgãos.

Hoje parece uma conclusão óbvia, pois somos familiarizados com essa ideia desde as aulas de ciências do Ensino Fundamental. Porém, em 1838, as pessoas – leigas ou não – nem acreditavam que os microrganismos existiam.

H·F Histologia em Foco

Curiosidades sobre as primeiras imagens radiográficas

Somente 60 anos após o aparecimento dos conceitos microscópicos, descobriu-se outra maneira de "ver o organismo por dentro": em 1896, também na Alemanha, o pesquisador Wilhelm Conrad Röntgen obteve a primeira imagem radiográfica. Curiosamente, o exame popularizou-se como diversão, a ponto de as pessoas radiografarem as mãos e a face – e muitos desmaiavam ao ver sua "caveira" na película revelada. Isso nos possibilita imaginar, então, como era fantástica a possibilidade de ver com o microscópio além do que os olhos podiam enxergar.

Após a aceitação geral de que somos constituídos por unidades microscópicas, Rudolf Virchow – outro alemão – observou que, nas doenças, a estrutura morfológica normal se alterava. Esse conceito, datado de 1858, foi fundamental para a evolução das ciências da saúde e marcou definitivamente a importância da histologia por possibilitar conhecer como são os parâmetros normais microscópicos e, por conseguinte, compreender como as doenças se manifestam desde o nível celular, de modo a entender seu mecanismo de evolução a partir deste ponto. Afinal,

6   Histologia Essencial

reconhecer os tecidos ao microscópio apenas para sua apreciação morfológica em si equivaleria mais ou menos a empregar os raios X como curiosidade e diversão.

A partir dessa era de muitas descobertas, houve enorme progresso no estudo das ciências básicas, hoje consideradas pré-clínicas. O desenvolvimento da anatomia, da histologia, da fisiologia, da patologia e da farmacologia neste contexto e em sincronia não é coincidência.

É interessante observar que o modo como o processo diagnóstico é conduzido tem relação com o desenvolvimento histórico das ciências. Desde o momento em que um profissional da saúde olha o paciente até a realização do exame físico, o que se dá é uma avaliação macroscópica. Depois, conforme a necessidade, ele busca chegar ao diagnóstico com o auxílio de exames complementares cada vez mais complexos que podem abranger a patologia clínica (microscopia e análises bioquímicas), a imagenologia (radiografia, ultrassonografia, tomografia computadorizada, ressonância magnética), a patologia celular e a patologia molecular.

Assim, comprovando hoje a observação de Virchow, sabe-se que a história natural das doenças ocorre contrariamente ao que se observa em nível clínico. Primeiro, surgem alterações nos genes ou nas organelas; depois, essas alterações acometem a célula morfológica e fisiologicamente, de maneira subclínica ou manifestando-se clinicamente em tecidos ou órgãos.

■ Histologia | Conceito e objeto de estudo

Em 1819, August Mayer atribuiu o termo histologia ao estudo microscópio dos tecidos e órgãos, a partir dos vocábulos gregos *tissu* (tecido) e *logos* (estudo). Por volta de 1847, Albert von Kölliker observou que o organismo é composto de quatro tipos básicos de tecidos: epitelial, que é didaticamente dividido em epitélios de revestimento, glândulas e neuroepitélios, conjuntivo, que abrange os tecidos conjuntivos propriamente ditos, ósseo, cartilaginoso, adiposo e mucoso, muscular, cujas células são denominadas fibras musculares (independentemente do tipo muscular [esquelético, cardíaco ou liso], essas fibras são especializadas em realizar contração), e nervoso, que é constituído por neurônios e células da neuroglia estruturados em sistemas nervosos central e periférico. Sabe-se, hoje, que essa visão não abrange todos os aspectos fisiológicos e ultraestruturais dos inúmeros tipos celulares, porém é universalmente aceita por enquadrar os tecidos nos aspectos morfológicos com finalidade didática. Kölliker desenvolveu ainda diversas técnicas de preparos de tecidos de invertebrados para observação microscópica, além de várias colorações histoquímicas para observação do desenvolvimento embrionário em anfíbios e mamíferos. Em 1848, fundou e foi editor do periódico *Zeitschrift fur Wissenschaftliche Zoologie (Jornal Científico de Zoologia)*, cujos artigos são citados até hoje em diversas publicações na área da zoologia.

O objeto de estudo da histologia é a lâmina histológica, que é constituída por pequena placa retangular de vidro (lâmina histológica propriamente dita) sobre a qual o corte é disposto e recoberto por segunda lâmina extremamente delgada (lamínula) que pode ser arquivada permanentemente desde que protegida do contato direto com luz, umidade e substâncias químicas.

■ Obtenção da amostra de tecido para estudo microscópico

As amostras de tecido para avaliação microscópica podem ser obtidas por diversas técnicas. Em seguida, serão abordadas as mais comuns.

H·F   **Histologia em Foco**

Biópsia ou biopsia?

O VOLP – Vocabulário Ortográfico da Língua Portuguesa –, da Academia Brasileira de Letras, registra as duas formas: biópsia e biopsia. O Aurélio também, registrando, no entanto, a definição em biopsia, o que aponta uma preferência. O Dicionário Houaiss traz as duas versões, mas apresenta o significado na primeira. Neste livro, adotaremos biópsia, de uso mais habitual.

Margin notes

Patologia
Estudo dos processos patológicos e das doenças

Diagnóstico
Conclusão acerca da situação em que se encontra um paciente; resultado final do exame físico e da análise dos exames complementares

História natural da doença
Estudo da causa, dos sinais e sintomas, da progressão e da evolução da doença

Tecido epitelial
Exibe grande diversidade morfológica e origem embrionária variada de acordo com a localização anatômica em que se encontra

Tecido conjuntivo
Grupo de tecidos de origem mesenquimal

Tecido muscular
Tecido cujas células são denominadas fibras musculares são responsáveis pela contração

Tecido nervoso
Tecido de derivação ectodérmica

Lâmina histológica
Preparos permanentes realizados em laboratório histológico

Biópsia

Biópsia é um procedimento cirúrgico no qual se obtém uma amostra de tecido por meio de uma incisão com instrumentos cortantes, como bisturi com lâmina descartável, bisturi elétrico, agulhas aspirativas, *punch* e saca-bocado. Veja esses instrumentos na Figura 1.1.

> **Biópsia**
> Procedimento cirúrgico realizado em organismo vivo com o objetivo de obtenção de fragmento, segmento ou peça cirúrgica

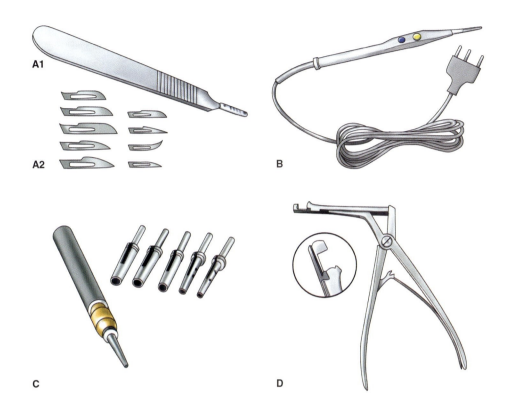

Figura 1.1 Instrumentais mais utilizados para obtenção de tecido. O bisturi cortante tem um cabo esterilizável (A1) e lâminas de aço, descartáveis, com vários formatos (A2). O bisturi elétrico, ou cautério, cauteriza a área cortada, diminuindo hemorragias (B). O *punch* é cilíndrico com borda cortante, e o material removido preenche seu interior (C). Em razão de ter borda cortante em sua extremidade e ser longo, o saca-bocado é muito útil em áreas de acesso indireto (D).

> **Área de acesso indireto**
> Local sem acesso visual direto ou distante de superfície diretamente acessível

> **Biópsia incisional**
> Biópsia em que parte do tecido ou do órgão é removida

> **Biópsia excisional**
> Procedimento em que todo um segmento ou uma lesão é removida

> **Biópsia a céu aberto**
> Obtenção de peça cirúrgica, ou seja, grandes amostras, membros ou órgãos inteiros ou em quase totalidade

> **Necropsia**
> Procedimento de avaliação anatomopatológica e histopatológica em organismo *post mortem*; a amostra para análise microscópica é proveniente de dissecação cadavérica

H·F Histologia em Foco

Punção por agulhas

A punção por agulhas ou punção aspirativa é uma técnica realizada com agulhas de diâmetros variados, com borda cortante e uma guilhotina que secciona a base do tecido preso em seu interior, resultando em amostra cilíndrica. É ideal para abordagem de lesões sólidas superficiais ou, se profundas, guiadas por exames de imagem, como nas mamografias, por exemplo.

Tipos de biópsia

De acordo com o tamanho da amostra ou sua relação com os tecidos vizinhos, as biópsias podem ser: incisionais – nas quais parte do tecido ou do órgão é removida; excisionais – na qual todo um segmento ou uma lesão é removida; ou "a céu aberto" – procedimento com obtenção de peça cirúrgica, ou seja, grandes amostras, membros ou órgãos inteiros ou em quase totalidade.

Necropsia

Na necropsia, são realizados exame físico superficial, exame das cavidades, além de exame e possível remoção de órgãos ou amostras destes, com posterior fechamento do corpo.

Histologia em Foco

Autópsia, necrópsia ou necropsia?

A maioria dos dicionários registra necropsia e autópsia como sinônimos. Porém, muitos profissionais da área da saúde consideram necropsia mais adequado, visto que autópsia consistiria em uma pessoa realizar o procedimento em si mesma. Na verdade, a palavra autópsia, de origem grega, significa *observar com os próprios olhos* ou *ver por si mesmo*, cuja acepção não é a de executar algo em si próprio.

Como acontece com biópsia e biopsia, a acentuação também divide os dicionaristas. Uns preferem necropsia, outros necrópsia. Neste livro, adotaremos a forma necropsia.

■ Acondicionamento e identificação da amostra

Independentemente da técnica utilizada, o tecido é maleável no momento de sua remoção. Porém, quando imerso no líquido fixador, a peça endurece. Para evitar danos à amostra ou mesmo sua perda, o frasco para acondicionamento que contém solução fixadora deve ter boca larga; caso contrário, o fragmento fixado, já firme, não poderá ser retirado incólume do recipiente.

Além de boca larga, o frasco deve ser totalmente vedado, pois os fixadores mais comuns são alcoólicos. Se houver evaporação, parte da amostra não ficará submersa e sofrerá *autólise*.

A identificação do frasco com material deve ser feita sempre a lápis ou com etiqueta protegida por material plástico, pois o recipiente entrará em contato com soluções alcoólicas durante o processamento e a tinta dos rótulos poderá borrar. A Figura 1.2 mostra exemplos de frascos para o acondicionamento ideal.

Autólise
Destruição enzimática de tecidos após sua remoção do organismo; em contrapartida, a necrose é a morte do tecido no organismo, também sob ação enzimática e sempre associada a processos patológicos

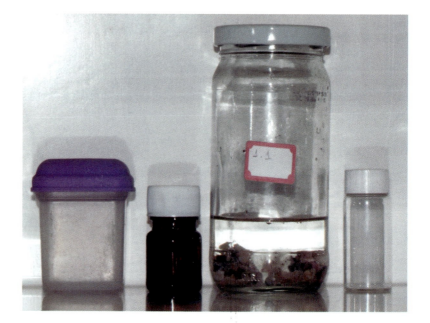

Figura 1.2 Acondicionamento da amostra. O acondicionamento correto deve ser sempre realizado em frasco vedado e de boca larga, identificado preferencialmente a lápis.

■ Processamento histológico de rotina

O processamento histológico – conjunto de procedimentos aos quais a amostra de tecido ou o fragmento de órgão é submetido para que possa ser visualizado ao microscópio óptico – envolve uma série de etapas que devem ser realizadas em sequência a partir da obtenção da amostra de tecido.

Fixação

Objetivo

A fixação tem por objetivo primário preservar a morfologia do tecido após sua remoção do organismo – ou seja, evitar que a amostra sofra autólise. Essa preservação é possível em razão de os compostos químicos presentes na substância fixadora realizarem ligações químicas estáveis com proteínas teciduais, impossibilitando que estas sofram desnaturação. A fixação também impede que o tecido sofra colonização por bactérias e, secundariamente, faz com que o endrurecimento da amostra se inicie.

Fixadores mais utilizados

Formol
Formaldeído em solução, formalina; líquido para preservação, fixação, endurecimento inicial e esterilização de cadáveres, peças anatômicas e amostras para análise histopatológica

- Formol a 5% (9,5 partes de água destilada em 0,5 parte de formaldeído a 40%)
- Formol a 10% tamponado (uma parte de formaldeído a 40% em 9 partes de tampão de fosfato com pH = 7,2)
- Solução de Bouin (associação do ácido pícrico e do ácido acético com formaldeído a 40%, em solução aquosa)
- Bouin alcoólico ou solução de Duboscq-Brasil (solução de Bouin em que o volume aquoso é substituído por álcool).

As soluções de formol (formalina) são consideradas fixadoras universais.

O uso do formol não está restrito aos meios ambulatoriais, hospitalares e laboratoriais, sendo difundido nas indústrias têxtil, agrícola e alimentícia. Sua solução é amplamente utilizada na rotina hospitalar e laboratorial em todo o mundo devido à sua prática manipulação e baixo custo, porém não é a que confere melhor qualidade à preservação morfológica do tecido.

Fotomicrografia
Fotografia de imagens microscópicas

Em contrapartida, as soluções de Bouin conferem ótima qualidade de preservação morfológica e rápida fixação. Porém, sua manipulação é mais trabalhosa e o custo é superior ao da formalina, sendo, por isso, mais utilizadas em materiais de pesquisa ou para registro fotomicrográfico.

Há outros fixadores, menos empregados, como o líquido de Carnoy, o líquido de Zenker e a solução de Helly.

Como fixar

A imersão da amostra no líquido fixador deve ser feita imediatamente após sua obtenção. Dois cuidados básicos devem ser tomados:

- Garantir que a peça esteja totalmente imersa, sem áreas "flutuantes" fora do líquido
- Certificar-se de que há líquido suficiente para que a fixação ocorra em toda a profundidade da peça. Deve haver fixador suficiente para que todas as proteínas do tecido sejam insolubilizadas por seus componentes químicos. Para tal, o volume de líquido deve ser de, pelo menos, 10 vezes o volume da peça imersa.

O tempo de fixação varia de acordo com o tamanho da amostra (1 a 2 h para cada milímetro de espessura de tecido); entretanto, um prazo de segurança de pelo menos 24 h é ideal para que o material entre no processamento de rotina laboratorial.

Clivagem da amostra

Clivagem
Procedimento de secção da amostra por meio de instrumentos cortantes; a clivagem expõe regiões internas, e sua orientação determina o ângulo básico da visualização da amostra

Algumas peças cirúrgicas grandes ou provenientes de necropsia devem ser seccionadas (clivadas) antes de processadas. O objetivo desse procedimento é possibilitar maior penetração das soluções utilizadas no preparo histológico, bem como expor determinadas superfícies da amostra e aumentar as regiões que desejamos observar ao microscópio.

A orientação da clivagem é variável dependendo da peça – se sólida, de órgãos ocos ou tecidos de superfície –, e o tamanho de cada amostra depende do tamanho da própria peça. Após a clivagem, as amostras são colocadas em um cassete. Veja na Figura 1.3 os materiais para clivagem de peças no laboratório e as orientações de secção.

Cassete
Recipiente plástico resistente que servirá de invólucro para o fragmento de tecido durante as próximas etapas do processamento

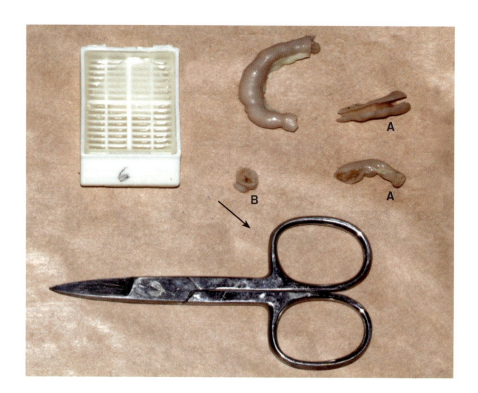

Figura 1.3 Clivagem. As secções de peças são feitas com lâmina de aço cortante e acondicionadas em cassetes plásticos. As incidências de corte e o tamanho de cada amostra são variados e dependem da superfície que desejamos expor do tamanho original da peça recebida. Observe um fragmento intestinal proveniente de amostra animal (seta) clivada em incidência longitudinal (A) e transversal (B).

Desidratação

Objetivo

O procedimento de desidratação destina-se a remover a água normalmente contida nos tecidos e, para isso, o cassete com a amostra é imerso em solução alcoólica. São realizadas várias imersões (banhos), em concentrações gradualmente crescentes, para que não haja contração brusca do fragmento, o que corrugaria o tecido.

Materiais utilizados

Etanol (álcool etílico)
Composto orgânico obtido a partir de açúcar, acetaldeído (etanal) ou etileno. Sua estrutura (CH_3CH_2OH), derivada da água, faz com que tal composto possa ser desidratado ou reidratado

O composto mais utilizado na desidratação é o etanol, nas concentrações sequenciais de 70%, 80%, 90% e 100% (absoluto), sempre em quantidade de 10 a 20 vezes o volume da peça.

Mesmo em concentrações que aumentam gradualmente, o tecido sofre discreta contração, o que provoca o surgimento de espaços que não existem em nosso organismo, mas podem ser visualizados ao microscópio.

Além do etanol, o metanol, o álcool isopropílico, a acetona, o éter e o clorofórmio também podem ser utilizados como agentes desidratantes.

Clarificação

Objetivo

A clarificação tem por objetivo a remoção de gordura normalmente presente na amostra. Dado o resultado final do processo – o corte torna-se diáfano –, a clarificação é comumente denominada diafanização.

Materiais utilizados

Como a clarificação é realizada após a desidratação, a amostra ainda se encontra embebida em solução alcoólica. Para que o produto clarificante tenha capacidade de penetração, o líquido de escolha deve ser miscível em soluções alcoólicas.

O produto mais utilizado em processamento de rotina é o xilol, em quantidade de líquido para imersão de 10 a 20 vezes o volume da peça. O toluol e o benzol também podem ser empregados para esse procedimento.

> A partir desta fase do processamento, os espaços preenchidos por gordura, derivados de lipídios e água são observados vazios ao microscópio óptico.

Impregnação e inclusão

Objetivo

Apesar de, na fixação, já ser observado endurecimento inicial da peça, o que facilita sua clivagem, essa consistência ainda não é suficiente para que ela seja cortada com micrômetros de precisão. Com o objetivo de tornar a amostra dura o suficiente para ser cortada tão fina a ponto de se deixar atravessar pela luz emitida pelo microscópio, são realizadas a impregnação e a inclusão.

Materiais utilizados

Para endurecimento final da peça, o cassete com o fragmento é imerso em parafina aquecida a aproximadamente 50°C, temperatura na qual ela se funde. Na impregnação, a parafina penetra na amostra, ocupando os espaços antes preenchidos por água e gordura. Na inclusão, a parafina envolve a peça externamente. Assim que a parafina resfria e endurece, deve-se desenformá-la com a amostra em seu interior do cassete plástico, e assim temos o bloco (Figura 1.4).

Clarificação
Método de remoção de matéria orgânica (que, no caso das amostras teciduais submetidas ao processamento histológico, são as gorduras emulsionadas) mediante exposição de compartimentos que se tornam, então, livres e vazios

Diáfano
Parcialmente transparente, que se deixa atravessar de modo parcial pela luz

Parafina
Derivado do petróleo constituído por hidrocarbonetos; é hidrofóbica e termossensível, sendo esta última propriedade de difícil controle diante de variações de temperaturas ambientes.

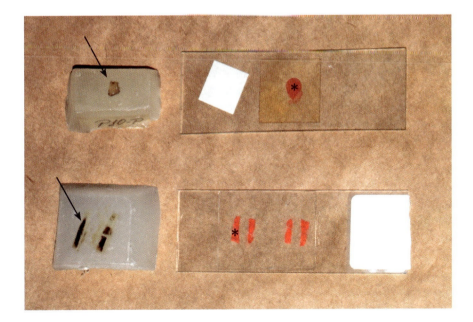

Figura 1.4 Bloco e corte. Após impregnação e inclusão, temos o bloco, no qual a amostra está envolvida por parafina ou resina plástica. Observa-se que a área da amostra voltada para a superfície do bloco (setas) é a que originará os cortes dispostos na lâmina (asteriscos) e será visualizada ao microscópio – daí a importância do posicionamento correto do fragmento nas etapas de impregnação e inclusão.

Apesar de a parafina ainda fazer parte do processamento de rotina em inúmeros laboratórios, a resina plástica está sendo cada vez mais utilizada e tende a ser substituta definitiva para o material anterior.

Outros produtos que podem ser usados para emblocar a amostra são a goma arábica e o polietileno.

Independentemente da escolha, quaisquer dos materiais devem apresentar as seguintes propriedades:

- *Ser miscível no clarificador utilizado*: visto que a amostra entra nesta etapa do processamento impregnada da substância pela qual se optou
- *Solidificar-se de maneira controlada*: conforme as necessidades do processamento, o meio deve estar fluido para envolver a amostra e penetrar em seus espaços internos e, posteriormente, sofrer endurecimento para formar o bloco.

Microtomia

Objetivo

Microtomia é a realização do corte do bloco para obtenção de amostra com espessura fina o suficiente para que a luz do microscópio a atravesse.

A espessura média ideal do corte para procedimentos de rotina é de 4 a 6 μm.

Equipamento utilizado

Para cortar o bloco em fragmentos extremamente finos, utiliza-se o micrótomo.

Existem diversos tipos de micrótomos e um dos mais empregados é o rotatório, que lembra bastante uma máquina de fatiar frios. Nesse equipamento (Figura 1.5), o bloco é encaixado em um mandril e, com rotação manual, uma navalha passa pelo bloco liberando uma fita com os fragmentos de tecido ainda envoltos pelo material usado na inclusão.

Micrótomo
Equipamento utilizado para cortar o bloco em fragmentos extremamente finos; dentre os vários tipos, o rotatório é o mais empregado

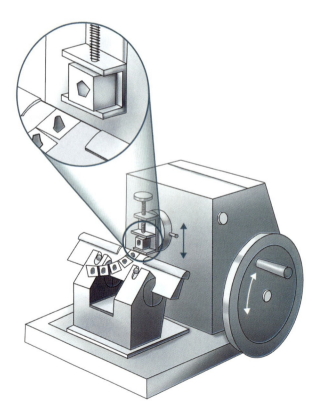

Figura 1.5 Micrótomo rotatório. Veja, no detalhe, o bloco encaixado no mandril. Ao girar a manivela rotatória na lateral do aparelho, será obtida uma fita finíssima de parafina que contém a amostra consequentemente também muito fina.

Corte histológico
Amostra tecidual obtida após a microtomia; em processamentos de rotina, sua espessura ideal varia de 4 a 6 μm

Coloração
Tingimento do corte a partir da adição de pigmentos hidrofílicos que coram – segundo o princípio ácido-base – o núcleo, o citoplasma e o material extracelular. Possibilita a caracterização morfológica das diversas células e tecidos

Coloração ideal
Aquela que torna possível o contraste entre núcleo, citoplasma e material extracelular

Hematoxilina
Pigmento com pH básico, cora em diferentes tons de roxo azulado estruturas que têm pH ácido

Eosina
Pigmento com pH ácido, cora em diferentes tons de rosa avermelhado estruturas que têm pH básico ou neutro

---

Essa fita é dispensada em água morna, em banho-maria, e cada fragmento é pinçado com delicadeza para não ser rompido; esse procedimento é chamado de "pesca". O fragmento, a partir dessa etapa chamado de corte, é disposto sobre uma lâmina de vidro (Figura 1.4).

Remoção do material de inclusão e reidratação

Objetivo

Nesta fase, prepara-se o tecido para receber a coloração. A amostra de tecido encontra-se envolvida pela parafina ou pela resina plástica e disposta na lâmina. Como a maioria dos corantes consiste em soluções aquosas, não miscíveis com os materiais impermeáveis que formam o bloco, o corte deve ser submetido, na ordem inversa, às etapas anteriores de clarificação e de desidratação.

Materiais utilizados

A lâmina com o corte ainda envolto pelo material da inclusão é imersa em líquido clarificante (em geral o xilol) e, em seguida, em soluções alcoólicas em concentrações gradualmente decrescentes (comumente o etanol nas concentrações 100%, 90%, 80% e 70%).

Coloração

Objetivo

Fora do organismo e após serem submetidos ao processamento, os tecidos perdem sua coloração original. Assim, para que a morfologia tecidual possa ser analisada, é necessário adicionar à amostra pigmentos que lhe conferem coloração. A coloração ideal é aquela que tenha estabilidade de tons – ou seja, não descore facilmente com o tempo – e que permita contraste entre núcleo, citoplasma e material extracelular, possibilitando a distinção do formato da célula, da estrutura da matriz e a organização do tecido ou órgão observado.

Materiais utilizados

Os corantes mais usados são aqueles que realizam ligações químicas por afinidade ácido-base.

A coloração considerada universal em histologia e nas demais rotinas laboratoriais microscópicas é a que utiliza em conjunto a hematoxilina (corante básico) e a eosina (corante ácido), denominada comumente HE. Essa combinação bicrômica cora o corte com variações sobre dois tons.

> Estruturas ácidas, como o núcleo e o nucléolo, são chamadas de basofílicas, enquanto estruturas básicas e neutras, como o citoplasma e a maioria dos componentes extracelulares, são denominadas eosinofílicas ou acidofílicas.

Apesar de a coloração HE tingir em rosa e roxo, não é correto considerar que o roxo é mais escuro que o rosa. Existem inúmeras tonalidades dessas cores e pode-se encontrar situações nas quais o roxo é pálido, com a estrutura pouco corada, ao passo que o rosa é extremamente forte, bem corado. Assim, memorizações do tipo "o núcleo é mais escuro que o citoplasma" podem levar a erros na identificação do tecido.

Montagem

Objetivo

A montagem protege fisicamente o corte corado disposto sobre a lâmina histológica e garante a manutenção da tonalidade dos corantes utilizados.

Histologia Essencial

Materiais utilizados

Após a coloração, o corte é novamente desidratado (em banhos com álcool etílico em concentrações crescentes) e clarificado (em banho com xilol). Após essas imersões, uma pequena quantidade de meio de montagem é dispensada sobre o corte e uma lamínula de vidro é fixada sobre ele.

Para blocos de parafina, o meio de montagem mais utilizado é o bálsamo do Canadá.

Bálsamo do Canadá
Líquido de origem vegetal ou sintética; é viscoso, amarelo ou fracamente castanho, insolúvel em água e miscível em substâncias alcoólicas

---

Histotécnico
Equipamento automático e programável que processa o tecido após a fixação

Procedimentos manuais versus automatizados

Algumas das etapas do processamento histológico – como desidratação, clarificação, impregnação, inclusão, microtomia e coloração – são tarefas de execução técnica laboratorial. Atualmente, existem equipamentos automáticos e programáveis – chamados histotécnicos – que processam o tecido após a fixação. Além de padronizar o resultado final, o processamento histológico automatizado pode ser realizado em uma quantidade maior de material ao mesmo tempo, como requer a rotina de grandes laboratórios.

Porém, apesar de a automação executar parte do processamento, deve-se obrigatoriamente orientar a clivagem e a inclusão, solicitar a coloração correta, bem como conhecer o princípio de cada etapa e seus objetivos, com o intuito principal de entender o que visualizamos ao analisar uma lâmina ao microscópio ou mesmo corrigir algum possível erro humano ou mecânico.

H·F Histologia em Foco

Biópsia de congelamento

A biópsia de congelamento é um procedimento particular em vários aspectos, principalmente na indicação clínica e no processamento histológico. É realizada em situações emergenciais no âmbito da patologia cirúrgica, para identificação de células caracterizadas por sua atividade enzimática, observação de lipídios, em suspeitas de câncer e direcionamento da remoção dessas lesões, entre outras. Nessa técnica, a amostra é endurecida logo após sua obtenção por meio de congelamento com hexano em nitrogênio líquido e cortada em um micrótomo próprio para o procedimento – o criostato. As amostras podem ser conservadas congeladas em botijões de nitrogênio líquido.

■ Processamentos histológicos especiais e técnicas auxiliares

Além do processamento de rotina, há outras maneiras de se preparar tecidos para observação microscópica. Essas técnicas se fazem necessárias para fins didáticos, de diagnóstico ou de pesquisa, quando se pretende ir além da histomorfologia.

Tais recursos são considerados "especiais" e devem ser auxiliares à rotina, principalmente como complementares em diagnóstico. Devemos saber o que procurar ou conhecer as possibilidades do que pode ser observado, pois, diante dos vários recursos metodológicos, a escolha correta da técnica a ser realizada é fundamental para o sucesso.

Não obstante a realização de processamento especial, a confecção da lâmina histológica segundo a rotina, corada em HE, não é dispensada para a caracterização morfológica da amostra. Isso ocorre porque em tais técnicas há visualização destacada de uma determinada estrutura ou componente sem evidenciação das estruturas celulares e teciduais típicas.

Histoquímica

Objetivo

Histoquímica
A histoquímica também é denominada coloração histoquímica ou coloração especial

A histoquímica é uma técnica realizada quando há necessidade de se detectar ou evidenciar determinado componente químico na amostra. Esse componente pode estar presente em microrganismos, em depósitos extra ou intracelulares ou ser constituinte específico de determinado tipo de tecido.

Princípio da técnica

Nesse processamento histológico, são utilizados corantes que apresentam afinidade pelo componente que desejamos observar ou procurar. Durante a etapa de coloração da amostra, ocorrem reações químicas estáveis entre os componentes químicos celulares e/ou teciduais e aqueles presentes nos corantes utilizados.

Principais reações e suas aplicações clínicas

Principais reações
Tricrômios – como o de Masson, o de Mallory e o Weigert-van Gieson –; Sudan; Ziehl-Nielsen, Wade e Fite-Faraco; Grocott; impregnações metálicas e ácido periódico de Schiff (PAS)

- *Tricrômios*: nos tricrômios é feita a combinação de três corantes que evidenciam, por afinidade tintorial, determinado tipo de tecido em cor destacada, separando-o de elementos patológicos circundantes ou de outros tecidos, ou mesmo aumentando sua evidência em situações patológicas. Existem diversos tipos de tricrômios, segundo a combinação de corantes. Alguns exemplos:
  - ° tricrômio de Masson: destaca o colágeno em azul ou verde-azulado, núcleos em roxo ou preto, citoplasma fracamente púrpuro e músculo em vermelho
  - ° tricrômio de Gomori: destaca o colágeno em verde, células epiteliais e estruturas vasculares em vermelho
  - ° tricrômio de Mallory: destaca o colágeno em azul e tecidos epiteliais em tons quentes fracamente corados
  - ° Weigert-van Gieson: destaca os núcleos em cinza, o colágeno em vermelho e o músculo, as hemácias e os citoplasmas em geral em amarelo
- Sudan: por ser lipofílico, é utilizado para evidenciar lipoproteínas e depósitos de triglicerídios, em material emblocado em parafina ou nos cortes obtidos por congelamento. De acordo com o "corante-base", a gordura pode ser evidenciada em preto (*Sudan Black*) ou vermelho (*Sudan* IV)
- *Ziehl-Nielsen*, *Wade* e *Fite-Faraco*: as três colorações tingem a parede de bactérias álcool-acidorresistentes (BAAR) em lilás e os núcleos celulares em azul-claro. Clinicamente, são indicadas para detecção do *Mycobacterium tuberculosis* (bactéria, agente etiológico da tuberculose) e do *Mycobacterium leprae* (bactéria, agente etiológico da hanseníase)
- *Grocott*: cora, em preto, hifas fúngicas, mucina, glicogênio. Clinicamente, essa coloração é muito utilizada na identificação do *Paracoccidioides brasiliensis* (fungo, agente etiológico da paracoccidiodomicose, apelidado de "paracoco")
- *Impregnações metálicas*: o corte pode ser impregnado por metais, que se precipitam nos locais das reações químicas com o componente afim. Uma das impregnações mais utilizadas em histologia é a argêntica – pela precipitação da prata –, que demonstra fibras reticulares
- *Ácido periódico de Schiff (PAS)*: há afinidade do corante por glicogênio e carboidratos, que são evidenciados em vermelho brilhante, assim como mucina, fibras reticulares e fungos; núcleos celulares são vistos em azul. Clinicamente, é bastante utilizado na detecção da forma patogênica da *Candida albicans* e para pesquisar a presença de depósitos intracelulares de glicogênio em lesões de pacientes diabéticos.

Compare, na Figura 1.6, a coloração de rotina e uma coloração histoquímica em cortes da mesma região.

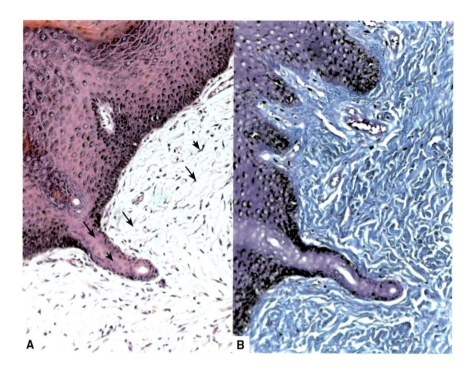

Figura 1.6 Coloração de rotina e coloração histoquímica. Observe que, no corte corado por técnica de rotina (A), há definição da morfologia, com destaque para as estruturas basofílicas (cabeças de seta) e eosinofílicas (setas). Coloração HE. Aumento original 250×. Nas colorações histoquímicas (B), há detrimento da morfologia para evidenciação de uma determinada estrutura, componente ou tecido. Aumento original 250×. Coloração histoquímica: tricrômio de Mallory.

Imuno-histoquímica

Objetivo

Na imuno-histoquímica, o princípio da reação antígeno-anticorpo possibilita identificar a expressão celular de proteínas.

Princípio da técnica

Para realização da reação, são utilizados anticorpos que se ligam de maneira específica e estável a proteínas consideradas, para esse fim, como antígenos. Para que a identificação da expressão proteica seja específica, fornecemos meios para a formação de um complexo antígeno-anticorpo.

> A partir do isolamento de uma proteína típica de um determinado tecido animal, são feitas sensibilizações repetidas em animal de outra espécie, que produz anticorpos diante desse estímulo. Esses anticorpos são, posteriormente, isolados do soro e denominados anticorpos primários.

Para identificação da expressão de tal proteína em uma amostra, no final do processamento histológico, após a "pesca" e a remoção da parafina, o anticorpo é gotejado sobre o corte, incubado por tempo variável e associado a um corante. Se a proteína em questão estiver presente no tecido, observaremos as células coradas; caso contrário, a reação é considerada negativa (Figura 1.7).

São exemplos de proteínas do painel imuno-histoquímico a citoqueratina, para epitélios de revestimento; a desmina, para tecido muscular; o HSA, para hepatócitos; a vimentina, para células de linhagem mesenquimal; entre outras.

Aplicações clínicas

Clinicamente, a imuno-histoquímica é bastante utilizada na oncologia para determinar a linhagem celular tumoral e a expressão de receptores hormonais pelas células de neoplasias malignas no câncer de mama, além de ser uma técnica bastante difundida em pesquisa de diversas áreas.

Anticorpo
Imunoglobulina; glicoproteína efetora da resposta imunológica adquirida do tipo humoral; são sintetizadas e liberadas por plasmócitos

Antígeno
Qualquer molécula capaz de desencadear resposta imunológica

Complexo antígeno-anticorpo
Complexo imunológico solúvel formado pela união química específica entre antígeno e anticorpo

Oncologia
Especialidade que tem por alvo de estudo as neoplasias; a palavra deriva do grego *oncos*, que significa tumor, neoplasia

Neoplasia
Tumor; crescimento tecidual sem finalidade biológica, autônomo e progressivo. Com base no comportamento clinicobiológico, as neoplasias podem ser malignas (câncer) ou benignas.

Capítulo 1 ■ Tecido Adiposo   17

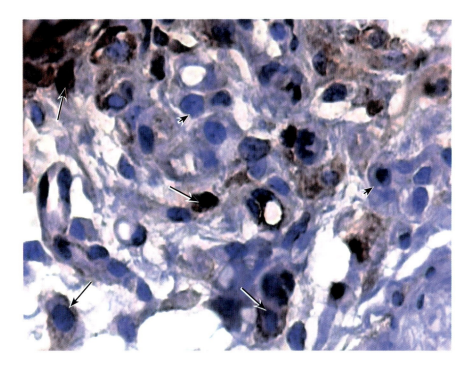

Figura 1.7 Imuno-histoquímica. Observe a positividade da reação. Na fotomicrografia, um cromógeno ligado ao anticorpo anti-CD8 possibilita a visualização específica destes linfócitos T. Este cromógeno – dimetilbenzantraceno (DAB) – confere coloração castanha às células positivas (setas). Ao redor, células negativas (cabeças de seta). Aumento original 400×.

H·F Histologia em Foco

Pleomorfismo celular

Nos tumores malignos, as células assumem morfologia diferente das precursoras normais. As alterações em tamanho, forma e afinidade tintorial muitas vezes impedem a identificação da célula de origem tumoral, sendo necessária a realização de um painel com vários anticorpos para esse fim. Ainda na oncologia, reações com anticorpo antiestrogênio e anticorpo antiprogesterona, no câncer de mama, são importantes marcadores **prognósticos**.

Prognóstico
Previsão do estado do paciente diante de sua doença; pode ser bom, reservado ou ruim, bem como variar segundo a evolução da condição patológica

A imunofluorescência é um método complementar de diagnóstico no qual o anticorpo é marcado com um cromógeno fluorescente. Clinicamente, é um método utilizado na patologia renal e em nefrologia, uma vez que o padrão de deposição de anticorpos possibilita o diagnóstico diferencial entre diversas glomerulonefrites. A positividade, porém, não é visualizada no microscópio óptico comum, e sim em microscópio com recursos próprios para esse fim.

Hibridização in situ

Objetivo

A hibridização *in situ* tem por objetivo detectar sequências parciais de ácido desoxirribonucleico (DNA, do inglês *deoxyribonucleic acid*) e ácido ribonucleico (RNA, do inglês *ribonucleic acid*) presentes em amostra incluída em parafina ou congelada.

Princípio da técnica

Para que a identificação de fragmentos de material genético seja possível, sua sequência deve ter sido previamente decodificada. A partir desse conhecimento, é produzida uma sequência complementar ao fragmento que se necessita evidenciar, marcada com um composto radioativo,

Sonda de DNA
Sequência de fita única que é acrescentada à amostra e que complementa uma sequência de interesse, previamente conhecida; tal complementação ou pareamento é denominado hibridização

fluorescente ou cromógeno, o que possibilita sua visualização microscópica. Essa sequência complementar marcada é chamada de "sonda de DNA".

Durante a reação, são realizados procedimentos que permitem a ligação entre DNA ou RNA e a sonda colocada em contato com o tecido – caso sejam complementares. Se houver a ligação, observamos indiretamente a positividade através do marcador ligado à sonda.

Aplicação clínica

A hibridização *in situ* é indicada clinicamente para diagnóstico da presença de vírus (vírus do papiloma humano [HPV], hepatite, entre outros), bactérias intracelulares e alguns tipos de tumores malignos, como leucemias e linfomas.

▪ Artefatos

Artefatos
Defeitos que podem surgir em qualquer etapa do processamento histológico; são exemplos comuns: bolhas, depósitos de poeira, corrugações, manchas de corante, entre outros. Suas consequências sobre a identificação microscópica do corte são variáveis

Durante o processamento, podem surgir defeitos no material que são chamados de artefatos. Os artefatos podem resultar de fixação incorreta, coloração insuficiente ou aberrante, dobras ou rugas no momento da "pesca", bolhas que surgem durante a montagem ou cortes e ranhuras provenientes de microtomia com navalhas pouco afiadas.

Para o estudo da histologia não devemos nos ater a estas áreas de artefatos, procurando sempre locais com características nítidas e típicas, porém, para fins diagnósticos, os artefatos podem levar à perda de todo o processo – incluindo a obtenção cirúrgica da amostra.

Veja alguns exemplos de artefatos comuns na Figura 1.8.

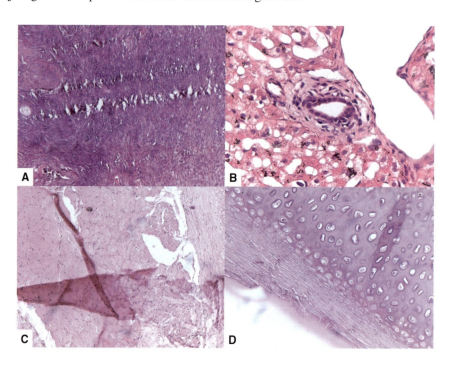

Figura 1.8 Artefatos. Navalha com afiação imperfeita (A). Bolhas (B). Dobras (C). Manchas na coloração (D).

▪ Identificação, transporte e arquivamento da lâmina histológica

Como o processamento envolve imersões em soluções alcoólicas, não é recomendada a utilização de canetas comuns para identificação do material.

De acordo com a marca comercial, algumas lâminas histológicas apresentam uma superfície áspera, na qual o material é identificado a lápis; outras, totalmente lisas, são identificadas utilizando-se uma caneta com ponta de diamante, que risca o vidro.

Após o processamento, as lâminas podem ser etiquetadas sem particularidades.

Para transporte das lâminas imersas em soluções, existem frascos com ranhuras em que elas podem ser posicionadas sem danificar o corte; para arquivamento, os frascos podem ser utilizados, além de pequenas caixas de madeira ou papel. Para quantidades maiores de material, armários com gavetas apropriadas – denominados laminários – são utilizados.

Veja na Figura 1.9 embalagens para acondicionamento final ou transporte das lâminas histológicas.

> **Laminários**
> Armários com gavetas apropriadas utilizados para arquivar maiores quantidades de lâminas histológicas

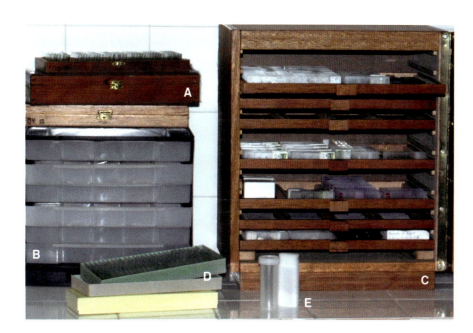

Figura 1.9 Acondicionamento para transporte ou arquivo das lâminas histológicas. Caixas de madeira (A). Laminários (B e C). Caixas de papelão (D). Frascos com compartimentos individuais (E).

RESUMO

- Em 1665, Robert Hooke desenvolveu um sistema de lentes rudimentar e, observando um pedaço de cortiça, descobriu o que chamou de célula
- Em 1669, Marcello Malpighi foi o primeiro microscopista histologista ao descrever pela primeira vez o fígado, o baço, os rins e a pele. Criou o termo "núcleo" para a estrutura central e mais condensada encontrada dentro das células
- Em 1674, Anton Van Leeuwenhoek foi o primeiro a descrever uma bactéria. Em 1700, foi considerado "o pai da histologia"
- Em 1838, Matthias Schleiden criou o conceito de que cada célula é uma unidade viva e de que elas se unem formando tecidos e estes se organizam em nossos diversos órgãos
- Rudolf Virchow, o "pai da patologia moderna", observou que, nas doenças, a estrutura normal morfológica se alterava
- Em 1819, August Mayer atribuiu ao estudo microscópio dos tecidos e órgãos o nome histologia
- O objeto de estudo da histologia é a lâmina histológica
- As amostras de tecido para avaliação microscópica podem ser obtidas por biópsia ou necropsia
- Algumas peças cirúrgicas grandes ou provenientes de necropsia devem ser seccionadas (clivadas) para maior penetração das soluções utilizadas no preparo histológico, para expor determinadas superfícies da amostra e para aumentar as regiões que desejamos observar ao microscópio

- As amostras de tecido devem ser acondicionadas com o fixador em frasco de boca larga e totalmente vedado
- O processamento histológico de rotina envolve a fixação, desidratação, clarificação, impregnação, inclusão, microtomia e coloração. Outras fases são necessárias antes, durante e após o processamento, como clivagem do material, reidratação e montagem
- A fixação preserva a morfologia do tecido, impede sua destruição por bactérias e inicia o endurecimento
- As soluções de formol (formalina) são consideradas fixadoras universais. O volume do líquido deve ser de, pelo menos, 10 vezes o volume da peça imersa, e o tempo de segurança para fixação é de 24 h
- Desidratação é a remoção da água contida normalmente nos tecidos. Em rotina, o composto mais utilizado é o etanol
- A clarificação, ou diafanização, tem por objetivo a remoção de gordura, e o produto mais utilizado em processamento de rotina é o xilol, em quantidade de líquido para imersão de 10 a 20 vezes o volume da peça
- Após a desidratação e a clarificação, os espaços preenchidos por gorduras ou, mesmo, derivados de lipídios são observados vazios ao microscópio óptico
- Na impregnação, a parafina ocupa os espaços antes preenchidos por água e gordura e, na inclusão, a parafina envolve a peça externamente – obtém-se, após esses procedimentos, o bloco

- Na microtomia, realiza-se o corte do bloco em um micrótomo para obtenção de amostra com espessura fina o suficiente para que a luz do microscópio a atravesse. A espessura média ideal do corte para procedimentos de rotina é de 5 μm
- A coloração considerada universal em histologia é a que utiliza a hematoxilina e a eosina (HE). Estruturas coradas pela hematoxilina – em tons de roxo azulado – são chamadas de basofílicas; estruturas coradas pela eosina – em tons de rosa avermelhado – são denominadas eosinofílicas
- De acordo com o objetivo da análise microscópica, seja em situações experimentais ou clínicas, são necessários processamentos laboratoriais especiais. Os principais são histoquímica (coloração especial), imuno-histoquímica, radioautografia, hibridização *in situ* e cultura.

AUTOAVALIAÇÃO

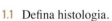

1.1 Defina histologia.
1.2 Qual o objeto de estudo da histologia?
1.3 O que é processamento histológico?
1.4 Quais os objetivos da fixação? Qual é o fixador universal?
1.5 Em qual etapa obtemos o bloco? Quais os dois materiais mais utilizados para esse fim?
1.6 Quando é necessário clivar a amostra de tecido?
1.7 Qual a coloração de rotina em histologia? Quais as cores das estruturas nesta coloração?
1.8 Quais as características ideais dos recipientes para acondicionamento da amostra de tecido?
1.9 Por que é necessário realizar um corte tão fino do bloco no micrótomo?
1.10 Quais são os produtos mais comuns para a desidratação e a clarificação do corte?

2

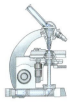

Principais Métodos de Visualização dos Tecidos

Objetivos de estudo, 22
Palavras-chave, 22
Introdução, 22
Microscópio óptico, 22
Métodos especiais de visualização do tecido, 26
Resumo, 28
Autoavaliação, 29

Objetivos de estudo

Conhecer os princípios da microscopia óptica

Saber quais são os componentes e as lentes do microscópio óptico, possibilitando o manuseio do equipamento

Compreender como é calculado o aumento da imagem na microscopia óptica

Conhecer as diferenças entre microscopia óptica e microscopia eletrônica quanto aos princípios de funcionamento, processamento e visualização da amostra

Saber que existem outros tipos de microscópio para visualização de amostras marcadas com compostos fluorescentes, enzimáticos ou radioativos, inseridos no processamento histológico

Saber que existem equipamentos que possibilitam a visualização de células e tecidos vivos

Palavras-chave

Condensador	Micrômetro	Microscópio eletrônico
Lente condensadora	Microscópio confocal	Microscópio óptico
Lente objetiva	Microscópio de contraste de fase	Resolução
Lente ocular	Microscópio de fluorescência	Magnificação

Introdução

Após o processamento de rotina, a lâmina histológica está pronta para ser estudada. Existem vários tipos de microscópio para análise de tecidos, sendo que o equipamento básico e universal é o microscópio óptico.

Microscópio óptico

Princípio do método

Microscópio óptico
Também chamado de microscópio de luz ou microscópio de campo claro, possibilita a visualização do tecido por transparência do corte

Os microscópios ópticos possibilitam a observação do tecido por transparência do corte e funcionam a partir de um sistema com três tipos de lentes e feixe de luz proveniente de uma lâmpada elétrica, o que faz com que o aparelho também seja chamado de microscópio de luz ou microscópio de campo claro.

Os feixes de luz são direcionados para o corte histológico pela lente condensadora ou, simplesmente, condensador.

Magnificação e resolução

Magnificação
Aumento da imagem em relação ao seu tamanho real

Depois de iluminada, a imagem projetada do tecido é aumentada. As objetivas e as oculares são as lentes responsáveis por esse fenômeno físico denominado magnificação. Na maioria dos microscópios ópticos, as lentes objetivas aumentam a imagem em 10, 25, 40 e 100 vezes, e as oculares, em 10 ou 12 vezes.

Capítulo 2 ■ Principais Métodos de Visualização dos Tecidos

H·F Histologia em Foco

Cálculo do aumento da imagem

Para calcular o aumento – quanto se vê a imagem maior que seu tamanho real –, deve-se multiplicar o aumento proporcionado pelas objetivas pelo aumento extra obtido pelas oculares (10 vezes, por exemplo):

- objetiva de 10× (pequeno aumento): aumento total 100×
- objetiva de 25× (aumento médio): aumento total 250×
- objetiva de 40× (grande aumento): aumento total 400×
- objetiva de 100× (aumento com imersão): aumento total 1.000×.

A Figura 2.1 mostra a posição das lentes e do feixe de luz em relação ao corte histológico, bem como os demais botões e peças do microscópio óptico, fundamentais para a compreensão de seu manuseio.

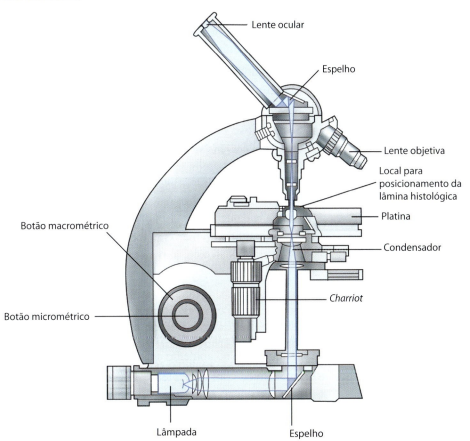

Figura 2.1 Microscópio óptico. Componentes principais e disposição do feixe de luz (em azul) em relação ao corte.

H·F Histologia em Foco

Unidades de medida

Como a histologia lida com estruturas microscópicas, as medidas empregadas nos estudos histológicos também são microscópicas. A unidade de medida em microscopia é o micrômetro, representado como μm (sendo μ a letra grega *miu*), que equivale a 0,001 mm, ou 1 mm dividido por 1.000.

Resolução
Distância mínima entre dois pontos para que eles sejam reconhecidos individualmente em uma imagem

Além da magnificação, a qualidade da imagem visualizada depende também da resolução. No microscópio óptico, a resolução é de 0,2 μm, ou seja, só distinguimos dois pontos individuais quando estes estiverem com pelo menos essa distância de separação entre si e cada um for maior do que essa medida. Ao contrário, visualizaremos uma única entidade. Por exemplo, ao microscópio óptico, conseguimos observar o nucléolo dentro do núcleo como uma estrutura bem corada e quase homogênea, porém ele é composto por unidades ainda menores, os cromossomos – bem menores individualmente do que 0,2 μm, não sendo vistos em sua estrutura particular.

Utilização do microscópio óptico

Após conhecer os componentes do microscópio óptico e a base de seu funcionamento, é fundamental seu manuseio correto para focalização nítida da imagem sem avarias à lâmina e ao próprio sistema de lentes.

Para isso, alguns passos sequenciais devem ser observados:

1. Ligue o microscópio na tomada e aumente a intensidade da luz aos poucos, suavemente

   Antes de ligar o microscópio na tomada, verifique se o botão liga-desliga está na posição *desligado* e se a intensidade da luz está baixa. Isso diminui a possibilidade de a lâmpada se queimar e aumenta sua vida útil.

2. Verifique se a lente objetiva posicionada é a referente ao menor aumento, evitando, assim, quebra da lâmina no início da focalização
3. Ajuste a platina totalmente para baixo utilizando o botão macrométrico
4. Encaixe a lâmina na platina, fixada pelas pinças, com a lamínula voltada para cima
5. Ajuste o foco de luz sobre o corte histológico utilizando o *charriot*
6. Se o microscópio for binocular, olhe através das oculares e ajuste a distância interpupilar até visualizar apenas uma só imagem iluminada em seu campo de visão. Em microscópios monoculares, estudar com os dois olhos abertos – a princípio parece impossível, mas aos poucos torna-se uma atitude automática
7. Sempre olhando pelas lentes oculares, movimente o botão macrométrico em direção à lâmina lentamente até visualizar uma imagem com foco
8. Ajuste a nitidez do foco com o botão micrométrico e, somente a partir daí, com a imagem totalmente focalizada, movimente o canhão e passe para a objetiva de aumento médio

   A partir do oitavo passo, apenas o micrométrico será utilizado para corrigir o foco.

9. Mudando a objetiva, o foco deve ser novamente corrigido com o botão micrométrico e, somente a partir daí, movimente o canhão e passe para a objetiva de grande aumento. Perceba que esta lente é retrátil e toca o vidro da lâmina, porém, se o foco estiver ajustado corretamente no aumento anterior, não haverá perigo de danos ao material
10. Para estudo com aumento de 1.000 vezes, é necessária a utilização de óleo de imersão para que o foco seja obtido com nitidez. A quantidade de óleo deve ser mínima, e a lente deve ser limpa com papel absorvente seco imediatamente após a utilização.

H·F **H**istologia em Foco

Manuseio do microscópico óptico

Algumas dicas práticas para o manuseio do microscópio óptico e para a focalização da imagem:

- Para trocar de lâmina, posicione a lente objetiva de menor aumento e abaixe a platina utilizando o botão macrométrico. Em seguida, retire a lâmina

- Para desligar o microscópio ao final do estudo, siga os procedimentos do item anterior e, em seguida, diminua a intensidade da luz, desligue o botão de energia e desconecte o microscópio da tomada. Assim, o equipamento estará sempre pronto para uso

- Quando apenas der uma pausa, em saídas rápidas do laboratório, volte a objetiva para a lente de menor aumento, abaixe a platina com o macrométrico, retire a lâmina e reduza a intensidade da luz

> Ligar e desligar o microscópio repetidamente reduz a vida útil da lâmpada, assim como deixar a lâmina sob a incidência de luz forte por tempo prolongado diminui a qualidade da coloração.

- Não existe um aumento certo ou errado para se estudar um determinado tecido. Em cada aumento são visualizadas características diferentes. O correto é sempre começar pela objetiva menor, para visualização panorâmica e, após a localização das estruturas específicas que se pretende observar, passar para aumento médio e maior.

Bidimensionalidade
Estruturas ou imagens que exibem duas dimensões: a largura e a altura

Tridimensionalidade
Estruturas ou imagens que exibem, além da altura e largura, a profundidade

Incidência longitudinal
Corte ao longo eixo da estrutura

Incidência transversal
Corte em 90° em relação ao longo eixo da estrutura

Incidência oblíqua
Corte tortuoso, diagonal ou irregular

Interpretação dos cortes histológicos

Quando o bloco é passado pelo micrótomo, células, tecidos, órgãos e mesmo espaços vazios tridimensionais assumem aspecto bidimensional. Compreender essas imagens bidimensionais e saber transpô-las para sua tridimensionalidade é muito importante para a interpretação dos cortes.

Além disso, a incidência da navalha do micrótomo pode atingir a amostra em locais diferentes, fazendo com que ele assuma aspectos diferentes daquela estrutura no organismo. Compreender a direção da incidência possibilita a interpretação correta.

As principais direções de incidência são a longitudinal, a transversal e a oblíqua; no entanto, diversos ângulos podem ser obtidos.

Observe e interprete as diversas incidências demonstradas nas Figuras 2.2 e 2.3.

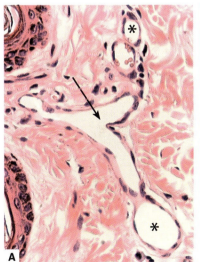
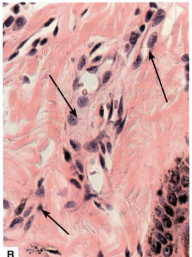
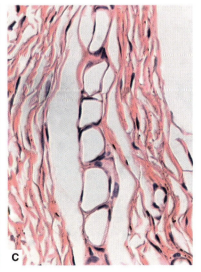

Figura 2.2 Interpretação da incidência de cortes. Observe uma estrutura tubular em diversas incidências de corte e procure compreender sua disposição espacial. Vasos sanguíneos. Incidência longitudinal (seta) e transversal (asteriscos) (A). Incidência longitudinal superficial, sem atingir a luz (setas) (B). Incidência longitudinal da estrutura em trajeto tortuoso (C).

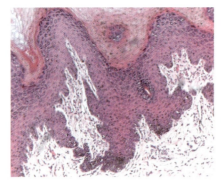
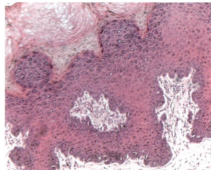
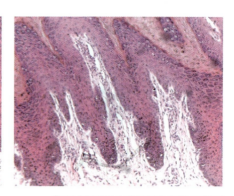
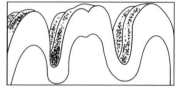

Figura 2.3 Interpretação da incidência de cortes. Observe projeções teciduais em secções com alturas diferentes. Cristas epiteliais e papilas dérmicas da pele representadas esquematicamente (detalhe).

■ Métodos especiais de visualização do tecido

Quando a amostra foi submetida a processamentos especiais nos quais foram adicionados marcadores aos cortes – moléculas, compostos enzimáticos, fluorescentes ou radioativos –, a visualização deve ser realizada por microscópios capazes de permitir a identificação desses componentes.

Existem, ainda, situações nas quais o objetivo da análise microscópica requer visualização com maior resolução do que a permitida pelo microscópio óptico, ou mesmo que a observação forneça aspectos de relevo ou de profundidade do tecido a partir de sua observação tridimensional. Nesse caso, também se faz necessário o uso de microscópios com componentes específicos para tal.

Microscópio eletrônico

Os primeiros microscópios eletrônicos foram desenvolvidos no início da década de 1930, e os modelos atuais apresentam resolução 100 vezes maior que a do microscópio óptico.

Para que o equipamento tenha maior resolução e maior magnificação, seu princípio de funcionamento e o processamento da amostra apresentam particularidades.

A amostra deve ser fixada em solução de aldeído glutárico associado a tetróxido de ósmio. Essa solução não só impede a autólise do tecido, como também desempenha um papel fundamental na visualização final do resultado. Comparativamente em relação ao microscópio óptico, que possui uma fonte elétrica luminosa cujos feixes atravessam a amostra, o microscópio eletrônico apresenta um filamento anódio que emite, no vácuo, um feixe de elétrons.

Ao contrário do microscópio óptico, as objetivas do microscópio eletrônico não mudam o aumento da imagem e não existe um sistema direto de lentes oculares – a visualização é indireta, mediante projeção da imagem em uma superfície ou tela.

Observe na Figura 2.4 o sistema de lentes do microscópio eletrônico e a disposição da amostra em relação à emissão de elétrons.

Apesar de o princípio básico ser o mesmo, distinguem-se dois tipos mais comuns de microscópios eletrônicos: o de transmissão (MET) e o de varredura (MEV).

No microscópio eletrônico de transmissão, o feixe de elétrons atravessa a amostra. O contato desta com o tetróxido de ósmio durante a fixação faz com que sejam diferenciadas regiões elétron-densas e elétron-lúcidas.

Contrariamente, no microscópio de varredura – como o nome indica –, os feixes de elétrons não atravessam a amostra, mas "varrem" sua superfície, que é previamente recoberta por uma

---

Microscópio eletrônico
Os modelos atuais apresentam resolução 100 vezes maior que a do microscópio óptico

Filamento anódio
Filamento que, por estímulo térmico, sofre oxidação, ou seja, perde elétrons

Estruturas elétron-densas
Estruturas que absorvem os elétrons e, portanto, são visualizadas como áreas escuras à microscopia eletrônica

Estruturas elétron-lúcidas
Estruturas que se deixam atravessar pelos elétrons, sendo identificadas como áreas claras à microscopia eletrônica

Capítulo 2 ■ Principais Métodos de Visualização dos Tecidos

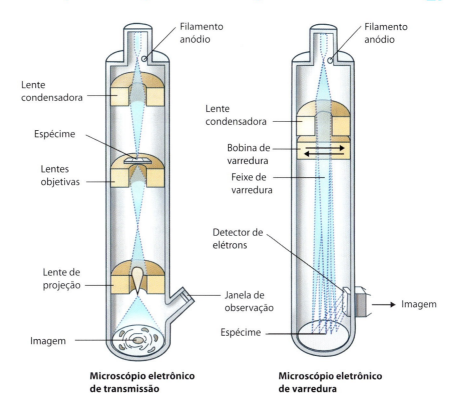

Figura 2.4 Microscópio eletrônico. Identifique a localização do filamento anódio, a posição da amostra e o sistema de lentes condensadora, objetiva e a área ou tela de projeção nos microscópios de transmissão (A) e de varredura (B).

Fótons
Descritas por Albert Einstein em 1905, são partículas elementares emitidas quando elétrons retornam para órbitas mais próximas do núcleo celular

---

Microscópio de fluorescência
Possibilita a visualização da luz fluorescente emitida por cromógenos ligados a proteínas da amostra

---

Cromógenos fluorescentes
Marcadores exógenos que emitem luz quando incididos por luz ultravioleta

---

Microscópio confocal
Possibilita a visualização tridimensional de tecidos e segmentos de órgãos

---

liga metálica, responsável pelo surgimento de feixes secundários. Os elétrons provenientes desses feixes atravessam um cintilador, sendo convertidos em disparos de luz – os fótons – e originando a imagem projetada. O "escaneamento" da amostra e a conversão de elétrons para fotelétrons a partir de feixes secundários são os fatores responsáveis pela tridimensionalidade da imagem, ou seja, a visualização inclui profundidade.

Os microscópios eletrônicos possibilitam a visualização de superfícies celulares e organelas no ambiente intracelular. São indicados especialmente para pesquisas biológicas e microbiológicas. Clinicamente, uma das áreas que mais faz uso dessa tecnologia é a nefrologia.

Microscópio de fluorescência

O microscópio de fluorescência é um microscópio que, a partir do princípio da microscopia óptica, permite a visualização da fluorescência emitida por cromógenos fluorescentes acoplados a anticorpos, possibilitando, indiretamente, a identificação de proteínas antigênicas presentes na amostra. Os cromógenos mais utilizados são a fluoresceína, que emite cor verde, e a rodamina, cor vermelha.

O tipo de emissão de luz desse microscópio é a base de seu funcionamento. A lâmpada utilizada emite radiação ultravioleta que gera excitação na substância fluorescente incorporada à amostra durante processamento especial.

Microscópio confocal

O microscópio confocal possibilita a reconstrução tridimensional de tecidos e segmentos de órgãos a partir de secções ópticas "escaneadas" por feixes de *laser*. As imagens de cada secção são enviadas para um sistema computadorizado acoplado a *software* específico que permite a visualização da imagem e sua impressão em modelos acrílicos.

H·F Histologia em Foco

Visualização de tecidos vivos (*in vivo*)

E se quisermos visualizar uma célula ou tecido vivo ao microscópio? É possível também!

Existem processamentos especiais e técnicas de visualização específicas para situações nas quais se faz necessária a observação de células vivas ou, mesmo, de tecidos metabolicamente ativos.

O microscópio de contraste de fase permite a visualização de tecidos ou células vivas. Nesse caso, a amostra não pode ser submetida ao processamento histológico de rotina pois a fixação por si só seria responsável pela sua inatividade biológica.

A visualização baseia-se na densidade das estruturas celulares e na refração do feixe de luz ao atravessá-las. O microscópio apresenta um disco de fase (que controla a dispersão da luz, capta e direciona as fases da dispersão) adaptado ao conjunto de lentes objetivas.

A imagem que vemos é o resultado da diferença entre os índices de refração luminosa das estruturas. Diferentemente do que ocorre no processamento de rotina, não visualizamos estruturas basofílicas e eosinofílicas, mas sim estruturas "de fase positiva", para aquelas mais escuras, e "de fase negativa", para as mais claras.

Essa técnica é indicada para visualização de batimentos ciliares e flagelares – como nos espermatozoides em movimento – e análise metabólica de tecidos e células cultivadas.

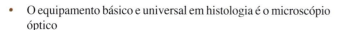

RESUMO

- O equipamento básico e universal em histologia é o microscópio óptico
- Os microscópios ópticos possibilitam a observação do tecido por transparência do corte
- Os três tipos de lentes do microscópio óptico são as oculares – a partir das quais se faz a observação –, as objetivas – que são móveis e mudam o aumento da imagem visualizada – e as condensadoras – que condensam o feixe de luz sobre o corte
- As lentes responsáveis pelo aumento da imagem são as objetivas e as oculares
- Para calcularmos quanto estamos vendo a imagem maior, deve-se multiplicar o aumento proporcionado pelas objetivas pelo aumento extra obtido pelas oculares
- A unidade de medida em microscopia é o micrômetro (μm)
- A resolução do microscópio óptico é de 0,2 μm
- A interpretação dos cortes de acordo com a incidência de corte é fundamental, pois o corte produzido pelo processamento fornece imagens bidimensionais, cortadas em várias angulações
- Segundo o objetivo do examinador, a amostra deve passar por processamento especial no qual é adicionado marcador molecular, enzimático, fluorescente ou radioativo. Além disso, em determinadas situações, é necessário que a imagem seja tridimensional e, ainda, que a observação seja do tecido vivo. Essas amostras devem ser visualizadas em microscópios próprios para cada fim
- Algumas diferenças no processamento da amostra a ser estudada por microscopia eletrônica em relação ao processamento de rotina são: o tipo de fixador (aldeído glutárico e tetróxido de ósmio), o material de inclusão (resina epóxi), não há coloração da amostra
- Algumas diferenças no princípio de funcionamento do microscópio eletrônico em relação ao microscópio óptico são: resolução de aproximadamente 100 vezes mais, o corte é visualizado a partir de feixe de elétrons, a lente objetiva não muda o aumento da imagem, a lente de observação é uma lente projetora
- Algumas diferenças na visualização da amostra preparada para microscopia eletrônica em relação ao processamento de rotina são: identificamos regiões elétron-densas (escuras) e elétron-lúcidas (claras), observamos ambiente intracelular ou visualizamos imagens com noções de profundidade
- Os dois tipos mais comuns de microscópio eletrônico são o de transmissão (MET) e o de varredura (MEV)
- No microscópio eletrônico de transmissão, o feixe de elétrons atravessa a amostra, ao passo que, no microscópio de varredura, os feixes de elétrons "varrem" sua superfície
- O microscópio de fluorescência é um equipamento com princípios de microscopia óptica a partir do qual visualizamos luz

fluorescente emitida por cromógenos ligados a proteínas na amostra
- O microscópio confocal possibilita a visualização tridimensional de tecidos e segmentos de órgãos a partir da reconstrução de secções realizadas por feixes de *laser*
- O microscópio de contraste de fase permite a visualização de tecidos ou células vivas (*in vivo*), e seu funcionamento tem como princípio a densidade das estruturas celulares e a refração do feixe de luz ao atravessá-las. A imagem é o resultado da diferença entre os índices de refração luminosa das estruturas.

AUTOAVALIAÇÃO

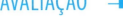

2.1 Fale sobre o sistema de lentes do microscópio óptico.
2.2 Qual é a resolução do microscópio óptico?
2.3 Como é calculado o aumento da imagem no microscópio óptico?
2.4 Qual é o princípio de funcionamento do microscópio óptico?
2.5 Qual é o princípio de funcionamento do microscópio eletrônico?
2.6 Cite duas diferenças entre o microscópio eletrônico e o óptico – quanto ao processamento ou à visualização da imagem.
2.7 O que são as regiões elétron-densas e elétron-lúcidas visualizadas na microscopia eletrônica?
2.8 Em um processamento para imunofluorescência, qual composto é associado à amostra? Qual componente do microscópio de fluorescência permite a identificação desse composto?
2.9 Cite o tipo de microscópio que possibilita a visualização de células ou tecidos vivos.
2.10 Cite uma indicação clínica para essa necessidade de observação.
2.11 Fale sobre a importância da interpretação das incidências de corte na visualização dos tecidos ao microscópio óptico.

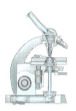

Parte 2

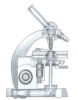

Histologia Geral

3 Tecido Epitelial, *33*
4 Tecido Conjuntivo Propriamente Dito, *67*
5 Tecido Adiposo, *91*
6 Tecido Cartilaginoso, *103*
7 Tecido Ósseo, *119*
8 Tecido Muscular, *135*
9 Tecido Nervoso, *153*

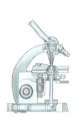

3

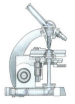

Tecido Epitelial

Objetivos de estudo, *34*
Palavras-chave, *34*
Introdução, *34*
Tipos de tecidos epiteliais, *35*
Características gerais dos epitélios, *35*
Funções gerais dos epitélios, *37*
Especializações de membrana celular, *40*
Epitélios de revestimento, *42*
Epitélios glandulares, *53*
Resumo, *64*
Autoavaliação, *65*

34 Histologia Essencial

■ Objetivos de estudo

Conhecer os tipos de tecidos epiteliais

Entender as características dos epitélios

Compreender as funções dos epitélios

Identificar as especializações de membrana visualizáveis ao microscópio óptico e reconhecer sua morfologia e função

Saber os critérios para classificação dos tecidos de revestimento e dos tecidos glandulares

Saber quais são os epitélios de revestimento, simples e estratificados, descrever histologicamente sua morfologia e identificá-los em nível microscópico

Compreender o desenvolvimento das glândulas

Distinguir as glândulas endócrinas das glândulas exócrinas e reconhecer suas variedades ao microscópio

Correlacionar o conhecimento básico com suas principais associações clínicas

■ Palavras-chave

Cápsula	Glândula endócrina	Lâmina basal
Ducto	Glândula exócrina	Membrana basal
Epitélio	Histofisiologia	Polarização celular
Especializações de membrana	Histomorfologia	Septo

■ Introdução

Folhetos embrionários
Camadas celulares embrionárias denominadas ectoderma (externo), mesoderma (intermediário) e endoderma (interno)

Diferenciação celular
Trata-se do amadurecimento celular, ou seja, de sua especialização, que se inicia após o processo mitótico e culmina com a morte celular

Os tecidos epiteliais apresentam grande variedade funcional e morfológica e, de maneira interessante e não por acaso, essa diversidade também é observada em sua derivação a partir dos três folhetos embrionários.

Os epitélios das mucosas bucal, nasal e da córnea, as glândulas mamárias, a epiderme na pele e seus anexos (folículo piloso, glândulas sudoríparas e sebáceas, unhas) derivam da ectoderme. O revestimento do túbulo urinífero (néfron e tubo coletor) e dos órgãos reprodutores masculinos e femininos, bem como as membranas que separam nosso organismo em compartimentos (mesotélios) e revestem internamente os vasos sanguíneos (endotélios), desenvolvem-se a partir do mesoderma. A partir da diferenciação celular da endoderme, surgem o fígado, o pâncreas, o epitélio respiratório – exceto em sua porção nasal – e o revestimento do trato gastrintestinal.

H·F Histologia em Foco

Tipos básicos de tecidos

Os tecidos epiteliais representam um dos quatro tipos básicos de tecidos em nosso organismo juntamente com o tecido muscular, o tecido nervoso e os tecidos conjuntivos – mucoso, conjuntivo propriamente dito, adiposo, ósseo, cartilaginoso, hematopoético e sangue.

Capítulo 3 ■ Tecido Epitelial

H·F Histologia em Foco

Nomenclatura tumoral maligna

O conhecimento da derivação embrionária dos tecidos é clinicamente importante, pois fornece a base da classificação dos tumores malignos pelo critério de sufixos. Os tumores malignos derivados do ectoderma recebem a denominação carcinoma, ao passo que a derivação mesodérmica associa-se à designação sarcoma. Além desse critério, o conhecimento morfológico normal possibilita o próprio diagnóstico dos tumores, bem como determina protocolos de tratamento. Ou seja, não há como diagnosticar um tumor – nem tratá-lo apropriadamente – sem os conhecimentos das características histológicas normais.

■ Tipos de tecidos epiteliais

Classicamente, o tecido epitelial divide-se em epitélios de revestimento, epitélios glandulares e neuroepitélios, porém são observadas diversas correlações morfológicas e funcionais nesta divisão.

Os epitélios de revestimento, por própria definição, revestem superfícies internas e externas de órgãos, além de estruturas isoladas, como vasos, ductos e túbulos.

Normalmente, esses tecidos são organizados em faixas e sempre mantêm contato com a luz – tais informações fornecem diretrizes para a localização deste tecido em menor aumento ao microscópio.

Os epitélios glandulares são formados por células especializadas capazes de produzir e liberar secreções; os neuroepitélios estão associados aos órgãos dos sentidos e a estímulos sensoriais.

Os neuroepitélios encontram-se organizados em conjuntos celulares ou dispostos como células isoladas em meio ao epitélio de revestimento. Em razão de suas particularidades de acordo com o órgão em que se encontram, esses epitélios serão estudados isoladamente.

Luz
Termo usado em microscopia para se referir a áreas nos cortes histológicos que, por não terem tecido, se deixam atravessar pela luz do microscópio diretamente. Corresponde às superfícies livres e às áreas internas de órgãos e estruturas ocas

■ Características gerais dos epitélios

Independentemente da classificação, os epitélios têm características morfofuncionais comuns, como veremos a seguir.

As células dos epitélios são justapostas

As células epiteliais são unidas entre si e, consequentemente, separadas por escasso material intercelular. Esse material é constituído por elementos da própria membrana celular que interagem entre si. Destaca-se, entre eles, o glicocálice.

Glicocálice
Carboidrato que auxilia a união lateral e protege a superfície livre da célula, apresenta propriedades enzimáticas e funciona como receptor para hormônios e outras moléculas

H·F Histologia em Foco

A "outra face" do glicocálice

As propriedades do glicocálice não são apenas benéficas. Esse carboidrato origina uma camada receptora na superfície externa da célula que fornece local de ligação para vírus, bactérias e fungos, possibilitando infecções através do epitélio.

As células dos epitélios têm morfologia variada

Essa característica é bastante interessante, visto que outros tecidos apresentam variações morfológicas muito discretas de acordo com a atividade metabólica ou organização anatômica; por exemplo, amostras de tecido adiposo provenientes das regiões retroperitoneal (no local dos "pneuzinhos"), perirrenal ou dos coxins da face são praticamente iguais quando observadas ao microscópio, enquanto os epitélios de revestimento de cada uma dessas localizações são extremamente diferentes.

Para identificação correta do aspecto epitelial, é importante observar que, em razão da justaposição celular, a distinção entre os limites intercelulares é raramente observada. Assim, a morfologia é mais facilmente identificada de acordo com o formato nuclear, visto que este corresponde à célula como um todo.

Os epitélios são intensamente inervados

Terminações nervosas livres de **neurônios sensoriais** encontram-se inseridas entre as células epiteliais e são responsáveis pela sensação dolorosa. Além destas, estão presentes corpúsculos sensoriais associados à pressão e à sensação térmica.

Essa inervação sensorial confere ao tecido a capacidade de percepção de estímulos provenientes do meio que o circunda, como frio ou calor, superfícies ásperas ou lisas, dor ou ardor diante de agressões.

Os epitélios não são vascularizados

Nos epitélios, o fornecimento de oxigênio e nutrientes, bem como a remoção de resíduos metabólicos e dióxido de carbono, ocorrem por difusão a partir de capilares sanguíneos presentes nos tecidos subjacentes ou adjacentes. Em locais de epitélio mais espesso, a superfície de contato com o tecido vascularizado apresenta dobras, formando as **papilas** e as **cristas**, o que aumenta a superfície de troca entre o epitélio e o tecido vascularizado associado, que é o tecido conjuntivo.

H·F   **H**istologia em Foco

Lesões superficiais de perda epitelial

Como o epitélio é um tecido inervado, mas não vascularizado, as lesões que atingem apenas sua espessura são dolorosas, porém não hemorrágicas, como as escoriações leves ou erosões, contrapondo-se às fissuras e úlceras, que acometem o tecido vascularizado subjacente.

Há presença de lâmina basal entre o epitélio e o conjuntivo ao redor

A lâmina basal é uma camada de proteínas.

A lâmina basal é sintetizada pelas próprias células epiteliais (ou por outras, de acordo com o tecido em questão, como as adiposas, as musculares e as células do nervo periférico). Seus componentes proteicos são colágenos e glicoproteínas. Quando associada a **fibras reticulares**, recebe a denominação de lâmina reticular.

A lâmina basal tem papel estrutural na união entre epitélio e conjuntivo, controla o transporte de moléculas, influencia a polaridade celular, participa da proliferação e da diferenciação celu-

---

Terminação nervosa livre
Porção terminal do axônio que se insere diretamente em tecidos distantes do sistema nervoso central, dispersa em meio aos elementos da região

Neurônios sensoriais
Células funcionais do sistema nervoso; aqueles denominados sensoriais ou aferentes captam e conduzem estímulos do meio ao sistema nervoso central

Papilas e cristas
Ondulações da interface entre epitélio e tecido conjuntivo; as dobras do epitélio em direção ao conjuntivo são cristas, enquanto as projeções do conjuntivo em direção ao epitélio constituem papilas

Fibras reticulares
Proteína fibrosa fina e delicada, é organizada estruturalmente em rede com função de sustentação; não é observada nas colorações de rotina

Fator de crescimento (Fc)
Proteína indutora de mitose e diferenciação celular; cada célula tem um ou mais Fc específicos; a maioria dos Fc já foi isolada e sintetizada laboratorialmente

lar, pois suas proteínas unem-se a fatores de crescimento, e, como um guia durante uma excursão, direciona novas células para seus locais corretos durante o desenvolvimento embrionário e nos processos cicatriciais.

A lâmina basal é diferente da membrana basal: a membrana basal é a camada formada pela fusão de duas lâminas basais ou pela lâmina reticular associada a outras proteínas fibrosas.

Como a lâmina basal é formada por camada proteica, não é visível ao microscópio óptico. Em contrapartida, a lâmina reticular e a membrana basal podem ser observadas por meio de colorações especiais. As técnicas histoquímicas mais utilizadas são a coloração com ácido periódico de Schiff, ou coloração PAS (do inglês *periodic acid-Schiff*), e a técnica Del Rio Hortega.

H·F   Histologia em Foco

Disseminação de células malignas

De maneira geral, células malignas têm a má intenção de colonizar e ocupar maior espaço possível em nosso próprio organismo e, para tal, necessitam de nutrientes – que, no caso do epitélio, se encontram nos tecidos vizinhos. Clinicamente, o início da peregrinação de células epiteliais malignas pelo organismo é determinado pela digestão enzimática e pelo rompimento da lâmina basal, com invasão dos tecidos vascularizados ao redor. Essa situação é fundamental para a classificação da agressividade dos tumores malignos. Vale lembrar que, apesar de dispor de mecanismos inteligentes, o câncer é um parasito não muito esperto, pois, tentando alcançar seus objetivos, pode matar o hospedeiro.

Polo apical
Superfície voltada para a luz ou em contato direto com superfícies externas

Os epitélios são polarizados

Os polos representam referências morfológicas na célula. Essas referências são o polo apical, o polo basal e os polos laterais.

Polo basal
Superfície voltada para ou em contato com a membrana basal

H·F   Histologia em Foco

Polos laterais
Superfície em contato com outras células epiteliais adjacentes

Inversões de polaridade

A inversão de polaridade celular é um dos fatores observados para a caracterização da evolução e determinação do prognóstico de lesões pré-malignas, além de ser uma das características citoarquiteturais pleomórficas dos carcinomas.

■ Funções gerais dos epitélios

Os tecidos epiteliais, como um todo, têm funções bastante variadas, as quais são apresentadas a seguir.

Proteção física e imunológica

A proteção física é exercida de maneiras variadas. As células epiteliais e outras subjacentes podem ser protegidas pela presença de camadas de proteínas impermeabilizantes e rígidas na superfície externa do tecido, produzidas e liberadas pelas próprias células de revestimento, como observado na superfície da pele e na bexiga.

A proteção imunológica é exercida por células de defesa, provenientes da medula óssea, que se instalam em localização intraepitelial, ou mesmo por células epiteliais especializadas na captura de antígenos.

Ressalta-se que, em epitélios espessos, a proteção imunológica pode associar-se à propriedade mecânica conferida pela quantidade de camadas celulares e pela justaposição celular, formando uma barreira física à entrada de determinados microrganismos.

Ainda, auxiliando o mecanismo de defesa epitelial, propriedades químicas específicas podem ser conferidas às superfícies por microrganismos comensais.

H·F Histologia em Foco

Perda da homeostase como fator predisponente a infecções

A correlação entre as propriedades mecânica e química pode ser observada, por exemplo, nos epitélios da vagina e da boca. Nessas regiões anatômicas, bactérias comensais da flora normal, como, por exemplo, o *L. acidophilus*, produzem ácido láctico a partir da quebra de glicogênio intraepitelial, o que torna o meio ácido (pH = 3). Essa acidez cria um ambiente hostil para um grupo variado de microrganismos. O uso irracional e desorientado de antibióticos pode levar ao desequilíbrio do microambiente, modificando o pH e tornando o meio favorável a infecções – como a candidíase, entre outras.

> **Comensalismo**
> Convivência equilibrada entre duas espécies diferentes, sendo que uma delas é beneficiada sem que a outra seja prejudicada

Transporte transcelular e paracelular

Apesar da justaposição e da união mecânica e química entre as células epiteliais, a movimentação de moléculas é possível através de suas membranas.

O transporte epitelial é fundamental para a reabsorção e a excreção de diversas moléculas e íons e pode ocorrer por meios transcelulares (por mecanismo ativo através da célula nas membranas dos polos basal e apical) ou paracelulares (passivamente através do espaço entre duas membranas celulares laterais).

H·F Histologia em Foco

A passagem de água pelos epitélios de revestimento

Um intenso transporte é observado, por exemplo, na movimentação de água e íons através dos epitélios das estruturas renais; na conservação de água para concentrar a bile, através do epitélio da vesícula biliar; e através do epitélio intestinal para conservação nutricional e hídrica.

Secreção

A secreção é realizada por células organizadas em glândulas, por células glandulares isoladas inseridas em meio às células de revestimento ou por células de revestimento com metabolismo voltado para essa atividade. De um modo geral, as células associadas a essa função são especializadas em produção e liberação de proteínas, lipídios e carboidratos.

Permeabilidade seletiva

Essa função é importante para o controle da movimentação de partículas entre os diversos compartimentos anatômicos e para a formação de barreiras – hematoaérea (nos alvéolos pulmonares), hematencefálica (no sistema nervoso central) e de filtração glomerular (nos rins), entre outras.

Em sua maioria, essas barreiras são formadas por duas células epiteliais extremamente finas fundidas por suas lâminas basais – como uma dessas células sempre pertence à parede de um capilar sanguíneo, tal estrutura é fundamental para o controle metabólico.

H·F Histologia em Foco

A seletividade das barreiras epiteliais permeáveis

As barreiras epiteliais com permeabilidade seletiva têm dois lados – um bom e outro ruim, como tudo na vida… O lado bom, por exemplo, é a possibilidade de administração de medicamentos inalatórios que podem atravessar a barreira hematoaérea, a partir da qual o fármaco chegará ao sangue e, daí, atravessará a barreira hematencefálica, alcançando o sistema nervoso central. Ou seja, o fármaco presente no ar inalado segue o trajeto: alvéolos pulmonares – barreira hematoaérea – sangue circulante sistemicamente – barreira hematencefálica – tecido nervoso. A travessia das barreiras acontece também diretamente pulando a etapa inicial, com medicamentos intravenosos. O lado ruim é que microrganismos podem fazer o mesmo trajeto – como o vírus da raiva, além de bactérias e vírus causadores da meningite.

Percepção de estímulos sensoriais

Essa função possibilita a "comunicação" entre as superfícies corporais e o sistema nervoso central, fazendo com que o tecido epitelial seja nossa via de interação com o meio ambiente. É também em virtude dessa função que sentimos a dor nos olhos diante de uma claridade intensa e brusca, o vento na pele, o refrigerante gasoso passando pelo esôfago, a mucosa bucal ardendo depois de comer um acarajé.

No neuroepitélio, encontram-se neurônios cujo **pericário** se localiza em meio às células de revestimento e cujos **axônios** penetram o tecido subjacente em direção ao sistema nervoso central. Essas células nervosas podem ser observadas no epitélio olfatório da cavidade nasal e nos botões gustativos da língua (quimiorreceptores), nos epitélios da retina, da córnea e dos corpos ciliares (fotorreceptores) e no epitélio macular da orelha interna (mecanorreceptores).

Além das células especializadas intraepiteliais, terminações nervosas livres associadas a sensações dolorosas e receptores nervosos mecânicos ou térmicos, inseridas entre as células epiteliais de revestimento ou localizadas em tecidos subjacentes, possibilitam a percepção de estímulos provenientes do meio através do revestimento epitelial.

Sustentação

Classicamente, a sustentação é uma função exercida por tecidos denominados conjuntivos, porém, em algumas situações excepcionais, células epiteliais exercem essa propriedade.

Podemos citar o **estroma** do timo – órgão do sistema imunitário –, no qual as células epiteliais formam uma rede envoltória dos capilares e o **parênquima** deste órgão; função semelhante pode ser observada em outros órgãos desse sistema, como os linfonodos e o baço. Nessas situações específicas, as células epiteliais recebem a denominação de células epiteliais reticulares ("retículo" é uma pequena rede).

Pericário
Corpo celular; é o centro trófico e vital do neurônio; região na qual se localizam o núcleo e a maioria das organelas; quando lesionado, não se regenera

Axônio
Prolongamento neuronal único que parte do pericário; responsável pela condução unidirecional do impulso

Estroma
Tecido de sustentação e preenchimento que envolve o parênquima; com raras exceções, o estroma é constituído pelo tecido conjuntivo frouxo

Parênquima
Porção funcional de determinado órgão ou tecido

40 Histologia Essencial

■ Especializações de membrana celular

As células epiteliais podem ter especializações de membrana em seu polo apical ou nos polos laterais.

Essas especializações auxiliam ou possibilitam algumas de suas características e propriedades, como a justaposição celular, o transporte e a intercomunicação, a reabsorção para conservação potencializada por aumento de superfície e a movimentação de partículas na região apical.

As especializações da membrana celular epitelial, responsáveis pela adesão e intercomunicação, são a mácula de aderência, os hemidesmossomos, o complexo juncional, as junções comunicantes (*gap/nexus*) e as interdigitações. Estas não são visualizadas ao microscópio óptico, portanto são objetos de estudo em microscopia eletrônica (ME), no âmbito da biologia celular.

As especializações que proporcionam aumento da superfície celular e movimentação são visíveis em microscopia óptica e comumente observadas nas amostras de tecido coradas pelo processamento de rotina. São os microvilos, os estereocílios, os cílios e os flagelos.

Vamos nos preocupar, na histologia, em reconhecer cada uma delas e saber seu papel histofisiológico nas superfícies celulares, pois a ultraestrutura dessas especializações já é bastante conhecida e identificada apenas por observação ao microscópio eletrônico, sendo estudadas na biologia celular.

Microvilos

Os microvilos são as estruturas especializadas de membrana mais significativas funcionalmente para aumento da superfície celular. Assim, estão presentes em células de órgãos que realizam reabsorção para conservação, como no intestino delgado e em determinadas estruturas do rim. O glicocálice, já citado anteriormente, reveste essa especialização mais densamente do que o restante da superfície celular. O conjunto formado pelos microvilos recobertos pelo glicocálice é denominado borda em escova, borda estriada ou planura estriada e, por ser mais espesso, é mais facilmente visualizado do que as demais superfícies de membrana celular.

Refringente
Histologicamente, é a capacidade que algumas estruturas teciduais apresentam de brilharem sob a luz do microscópio óptico; ao movimentarmos o micrométrico, o brilho torna-se mais evidente

Ao microscópio óptico, a borda é identificada como uma linha eosinofílica discreta, refringente e homogênea na borda apical celular, como um risco de lápis de cor rosa traçado na superfície livre. Entre as especializações identificadas em microscopia óptica, é a mais numerosa, com menor altura e cada projeção é extremamente próxima uma da outra, o que faz com que sua visualização seja motivo de tensão para alguns estudantes.

Estereocílios

Estereocílios
Aumentam a superfície celular, possibilitando o intercâmbio de moléculas entre os meios extra e intercelular

Os estereocílios foram descritos por muitos anos como tendo função desconhecida, porém sabe-se atualmente que, além de aumentarem a superfície celular, possibilitam o intercâmbio de moléculas entre os meios extra e intercelular. Morfologicamente, são prolongamentos longos e ramificados, de alturas diferentes e mais espessos em relação aos microvilos e cílios. Muitas vezes podem sofrer fusão lateral entre si. Funcionalmente, são imóveis e situam-se na superfície apical de células do trato reprodutor masculino, como no epidídimo, no ducto deferente e em algumas regiões dos tubos retos a partir dos quais desaparecem gradualmente.

Cílios

Cílios
Promovem movimentação de fluidos, partículas e células na superfície epitelial

Funcionalmente, são móveis e sua movimentação unidirecional é denominada "batimento ciliar". Como promovem movimentação de fluidos, partículas e células na superfície epitelial, estão presentes em regiões associadas a essas funções, como no sistema respiratório e nos tratos reprodutores feminino e masculino. Observe na Figura 3.1 como os cílios têm tamanho intermediário entre os microvilos e os estereocílios, sua altura é regular e seu aspecto geral é homogêneo. As fotomicrografias e suas ampliações nos detalhes foram obtidas em mesmo aumento microscópico, e as especializações foram delimitadas por retângulos para possibilitar a comparação de tamanho e regularidade entre elas.

Manes Kartagener (1897-1975)
Médico austríaco, descreveu, em 1930, a discinesia ciliar primária ou síndrome de Kartagener, que, além das alterações ciliares no epitélio respiratório, exibe bronquiectasia (estudada por ele desde a faculdade), sinusite e a curiosa *situs inversus* (inversão anatômica dos órgãos torácicos e abdominais)

H·F Histologia em Foco

Síndrome de Kartagener

A síndrome de Kartagener é uma alteração genética em que há diminuição da síntese das proteínas que formam a estrutura ciliar, o que leva os cílios a serem morfologicamente menores do que o tamanho normal e funcionalmente imóveis. Assim, o paciente exibe maior propensão a infecções respiratórias e, no sexo feminino, menor taxa de ovulação.

Flagelos

No organismo humano, os flagelos estão presentes apenas nos espermatozoides. São móveis e seu batimento rítmico é responsável pela movimentação do gameta em meio extracelular viscoso como a hélice de propulsão em um barco. Morfologicamente, são únicos, longos, delgados e situam-se na porção distal de cada célula.

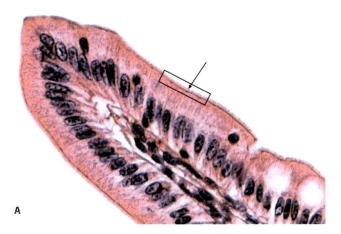
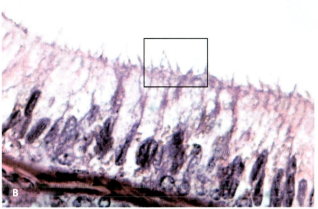
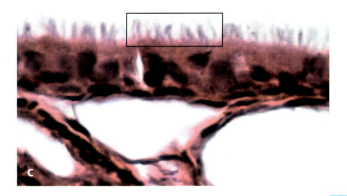

Figura 3.1 Especializações de superfície apical. Microvilos (A). Estereocílios (B). Cílios (C). Coloração HE. Aumento original 400×. Detalhes: Coloração HE. Aumento original 1.000×.

H·F Histologia em Foco

Os espermatozoides lentos

A diminuição da frequência de batimentos flagelares no espermatozoide é uma das causas de infertilidade masculina. Essa alteração pode ter várias origens, como a deficiência na síntese de proteínas estruturais do próprio flagelo ou as anormalidades nos componentes do líquido seminal.

■ Epitélios de revestimento

Classificação dos epitélios de revestimento

Os critérios utilizados para a classificação dos epitélios de revestimento são a observação da quantidade de camadas e a morfologia das células.

Conforme as camadas, os epitélios de revestimento podem ser simples, quando apresentarem apenas uma fileira celular, ou estratificados, quando dispuserem de mais de uma camada, independentemente da quantidade total.

De acordo com o formato das células, considera-se que, caso o epitélio seja estratificado, a identificação deve ser realizada pela morfologia das células mais superficiais. As células mais profundas não são totalmente diferenciadas e, portanto, não assumiram ainda seu aspecto definitivo, obtido com o total amadurecimento funcional.

> **Epitélio de revestimento simples**
> Apresenta apenas uma fileira celular, podendo ser: pavimentoso, cúbico, cilíndrico ou pseudoestratificado

Ainda, lembrando o que foi dito anteriormente, as células são justapostas, o que pode tornar difícil a visualização dos limites entre uma célula e outra. Desse modo, a identificação da morfologia é realizada mais corretamente pelo aspecto do núcleo que acompanha o formato geral da célula.

Morfologicamente, os epitélios simples podem ser pavimentosos, cúbicos, cilíndricos ou pseudoestratificados. Aqueles estratificados podem ser pavimentosos, cúbicos, cilíndricos ou de transição. Veja o esquema morfológico dos epitélios na Figura 3.2. Observe que está representada a morfologia total da célula, porém, ao microscópio, os núcleos são mais facilmente visualizados do que os limites do citoplasma.

Tecido epitelial de revestimento pavimentoso simples

Utiliza-se o termo pavimentoso pois o aspecto das células assemelha-se ao pavimento com ladrilhos achatados.

> **Epitélio de revestimento estratificado**
> Dispõe de mais de uma camada, podendo ser: pavimentoso, cúbico, cilíndrico ou de transição

Como se trata de tecido simples, observa-se uma só camada epitelial formada por células com núcleo basofílico morfologicamente achatado e citoplasma discreto, com tão pequena espessura que em algumas áreas não é visualizado – esse fato pode nos dar a falsa impressão da falta de justaposição intercelular. Observe na Figura 3.3 que, ao corte transversal, o núcleo pode ser visualizado arredondado em razão da incidência.

Esse tecido é encontrado no revestimento interno dos vasos sanguíneos e de vasos linfáticos (no qual é chamado de endotélio), no corpúsculo renal formando o revestimento externo de sua cápsula (folheto externo), no alvéolo pulmonar (pneumócito tipo I) e nas membranas que separam os compartimentos anatômicos (mesotélios).

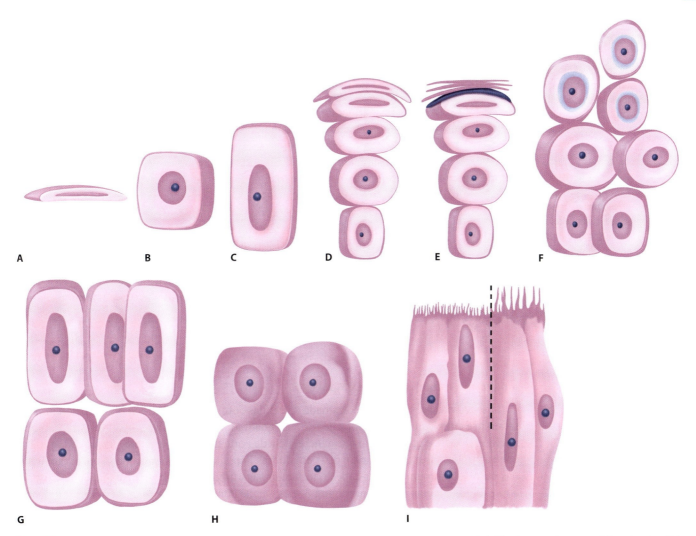

Figura 3.2 Tipos de epitélios de revestimento. Epitélio de revestimento pavimentoso simples (A). Epitélio de revestimento cúbico simples (B). Epitélio de revestimento cilíndrico simples (C). Epitélio de revestimento pavimentoso estratificado não queratinizado (D). Epitélio de revestimento pavimentoso estratificado queratinizado (E). Epitélio de transição (F). Epitélio de revestimento cilíndrico estratificado (G). Epitélio de revestimento cúbico estratificado (H). Epitélio de revestimento pseudoestratificado ciliado (I). Epitélio estereociliado (J).

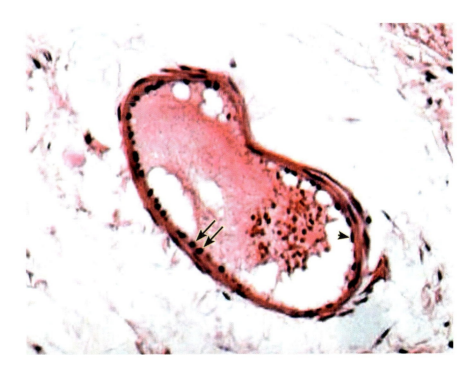

Figura 3.3 Epitélio de revestimento pavimentoso simples. Núcleo com formato redondo (setas) ou realmente achatado (cabeça de seta). Coloração HE. Aumento original 400×.

Tríade de Virchow
São os três elementos fundamentais para a formação dos trombos: lesão endotelial, alteração no fluxo sanguíneo e ativação da coagulação sanguínea

Ateromas
Placas de lipídio depositadas nos elementos da parede vascular que desencadeiam inflamação e outras complicações

Diapedese leucocitária
Processo de migração de leucócitos a partir da corrente sanguínea em direção às áreas de lesão tecidual; é coordenado quimicamente

H·F Histologia em Foco

Morfologia discreta, funções relevantes

O epitélio de revestimento pavimentoso simples é a célula mais delgada presente em nosso organismo, e é exatamente essa característica que determina sua grande importância funcional. Destaca-se, por exemplo, o endotélio, que, além de revestir internamente os vasos sanguíneos, é responsável pela manutenção da circulação livre do fluxo sanguíneo. Quando perde sua integridade morfológica, ou seja, sofre lesão, pode desencadear a trombose, sendo considerado um dos elementos da tríade de Virchow. O endotélio também está sujeito a sofrer depósitos de colesterol de baixa densidade (LDL, do inglês *low density lipoprotein*) ou "colesterol ruim", desencadeando a formação de ateromas. Além de participar das diversas barreiras semipermeáveis presentes em nosso organismo, como dito anteriormente, é capaz, ainda, de passar por modificações morfológicas e bioquímicas durante o processo de diapedese leucocitária em reações imunológicas teciduais.

Tecido epitelial de revestimento cúbico simples

Esse tecido apresenta uma só camada de células com núcleo basofílico bidimensionalmente redondo e citoplasma eosinofílico de formato quadrado. Essas células têm citoplasma cúbico e núcleo esférico, o que faz com que a incidência de corte dificilmente altere sua morfologia. Em contrapartida, são extremamente ricas em dobras laterais de membrana que se encaixam umas nas outras, como um quebra-cabeça, tornando seus limites raramente visualizáveis. Observe a morfologia dessas células na Figura 3.4. As áreas demarcadas destacam como a incidência do corte não altera o formato celular nesse tipo epitelial.

São exemplos de localização desse tecido os túbulos renais, os ductos de glândulas, o alvéolo pulmonar (pneumócito tipo II) e o revestimento externo do ovário.

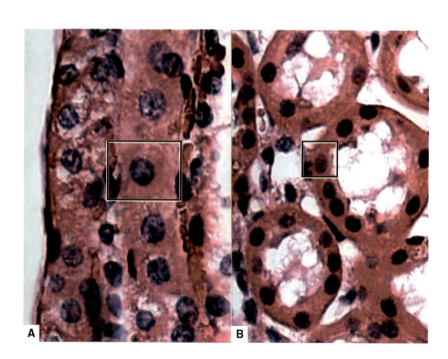

Figura 3.4 Epitélio de revestimento cúbico simples. Corte longitudinal (A). Coloração HE. Aumento original 400×. Corte transversal (B). Coloração HE. Aumento original 250×.

Capítulo 3 ■ Tecido Epitelial 45

Tecido epitelial de revestimento cilíndrico simples

Por ter uma só camada epitelial com células apresentando altura maior do que a largura e todos os núcleos com mesma polarização, esse tecido também é denominado prismático ou colunar. Os núcleos basofílicos são ovais, longitudinais em relação ao longo eixo celular e polarizados (situados no mesmo polo ao longo da faixa de tecido). O citoplasma é eosinofílico e mais volumoso nesta célula quando comparado às epiteliais pavimentosas e cúbicas, o que indica seu maior metabolismo. Procure as características microscópicas dessas células na Figura 3.5. Ao observar a fotomicrografia, note como os núcleos, em polarização basal, formam uma faixa basofílica por estarem na mesma altura dentro do citoplasma; no detalhe, percebe-se claramente a característica celular desse tecido – a altura maior que a largura.

Além de revestir superfícies, o epitélio cilíndrico simples também exerce a função de síntese e secreção em vários órgãos. Não por acaso, esse tipo epitelial dá origem a algumas glândulas durante o desenvolvimento embrionário.

Pode-se citar como exemplos de localização o estômago, o intestino, parte da árvore respiratória, a vesícula biliar, o útero e as trompas.

H·F Histologia em Foco

Inversão de polaridade em células cilíndricas

A inversão de polaridade do núcleo celular cilíndrico – ou seja, núcleos em posições diferentes da normal – é uma característica microscópica comumente encontrada em lesões epiteliais pré-malignas e em lesões cancerosas.

Tecido epitelial pseudoestratificado

Esse tecido apresenta apenas uma camada epitelial com células verticalizadas em seu longo eixo, evidenciando núcleos ovais e redondos, em alturas variadas, portanto, sem polarização. Sua denominação se dá pela falsa impressão visual da existência de várias camadas de núcleos,

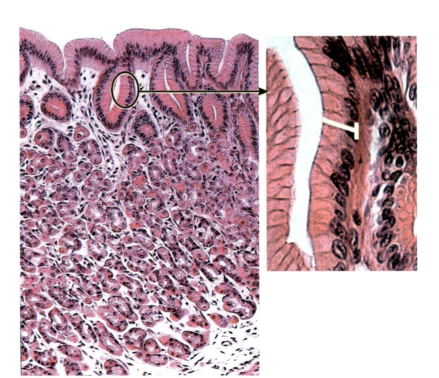

Figura 3.5 Epitélio cilíndrico simples. Coloração HE. Aumento original 100×. Detalhe: Proporção entre altura e largura celular (barras brancas). Coloração HE. Aumento original 250×.

46 Histologia Essencial

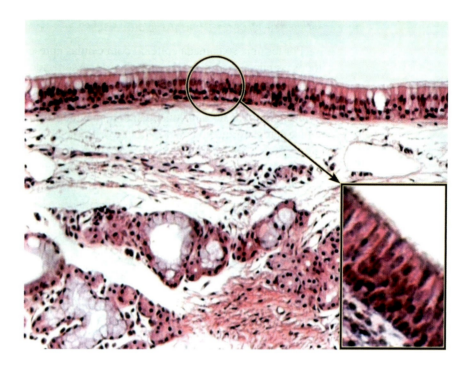

Figura 3.6 Epitélio pseudoestratificado. Coloração HE. Aumento original 100×. Detalhe: Coloração HE. Aumento original 400×.

que simplesmente se encontram em alturas diferentes. A morfologia geral das células com tamanhos diferentes e todas tocando a membrana basal pode ser comprovada por histoquímica ou ao microscópio eletrônico.

A Figura 3.6. demonstra a falsa estratificação desse epitélio; o aspecto é decorrente da ausência de polarização dos núcleos, situados em várias alturas no citoplasma. Observe que, na fotomicrografia, o epitélio exibe cílios em sua superfície apical. No detalhe, percebe-se que, além de as células serem de tamanhos diferentes, com núcleos em posições irregulares, a justaposição não nos permite identificar individualmente cada limite celular.

A membrana da porção apical apresenta especializações como cílios ou estereocílios; são exemplos de localização desse tecido a cavidade nasal, a traqueia, os brônquios e o epidídimo.

H·F Histologia em Foco

Metaplasia escamosa

Quando expostas a estímulos crônicos, as células do epitélio pseudoestratificado, juntamente com as células cilíndricas, podem sofrer metaplasia escamosa. Nessa condição adaptativa, as células agredidas continuamente sofrem metamorfose, entrando em mitose e perdendo suas especializações apicais. A intenção desse fenômeno é boa – visa à proteção. Porém, como há modificação morfológica, a função também fica alterada.

Uma situação clínica bastante comum na qual observamos a metaplasia escamosa é o tabagismo crônico. Nessa situação, os componentes químicos e o calor do cigarro agridem o epitélio das áreas mais superiores da árvore respiratória, além de causarem contração dos vasos sanguíneos do tecido subjacente. Aos poucos, as células perdem os cílios e, consequentemente, a capacidade de movimentar as partículas poluentes do tabaco e do próprio meio. Como "sobram" mais partículas, a produção de muco aumenta, na tentativa de formar uma superfície adesiva para aprisioná-las – daí a situação: mais partículas, mais muco, menos cílios para movimentar e expulsar ambos. Surge, assim, o famoso pigarro...

As alterações metaplásicas são reversíveis após remoção da causa.

Muco
Glicoproteína hidrofílica de consistência viscosa que se perde no preparo de rotina

Tecido epitelial de revestimento pavimentoso estratificado

O tecido epitelial pavimentoso estratificado apresenta diversas camadas celulares, e sua espessura varia segundo a localização anatômica. Também de acordo com a área, pode haver presença de queratina em sua superfície livre, o que leva a uma subclassificação – não queratinizados e queratinizados. Porém, independentemente da presença ou não de queratina, as células que compõem esse epitélio recebem a denominação de queratinócitos.

A caracterização morfológica desse tecido é bastante interessante, pois ele se organiza em camadas diferentes umas das outras de acordo com o amadurecimento, mas com células semelhantes dentro da mesma camada.

- *Camada basal ou germinativa*: composta por camada única de pequenas células arredondadas apoiada na membrana basal; o citoplasma é escasso e o núcleo, intensamente basofílico. Em observações panorâmicas, é uma camada que se destaca como uma linha mais corada em contato com o tecido conjuntivo subjacente. Essas características morfológicas são típicas de células com potencial mitótico; os queratinócitos basais são as células-fonte, que, antes de seguirem o caminho da diferenciação, realizam mitose deixando sempre outra célula em seu lugar, o que dá continuidade ao processo de renovação celular

- *Camada média, espinhosa ou malpighiana*: é a que mais sofre variação em quantidade de células conforme a localização anatômica, sendo mais delgada em regiões delicadas e mais espessa em áreas que sofrem mais agressões ou atrito. Suas células têm citoplasma eosinofílico, mais volumoso em relação às células da camada basal, enquanto o núcleo é menos corado e pode apresentar nucléolo evidente ou cromatina dispersa, conferindo um aspecto heterogêneo, "granulado", à região. A disposição horizontal das células em relação à superfície tem início nesta camada e é cada vez mais expressiva quanto mais próxima à superfície.

Em processamento histológico no qual a amostra é cortada em espessura ideal e a incidência de corte passa exatamente no meio dessas células, pode-se observar a união entre elas por pequenos filetes eosinofílicos, que ultraestruturalmente são identificados como especializações de união lateral de membrana celular. Como esses prolongamentos são bastante numerosos, tal aspecto foi descrito como sendo semelhante a espinhos – daí a denominação camada espinhosa.

- *Camada superficial*: é a camada de descamação das células em estágio terminal de diferenciação na qual, finalmente, observamos os núcleos basofílicos pavimentosos e o citoplasma escasso. Fisiologicamente, as células entram em apoptose e são substituídas por outras provenientes da camada média.

Observe na Figura 3.7 que as células se dispõem em diversas camadas, o que leva à estratificação do tecido. Na interface do epitélio com o tecido vascularizado subjacente, existem inúmeras projeções denominadas cristas e papilas cujo número e angulação variam de acordo com o atrito na região. No detalhe, identifique as camadas bem definidas contendo células que se achatam quanto mais se aproximam da superfície, culminando com sua descamação direta.

Esse tecido é encontrado na mucosa de revestimento da cavidade bucal, no esôfago e na mucosa vaginal, por exemplo.

Em tecidos queratinizados, a porção mais madura apresenta camadas específicas que correspondem ao amadurecimento dos grânulos de queratina e à sua liberação na superfície. Nesses tecidos, seguindo-se a camada média, observa-se a camada granular, com células repletas de grânulos basofílicos contendo queratina preenchendo quase todo o citoplasma. Sua identificação é bastante fácil, visto que, juntamente com a camada basal, visualiza-se na região uma linha muito corada.

Com a diferenciação, os queratinócitos da camada granular entram em apoptose e se fragmentam, liberando a queratina na superfície. Surge, assim, a camada córnea ou, simplesmente, camada de queratina. Essa camada é tranquilamente visualizada, pois a queratina se cora intensamente pela eosina e se dispõe longitudinalmente na superfície voltada para a luz, lembrando as bordas de um caderno bastante usado. Veja esse aspecto na Figura 3.8 e observe que as células tornam-se achatadas à medida que amadurecem – da camada mais profunda

---

Queratina
Proteína resistente com capacidade de impermeabilização e proteção física

Célula-fonte
Células-tronco presentes no organismo adulto; têm alta capacidade mitótica e são autorrenováveis

Apoptose
Morte celular programada, suicídio celular; fenômeno programado geneticamente que induz à morte fisiológica da célula ao fim de seu tempo de vida útil

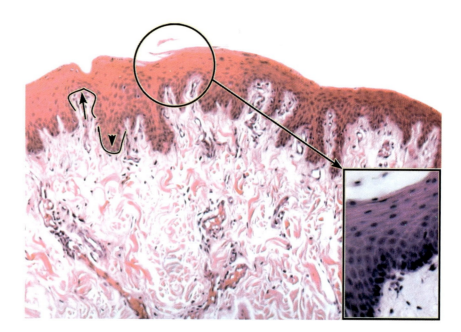

Figura 3.7 Epitélio de revestimento pavimentoso estratificado não queratinizado. Cristas (cabeça de seta). Papilas (seta). Coloração HE. Aumento original 250×. Detalhe: Coloração HE. Aumento original 400×.

para a mais externa – e a descamação da queratina em lâminas longitudinais pode ser vista na superfície do tecido.

O epitélio estratificado pavimentoso queratinizado é observado na mucosa mastigatória da cavidade bucal e nas áreas de pele delgada, como na axila, no antebraço, na face, entre outras.

Em regiões anatômicas de superfície espessa, como a palma da mão, a sola dos pés e os cotovelos, a camada de queratina é extremamente volumosa e pode-se observar, entre a camada granular e a córnea, uma região com células em apoptose que ficam presas na queratina já liberada – constituindo a camada lúcida. Nessas regiões anatômicas, o epitélio recebe a denominação de estratificado pavimentoso de pele grossa ou espessa. Veja na Figura 3.9 as características microscópicas que determinam a identificação desse tecido – as camadas seguem o mesmo padrão dos estratificados pavimentosos citados anteriormente, porém observe que a espessura geral do tecido é maior e a camada de queratina é extremamente grossa e compacta.

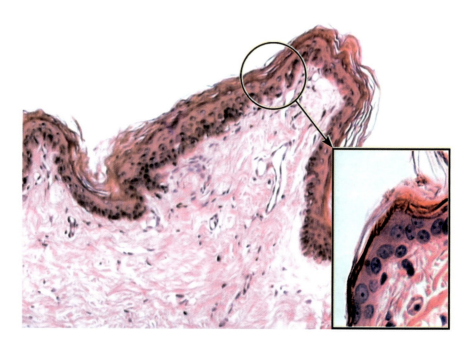

Figura 3.8 Epitélio de revestimento pavimentoso estratificado queratinizado delgado. Coloração HE. Aumento original 250×. Detalhe: Coloração HE. Aumento original 400×.

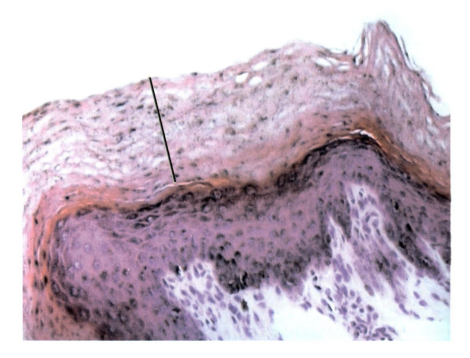

Figura 3.9 Epitélio de revestimento pavimentoso estratificado queratinizado espesso. Camada de queratina (barra). Coloração HE. Aumento original 250×.

Observe o desenho esquemático na Figura 3.10 e compare a disposição da citoarquitetura dos epitélios estratificados pavimentosos. Note que, apesar de a estrutura de amadurecimento ser semelhante, as camadas podem se modificar de acordo com a necessidade de proteção da região anatômica em que se encontram.

H·F Histologia em Foco

Hiperplasia
Aumento da quantidade de células em um determinado tecido

Acantose (*acantos* = espinho/ *ose* = aumento)
Hiperplasia da camada média nos epitélios de revestimento estratificados pavimentosos

Coilocitose
Aspecto citológico sugestivo de infecções virais; o citoplasma, pouco corado, exibe um halo branco ao redor do núcleo condensado e hipercorado

Hiperplasia epitelial

Em situações patológicas ou adaptativas, a camada basal pode sofrer hiperplasia, originando aumento da celularidade que se reflete diretamente na camada média ou espinhosa – essa condição é denominada acantose.

Características morfológicas sugestivas da infecção pelo HPV

O vírus do papiloma humano (HPV, do inglês *human papillomavirus*) tem como células-alvo as células epiteliais de revestimento; neste epitélio, em razão da sua espessura, é fácil a identificação do aspecto microscópico sugestivo da infecção viral, denominado coilocitose.

Em displasias epiteliais e carcinomas, ocorre uma alteração citoarquitetural epitelial. A arquitetura em camadas sofre desorganização, enquanto dentro de cada camada as células tornam-se diferentes entre si, caracterizando a condição denominada pleomorfismo. Ocorre, ainda, a verticalização de células em relação à superfície.

Objetivo básico da citologia esfoliativa preventiva

As características pleomórficas celulares podem ser observadas a partir da coleta de amostras em esfregaço ou citologia esfoliativa, nos chamados "exames preventivos". As características arquiteturais, bem como a integridade da lâmina basal, fundamental para se determinar a invasão do tecido conjuntivo subjacente nos carcinomas, só são possíveis por meio de análise tecidual obtida por biópsia.

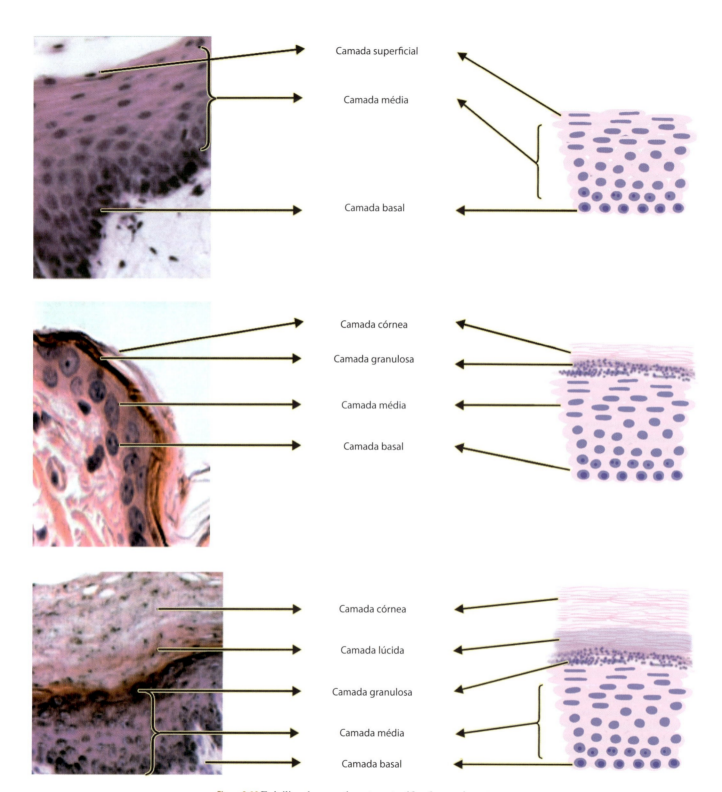

Figura 3.10 Epitélios de revestimento estratificados pavimentosos.

Tecido epitelial de revestimento de transição

A classificação desse tecido vem sendo motivo de discordância entre os estudiosos da histologia. Sabe-se que, ao microscópio eletrônico, o epitélio de transição apresenta várias camadas em determinadas áreas; porém, em outras, todas as suas células tocam a lâmina basal. Assim, surge a questão: ele é um tecido estratificado ou pseudoestratificado? Ora, classificaremos o epitélio de transição como estratificado, pois apresenta apenas algumas regiões pseudoestratificadas, e não toda sua extensão.

As denominações "de transição" ou "transicional" são, entre as outras desse tecido, as mais conhecidas e refletem sua capacidade fisiológica de modificação, tanto no formato de suas células como na quantidade de camadas – ou seja, não se trata de uma transição de um local para outro no organismo, como a princípio se pode pensar, mas, sim, de uma transição de formato celular e de espessura.

Esse tecido é estudado classicamente na bexiga – órgão do sistema urinário responsável pelo armazenamento de urina –, e as mudanças epiteliais ocorrem de acordo com o volume de líquido acumulado.

Quando a bexiga está vazia, as diversas camadas apresentam células com aspectos variados. As células mais próximas do tecido conjuntivo são denominadas basais e exibem todas as características de células germinativas – são pequenas, seu citoplasma é escasso e o núcleo redondo é intensamente basofílico.

As células da região intermediária são cilíndricas e cúbicas, com citoplasma um pouco mais volumoso em relação às basais e o núcleo também redondo e basofílico.

As células superficiais ou de cobertura são também chamadas de "*umbrella cells*" ou células em guarda-chuva – à microscopia eletrônica, observa-se que em sua superfície há uma camada de proteínas impermeabilizantes que, passando por modificações, penetra no espaço intercelular subjacente, como a capa e as pontas de um guarda-chuva. Essas células superficiais são grandes em relação às mais profundas, com o formato globoso e o núcleo redondo. Podem, ocasionalmente, exibir área pouco corada ao redor do núcleo – o halo perinuclear.

Identifique as características microscópicas desse tecido epitelial na Figura 3.11 – epitélio estratificado e faixa epitelial formando dobras que se projetam com o tecido subjacente em

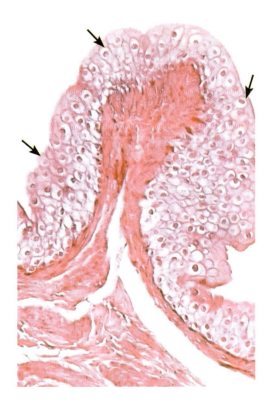

Figura 3.11 Tecido epitelial de transição. Células superficiais globosas (setas). Coloração HE. Aumento original 250×.

direção à luz. Observe como as células superficiais são globosas. Esse tecido está presente nas vias de condução urinária, tendo a particularidade de se distender na bexiga durante o armazenamento gradual de urina – situação na qual a morfologia sofre modificações estudadas mais adiante.

Como nos tecidos estratificados a identificação deve ser feita pela observação da morfologia das células mais superficiais, o epitélio de transição pode ser denominado também epitélio globoso.

Com o armazenamento gradual de urina na luz da bexiga, as modificações iniciais acontecem pelo estiramento de dobras da mucosa. A seguir, as células globosas deslizam umas sobre as outras, aumentando o diâmetro do órgão e diminuindo a quantidade de camadas. Finalmente, as células das camadas superficiais e intermediárias sofrem compactação. O aspecto do tecido distendido é um tecido fino, com células morfologicamente achatadas e bem coradas em virtude da compressão provocada pelo volume de líquido. Outras particularidades das modificações observadas entre bexiga cheia e vazia serão estudadas mais detalhadamente no Capítulo 16, Sistema Urinário.

Por agora, destacamos o epitélio de transição sem distensão, para observar sua morfologia globosa. Além de encontrado na bexiga vazia, o aspecto superficial globoso desse epitélio é o que está presente na mucosa dos demais órgãos da via condutora do sistema urinário – cálices, pelve, ureter e grande parte da uretra. Por causa dessa localização restrita, o tecido também pode ser denominado urotélio.

Tecido epitelial de revestimento cúbico estratificado

Esse tecido tem poucas camadas celulares, sendo que as mais superficiais mantêm a morfologia cúbica. Em geral, em todas as suas camadas, os núcleos são fortemente basofílicos, o que faz com que o tecido como um todo tenha um aspecto bastante corado. Procure essas características na Figura 3.12.

Pode ser observado nos ovários, envolvendo o gameta feminino (óvulo) durante alguns estágios de seu amadurecimento, e também revestindo algumas porções condutoras de glândulas, conforme estudaremos a seguir.

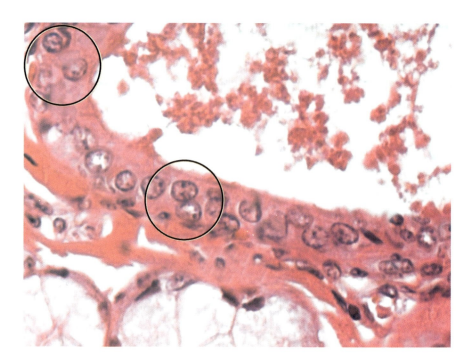

Figura 3.12 Epitélio cúbico estratificado. Células cúbicas superficiais (círculos). Coloração HE. Aumento original 400×.

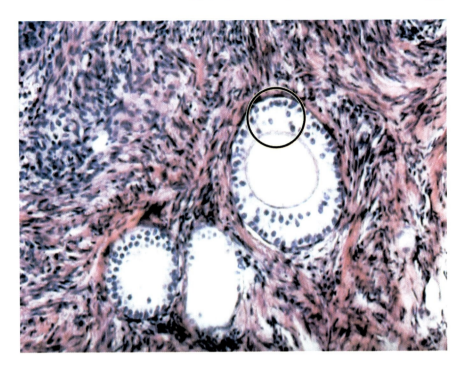

Figura 3.13 Epitélio estratificado cilíndrico. Células cilíndricas superficiais (círculo). Coloração HE. Aumento original 400×.

Tecido epitelial de revestimento cilíndrico estratificado

Esse tecido, assim como o cúbico estratificado, apresenta poucas camadas celulares e mantém a morfologia cilíndrica nas células superficiais, como podemos identificar na Figura 3.13.

O epitélio cilíndrico estratificado, assim como o cúbico estratificado, pode ser encontrado ao redor do óvulo em determinada fase de desenvolvimento e em algumas porções glandulares que conduzem a secreção. Esse tecido pode ser identificado, ainda, em diversas regiões com mudança gradual de tipo de revestimento – geralmente entre o epitélio pseudoestratificado para o cilíndrico simples, como ocorre no trato respiratório e no trato reprodutor masculino.

■ Epitélios glandulares

Introdução

O tecido epitelial glandular deriva dos epitélios de revestimento. Durante esse processo de desenvolvimento, representado na Figura 3.14, há a definição do aspecto morfológico e da fisiologia da secreção glandular após o amadurecimento do tecido.

> O tecido epitelial glandular é organizado em unidades funcionais denominadas glândulas, que são especializadas em secretar e liberar proteínas, lipídios, carboidratos, derivados de esteroides e derivados de tirosina – isolados, associados ou formando complexos.

Sistema nervoso autônomo
Sistema motor responsável pelo controle da vida vegetativa

O armazenamento da secreção é feito em vesículas envolvidas por membranas, chamadas grânulos de secreção – com poucas exceções, como na glândula adrenal, por exemplo. O estímulo para que a secreção seja liberada pode ocorrer por meio de estímulos recebidos do sistema nervoso autônomo ou pela presença de secreção de outras glândulas na corrente sanguínea.

Classificação dos epitélios glandulares

Enquanto os epitélios de revestimento são identificados de acordo com a quantidade de camadas e a morfologia das células, as glândulas apresentam critérios diferentes para sua classificação.

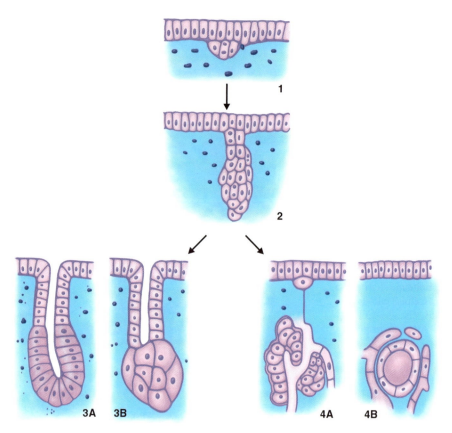

Figura 3.14 Origem do epitélio glandular. Durante o desenvolvimento embrionário, epitélios de revestimento dão origem aos diversos tipos de glândulas.

Deve-se observar o mecanismo de liberação de secreção separando inicialmente as glândulas em dois grandes grupos – as glândulas exócrinas e as glândulas endócrinas. Verifica-se, ainda, se elas são unicelulares ou pluricelulares e como é seu arranjo morfológico.

Glândulas exócrinas

Glândulas exócrinas liberam o produto de secreção em superfícies do organismo, sejam externas ou internas.

São exemplos de secreções exócrinas a saliva, o suor, a lágrima, o sebo da pele, o muco nas mucosas intestinal e respiratória, o ácido no estômago, entre diversas outras.

Quantidade de células

- *Unicelulares*: apesar de ser um conceito bastante estranho, é assim considerado: uma só célula pode ser considerada uma glândula. O exemplo mais famoso de glândula unicelular é a célula caliciforme.

As células caliciformes localizam-se em meio a células epiteliais de revestimento cilíndricas simples ou pseudoestratificadas. Podem ser observadas no sistema digestório – no intestino delgado, no intestino grosso e no apêndice –, no sistema respiratório – da cavidade nasal até algumas estruturas intrapulmonares – e na mucosa do útero.

Morfologicamente, têm formato de uma taça ou cálice, daí sua denominação. Os grânulos de secreção preenchem a região média e apical do citoplasma, empurrando o núcleo – bem corado e de formato triangular – em direção basal. Por se tratar de célula produtora de muco, os compartimentos de armazenamento de secreção são observados vazios ao microscópio, como pode ser visto na Figura 3.15.

- *Pluricelulares*: as glândulas exócrinas pluricelulares são envolvidas e organizadas por tecido conjuntivo. Esse tecido leva vascularização e inervação ao parênquima glandular.

Na porção externa da glândula, a camada envoltória de tecido conjuntivo é denominada cápsula. Gradualmente, o tecido fica mais fino e penetra o interior da glândula formando os septos. Os septos dividem as glândulas em lobos e mesmo em subdivisões menores, os lóbulos.

Capítulo 3 ■ Tecido Epitelial 55

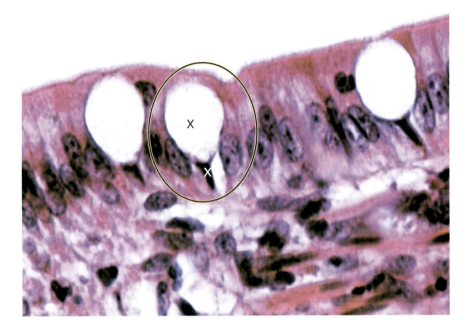

Figura 3.15 Glândula exócrina unicelular. Célula caliciforme (círculo). Núcleo triangular bem corado (X). Coloração HE. Aumento original 1.000×.

H·F Histologia em Foco

As cápsulas e os septos de tecido conjuntivo

A função organizadora do tecido conjuntivo é observada anatômica e histologicamente em diversos outros órgãos, fazendo com que os termos cápsula, septo, lobo e lóbulo constituam parte do vocabulário fundamental entre os estudantes e profissionais da área da saúde.

As glândulas pluricelulares são separadas em duas porções:
- porção secretora: constituída por células que se especializaram nessa função durante o desenvolvimento; são morfologicamente bastante variáveis de acordo com seu arranjo celular e com o tipo de secreção produzida
- porção condutora: formada por estruturas denominadas ductos, que fazem "o meio de campo" entre a porção secretora e a superfície e formam o trajeto pelo qual a secreção será conduzida até seu destino. As células do ducto podem, por meio de reabsorção, modificar a secreção, mas em sua maioria desempenham papel apenas de condução do produto até o seu destino.

Liberação do produto de secreção
- *Glândulas merócrinas ou écrinas*: liberam a secreção por exocitose – a membrana do grânulo se funde com a membrana da célula. Assim, apenas o conteúdo produzido é liberado. São exemplos de liberação merócrina a glândula lacrimal, as glândulas salivares e algumas glândulas sudoríparas
- *Glândulas apócrinas*: o grânulo contendo a secreção com porção do citoplasma celular é liberado. Glândulas sudoríparas presentes na região perigenital, na pele das aréolas mamárias e nas axilas liberam o suor por esse mecanismo
- *Glândulas holócrinas*: conforme diversos autores descrevem, "a célula toda se destaca para liberação da secreção". Nesse processo, ocorre mecanismo bastante parecido com

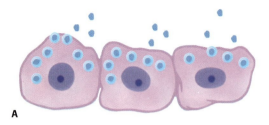
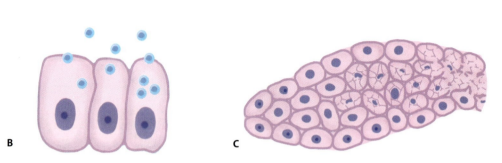

Figura 3.16 Mecanismos de liberação de secreção pelas células exócrinas. Merócrino (A). Apócrino (B). Holócrino (C).

aquele observado no epitélio de revestimento pavimentoso estratificado queratinizado, com células que surgem por mitose, amadurecem produzindo a secreção e, quando estão completamente diferenciadas, sofrem apoptose – na fragmentação apoptótica, a secreção é liberada. Exemplo clássico é a glândula sebácea presente na pele e, menos comumente, em mucosas.

Os mecanismos pelos quais as células exócrinas liberam o produto estão representados esquematicamente na Figura 3.16. Em todos eles, após deixar o interior da célula, o produto segue por ductos até a luz do tecido ou órgão.

Arranjo celular

- *Classificação quanto à estrutura ductal*:
    ○ glândulas simples: apresentam apenas um ducto que não se divide no trajeto da porção secretora até o local da liberação da secreção. Veja a Figura 3.17.

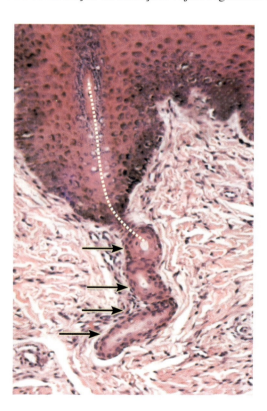

Figura 3.17 Ducto de glândula exócrina simples. Ducto (setas). Trajeto de liberação da secreção (linha pontilhada). Coloração HE. Aumento original 400×.

- glândulas compostas: têm divisões ductais durante o percurso de seu trajeto até a superfície.

Em quaisquer dos tipos, os ductos podem ser revestidos por epitélios cúbicos simples ou estratificados, cilíndricos simples ou estratificados, pseudoestratificados ou pavimentosos estratificados, de acordo com sua localização. Em muitos cortes histológicos, como no da Figura 3.18, podemos observar o ducto em continuidade com o epitélio de revestimento no qual desemboca. Note, do centro para a periferia dos lóbulos, que, à medida que o sistema ductal coleta a secreção da porção secretora, sua luz fica mais ampla e a ramificação diminui.

- *Classificação quanto à estrutura da porção secretora*:
    - glândulas tubulares: como o nome indica, as células secretoras são dispostas em tubo, com morfologia alongada, sendo muito semelhantes aos ductos, os quais podem ser retilíneos ou enovelados; podem, também, ser únicos (simples) ou apresentarem ramificações (ramificados). Esses formatos variados podem ser identificados nas Figuras 3.19, 3.20 e 3.21
    - glândulas acinares ou alveolares: as estruturas secretoras são arredondadas, e podem ser simples, como a presente na Figura 3.22, ou ramificadas, como na Figura 3.23, conforme as subdivisões desta região. A fotomicrografia da Figura 3.22 foi obtida a partir de amostra de glândula sebácea da pele, na qual, particularmente, a secreção é liberada na luz do folículo piloso. Na Figura 3.23, observe como a organização glandular é extremamente semelhante a um cacho de uva, no qual os cabos do cacho representam os ductos e as uvas fazem às vezes dos ácinos
    - glândulas tubuloacinares ou tubuloalveolares: uma porção tubular alongada secretora origina um ácino em sua extremidade. Observe na Figura 3.24 que, devido à semelhança entre a porção tubular e o ducto contínuo a ela, tal porção glandular é de difícil visualização, destacando-se, de maneira mais evidente, as estruturas acinares.

As porções acinares são classificadas, ainda, de acordo com o conteúdo produzido – mucoso, seroso ou misto. Os ácinos podem ser identificados ao microscópio óptico por diferenças em sua coloração, formato do núcleo e estrutura da luz:

- ácino seroso: cada célula exibe os núcleos arredondados, citoplasma com granulações intensamente eosinofílicas, luz central discreta

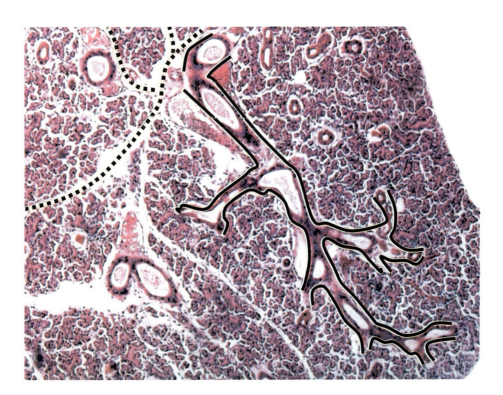

Figura 3.18 Ducto de glândula composta. Ramificações ductais (linha preta). Divisão lobular (linha pontilhada). Coloração HE. Aumento 250×.

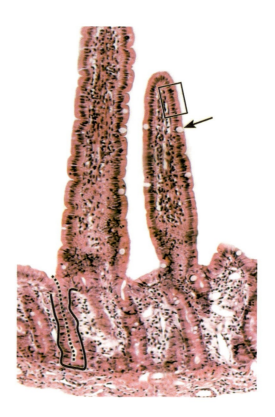

Figura 3.19 Glândula tubular retilínea. Células secretoras (contorno preto). Luz (linha pontilhada). Epitélio cilíndrico simples (retângulo). Célula caliciforme (seta). Coloração HE. Aumento original 100×.

- ácino mucoso: cada célula apresenta o núcleo achatado e comprimido contra a membrana celular, citoplasma com compartimentalização vazia em razão da perda do conteúdo mucoso e, consequentemente, fracamente corado, luz central ampla
- ácino misto: porção central mucosa e a meia-lua serosa ao seu redor, luz central, ou ocasionalmente excêntrica.

Procure identificar as características microscópicas de cada um deles na Figura 3.25.

A Figura 3.26 mostra uma representação esquemática da morfologia dos vários tipos de glândulas exócrinas. Não se esqueça de que o arranjo geral de cada uma é bastante modificado pelas incidências de corte.

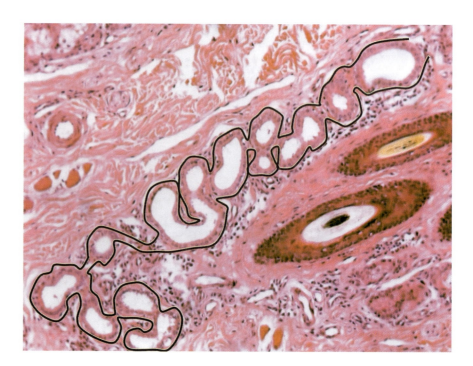

Figura 3.20 Glândula tubular enovelada. Porção secretora em circunvoluções (contorno preto). Coloração HE. Aumento 400×.

Capítulo 3 ■ Tecido Epitelial

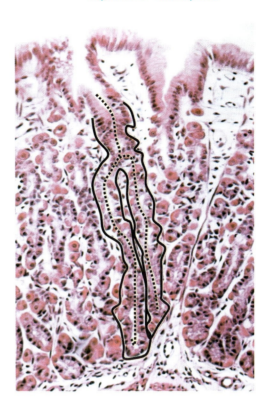

Figura 3.21 Glândula tubular ramificada. Porção secretora (linha preta). Luz (linha pontilhada). Coloração HE. Aumento original 400×.

Não podemos deixar de falar das células mioepiteliais! As células mioepiteliais são células de derivação epitelial com proteínas contráteis em seu citoplasma.

Essas células apresentam citoplasma rico em actina e miosina – proteínas que possibilitam a contração da própria célula ao redor da porção secretora e de alguns ductos a fim de auxiliar na expulsão ou condução da secreção. A contração pode ser desencadeada pelo sistema nervoso ou pela secreção de glândulas endócrinas.

São células pequenas, alongadas ou estreladas, das quais visualizamos apenas o núcleo com segurança nas colorações de rotina. Sua origem, já confirmada por imuno-histoquímica,

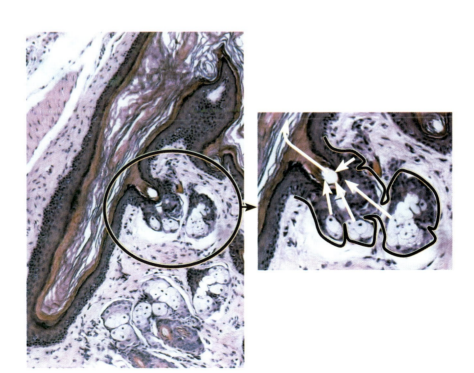

Figura 3.22 Glândula acinar simples. Porção secretora (linha preta). Falso conduto (setas vazadas). Coloração HE. Aumento original 400×.

Figura 3.23 Glândula acinar ramificada. Estruturas secretoras (linha branca). Sistema de ductos compostos (linha pontilhada). Coloração HE. Aumento original 400×.

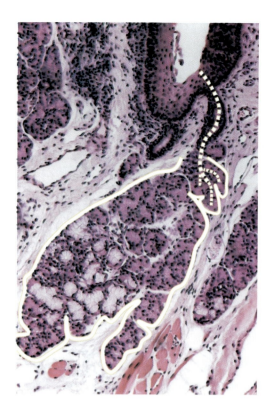

é epitelial, visto que ficam situadas entre a lâmina basal e a célula glandular. Podem ser observadas em glândulas sudoríparas, salivares, mamárias e lacrimais.

Glândulas endócrinas

As glândulas endócrinas liberam a secreção diretamente na corrente sanguínea.

Secreção endócrina
A secreção endócrina é denominada hormônio (do grego *hórmao*: pôr em movimento; estimular)

De maneira genérica, a secreção dessas glândulas é chamada hormônio. Os hormônios são verdadeiros mensageiros, possibilitando a intercomunicação celular via transferência de informações e de instruções entre elas.

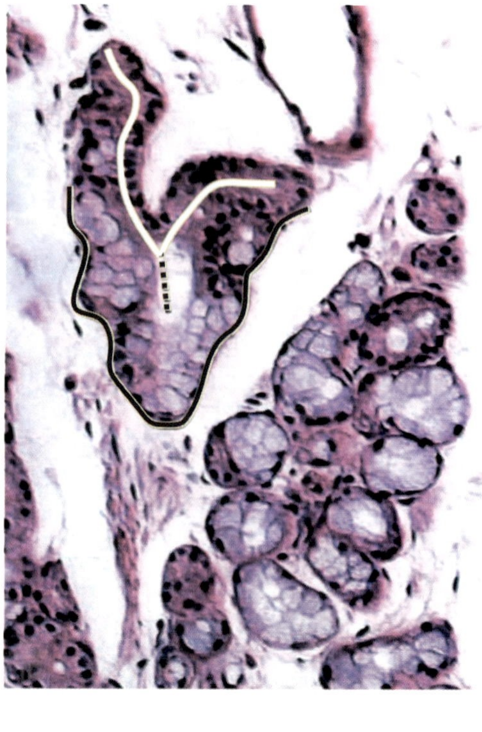

Figura 3.24 Glândula tubuloacinar. Porção secretora acinar (linha preta) Porção tubular (linha branca) contínua aos ductos (não fotografados). Luz (linha pontilhada). Coloração HE. Aumento original 400×.

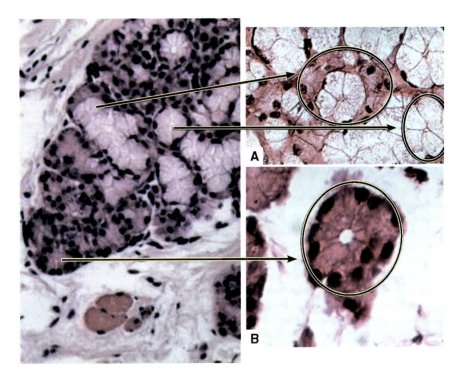

Figura 3.25 Ácinos mucoso, seroso e misto. Ácino misto e ácino mucoso (A). Ácino seroso (B). Coloração HE. Aumento original 400×.

Apesar de os hormônios estarem dispersos sistemicamente pela corrente sanguínea ou serem distribuídos por difusão para células próximas à área da secreção, sua ação é sempre específica, pois células ou órgãos sujeitos à sua ação – denominados "alvos" – apresentam receptores de membrana específicos para recebê-los.

Quantidade de células

- *Unicelulares*: assim como ocorre com as glândulas exócrinas, nesse caso uma só célula pode ser considerada uma unidade glandular. O exemplo mais pertinente são as células neuroendócrinas difusas (DNES, do inglês *diffuse neuroendocrine system*), localizadas em meio ao epitélio de revestimento.

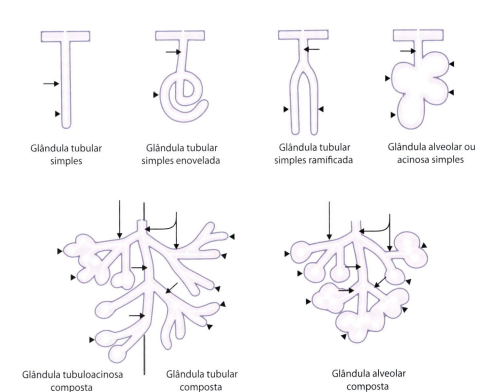

Figura 3.26 Morfologia das glândulas exócrinas. Porção condutora ou ductos (setas). Porção secretora (cabeças de seta).

Em processamento de rotina, são visualizadas como células cilíndricas simples e misturam-se ao epitélio local; sua visualização específica só pode ocorrer por imuno-histoquímica. São encontradas, em maior quantidade, nos tratos digestivo e respiratório, mas estão presentes em diversas outras áreas.

H·F Histologia em Foco

Células DNES e apudomas

As células DNES eram chamadas, na década de 1950, de células de captação e descarboxilação de precursores de amina (APUD, do inglês *amine precursor uptake and decarboxylation*). O termo caiu em desuso, mas aqueles tumores neuroendócrinos originados dessas células são denominados apudomas. Os apudomas secretam hormônios e são de difícil diagnóstico clínico e microscópico. Podem se localizar em diversos órgãos, mas surgem com maior incidência no pâncreas, no intestino, no estômago, na tireoide, na pele e em diversas mucosas.

- *Pluricelulares*: as glândulas endócrinas pluricelulares são a tireoide, a paratireoide, a adrenal, a hipófise e a pineal. Além de serem organizadas por tecido conjuntivo, são extremamente vascularizadas em seu parênquima.

Liberação do produto de secreção

Como as glândulas exócrinas não exibem sistema de ductos, a maneira de liberação hormonal e seus mecanismos de ação são diferentes dos observados nas glândulas exócrinas:

- *Autócrina*: o hormônio liga-se a receptores na própria célula que o produziu ou em células próximas do mesmo tipo
- *Justácrina*: difusão por curta distância, o hormônio liga-se a células próximas, porém diferentes daquela que o produziu
- *Parácrina*: estímulo endócrino propriamente dito; o hormônio cai na corrente sanguínea e se dispersa sistemicamente, realizando ligações com receptores de células-alvo distantes
- *Via estímulo sináptico*: um impulso nervoso vindo do sistema nervoso central estimula a liberação de hormônios na porção terminal do próprio neurônio condutor; este hormônio liga-se a receptores de células-alvo extremamente próximas a essa região de liberação.

Os mecanismos de ação dos hormônios podem ser identificados esquematicamente na Figura 3.27. Em todos os mecanismos, há difusão da secreção – para ação próxima ou a distância via corrente sanguínea –, não havendo sistema de ductos nesses tipos glandulares.

H·F Histologia em Foco

Franz von Leydig (1821-1908)
Filósofo e médico alemão, dedicou sua vida acadêmica à zoologia e à anatomia. Descreveu as células intersticiais testiculares produtoras de testosterona

Organização inusitada

Uma observação interessante é a de que as glândulas endócrinas podem se apresentar como aglomerados celulares. Além das glândulas endócrinas unicelulares ou pluricelulares, existem aglomerados celulares não organizados que secretam hormônios. É o que observamos no pâncreas – considerado uma glândula anexa ao tubo digestório, em seu parênquima existem grupos celulares, denominados ilhotas de Langerhans, que secretam hormônios. O termo ilhota justifica-se pois esses aglomerados são circundados por um mar de ácinos serosos, que são estruturas exócrinas. Tal disposição faz com que o órgão seja considerado uma glândula mista. Outro exemplo de aglomerado celular endócrino são os grupos formados por células de Leydig, produtoras de esteroides nos testículos.

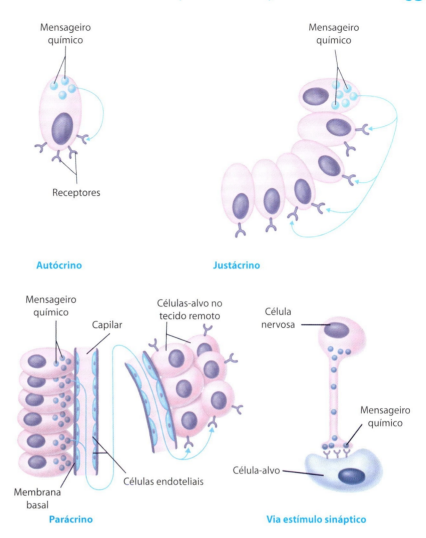

Figura 3.27 Mecanismos celulares de liberação e dispersão hormonal.

Arranjo celular

- *Glândulas foliculares ou vesiculares*: as células são denominadas células foliculares e têm morfologia cúbica; circundam vesículas envolvidas por capilares. Dentro das vesículas, é facilmente identificado um material eosinofílico homogêneo chamado coloide, que contém o hormônio.

Veja as características microscópicas dessas glândulas na Figura 3.28. A secreção denominada coloide é facilmente visualizada como uma área intensamente eosinofílica e homogênea, armazenada temporariamente ao centro dos folículos circundados pelas células foliculares. Áreas "vazias" são comumente observadas ao redor do coloide e são resultado de contração ou artefatos surgidos durante o processamento do tecido.

São exemplos desse tipo glandular a tireoide (com folículos bem definidos, classicamente citados como exemplo desse tipo glandular) e uma pequena região na hipófise (com folículos rudimentares e mal definidos).

- *Glândulas cordonais*: as células são piramidais, cúbicas ou cilíndricas e estão dispostas em cordões, circundados por capilares sanguíneos. Veja a organização celular em cordões na Figura 3.29.

As glândulas paratireoide, pineal, adrenal, quase toda a hipófise e as ilhotas de Langerhans no pâncreas apresentam esse arranjo.

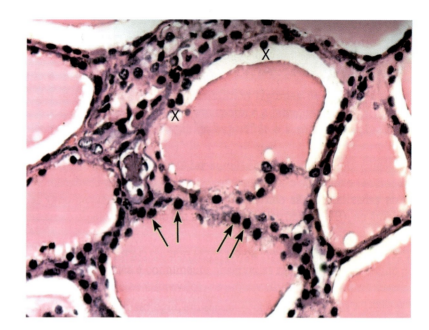

Figura 3.28 Glândula endócrina folicular. Células foliculares (setas). Artefatos de contração (X). Coloração HE. Aumento original 400×.

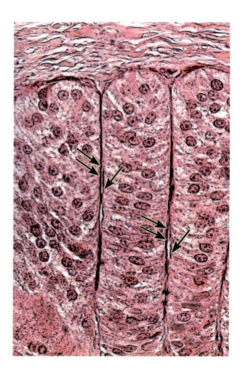

Figura 3.29 Glândula endócrina cordonal. Cordões de células secretoras delimitados por capilares (setas). Coloração HE. Aumento original 400×.

Resumo

- Os epitélios são um dos quatro tipos básicos de tecidos abordados na histologia geral, juntamente com os conjuntivos, o tecido muscular e o tecido nervoso
- Os tecidos epiteliais derivam dos três folhetos embrionários: endoderma, mesoderma e ectoderma
- Os epitélios dividem-se morfologicamente em epitélios de revestimento, epitélios glandulares e neuroepitélios, porém, funcionalmente, um epitélio que reveste também pode secretar ou se associar com o sistema nervoso

- São características dos epitélios: morfologia extremamente variável conforme a área anatômica e, consequentemente, sua função; são inervados, mas não têm vascularização própria; são nutridos por difusão proveniente de tecidos vascularizados próximos, dos quais estão separados pela lâmina basal; suas células são polarizadas
- São funções do tecido epitelial: proteção como barreira física, mecânica e imunológica; realizar transporte de moléculas através de seu citoplasma ou possibilitar esse transporte no espaço inter-

celular; sintetizar e liberar uma grande diversidade de produtos isoladamente ou em complexos; controlar a permeabilidade e, excepcionalmente, realizar sustentação celular

- Células epiteliais podem apresentar especializações de membrana lateral, basal e apical – destas, apenas as apicais são observadas ao microscópio óptico: cílios, estereocílios e microvilos. O flagelo também é uma especialização de membrana e, no organismo humano, é encontrado apenas nos espermatozoides
- Os epitélios de revestimento devem ser classificados de acordo com a quantidade de camadas e com o formato de suas células – o que é mais facilmente observado pelo formato dos núcleos em virtude da justaposição celular. Em epitélios com mais de uma camada, deve ser analisada a morfologia das células mais superficiais
- Os epitélios de revestimento com apenas uma camada de células (epitélios de revestimento simples) podem ser pavimentosos, cúbicos, cilíndricos ou pseudoestratificados
- Os epitélios com mais de uma camada de células (epitélios de revestimento estratificados) podem ser pavimentosos – não queratinizados ou queratinizados, cúbicos, cilíndricos ou de transição

- O tecido epitelial glandular é formado por unidades funcionais denominadas glândulas, com células especializadas em sintetizar e liberar produtos variados sob estímulo nervoso ou sob estímulo de outras secreções
- Os epitélios glandulares devem ser classificados de acordo com a liberação de secreção – se exócrina ou endócrina –, além de serem observados a quantidade de células, o arranjo das glândulas pluricelulares e a morfologia de suas estruturas
- Para se determinar o arranjo das glândulas exócrinas, deve-se observar separadamente a morfologia da porção condutora (ducto) e da porção secretora (ácinos ou túbulos)
- As secreções exócrinas podem ser liberadas de maneira merócrina, apócrina ou holócrina
- A secreção endócrina é denominada "hormônio". Os hormônios são o modo pelo qual as células se comunicam entre si, e sua ação é específica em células ou órgãos-alvo com receptores próprios para tal associação
- O arranjo das glândulas endócrinas pode ser folicular – quando as células se dispõem em vesículas com a secreção visualizada em sua porção central – ou cordonal – quando as células se organizam em cordões envoltos por capilares.

AUTOAVALIAÇÃO

3.1 Quais os critérios para classificação dos epitélios de revestimento e dos epitélios glandulares?

3.2 Como diferenciamos, ao microscópio óptico, o tecido epitelial de revestimento pseudoestratificado dos tecidos realmente estratificados – pavimentoso, não queratinizado e de transição?

3.3 Descreva as características citoarquiteturais dos epitélios de revestimento pavimentosos estratificados com e sem queratina.

3.4 Como as glândulas exócrinas podem ser classificadas segundo o arranjo de sua porção secretora? Esquematize a morfologia de cada tipo.

3.5 De acordo com o arranjo de suas células, como são classificadas as glândulas endócrinas?

3.6 O que é a lâmina basal? Como ela pode ser observada ao microscópio óptico?

3.7 Além do revestimento de superfícies, quais outras funções podem ser atribuídas a esses epitélios?

3.8 Descreva microscopicamente a célula caliciforme e comente sua função.

3.9 Descreva as características morfológicas dos cílios, microvilos e estereocílios ao microscópio óptico. Cite uma localização anatômica e uma função de cada especialização.

3.10 Explique, com suas palavras, como ocorre a nutrição e a inervação dos tecidos epiteliais.

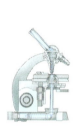

4

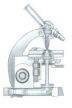

Tecido Conjuntivo Propriamente Dito

Objetivos de estudo, *68*
Palavras-chave, *68*
Introdução, *68*
Variedades de tecido conjuntivo, *68*
Tecido conjuntivo propriamente dito, *71*
Resumo, *88*
Autoavaliação, *89*

68 Histologia Essencial

■ Objetivos de estudo

Compreender a origem embrionária dos tecidos conjuntivos

Conhecer os tipos de tecido conjuntivo embrionário (mesênquima e mucoso), propriamente dito (frouxo, denso não modelado, denso modelado, elástico e reticular) e os especiais (ósseo, cartilaginoso, adiposo, hematopoético/sangue)

Saber quais são e compreender as funções do tecido conjuntivo propriamente dito

Saber quais são os componentes celulares e extracelulares do tecido conjuntivo propriamente dito

Conhecer a histomorfologia e as funções das células fixas do tecido conjuntivo

Identificar ao microscópio óptico as fibras colágenas (em colorações de rotina), as fibras elásticas e as fibras reticulares (em preparos histoquímicos), observando a diferença de formato e de diâmetro entre elas

Diferenciar ao microscópio óptico os tecidos conjuntivos frouxo, denso não modelado e denso modelado

Saber as funções e as principais localizações anatômicas dos tecidos conjuntivos elástico e reticular

Correlacionar o conhecimento histológico básico com suas principais associações clínicas

■ Palavras-chave

Célula-tronco	Fibroblasto	Sistema elástico
Colágeno	Linfócito	Sistema fagocitário mononuclear
Fibra elástica	Mastócito	Substância fundamental amorfa
Fibra elaunínica	Mesênquima	Tenócito
Fibra oxitalânica	Miofibroblasto	
Fibra reticular	Plasmócito	

■ Introdução

Mesênquima
Termo de origem grega (*mesos* = meio, intermediário; *enchyma* = envolvimento, preenchimento)

Células mesenquimais indiferenciadas
Células-tronco embrionárias, multipotentes, altamente mitóticas e com grande potencial de diferenciação

Os conjuntivos constituem um grupo heterogêneo de tecidos que se originam do mesênquima, um tecido conjuntivo embrionário. A função desse tecido no embrião é o preenchimento de espaços e a sustentação dos demais tecidos e órgãos também em formação; de maneira interessante, essas características funcionais são mantidas pelos tecidos maduros que daí se originam.

Microscopicamente, o mesênquima é constituído por células mesenquimais indiferenciadas e material extracelular.

A Figura 4.1 mostra a variada capacidade de diferenciação da célula mesenquimal, a partir da qual surgem células morfologicamente muito diferentes entre si.

Morfologicamente, as células mesenquimais embrionárias são estreladas, em razão das ramificações do citoplasma, o núcleo é basofílico e oval, com nucléolo evidente. A porção extracelular é abundante, fracamente corada, composta de proteínas fibrosas, finas e delicadas, que fornecem sustentação às células. Envolvendo esses elementos, há grande quantidade de agregados proteicos hidrofílicos, não visíveis ao microscópio óptico, a não ser com coloração eosinofílica de fundo.

As células mesenquimais sintetizam os componentes extracelulares que, por sua vez, influenciam a própria diferenciação celular. Tal interação entre as células e o material extracelular ou matriz extracelular (MEC) representa um paradoxo atualmente muito discutido.

■ Variedades de tecido conjuntivo

Com base na classificação histológica, determinada pela morfologia celular e pela caracterização da matriz extracelular, são identificadas as seguintes variedades de tecido conjuntivo:

Tecido conjuntivo mucoso
Tecido presente durante o desenvolvimento embrionário e fetal na placenta, no cordão umbilical, no interior dos dentes e entre as camadas da pele

- Tecido conjuntivo mucoso
- Tecido conjuntivo propriamente dito
- Tecido ósseo
- Tecido cartilaginoso
- Tecido adiposo
- Tecido hematopoético e sangue.

Compreendidas a origem em comum e a classificação dos tecidos conjuntivos, destaca-se que, para todos os fins, o termo "tecido conjuntivo" é utilizado para designar, em sentido restrito, o tecido conjuntivo propriamente dito (comumente abreviado como tecido conjuntivo "ppd"), como o próprio termo "propriamente dito" indica. Os demais são identificados por sua denominação específica.

Observe que, ao estudar os tecidos conjuntivos, faz-se preciso conhecer os diferentes elementos que compõem a matriz extracelular de cada um, o que, apesar de não ser observado ao microscópio óptico, possibilita entender o tecido em seu contexto anatômico e fisiológico.

Plasticidade
Potencial para diferenciação celular

As células parenquimatosas do tecido conjuntivo mucoso são células-tronco indiferenciadas, porém com plasticidade menor do que as mesenquimais, ressaltando que, quanto menor a plasticidade celular, maior o seu comprometimento em se diferenciar em uma determinada linhagem. Assim, células mesenquimais indiferenciadas, células mesenquimais do tecido conjuntivo mucoso e células-tronco do adulto apresentam graus de plasticidade diferentes.

Morfologicamente, as células do tecido conjuntivo mucoso apresentam citoplasma pouco corado eosinofilicamente, com prolongamentos que conferem às células aspecto estrelado, e o núcleo basofílico com nucléolo evidente é oval ou redondo. Além desse tipo celular predo-

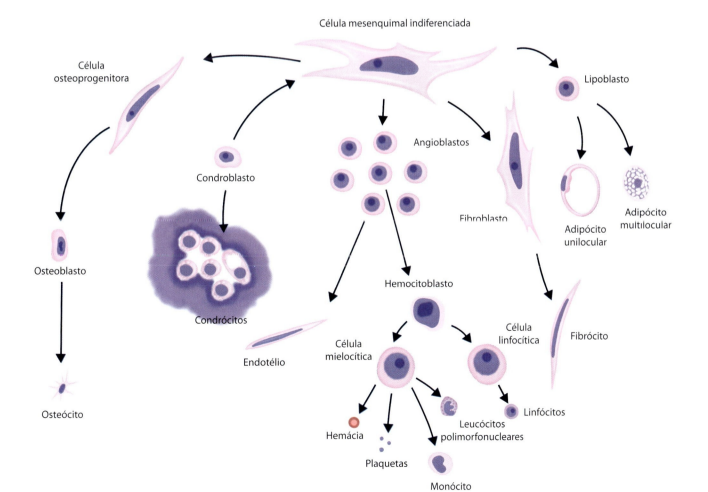

Figura 4.1 Células conjuntivas de derivação mesenquimal.

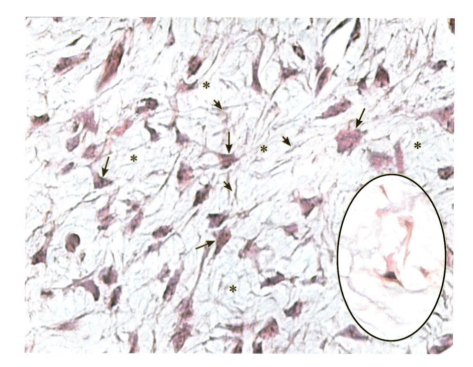

Figura 4.2 Tecido conjuntivo mucoso. Células-tronco indiferenciadas (setas). Fibroblastos envoltos por material extracelular (asteriscos). Fibras (cabeças de seta). Coloração HE. Aumento original 400×. Detalhe: célula-tronco indiferenciada. Coloração HE. Aumento original 1.000×.

Hidrofilia
Propriedade física na qual determinadas moléculas apresentam afinidade por moléculas de água, às quais se unem via hidrogênio

minante, são encontrados fibroblastos – com núcleo intensamente corado e oval, citoplasma escasso, constituindo uma célula jovem com alta capacidade de síntese de proteínas (Figura 4.2). Neste tecido conjuntivo embrionário, as células-tronco indiferenciadas e os fibroblastos estão envoltos por abundante material extracelular fracamente eosinofílico (asteriscos), com fibras bem delicadas.

Os elementos celulares encontram-se imersos em material extracelular constituído por proteínas fibrosas extremamente delicadas e por grande quantidade de agregados proteicos **hidrofílicos** responsáveis pela consistência gelatinosa desse tecido.

Geleia de Wharton
Tecido conjuntivo mucoso que preenche o cordão umbilical, circundando e sustentando os vasos sanguíneos deste órgão

Thomas Wharton (1614-1673)
Médico-anatomista inglês, além de identificar o tecido mesenquimal rico em células indiferenciadas, descobriu o ducto da glândula submandilar, descreveu a função da saliva e escreveu o primeiro tratado sobre morfologia e função das glândulas humanas, com especial destaque para a tireoide

H·F Histologia em Foco

Geleia de Wharton

O tecido conjuntivo mucoso encontrado no cordão umbilical é denominado **geleia de Wharton**, em virtude da consistência gelatinosa de sua matriz extracelular. Nessa matriz, encontram-se células-tronco embrionárias totipotentes indiferenciadas e com grande potencial mitótico; durante as últimas décadas, essas células têm sido foco de inúmeras pesquisas experimentais *in vitro* e *in vivo*, além de estudos clínicos.

Tais trabalhos visam ao desenvolvimento e aprimoramento de técnicas para reconstituição ou substituição de células, tecidos e órgãos.

A manipulação desse tecido despertou discussões bioéticas, políticas, religiosas e filosóficas e, ao mesmo tempo, possibilitou vislumbrar novos rumos na terapêutica e no controle de condições patológicas adquiridas ou herdadas.

■ Tecido conjuntivo propriamente dito

Localização

O tecido conjuntivo propriamente dito é o mais amplamente distribuído em nosso organismo.

Os tecidos conjuntivos localizam-se subjacente aos epitélios de revestimento, formando a lâmina própria nas mucosas e a derme na pele; estruturam as glândulas, os pulmões, os rins, o fígado, os linfonodos, entre diversas outras estruturas, por meio de cápsulas e de septos; constituem o estroma quando envolvem externamente os órgãos e penetram em cada um, circundando suas células; organizam músculos e nervos em feixes e fascículos; formam membranas que circundam ossos e cartilagens, além de permear a vascularização e a inervação em todo nosso organismo.

Lâmina própria
Tecido conjuntivo frouxo subjacente ao epitélio de revestimento nas mucosas; também é denominada "córion"

Funções

Sustentação e preenchimento

O tecido conjuntivo propriamente dito mantém a função original do mesênquima. Esse tecido preenche os espaços internos entre os órgãos e envolve externamente cada um deles, além de constituir o estroma, circundando estruturas diversas como vasos, nervos, túbulos e células parenquimatosas.

Nutrição, inervação e drenagem linfática

À medida que o tecido conjuntivo preenche, sustenta e penetra os diversos órgãos, leva por todo o organismo vasos e nervos periféricos.

Organização estrutural

Em músculos e nervos, o tecido conjuntivo dá origem a membranas envoltórias cada vez mais delicadas quanto mais internas à estrutura, tornando uniformes a força contrátil e a liberação de energia na própria contração e na condução nervosa. Em diversos órgãos, essa função é exercida pela formação de cápsulas que, ao penetrarem o interior deles, originam septos, organizando os órgãos em lobos e lóbulos, feixes ou fascículos. Essa característica de estar presente ao redor e na intimidade dos órgãos favorece um aumento da área de vascularização, de inervação e de drenagem linfática.

Inflamação
Reação imunológica localizada, direcionada pela quimiotaxia e desencadeada por lesões de etiologia variada; apresenta como sinais cardeais dor, edema, rubor, calor e perda de função

Defesa imunológica

A presença de vasos sanguíneos e linfáticos no tecido conjuntivo faz com que ele seja o meio para desenvolvimento de reações imunológicas, como a inflamação.

Cicatrização

Cicatrização
Hiperplasia compensatória tecidual; visa à reposição de tecido perdido em lesões ou em decorrência da inflamação

Após a ocorrência de lesões, as células circulantes do sistema imunológico realizam limpeza da área por fagocitose. Com a evolução para a cicatrização, e consequente resolução do processo inflamatório, células participantes da reação liberam glicoproteínas, denominadas genericamente fatores de crescimento (FC), que estimulam mitose e diferenciação nas células saudáveis, circunjacentes à área lesionada.

Histologia Essencial

H·F Histologia em Foco

Tipos de cicatrização

De acordo com a capacidade mitótica e com o tamanho da lesão, podem ocorrer tipos de cicatrização diferentes: reparo fibroso – preenchimento da área por tecido conjuntivo, como ocorre no coração e na substância cinzenta do sistema nervoso central – ou regeneração – células do mesmo tipo daquelas perdidas realizam mitose e preenchem a ferida.

Componentes do tecido conjuntivo propriamente dito

O tecido conjuntivo propriamente dito é formado por células em meio à abundante matriz extracelular. Essa matriz, por sua vez, é constituída por proteínas fibrosas (fibras) e pela substância fundamental amorfa (SFA).

Células

As células encontradas no tecido conjuntivo constituem populações fixas ou residentes, cuja presença faz parte da composição rotineira do tecido, e ocasionais ou móveis, quando migram da corrente sanguínea para o conjuntivo em reações imunológicas, por meio da diapedese.

As células fixas são os fibroblastos e as células de origem hematopoética: mastócitos, macrófagos, linfócitos e plasmócitos.

Interessante observar que as células de derivação hematopoética consideradas fixas podem ter sua população aumentada no tecido conjuntivo durante as reações imunológicas.

As células ocasionais são os neutrófilos, os basófilos e os eosinófilos. Estas serão discutidas no Capítulo 12, *Sangue*.

Fibroblasto

O fibroblasto é uma célula jovem com intensa atividade de síntese, sendo responsável pela produção da maioria dos constituintes proteicos da matriz extracelular.

Morfologicamente, visualiza-se facilmente o núcleo, intensamente basofílico, com formato oval ou fusiforme mais volumoso quanto maior sua atividade metabólica. O citoplasma é ramificado ou alongado e, na maioria dos cortes, confunde-se com o material extracelular, já que ambos são eosinofílicos.

Os fibrócitos são fibroblastos quiescentes, com atividade sintética reduzida ou ausente. Refletindo seu estado metabólico, exibem núcleos extremamente alongados e bem corados, circundados por citoplasma escasso de difícil visualização, quando comparados aos seus correspondentes ativos e jovens.

Os fibroblastos e os fibrócitos formam o parênquima do conjuntivo propriamente dito, e sua morfologia pode ser observada na Figura 4.3. Essas células parenquimatosas do tecido conjuntivo propriamente dito podem ser descritas como células em formato de buraco de agulha (fusiformes), com núcleo bem corado seguindo o formato geral da célula e citoplasma eosinofílico ramificado ou alongado. O citoplasma confunde-se com a matriz extracelular circundante, o que faz com que os núcleos se destaquem em relação ao próprio citoplasma e à matriz extracelular. Compare os dois tipos celulares e observe como a atividade metabólica e o tempo de vida útil podem modificar a morfologia geral.

Fusiforme
Em forma de "fuso" ou agulha; morfologicamente, as estruturas são afiladas nas extremidades e mais volumosas na região média

Célula quiescente
Célula em estado de latência metabólica, em repouso

Capítulo 4 ■ Tecido Conjuntivo Propriamente Dito   73

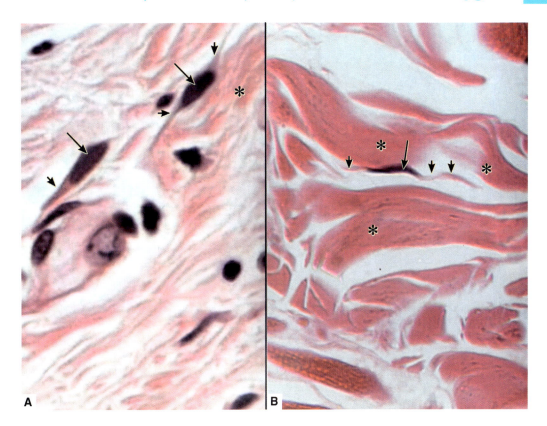

Figura 4.3 Fibroblastos (A). Fibrócitos (B). Núcleos fusiformes (setas). Citoplasma eosinofílico ramificado ou alongado (cabeças de seta). Matriz extracelular (asteriscos). Coloração HE. Aumento original 1.000×.

H·F Histologia em Foco

Miofibroblastos

> **Miofibroblastos**
> Células com características funcionais e ultraestruturais de fibroblastos e fibras musculares lisas

Miofibroblastos são células encontradas no tecido conjuntivo cicatricial, e suas funções contribuem para o preenchimento da área lesionada mediante síntese intensa de elementos proteicos da matriz extracelular e fatores de crescimento que estimulam a proliferação de células saudáveis circunjacentes à lesão. Além desse estímulo à produção e ao amadurecimento tecidual, auxiliam o fechamento das bordas das feridas, pois são altamente contráteis. Após a cicatrização, entram em apoptose.

São difíceis de distinguir dos fibroblastos ao microscópio óptico; quando comparados a estas células, têm núcleo maior, mais oval e com o nucléolo evidente, assim como citoplasma mais amplo e mais corado.

Alterações na quantidade e no amadurecimento dessas células levam à formação de cicatrizes ou contrações patológicas.

Linfócitos

> Os linfócitos formam um grande grupo celular com funções imunológicas variadas, como respostas inflamatórias de longa duração, reações de rejeição a enxertos e transplantes, defesa antitumoral e respostas desencadeadas por infecções.

Ao microscópio óptico, são identificados como características típicas dos linfócitos o núcleo redondo, intensamente corado e condensado, e o citoplasma escasso, excepcionalmente tendendo à coloração basofílica.

A despeito de representarem as menores células fixas do conjuntivo, pequenas variações em seu diâmetro originam os pequenos linfócitos – mais numerosos, com diâmetro aproxi-

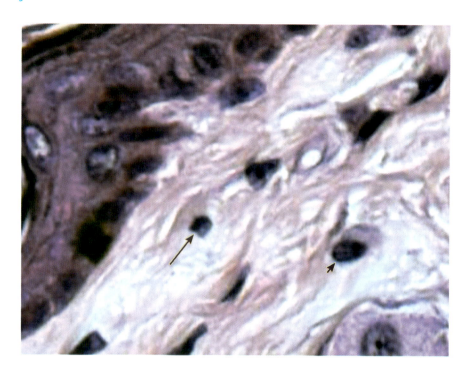

Figura 4.4 Pequenos linfócitos (seta). Grandes linfócitos (cabeça de seta). Coloração HE. Aumento original 1.000×.

Linfócitos T
Linfócitos que controlam a resposta imunológica celular mediada pela ativação ou inativação direta de outras células

---

Linfócitos B
Linfócitos responsáveis pela resposta imunológica humoral, a qual funciona a partir da produção de anticorpos

---

Células NK
Natural killer (assassinas naturais); linfócitos não T e não B; matam células infectadas por vírus ou células tumorais por perfuração de membrana

---

Plasmócitos
Células B diferenciadas e ativadas para sintetizar e liberar anticorpos mediante estímulos antigênicos

---

mado de 7 μm – e os grandes linfócitos – com diâmetro aproximado de 12 μm e citoplasma mais visível quando comparado ao pequeno linfócito. Ao contrário dos pequenos linfócitos, os grandes linfócitos são exclusivamente células residentes teciduais, não sendo encontrados na corrente sanguínea.

Procure identificar as características microscópicas dos linfócitos na Figura 4.4. Note como, apesar de as características descritivas serem as mesmas – formato e cor do núcleo, pigmentação do citoplasma – , os diâmetros podem variar, o que possibilita a distinção entre os dois tipos celulares. Resista à tentação de falar que está vendo "várias bolinhas pretas" – na linguagem histológica correta, são visualizados núcleos redondos, intensamente basofílicos, com citoplasma escasso.

Funcionalmente, os linfócitos formam um grupo celular com ampla diversidade e são divididos nas subpopulações de linfócitos T, linfócitos B e linfócitos NK.

A caracterização dessas subpopulações não pode ser feita ao microscópio óptico no processamento histológico com colorações de rotina. Tal identificação no tecido é possível com a realização do método de imuno-histoquímica, no qual a reação marca, especificamente, proteínas particulares de cada tipo funcional.

Plasmócitos

Contrariamente aos linfócitos T e B, os plasmócitos são distinguíveis às colorações de rotina. Sua atividade metabólica voltada para a produção de imunoglobulinas reflete morfologicamente no aspecto celular – em relação ao aspecto dos demais linfócitos, o citoplasma torna-se intensamente eosinofílico, mais volumoso e o núcleo posiciona-se excentricamente, deixando a célula como um todo com formato triangular, semelhante a uma paleta.

Note as diferenças morfológicas entre os plasmócitos e linfócitos demonstradas na Figura 4.5. As principais modificações pelas quais um linfócito B passa ao se diferenciar em plasmócito são aumento do volume citoplasmático, aumento da eosinofilia citoplasmática e deslocamento do núcleo para a periferia da célula.

Mastócitos

Amplamente distribuídos pelo conjuntivo, os mastócitos originam-se de células mesenquimais na medula óssea, a partir das quais precursores ainda imaturos caem na corrente sanguínea, atravessam a parede vascular e instalam-se, em grupos, no tecido ao redor dos vasos, onde entram em diferenciação terminal.

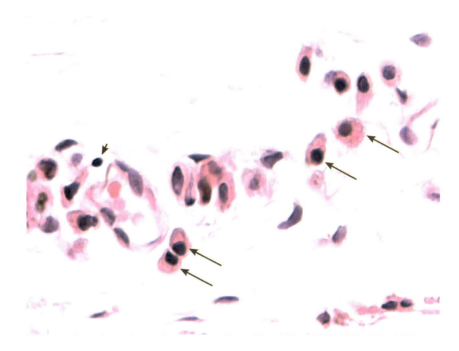

Figura 4.5 Plasmócitos (setas). Linfócito (cabeça de seta). Coloração HE. Aumento original 400×.

Paul Ehrlich (1854-1915)
Microbiologista alemão, ganhador do prêmio Nobel de Medicina em 1908

Sua identificação ao microscópio óptico, em cortes corados pela hematoxilina e eosina, é motivo de debates desde sua descrição, em 1879, por Ehrlich, o pai da quimioterapia e o pioneiro nos estudos farmacológicos para tratamento da sífilis. Foi um dos primeiros a descrever morfologicamente e a dissertar sobre as funções dos mastócitos.

O que podemos afirmar sobre os mastócitos é que são as maiores células fixas do tecido conjuntivo, quando comparadas às demais, com aproximadamente 25 μm. Seu formato é redondo, com núcleo também arredondado e central, e o citoplasma é volumoso, com grânulos intracitoplasmáticos intensamente basofílicos que geralmente são destruídos durante a fixação de rotina – o que dificulta a identificação desta célula nos preparos de rotina.

Degranulação
Liberação tecidual do conteúdo de grânulos intracitoplasmáticos mediante fusão da membrana destes com a da célula que os contém

O conteúdo dos grânulos não é o mesmo em todos os mastócitos, variando conforme a localização anatômica na qual a célula reside, porém os componentes têm, de modo geral, propriedades vasodilatadoras e quimiotáticas fundamentais para o desenvolvimento de reações imunológicas. Dentre os principais componentes dos grânulos, destacam-se histamina, heparina, serotonina, dopamina, precursores do ácido hialurônico e fatores quimiotáticos para neutrófilos e eosinófilos. Por meio de estímulos imunológicos ou nervosos, ocorre a degranulação – o conteúdo liberado age na parede dos vasos e em suas proximidades.

Note que, dadas as funções gerais dos componentes dos grânulos, o posicionamento perivascular dos mastócitos não é coincidência!

H·F Histologia em Foco

Anafilaxia e choque anafilático

Anafilaxia
Termo criado em 1902 como um antônimo para profilaxia; reação de hipersensibilidade tipo I imediata e aguda, mediada por imunoglobulina E ou G a partir da exposição a determinado alergênio; as células efetoras da reação são os mastócitos e os basófilos

Os mastócitos, juntamente com os basófilos – células ocasionais no conjuntivo –, atuam na anafilaxia, uma reação de hipersensibilidade tipo I. A reação é sistêmica e aguda, desencadeada por contato primário ou prévio com alergênios (pólen, fármacos, corantes, entre outros). Depois do contato, em um intervalo de tempo variável, porém rápido, mastócitos e basófilos degranulam maciçamente liberando seu conteúdo vasodilatador no tecido conjuntivo. O principal mediador farmacologicamente ativo é a histamina, mas também são liberadas a serotonina e a bradicinina. A musculatura dos vasos sanguíneos relaxa e a parede torna-se mais permeável à saída de plasma da corrente sanguínea para o tecido, resultando diretamente em queda da pressão arterial e edema, além de sintomas variados.

Choque
Hipoperfusão sistêmica com evolução aguda; apresenta etiologia e tipos clínicos variados

Sistema fagocitário mononuclear (SFM)
De origem hematopoética, gera células morfologicamente diferentes segundo a sede anatômica na qual se instalam por diapedese, provenientes da corrente sanguínea

Ativação macrofágica
Mudança morfológica que reflete aumento da atividade metabólica, com produção de variado conjunto de ácidos e enzimas digestivas

Ao analisar a Figura 4.6, pode-se compreender as interações entre as diversas células envolvidas na hipersensibilidade tipo I, que resultam em choque anafilático. A condição apresenta prognóstico que varia de reservado a ruim visto que sua evolução é rápida e acomete diversos órgãos simultaneamente.

Macrófagos

Na medula óssea, existe um grupo de células denominado sistema fagocitário mononuclear (SFM). As células do SFM são liberadas na corrente sanguínea sob a forma de monócitos. Influenciadas bioquimicamente pelo ambiente da corrente sanguínea e do meio extracelular de fixação no qual se instalam após diapedese, essas células sofrem diferenciação e originam um grupo bastante variado.

Na Figura 4.7, estão representadas esquematicamente as células que compõem o SFM e seu local de fixação. Apesar de morfologicamente variáveis, todas respondem a fatores quimiotáxicos liberados por linfócitos, com capacidade móvel e atividade digestiva.

No tecido conjuntivo propriamente dito, o macrófago destaca-se como uma célula de citoplasma amplo e núcleo pouco corado, porém com a membrana nuclear e o nucléolo visíveis.

Funcionalmente, a maioria dos macrófagos fixos encontra-se inativa. Em resposta a estímulos teciduais ou provenientes de outras células, principalmente linfócitos, sofrem ativação: aumentam seu tamanho geral e o formato irregular fica mais pronunciado.

Após ativação e síntese, mudanças no citoesqueleto celular possibilitam a emissão de pseudópodos para englobamento de partículas inertes não proteicas, restos celulares, fragmentos de

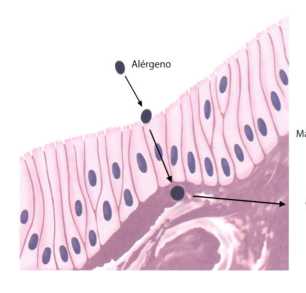
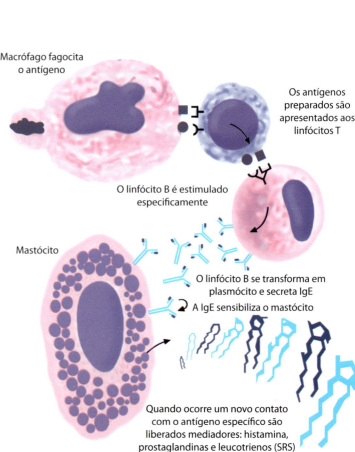

Figura 4.6 Patogênese da hipersensibilidade tipo I.

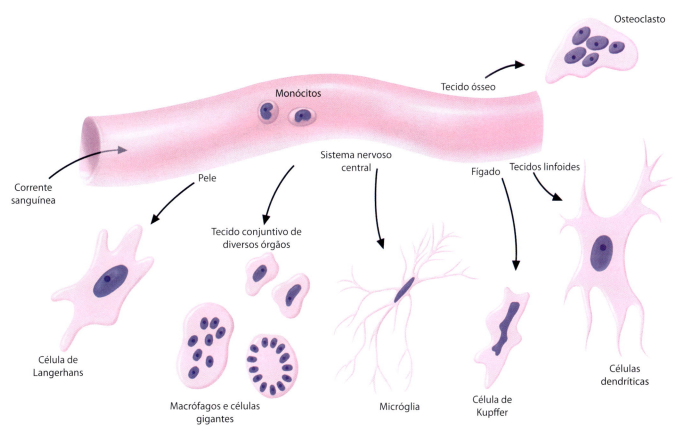

Figura 4.7 Células do sistema fagocitário mononuclear.

Células apresentadoras de antígenos
Células APC (do inglês *antigen-presenting cell*) que expõem porções antigênicas ligadas a receptores transmembrana para que outros tipos celulares os eliminem

paredes bacterianas, entre outras partículas, que, após fusão entre o compartimento no qual se encontram – o fagossomo – e os lisossomos contendo os produtos digestivos, originam o fagolisossomo. Após a digestão, o conteúdo do fagolisossomo é liberado no meio conjuntivo.

Em presença de determinados antígenos, é necessário um fenômeno denominado apresentação de antígeno, fazendo com o macrófago seja uma **célula apresentadora de antígeno**. Nesse processo, o macrófago digere ao máximo o antígeno englobado, dentro do fagolisossomo, porém, mesmo após o máximo de quebra enzimática possível, a "identidade proteica" do antígeno, se liberada no conjuntivo, seria capaz de despertar novamente respostas imunológicas. Para evitar que reativações inflamatórias ocorram, essas mínimas porções antigênicas são expostas na superfície externa do macrófago, ligadas a receptores transmembrana, para que outros tipos celulares possam, então, removê-los em segurança.

Apesar de o macrófago ser considerado o fagócito profissional do nosso organismo, a apresentação de antígenos não é uma exclusividade desse tipo celular, existindo diversas células com essa capacidade. Dentre as principais APC, destacam-se as várias células do SFM e os linfócitos B.

> Além da eliminação antigênica, a apresentação de antígenos também contribui para a formação da memória imunológica, discutida posteriormente ao se abordar o sistema hematolinfopoético.

O macrófago, como "fagócito profissional" que é, deve ser capaz de digerir partículas maiores que ele próprio ou, mesmo que menores, muito tóxicas, ou ainda, conseguir isolar em seu interior partículas indigeríveis. Para tais proezas, uma quantidade variada de macrófagos se funde, originando sincícios que recebem o nome de células gigantes. Esse fenômeno ocorre, por exemplo, na tuberculose e na hanseníase, entre outras doenças infecciosas, e também com corpos estranhos inertes, como fiapos de linha de sutura, gaze ou algodão e partículas metálicas.

As células gigantes, identificadas na Figura 4.8, surgem a partir da fusão de diversos macrófagos diante de partículas grandes, muito tóxicas ou indigeríveis. Cada núcleo corresponde

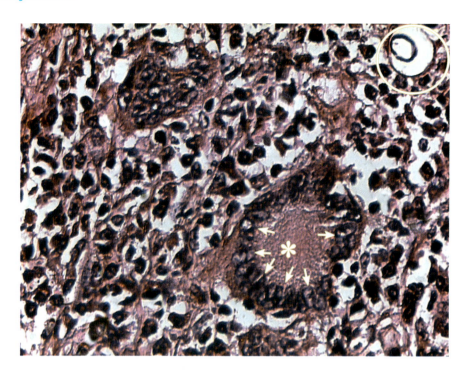

Figura 4.8 Células gigantes. Núcleos (setas). Citoplasma único (asterisco). Agente etiológico (círculo). Coloração HE. Aumento original 1.000×.

a um macrófago e, no citoplasma único, há potencialização da atividade de enzimas, ácidos e FC que serão utilizados para eliminação ou para isolamento do que foi englobado. Na fotomicrografia, observe o alvo da célula gigante, um fungo maior e bastante resistente às enzimas macrofágicas. No "combate um para um", não há a menor chance...

H·F Histologia em Foco

O que são as tatuagens?

Desde as primeiras tatuagens, há mais de 5 mil anos, o instrumental para confecção de desenhos artísticos e símbolos na pele evoluiu consideravelmente, porém um aspecto permanece imutável: para efetivar o caráter permanente do traçado superficial, as punções devem penetrar o epitélio de revestimento e alcançar o tecido conjuntivo propriamente dito, subjacente. Na composição das tintas, segundo o pigmento, estão o alumínio, o cobalto e o sulfeto de mercúrio. A presença dessas partículas metálicas no conjuntivo desencadeia uma reação inflamatória, na qual macrófagos gradualmente realizam a internalização. Como os macrófagos são incapazes de digerir os metais englobados, ocorre assimilação deles no meio intracitoplasmático dessas células, com sua consequente inativação.

Assim, ao final do processo, o que observamos, ao olhar para uma pele tatuada, nada mais é do que fileiras de macrófagos, repletos de material metálico pigmentado, dispostas para sempre sobre as linhas traçadas na punção original.

Muitos pesquisadores consideram os macrófagos residentes no conjuntivo, em repouso, menos irregulares e menores, como sendo histiócitos. Outros tantos consideram que ambas as células – macrófagos e histiócitos – são células fixas do conjuntivo, derivadas do SFM, porém os histiócitos formariam um conjunto heterogêneo de células com mesmo aspecto microscópico, mas funcionalmente diferentes, capazes de endocitose e apresentação de antígenos, ao passo que os macrófagos seriam capazes de realizar intensamente a fagocitose, porém com capacidade limitada para apresentar antígenos.

Material extracelular

A matriz extracelular ou material extracelular (MEC) do tecido conjuntivo propriamente dito é formada pela substância fundamental intercelular e por fibras.

Matriz extracelular
A matriz extracelular é constituída por substância fundamental amorfa (ou intercelular) e fibras
---

A matriz é visualizada ao microscópio óptico corada pela eosina, formando um fundo no qual se destacam os núcleos basofílicos das células fixas e ocasionais, além dos vasos sanguíneos e linfáticos e dos nervos periféricos.

Substância fundamental amorfa

A substância fundamental amorfa, também denominada substância fundamental intercelular, envolve os demais elementos do tecido conjuntivo propriamente dito e, dada sua consistência em gel, considera-se que as células e as fibras se encontram imersas neste meio.

Apesar de monômeros de proteoglicanos serem encontrados isolados na substância fundamental, a maioria forma os agrecanos, macromoléculas associadas a glicosaminoglicanos (GAG), que se unem quimicamente às fibras, também presentes no material extracelular do tecido conjuntivo.

Veja na Figura 4.9 o porquê de a ultraestrutura dos agrecanos ser descrita classicamente como aspecto em "escova de mamadeira" ou, para os menos domésticos, "escova de tubo de ensaio". Os complexos proteicos que constituem a substância fundamental amorfa são formados por uma molécula central de ácido hialurônico, na qual se inserem diversas proteínas de ligação. Nessas proteínas, encontram-se ligados monômeros de proteoglicanos, nos quais mais de cem cadeias de GAG se unem em um eixo central (core proteico).

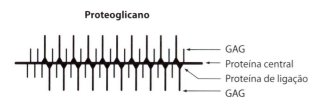

Figura 4.9 Estrutura dos agregados de proteoglicanos.

As propriedades gerais dos tecidos conjuntivos são potencializadas pela substância fundamental amorfa:

- Além da função básica de preencher espaços, a substância fundamental forma uma barreira física à penetração de microrganismos que venham a vencer a barreira epitelial
- O fluido presente no gel fornece um meio para trocas gasosas entre os elementos celulares e o sangue
- Ainda, como as proteínas presentes na substância amorfa se associam a moléculas de adesão e FC, possibilitam ao conjuntivo como um todo desempenhar suas funções de defesa imunológica e cicatrização.

H·F   Histologia em Foco

Base dos preenchimentos estéticos

O ácido hialurônico é amplamente utilizado para preenchimentos estéticos de rugas e sulcos, apesar de as proteínas fibrosas levarem a fama pelo feito (o procedimento é comumente denominado "preenchimento com colágeno"). Como esta molécula recebe a ligação das GAG, que são hidrofílicas, aumentam a hidratação das camadas superficiais da pele. Ainda, após período de breve inflamação aguda, a associação dos agrecanos com os fatores de crescimento estimula a formação de fibroblastos jovens na área da aplicação.

Agrecano
Macromolécula associada a glicosaminoglicanos (GAG) que se une quimicamente às fibras do material extracelular no qual esses elementos se encontram

H·F   Histologia em Foco

Corticoides *versus* edema

A hidrofilia presente nos GAG apresenta uma faceta negativa. O uso prolongado de corticoides pode aumentar 6 a 8 vezes a capacidade de ligação com as moléculas de água, o que resulta clinicamente em edema.

Fibras

As glicoproteínas fibrosas do tecido conjuntivo são chamadas de fibras em razão de sua forma alongada e cilíndrica. Encontram-se distribuídas pelo tecido em conjunto ou formando tecidos específicos.

Vale lembrar que essas fibras não ficam simplesmente em suspensão no gel da substância fundamental, mas se associam umas às outras física e quimicamente e ainda estão ligadas às macromoléculas de agrecanos.

Existem dois grupos de proteínas – sistema colágeno e sistema elástico – que formam diversos tipos de fibras, diferentes segundo o precursor proteico e a organização estrutural de cada unidade básica, conferindo características clínicas e microscópicas particulares a cada uma delas.

▶ **Sistema colágeno.** A família de proteínas colagenosas é ampla e origina as fibras colágenas – dentre as quais existem 16 variedades estruturais – e as fibras reticulares:

- *Fibras colágenas*: o colágeno é a proteína mais abundante não só em nosso organismo, mas em todos os animais. Suas fibras, de função predominantemente estrutural, originam-se do precursor procolágeno, em uma sequência complexa de eventos representada na Figura 4.10. Observe como, a partir da molécula básica de tropocolágeno, este se organiza em microfibrilas, estas em fibrilas, que se unem em fibras e estas em feixes

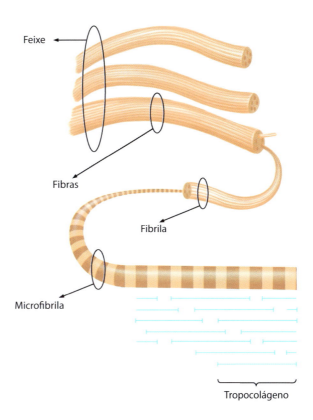

Figura 4.10 Eventos moleculares envolvidos na síntese do colágeno.

O procolágeno é sintetizado não só por fibroblastos, mas também por odontoblastos, osteoblastos, condroblastos, células musculares lisas, células epiteliais endoteliais e células de Schwann.

H·F Histologia em Foco

Um antigo problema de navegadores e de piratas

A vitamina C (ácido ascórbico) é essencial para a síntese de colágeno, possibilitando a hidroxilação da lisina em hidroxilisina e da prolina em hidroxiprolina, a partir da qual há estabilização das fibras e dos feixes.

Em pacientes com hipovitaminose C, estão presentes alterações que evidenciam a fragilidade fibrilar: fraqueza muscular (lembre-se da uniformidade e potencialização da contração por membranas conjuntivas), dor articular, lesões hemorrágicas em pele e mucosas (inicialmente nas gengivas) e deficiência cicatricial. O conjunto desses sinais e sintomas é conhecido como escorbuto

º Tipos estruturais de colágeno: com base na disposição das cadeias de aminoácidos, os colágenos apresentam organizações diferentes, fibrilares ou não fibrilares.

Os colágenos fibrilares são visíveis ao microscópio óptico sob a forma de fibrilas, fibras ou feixes:

– colágeno tipo I: representa aproximadamente 80% de todo o colágeno em nosso organismo. As fibras organizam-se em feixes, o que confere à estrutura alta resistência à força de tração e de tensão, estando presentes na pele e em algumas mucosas, em camadas profundas, nos ossos, nos tendões e nos ligamentos, nas membranas externas de músculos e nervos e nas cápsulas de órgãos.

Quando se observa uma lâmina de tecido conjuntivo, corada na rotina, esse colágeno apresenta eosinofilia intensa e, de acordo com a iluminação do microscópio óptico, exibe brilho refringente em virtude da disposição das moléculas precursoras nas fibrilas, durante a síntese

– colágeno tipo II: esse colágeno organiza-se estruturalmente em fibras e é resistente à compressão, o que é muito útil, pois são abundantes na matriz extracelular das cartilagens articulares

– colágeno tipo III: organizado em fibrilas maleáveis, esse colágeno acompanha distensões fisiológicas da pele, dos músculos e das paredes vasculares

– colágenos tipos V e IX: respectivamente, auxiliam na organização dos feixes de colágeno tipo I, na pele e ossos, e das fibras de colágeno tipo II, nas cartilagens.

H·F ## Histologia em Foco

Síndrome de Ehlers-Danlos

A síndrome de Ehlers-Danlos compõe um grupo heterogêneo de condições sistêmicas "hiperextensíveis" que ocorrem em virtude de problemas na codificação dos genes do colágeno tipo III e se expressam com gravidades diferentes. Segundo a expressão genética, os pacientes podem apresentar aneurismas, rompimentos vasculares, flacidez patológica na pele, entre outros achados. Alguns pacientes evidenciam enorme capacidade de movimentação articular, realizando movimentos típicos de contorcionistas circenses.

> **Edvard Lauritz Ehlers (1863-1937)**
> Dermatologista dinamarquês, e Henri-Alexander Danlos (1844-1912), dermatologista francês, descreveram (isoladamente, mas em data bastante próxima) a síndrome inicialmente denominada "síndrome da pele hiperelástica"

A princípio, pode-se ter a impressão de que esses colágenos são apenas coadjuvantes, porém, sem seu papel estrutural, a estabilidade de feixes e fibras fica patologicamente comprometida.

Dentre os diversos tipos de colágenos não fibrilares, visíveis apenas ao microscópio eletrônico, destaca-se o colágeno tipo IV, pois este apresenta algumas particularidades em relação aos demais quanto à localização e às funções. Sua distribuição é restrita às lâminas basais, nas quais a proteína forma rede tridimensional com função não apenas estrutural. Esse colágeno influencia diretamente as funções da lâmina basal, já estudadas no Capítulo 3, *Tecido Epitelial*: a adesão, a migração e a diferenciação de células durante o desenvolvimento embrionário e nas cicatrizações teciduais.

H·F ## Histologia em Foco

Síndrome de Alport

Apesar de sua função não ser apenas de sustentação, quando esta não é perfeita, problemas sérios acontecem… Defeitos genéticos na codificação do colágeno tipo IV desencadeiam doenças hereditárias caracterizadas por lesões em vasos sanguíneos sem sustentação fibrilar adequada. Dentre essas condições, pode-se citar a síndrome de Alport, na qual ocorrem infartos hemorrágicos em diversos órgãos, bem como lesões nos capilares dos glomérulos renais e oculares.

> **Arthur Cecil Alport (1872-1959)**
> Médico sul-africano, descreveu a síndrome que recebeu seu nome em 1927

- *Fibras reticulares*: as fibras reticulares são as fibras mais finas e delicadas do tecido conjuntivo; organizam-se a partir de moléculas precursoras (reticulina), que se dispõem em fibrilas de colágeno tipo III. Proporcionalmente, a fibra colágena é composta por centenas de fibrilas, enquanto a reticular é formada por apenas 10 dessas unidades. São sintetizadas por fibroblastos, por células reticulares, por células de Schwann e por fibras musculares, de acordo com a localização anatômica.

Em razão de seu pequeno diâmetro e da ausência de afinidade tintorial pelos corantes rotineiros, as fibras reticulares são observadas ao microscópio óptico apenas por técnicas histoquímicas baseadas em impregnações por prata. Essas fibras são argirófilas, o que possibilita sua visualização na cor preta, contra um fundo pouco corado. Nesses preparos, como demonstrado Figura 4.11, as fibras formam uma rede delicada que envolve cada célula e cada estrutura, em diversos órgãos, como o fígado, os rins e os órgãos hematopoéticos e linfoides, como a medula óssea, o baço, os linfonodos, entre outros.

A rede fibrosa constituída pela reticulina tem como objetivo a sustentação celular.

Argirofilia
Afinidade química por sais de prata e ósmio

H·F Histologia em Foco

A fragilidade das "pequenas redes" de sustentação

Em razão da abundante rede de sustentação formada pelas fibras reticulares ao redor de células e vasos sanguíneos, o fígado, os rins e o baço são alvos fáceis de rompimento em acidentes ou traumatismos de grande impacto, como quedas, desastres automobilísticos ou lutas corporais, causando hemorragias internas.

▸ **Sistema elástico.** O sistema elástico é composto por três tipos de fibras – as fibras oxitalânicas, as fibras elaunínicas e as fibras elásticas, sintetizadas por fibroblastos e por fibras musculares.

As fibras oxitalânicas são formadas por várias glicoproteínas que se organizam em microfibrilas. Estas sofrem depósito desordenado de elastina, dando origem às fibras elaunínicas. O depósito de elastina é contínuo e prossegue até preencher toda a estrutura fibrilar – ao final desse processo, temos a fibra elástica.

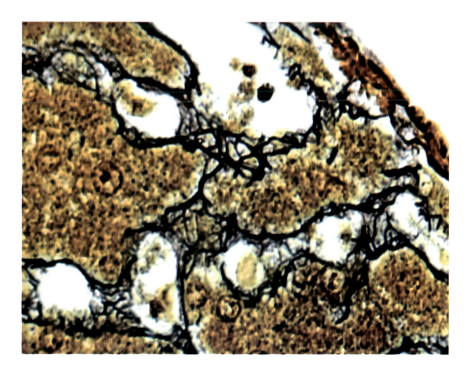

Figura 4.11 Fibras reticulares. Coloração histoquímica: Del Rio Hortega (DRH). Aumento original 1.000×.

Histologia Essencial

Merece destaque o fato particular de que, apesar de as fibras oxitalânicas, elaunínicas e elásticas representarem fases sucessivas de amadurecimento desta última, cada tipo também é encontrado isoladamente em nosso organismo.

H·F Histologia em Foco

Síndrome de Marfan

Mutações no gene responsável pela codificação da fibrilina-1, proteína estrutural da microfibrila, fazem com que todo o sistema elástico se desestabilize. Os pacientes acometidos apresentam hiperdistensão pulmonar, doenças cardiovasculares com aneurisma em grandes artérias, mau posicionamento de membranas oculares que pode evoluir para glaucoma e crescimento de extremidades como membros superiores e dedos – caracterizando a chamada "aracnodactilia". Essa condição autossômica dominante é denominada síndrome de Marfan.

Antoine Marfan (1858-1942)
Pediatra francês, descreveu a síndrome homônima em 1896

Para visualização individual de cada tipo de fibra do sistema elástico, é necessária a realização de histoquímica. Morfologicamente, nas colorações de rotina, apenas as fibras elásticas maduras são visualizadas, porém são extremamente mal coradas, com menor diâmetro quando comparadas aos feixes de colágeno tipo I e de formato irregular, sendo necessárias reações histoquímicas para sua visualização seletiva, como demonstrado na Figura 4.12. Observe como a morfologia é irregular, possibilitando a distensão da fibra como um todo e seu retorno à forma original.

Essas fibras têm diâmetro intermediário entre os feixes colágenos e as fibras reticulares e apresentam grande capacidade de deformação e retorno à forma original.

Tipos de tecidos conjuntivos propriamente ditos

Tecidos conjuntivos
Os tecidos conjuntivos propriamente ditos distinguem-se em cinco tipos: frouxo; denso não modelado; denso modelado; elástico e reticular

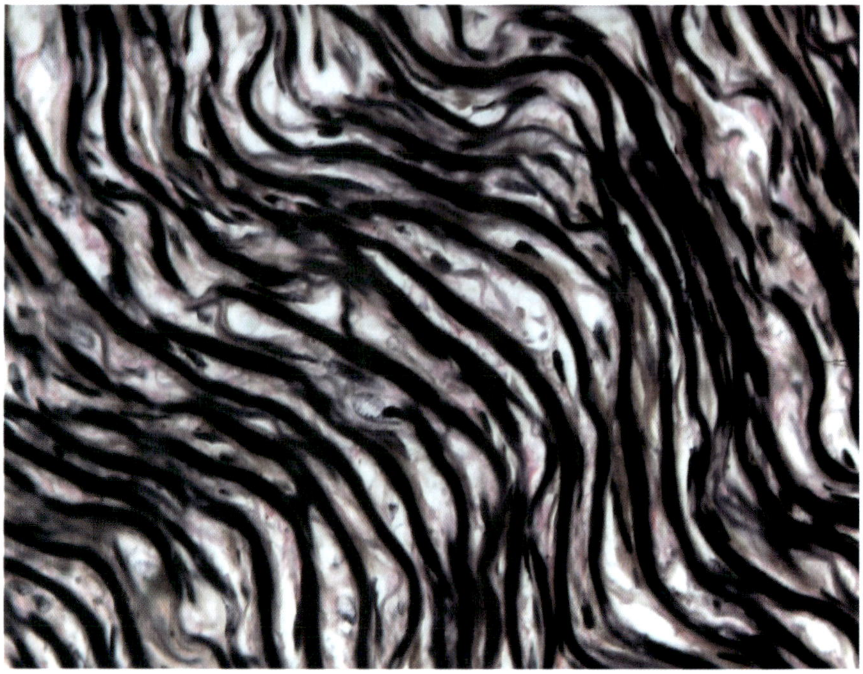

De acordo com a proporção entre os elementos celulares e a matriz extracelular, assim como o tipo de fibra predominante nesta última, os tecidos conjuntivos distinguem-se em cinco tipos apresentados a seguir.

Figura 4.12 Fibras elásticas. Coloração histoquímica: Weigert. Aumento original 400×.

Capítulo 4 ■ Tecido Conjuntivo Propriamente Dito

H-F Histologia em Foco

Exaustão elástica

Após se deformarem e se estabilizarem durante várias décadas de vida, finalmente as fibras do sistema elástico apresentam sinais de exaustão funcional... Nas paredes arteriais, a diminuição da elasticidade favorece o depósito de gorduras e minerais; na pele, ocorrem fragmentações fibrilares proporcionando esteticamente um aspecto "caído", frouxo, aos tecidos cutâneos; no coração, há aumento da espessura e da quantidade de fibras, enquanto no pulmão, as mesmas sofrem degeneração e, especificamente as fibras oxitalânicas, se tornam firmes, aumentando a probabilidade de herniação inguinal.

Tecido conjuntivo propriamente dito frouxo

Há predomínio de fibras colágenas delicadas distribuídas escassamente em meio à substância fundamental amorfa. Consequentemente, a proporção de células e vasos sanguíneos é maior, em relação ao componente fibroso.

Ao microscópio óptico observa-se como se destacam os núcleos basofílicos de fibroblastos e das células fixas identificadas em meio ao fundo fracamente eosinofílico. Procure essas características na Figura 4.13, na qual as fibras colágenas eosinofílicas, apesar de esparsas, predominam sobre os elementos elásticos e as fibras reticulares; observe, ainda, como em um mesmo campo microscópico são identificados vários cortes de vasos sanguíneos, favorecendo a função de nutrição do tecido.

Os principais exemplos de localização do tecido conjuntivo frouxo incluem a lâmina própria das mucosas e a derme papilar ou superficial da pele, o estroma dos diversos órgãos e septos variados, nos quais exerce as funções de preenchimento, sustentação, discreta absorção de impactos, nutrição e carreamento de linfáticos, nervos e ductos.

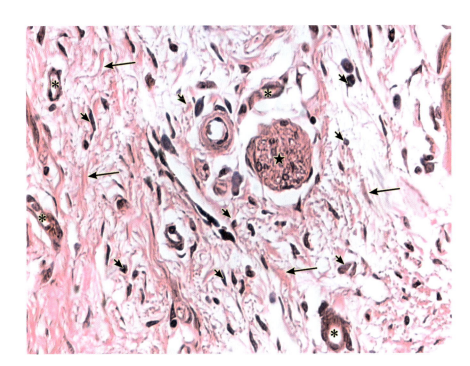

Figura 4.13 Tecido conjuntivo frouxo. Fibras colágenas eosinofílicas (setas). Células (cabeças de seta). Vasos sanguíneos (asteriscos). Nervos (estrela). Coloração HE. Aumento original 250×.

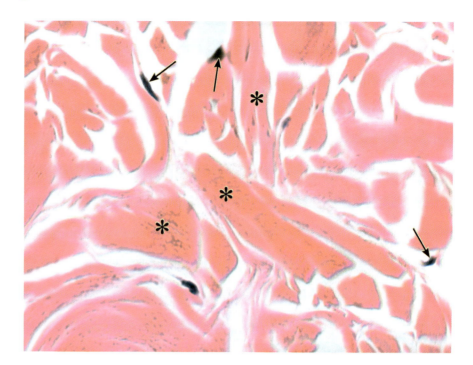

Figura 4.14 Tecido conjuntivo propriamente dito denso não modelado. Fibras colágenas (asteriscos). Elementos celulares (setas). Coloração HE. Aumento original 400×.

Tecido conjuntivo propriamente dito denso não modelado

Nesse tipo de tecido há predomínio de fibras colágenas com maior diâmetro e densidade quando comparadas às do conjuntivo frouxo. O termo "não modelado" deve-se ao fato de que, nesse conjuntivo denso, as fibras colágenas são depositadas com orientação em diversas direções.

Na Figura 4.14 podem ser identificadas as características desse tipo de conjuntivo: núcleos basofílicos de fibroblastos e das células fixas contrastam com a intensa eosinofilia das fibras de colágeno, mais densas do que no tecido frouxo. Os feixes não seguem organização definida, sendo um tecido apropriado para movimentação em várias direções e para conter impactos moderados.

Em virtude da maior densidade de colágeno em relação ao tecido conjuntivo frouxo, observam-se proporcionalmente menos células e vasos no tecido denso não modelado. Essa comparação pode ser realizada pela identificação dos elementos do conjuntivo e de suas quantidades, como mostrado na Figura 4.15.

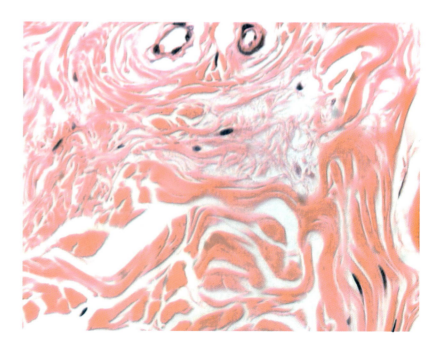

Figura 4.15 Tecidos conjuntivos frouxo (campo superior) e denso não modelado (campo inferior). Coloração HE. Aumento original 250×.

São exemplos de localização a derme reticular ou profunda na pele, camadas mais profundas (submucosa) do trato digestivo, cápsulas, membranas de revestimento ósseo e cartilaginoso.

Tecido conjuntivo propriamente dito denso modelado

No tecido conjuntivo denso modelado, há grande densidade de colágeno, com feixes orientados em uma mesma direção; os poucos vasos sanguíneos presentes provêm de septos ou membranas de tecido conjuntivo frouxo que entremeiam esse tecido. A quantidade de células é escassa, e os núcleos dos fibroblastos são intensamente fusiformes – refletindo baixo metabolismo.

Veja na Figura 4.16 essas características microscópicas bastante típicas: alta densidade de colágeno com feixes que se orientam em uma mesma direção, paralelos entre si.

A morfologia típica desse tecido está diretamente associada às suas funções de oferecer resistência à carga de tensão e estabilizar articulações e movimentos com pouca amplitude – tendões, ligamentos e fáscias. Como o exemplo clássico de obtenção de amostra para estudo deste tecido é o tendão, os fibroblastos pouco volumosos e com baixo metabolismo podem ser denominados tenócitos.

H-F Histologia em Foco

Cicatrização problemática

Lesões em ligamentos e em tendões são comuns e apresentam difícil cicatrização, requerendo longos períodos de reabilitação. Como o tecido conjuntivo denso dispõe de vascularização escassa, os fibroblastos apresentam baixo metabolismo e capacidade mitótica restrita. Durante o processo inflamatório decorrente da lesão, ocorrem atividade fagocitária e proporcional liberação de fatores de crescimento que potencializam a atividade mitótica do parênquima. Com a finalidade de diminuir o tempo total de cicatrização e reconstituir novo tecido com qualidade, métodos físicos, como o *laser* de baixa potência, vêm sendo utilizados rotineiramente.

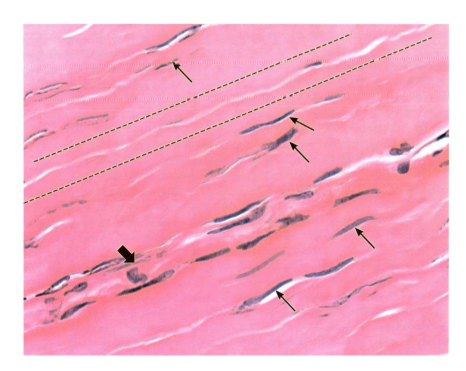

Figura 4.16 Tecido conjuntivo denso modelado. Feixes de colágeno (tracejado). Tenócitos (setas). Septo de tecido conjuntivo frouxo (seta larga). Coloração HE. Aumento original 400×.

Tecido conjuntivo elástico

O tecido conjuntivo elástico apresenta em sua matriz extracelular predomínio de fibras elásticas em relação às colágenas e reticulares, como se observa externamente aos pulmões na pleura parietal, na mucosa da bexiga e na parede das artérias. Em determinadas áreas anatômicas é o único tipo fibroso, como no ligamento amarelo da coluna vertebral e no ligamento suspensor do pênis.

Em todas as localizações nas quais encontramos esse tecido, a principal característica funcional da fibra elástica – capacidade de distensão e deformação com retorno à forma original – é fundamental fisiologicamente.

Tecido conjuntivo reticular

No tecido conjuntivo reticular, as fibras, constituídas quase que exclusivamente por reticulina, organizam-se formando uma rede tridimensional de sustentação e suporte celular.

Os exemplos clássicos de localização desse tecido são os órgãos e tecidos hematopoéticos, como baço, timo, linfonodos, tonsilas e medula óssea.

RESUMO

- Os tecidos conjuntivos formam um grupo de tecidos que se originam do mesênquima
- São considerados variedades de tecido conjuntivo o tecido mucoso, o tecido conjuntivo propriamente dito (conjuntivo propriamente dito ou simplesmente conjuntivo), o tecido ósseo, o tecido cartilaginoso, o tecido adiposo, o tecido hematopoético e o sangue
- O tecido conjuntivo mucoso é um conjuntivo embrionário presente durante o desenvolvimento embrionário e fetal. No cordão umbilical, recebe o nome de geleia de Wharton. O tecido é formado por fibroblastos e por células-tronco indiferenciadas imersas em matriz gelatinosa, rica em água e proteínas
- O tecido conjuntivo propriamente dito encontra-se associado a epitélios de revestimento e glândulas, forma cápsulas e septos, envolve externamente órgãos, circunda células, organiza músculos e nervos em feixes e fascículos, forma membranas externamente aos ossos e cartilagens
- O tecido conjuntivo propriamente dito tem como funções sustentação e preenchimento, nutrição, inervação e drenagem linfática, organização estrutural, além de possibilitar, a partir de seus componentes, o desenvolvimento de reações imunológicas e cicatriciais
- Os componentes do tecido conjuntivo propriamente dito são células fixas e móveis envoltas por material extracelular que forma a matriz
- As células fixas do tecido conjuntivo são os fibroblastos, os linfócitos, os macrófagos, os mastócitos e os plasmócitos. As móveis

são os neutrófilos, os eosinófilos e os basófilos, que migram para o tecido em situação de necessidade imunológica
- A matriz extracelular é constituída por substância fundamental amorfa e fibras
- A substância fundamental amorfa é composta de agregados proteicos hidrofílicos, enquanto as fibras são provenientes de duas famílias: a colágena (que origina as fibras colágenas e as reticulares) e a elástica (que origina as fibras oxitalânicas, elaunínicas e elásticas)
- As fibras colágenas coram-se pela eosina nas colorações de rotina e têm função estrutural; organizam-se em diversos tipos fibrilares e não fibrilares. Dentre os fibrilares, os mais abundantes são o colágeno tipo I, organizado em feixes resistentes, e o tipo II, organizado em fibras
- As fibras reticulares são as mais finas e delicadas e têm função de suporte e sustentação celular; só podem ser observadas por reações histoquímicas
- As fibras elásticas apresentam alta capacidade de deformação, são irregulares e se coram muito mal pelos corantes de rotina, sendo ideal realizar colorações histoquímicas para sua visualização seletiva
- De acordo com a proporção entre os componentes celulares, vasculares e fibrosos, são identificados cinco tipos de tecido conjuntivo propriamente dito: frouxo, denso não modelado, denso modelado, reticular e elástico

AUTOAVALIAÇÃO

4.1 O que são as células mesenquimais indiferenciadas e quais as diversas células que surgem a partir de sua diferenciação?

4.2 Cite as funções do tecido conjuntivo propriamente dito. Escolha uma e explique.

4.3 Quais os elementos celulares fixos do tecido conjuntivo propriamente dito?

4.4 Quais são as células do parênquima do tecido conjuntivo propriamente dito?

4.5 Descreva a histomorfologia do linfócito.

4.6 Quais células sintetizam a proteína colágeno?

4.7 O que é a substância fundamental amorfa?

4.8 Quais são as duas famílias (sistemas) de fibras do tecido conjuntivo?

4.9 Cite diferenças microscópicas entre os tecidos conjuntivos frouxo, denso modelado e denso não modelado.

4.10 Como é possível visualizar seletivamente ao microscópio óptico as fibras elásticas? Cite exemplos de localização de órgãos ou tecidos nos quais há predomínio dessas fibras sobre as colágenas e as reticulares.

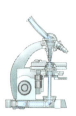

5

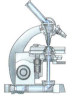

Tecido Adiposo

Objetivos de estudo, *92*
Palavras-chave, *92*
Introdução, *92*
Histogênese e diferenciação funcional, *93*
Tipos de tecido adiposo, *93*
Resumo, *102*
Autoavaliação, *102*

■ Objetivos de estudo

Conhecer a origem mesenquimal do tecido adiposo

Conceituar lipoblasto e adipócito

Saber quais são os tipos de tecido adiposo

Conhecer as funções do tecido adiposo unilocular e como são desempenhadas

Identificar o tecido adiposo ao microscópio óptico e descrever suas características

Reconhecer o tecido adiposo multilocular ao microscópio e saber descrevê-lo

Saber como é a estrutura geral do estroma nos tecidos unilocular e multilocular

Saber explicar como o adipócito multilocular desempenha a função de termogênese

Correlacionar o conhecimento histológico básico com suas principais associações clínicas

■ Palavras-chave

Adipócito	Obesidade	Termogênese
Células-tronco de derivação adiposa	*Sudan Black*	Termogenina
Fibroedema geloide	Tecido adiposo multilocular ou pardo	Termorregulação
Leptina	Tecido adiposo unilocular, branco ou comum	Triglicerídio
Lipídio	Tecido fibroadiposo	
Lipoblasto		

■ Introdução

H·F **H**istologia em Foco

Acúmulo calórico

A presença do tecido adiposo em nosso organismo possibilita o armazenamento do excesso de calorias sob a forma de gorduras.

Lipídios
Moléculas orgânicas insolúveis em água. Estruturalmente, podem ser dos tipos triacilgliceróis, cerídeos, fosfoglicerídios, esfingolipídios e esteróis

O tecido adiposo é formado por células parenquimatosas denominadas adipócitos. Essas células adquirem a capacidade de armazenamento de lipídios durante a embriogênese, e tal reserva intracelular se dá sob a forma de triglicerídios em gotas citoplasmáticas.

Apesar da fácil associação com o armazenamento de lipídios, não se pode ignorar que o tecido adiposo está envolvido em produções hormonais importantes, além de se associar ao tecido conjuntivo frouxo em diversas funções estruturais.

H·F **H**istologia em Foco

Classificação lipídica segundo a densidade lipoproteica

Quando os lipídios se associam a proteínas, são carreados pelo sangue como lipoproteínas. Estas são classificadas de acordo com sua densidade em quilomícrons, lipoproteínas de densidade muito baixa (VLDL), lipoproteínas de baixa densidade (LDL), lipoproteínas de densidade intermediária (IDL) e lipoproteínas de alta densidade (HDL).

■ Histogênese e diferenciação funcional

Como nos demais tecidos conjuntivos, as células do tecido adiposo surgem a partir da célula mesenquimal indiferenciada.

Durante o desenvolvimento embrionário, a célula do mesênquima sofre retração gradual de seus prolongamentos citoplasmáticos e passa a armazenar uma pequena quantidade de lipídios em gotas dentro do citoplasma – surge, então, o lipoblasto.

O acúmulo lipídico tem caráter progressivo, e as gotas podem originar dois padrões morfológicos diferentes: podem se fundir, dando origem ao adipócito unilocular, ou o citoplasma pode ficar repleto de várias gotículas isoladas, surgindo, neste segundo caso, o adipócito multilocular.

As células uniloculares e multiloculares não são diferentes apenas na morfologia; durante o processo de amadurecimento, recebem estímulos que fazem com que tenham funções distintas.

Os adipócitos já estão diferenciados no momento do nascimento, porém estudos recentes demonstraram que precursores pouco numerosos, mas com grande potencial mitótico, permanecem em meio ao tecido maduro. Esses precursores são denominados células-tronco de derivação adiposa (ASC, do inglês *adipose-derived stem cells*).

> **Lipoblasto**
> Célula jovem em estágio de diferenciação, com linhagem já comprometida, ou seja, fisiologicamente seu destino é amadurecer originando um adipócito

> **Células-tronco fontes de derivação adiposa**
> Células identificadas em meio ao tecido adiposo no organismo adulto

---

H·F Histologia em Foco

Isolamento de células precursoras em tecidos diferenciados

As células-tronco de derivação adiposa vêm sendo isoladas de tecido removido durante procedimentos cirúrgicos de lipoaspiração e apresentaram, *in vitro*, alta capacidade de diferenciação para condroblastos, mioblastos e osteoblastos, além de estimularem a formação de vasos sanguíneos, o que é importante nos processos cicatriciais.

■ Tipos de tecido adiposo

De acordo com a diferenciação celular do parênquima, existem dois tipos de tecido adiposo, o unilocular e o multilocular. Apesar da origem em comum, esses tecidos apresentam entre si diferenças quanto a morfologia celular e estrutura histológica geral, assim como no que se refere a localização, inervação e funções.

Tecido adiposo unilocular

O tecido adiposo unilocular também é denominado tecido adiposo branco, amarelo, secundário ou comum; os termos branco ou amarelo se devem à cor desse tecido quando observado a fresco.

Localização

O tecido adiposo unilocular representa 10 a 15% do peso total em homens e 20 a 25% do peso total em mulheres, em condições normais. A distribuição anatômica varia de acordo com a idade e o sexo, além de o metabolismo apresentar variações conforme a localização.

Encontramos o tecido adiposo isolado, porém ele pode estar associado ao tecido conjuntivo frouxo, em proporções que variam bastante, a ponto de, em algumas áreas, serem identificados

Peritônio
Membrana de revestimento abdominal; juntamente com a pleura e o pericárdio, recobrem órgãos e separam cavidades anatômicas

Hipoderme
Camada da pele rica em tecido adiposo e músculo liso, localizada abaixo da epiderme e da derme; repousa acima do panículo adiposo

Mesentério
Extensão do peritônio que forma pregueamento e une o intestino delgado à porção posterior do abdome

Panículo adiposo
Camada de tecido adiposo unilocular situada sob a pele

Coxim
Camada de tecido adiposo isolado que forma acúmulo almofadado em regiões anatômicas restritas

apenas alguns adipócitos em meio às fibras colágenas do tecido conjuntivo propriamente dito. Quanto tecido adiposo unilocular e tecido conjuntivo estão associados, caracteriza-se o tecido fibroadiposo.

Anatomicamente, existem depósitos bem definidos de tecido adiposo unilocular, como na região posterior do peritônio, na hipoderme, no mesentério, no panículo e nos coxins. Juntamente com o tecido conjuntivo frouxo, pode ser encontrado ao redor ou internamente em todos os órgãos.

Funções

O controle do tecido adiposo unilocular é realizado pelos sistemas digestivo, endócrino e nervoso, com intensidades variáveis de acordo com a função.

Preenchimento e sustentação

Quando inserido em meio ao conjuntivo frouxo, o tecido adiposo unilocular apresenta as propriedades estruturais de preenchimento de espaços e sustentação. Observam-se essas funções em cápsulas, em septos e ao redor de vários órgãos e estruturas.

H·F   Histologia em Foco

Perda aguda de tecido adiposo de sustentação renal

A função de preenchimento e sustentação do tecido adiposo unilocular é bem evidente ao redor dos rins, cuja cápsula possui tecido fibroadiposo abundante, que penetra o hilo do órgão, sustentando vasos e nervos desse trajeto.

Em distúrbios que culminam com emagrecimento rápido e intenso – como anorexia, bulimia, diabetes, entre outros –, esse tecido adiposo pode ser mobilizado, o que leva à "queda" mínima anatomicamente, mas significativa do ponto de vista fisiológico estrutural. Tal movimentação causa dor aguda contínua que, por vezes, simula crises renais agudas.

Modelamento corporal

Ao nascimento, há uma camada homogênea de adiposo unilocular em todo o organismo, abaixo da pele. Essa camada é o panículo adiposo, responsável pelas "dobrinhas" dos bebês. No final da infância, esse tecido já passou por modificações, porém, por influência de hormônios sexuais, sofre transformações realmente significativas durante a puberdade, o que resulta nas diferenças anatômicas de modelamento entre o corpo masculino e o feminino.

H·F   Histologia em Foco

O que se perde na lipoaspiração

O panículo adiposo é o alvo cirúrgico das lipoaspirações. Porém, ressalta-se que, juntamente com o indesejável volume extra de adipócitos, são removidas durante o procedimento uma parte da fonte hormonal que essas células representam, bem como quantidade variável de vasos sanguíneos que permeiam o tecido.

Mucosa jugal
Membrana úmida localizada na cavidade bucal, em contato com a face vestibular dos dentes; o coxim dessa região é anatomicamente nomeado coxim adiposo das bochechas

Lipogênese
Síntese de lipídios a partir do ácido graxo e do glicerol, para armazenamento intracelular

Lipólise
Processo metabolicamente oposto à lipogênese, no qual há mobilização de lipídios armazenados dentro das células diante da necessidade de sua utilização

Glicerol
Molécula hidrossolúvel que circula livremente no plasma sanguíneo e, em geral, é reutilizada no fígado

Ácido graxo
Ácidos carboxílicos saturados ou insaturados, de acordo com a ligação entre seus carbonos; no metabolismo lipídico, liga-se à albumina para ser redistribuído

Adipocitocinas
Hormônios produzidos por adipócitos; são exemplos interleucina 6 (IL-6), fator de necrose tumoral alfa (TNF-α), quimiocina CC *motif* ligante 2 (CCL2), angiotensinogênio e adipocinas (leptina, resistina, adiponectina, visfatina e apelina)

Leptina
Peptídio hormonal codificado pelo chamado "gene da obesidade"; produzida principalmente por adipócitos viscerais, atua como proinflamatório

Glicocorticoides
Hormônios esteroides que, entre outras funções, atuam como imunomoduladores

---

Resistência mecânica

Essa função torna-se bastante clara quando observamos os coxins adiposos na palma da mão, na sola dos pés, na mucosa jugal e sobre a musculatura do glúteo. Formam verdadeiras almofadas de amortecimento contra forças posturais ou traumáticas.

Reserva energética

Essa função associa-se a três situações metabólicas: à lipogênese, ao armazenamento para formação da reserva propriamente dita e à lipólise.

Os lipídios para armazenamento intracelular podem ser provenientes da dieta, da absorção intestinal, do metabolismo hepático ou sintetizados pelos próprios adipócitos.

Tratando-se de uma reserva, os triglicerídios são mobilizados quando a glicose já foi utilizada ou seu uso é inviável.

Para utilização, os triglicerídios precisam sair do adipócito e, para tal, ocorre a lipólise: há liberação do neurotransmissor norepinefrina no estroma pericelular ligando-se a receptores na membrana do adipócito. Essa ligação estimula a quebra do triglicerídio, originando glicerol e ácidos graxos, que se difundem para a vascularização do estroma.

H·F Histologia em Foco

Obesidade

A obesidade é uma condição crônica na qual há, por diversas causas primárias, maior reserva de triglicerídios do que demanda para gasto energético. A condição pode ser hipertrófica – quando cada adipócito preexistente armazena mais lipídio, aumentando seu tamanho – ou hiperplásica – quando há aumento do número de adipócitos. Clinicamente, as duas condições são iguais, apesar de esta última ser mais comum na primeira infância, antes dos 7 anos de idade – daí o fato de crianças que tiveram sobrepeso se tornarem adultos com maior facilidade para ganhar peso.

Produção hormonal

O tecido adiposo é considerado um importante órgão secretor de peptídios e proteínas bioativas.

Os produtos hormonais dos adipócitos são denominados, de maneira geral, adipocitocinas, peptídios e proteínas bioativas que atuam como mediadores e citocinas proinflamatórias; alguns são produzidos exclusivamente pelos adipócitos, ao passo que outros são sintetizados de maneira mais significativa por outros tipos celulares.

Alguns desses hormônios são: o angiotensinogênio, que atua no controle da pressão arterial; o inibidor do ativador de plasminogênio, que participa da coagulação sanguínea; a adiponectina, que age no equilíbrio da curva glicêmica; o fator de crescimento endotelial (EGF, do inglês *epidermal growth factor*); o fator de crescimento para angiogênese e a leptina.

A leptina é um produto exclusivo dos adipócitos muito discutido atualmente; sua expressão genética e, consequentemente, sua síntese, dependem da massa corporal e dos níveis séricos de insulina e de glicocorticoides. Os glicocorticoides podem ser endógenos (sintetizados no organismo pela adrenal, uma glândula endócrina cordonal) ou exógenos (administrados farmacologicamente); o glicocorticoide endógeno circulante mais significativo é o cortisol.

H·F Histologia em Foco

Leptina: uma das adipocitocinas mais pesquisadas

Mutações no gene que codifica a leptina estão associadas, experimentalmente, à obesidade, ao diabetes melito tipo II, à polifagia, à infertilidade e à irritabilidade aumentada. Receptores para esse hormônio foram identificados no cérebro em áreas que controlam o comportamento alimentar, o comportamento sexual e o controle da temperatura corporal. Inúmeras pesquisas vêm sendo realizadas na tentativa de se conhecer exatamente suas funções e compreender seu mecanismo de ação. Os dados obtidos até então são considerados inconclusivos e, muitas vezes, controversos.

Obesidade central (visceral ou androgênica)
Deposição excessiva de tecido adiposo visceral na região abdominal; está associada a risco cardiovascular aumentado

Apesar de os adipócitos serem microscopicamente iguais, a função endócrina dessas células varia de acordo com sua deposição anatômica. Os adipócitos subcutâneos, que constituem o panículo adiposo, apresentam menor capacidade de produzir adipocitocinas, ao passo que aqueles situados ao redor das vísceras produzem esses hormônios intensamente. Essa característica funcional dos adipócitos que se depositam entre as vísceras é alvo de inúmeros estudos relacionados diretamente com a **obesidade central**.

Características microscópicas

Os adipócitos uniloculares apresentam uma única gota de lipídio, que ocupa quase todo o volume celular. Dessa maneira, o núcleo, basofílico, é periférico, pois fica compactado contra a membrana celular, assim como o citoplasma, praticamente imperceptível.

Observe na Figura 5.1 que o lipídio intracitoplasmático é removido durante o processamento histológico de rotina e que o aspecto do adipócito vazio, com a luz ocupando a área correspondente ao depósito, faz com que esse tecido seja bastante fácil de ser identificado ao microscópio óptico.

A histomorfologia do adipócito unilocular, observada na Figura 5.1, é típica e denominada "anel de sinete" ou, de maneira mais atual, um anel solitário, no qual o núcleo corresponde à

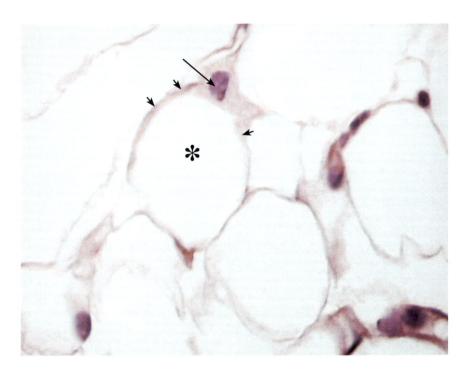

Figura 5.1 Tecido adiposo unilocular. Núcleo (seta). Citoplasma (cabeças de seta). Local correspondente à gota lipídica (asterisco). Coloração HE. Aumento original 400×.

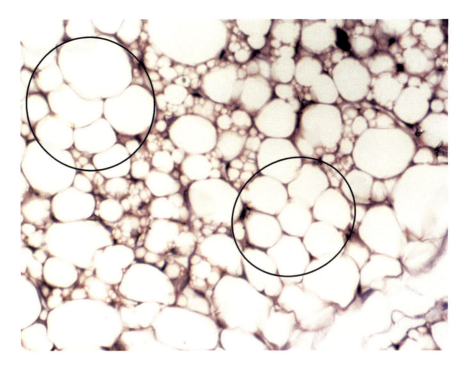

Figura 5.2 Tecido adiposo unilocular. Coloração HE. Aumento original 400×.

pedra do anel. Note o citoplasma escasso e a gota única de armazenamento vazia em virtude da remoção do lipídio durante o processamento de rotina.

Veja, ainda, nas Figuras 5.1 e 5.2, que, quando as células são removidas do tecido ou estão repletas de lipídio, o formato é redondo; em contrapartida, quando os adipócitos estão inseridos no tecido, com as membranas comprimidas umas contra as outras, ou mesmo quando seu conteúdo é mais escasso, assumem formato poliédrico ou irregular.

Para identificar a presença do lipídio, deve-se observar preparos histoquímicos, como na Figura 5.3. Note que, como toda histoquímica, as demais características não são destacadas.

Ao observar o tecido adiposo em cortes histológicos, lembre-se de que, além dos adipócitos maduros, existem células precursoras, não identificadas nas colorações de rotina em razão de sua semelhança com os fibroblastos do estroma. Esses precursores podem entrar em diferenciação sob aumento da demanda.

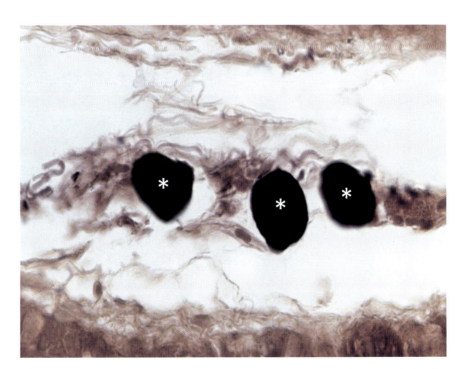

Figura 5.3 Tecido adiposo unilocular. Depósito lipídico (asteriscos). Coloração histoquímica. *Sudan Black*. Aumento original 400×.

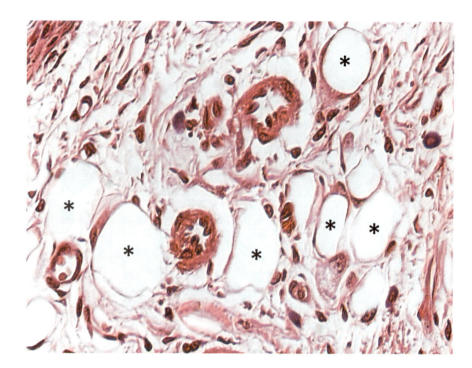

Figura 5.4 Tecido fibroadiposo. Adipócitos (asteriscos). Coloração HE. Aumento original 400×.

O estroma do tecido adiposo unilocular isolado é composto por tecido conjuntivo rico em fibras colágenas frouxas e fibras reticulares, discreto ao redor das células – o que é uma exceção às características gerais do conjuntivo. Apesar da pouca quantidade de matriz extracelular, destacam-se no estroma a irrigação e a inervação abundantes, fundamentais para o metabolismo do tecido.

No tecido fibroadiposo, os adipócitos encontram-se dispersos em meio ao tecido conjuntivo propriamente dito frouxo, predominante em quantidade.

As características do tecido fibroadiposo encontram-se na Figura 5.4. O mesmo tecido pode ser analisado com seus componentes conjuntivos em destaque em preparos histoquímicos, como o demonstrado na Figura 5.5. Caracteriza-se, na Figura 5.4, o tecido fibroadiposo quando a proporção de tecido conjuntivo é maior que o componente adiposo, presente como células

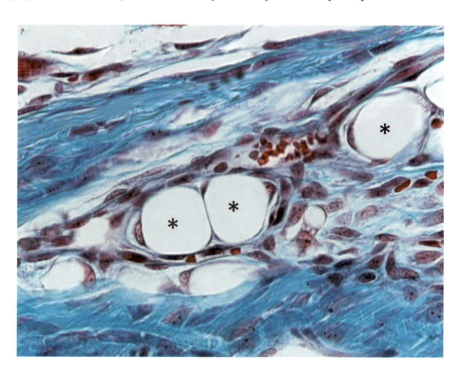

Figura 5.5 Tecido fibroadiposo. Células adiposas (asteriscos). Coloração histoquímica. Tricrômio de Masson. Aumento original 400×.

isoladas. Na Figura 5.5, demonstra-se quantidade de material extracelular do tecido conjuntivo propriamente evidenciado em azul, no qual os adipócitos estão inseridos.

H·F Histologia em Foco

Fibroedema geloide

A presença de septos de tecido conjuntivo em meio ao tecido adiposo unilocular tem um bom propósito: levar vasos e nervos, que se ramificam, entrando em íntimo contato com as células, o que é fundamental para o metabolismo dos triglicerídios. Porém, diante de sobrepeso e/ou alterações hormonais, principalmente aqueles que atuam dilatando os vasos (como o estrogênio e a progesterona), há um aumento de volume do parênquima adiposo e do estroma – por edema. Como a distensão dos septos é limitada – lembre-se de que há riqueza de fibras reticulares, e não elásticas! –, o resultado é o aspecto corrugado e pregueado do tecido, levando à condição conhecida, de maneira leiga, por "celulite", patologicamente denominada fibroedema geloide.

Tecido adiposo multilocular

O tecido adiposo multilocular também é denominado tecido adiposo pardo ou marrom em razão do seu aspecto macroscópico.

Suas células derivam de lipoblastos, que, em certa fase do desenvolvimento embrionário, passam a expressar genes que determinam amadurecimento diferente do adipócito unilocular. Vale ressaltar que esse caráter genético distinto, expresso durante a diferenciação dos adipócitos, é atualmente bastante definido. Dessa maneira, considera-se que não há metaplasia adiposa, ou seja, uma célula adiposa unilocular não se transforma em uma multilocular e vice-versa.

Localização

No feto e no recém-nascido, esse tecido é abundante ao redor dos rins, envolvendo a artéria aorta, em áreas esparsas no panículo adiposo e nas regiões paracervical e supraclavicular.

Como esse tecido não passa por neoformação após o nascimento e, em contrapartida, o organismo se desenvolve bastante em tamanho, sua quantidade proporcional dele no indivíduo adulto é ínfima, estando situado nas mesmas áreas que no momento do nascimento.

Funções

Sustentação

Durante os primeiros meses de vida, essa função é desempenhada juntamente com o tecido adiposo unilocular e o tecido conjuntivo frouxo. Gradualmente, com o desenvolvimento do indivíduo, ela se torna menos significativa.

Termorregulação e termogênese

Apesar de ambos os tipos de tecido adiposo serem isolantes térmicos, a termogênese e a termorregulação são funções específicas do tecido adiposo multilocular.

> **Termogênese**
> Capacidade de produção de calor

> **Termorregulação**
> Propriedade de modificação da temperatura corporal

De maneira distinta do adipócito unilocular, estimulado por neurotransmissores que se difundem pelo estroma, no adipócito multilocular as fibras nervosas inserem-se diretamente em sua membrana. Nessas células, a descarga de norepinefrina leva à liberação de prótons nas mitocôndrias – estes, porém, não são utilizados na formação de trifosfato de adenosina

Termogenina
Proteína desacopladora (UCP, do inglês *uncoupling protein*) mitocondrial; proteína da membrana da mitocôndria de adipócitos multiloculares

ATPsintase
Grupo de enzimas responsável pela síntese de ATP

(ATP, do inglês *adenosine triphosphate*) e, consequentemente, de energia, como em outras células.

A presença de uma proteína específica, a termogenina, inibe a entrada dessas partículas no sistema de ATPsintase (síntese de ATP), impedindo a formação de ATP a partir da oxidação de ácidos graxos. Essa inibição faz com que os prótons sejam dissipados e se movimentem pelas cristas mitocondriais do adipócito, gerando calor.

Como o tecido adiposo é altamente vascularizado, o aquecimento celular em contato com as paredes vasculares leva ao aumento da temperatura do sangue circulante.

Apesar de o tecido adiposo multilocular permanecer em atividade, a quantidade desse tecido em relação ao tamanho de um indivíduo adulto faz com que a termogênese seja realmente significativa apenas até os 3 meses de idade, em humanos.

H·F Histologia em Foco

Hibernomas

O tecido adiposo multilocular forma um espesso e homogêneo panículo adiposo em animais que hibernam, como ursos polares e focas do ártico. Em virtude dessa particularidade, em humanos, neoplasias benignas provenientes desse tecido são denominadas "hibernomas".

Características microscópicas

Em aumentos microscópicos panorâmicos, o tecido multilocular lembra a organização glandular, com septos volumosos levando vasos e nervos por todo o volume tecidual, dividindo o tecido em lobos e lóbulos, porém, sem cápsula definida. Essa estrutura geral fez com que este tecido fosse chamado por muito tempo de "glândula hibernante".

Veja na Figura 5.6 o aspecto panorâmico do tecido no qual identificamos a organização em lobos e lóbulos, separados por septos de conjuntivo.

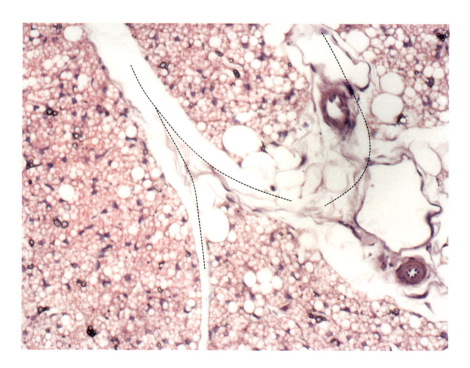

Figura 5.6 Tecido adiposo multilocular. Lobos e lóbulos separados por septos (linhas tracejadas). Coloração HE. Aumento original 100×.

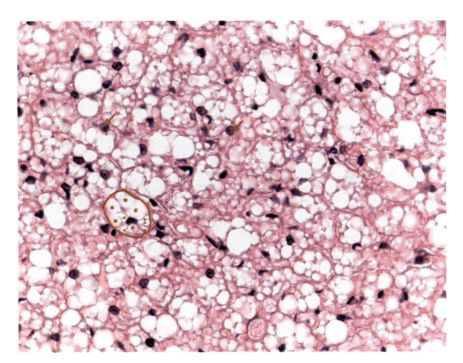

Figura 5.7 Tecido adiposo multilocular. Núcleo (setas). Local correspondente às gotas lipídicas (asteriscos). Delimitação celular (círculo). Coloração HE. Aumento original 400×.

O adipócito multilocular contém diversas gotas de triglicerídios em seu citoplasma. As gotas têm tamanhos diferentes e o núcleo, redondo, se acomoda entre elas, geralmente no meio da célula.

O estroma é mais volumoso e, consequentemente, mais fácil de ser identificado, quando comparamos esse tecido com o adiposo unilocular. Procure essas características na Figura 5.7 e compare a histomorfologia dos dois tipos de adipócitos nas Figuras 5.2 e 5.8.

Na Figura 5.7, os adipócitos multiloculares apresentam diversas gotas intracitoplasmáticas de tamanhos diferentes. O núcleo é redondo e com tendência a estar centralizado. Em razão da presença de diversas gotas de lipídio no adipócito multilocular, observa-se como a delimitação da própria célula pode ficar encoberta.

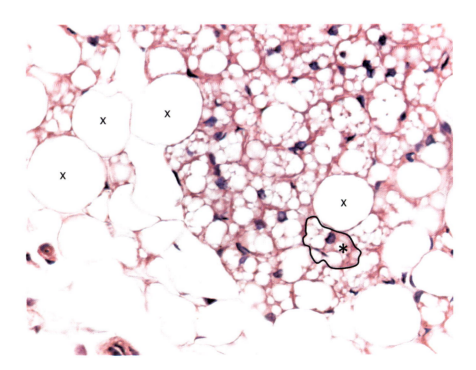

Figura 5.8 Tecido adiposo unilocular e tecido adiposo multilocular. Compare a morfologia dos adipócitos unilocular (X) e multilocular (asterisco). Coloração HE. Aumento original 400×.

RESUMO

- O tecido adiposo é formado por adipócitos, células de derivação mesenquimal
- Durante a diferenciação, o adipócito adquire a capacidade de armazenar lipídios sob forma de triglicerídios, fisiologicamente, em seu citoplasma
- Com base na morfofisiologia, existem adipócitos uniloculares e multiloculares. Ambos derivam de precursor em comum, o lipoblasto, porém, após término do amadurecimento, não sofrem metaplasia adiposa
- Células precursoras persistem em meio ao parênquima do tecido, porém são indistinguíveis dos fibroblastos ao microscópio óptico
- O adipócito unilocular forma o tecido adiposo unilocular, branco ou comum. Possui uma gota única de armazenamento de lipídio intracitoplasmático, o núcleo é achatado e excêntrico, o citoplasma é virtualmente linear
- Quando isolados ou com grandes depósitos lipídicos, os adipócitos uniloculares são redondos, sendo chamados de "anel de sinete"; quando comprimidos uns contra os outros ou sem armazenar o total de sua capacidade, tendem ao formato irregular ou poliédrico
- O tecido adiposo unilocular apresenta estroma de tecido conjuntivo frouxo, intensamente vascularizado e inervado, porém pouco volumoso, ao redor dos adipócitos
- Ao se observar adipócitos esparsos em meio a tecido conjuntivo frouxo predominante, tem-se o tecido fibroadiposo
- As principais funções do tecido adiposo unilocular são modelamento corporal, preenchimento, sustentação, reserva energética e produção hormonal
- O tecido adiposo unilocular apresenta quantidade e metabolismo diferentes segundo a localização anatômica e o sexo
- O tecido adiposo multilocular também é denominado tecido adiposo pardo ou marrom. Seu adipócito armazena lipídios em várias gotas citoplasmáticas, o núcleo é redondo e localizado em meio às gotas
- A organização do estroma do tecido adiposo multilocular, formando septos largos, ricos em vasos sanguíneos e nervos, fez com que esse tecido fosse denominado, erroneamente, "glândula hibernante"
- O tecido adiposo multilocular é importante nos três primeiros meses de vida humana
- No feto e no recém-nascido, o tecido adiposo multilocular está situado na região cervical, ao redor da artéria aorta e dos rins. Não há neoformação após o nascimento, e, proporcionalmente, no adulto, apesar de estar nas mesmas áreas anatômicas, sua função e quantidade se tornam insignificantes
- As funções do tecido adiposo multilocular são, além de preenchimento e sustentação, termorregulação e termogênese
- A membrana mitocondrial do adipócito multilocular apresenta uma proteína, a termogenina, que inibe a produção de ATP mediante inibição da oxidação dos ácidos graxos, provenientes da lipólise dos triglicerídios. Essa inibição faz com que prótons se movimentem pelas cristas da organela, provocando aquecimento.

AUTOAVALIAÇÃO

5.1 Qual a origem embrionária dos adipócitos?

5.2 Cite diferenças morfológicas entre os adipócitos uniloculares e multiloculares.

5.3 Cite as funções do tecido adiposo unilocular, escolha uma e explique como é exercida.

5.4 Por que não vemos a gordura dentro da gotícula intracitoplasmática nos preparos de rotina? Qual técnica deve ser realizada se quisermos visualizar especificamente esse depósito?

5.5 O que é a termogenina e como ela possibilita a termogênese dentro do adipócito multilocular?

5.6 Quais os sinônimos de tecido adiposo unilocular?

5.7 Por que o tecido adiposo multilocular era denominado "glândula hibernante"?

5.8 Qual neurotransmissor desencadeia a lipólise nos tecidos unilocular e multilocular?

5.9 Cite as principais localizações anatômicas do tecido adiposo unilocular.

5.10 No recém-nascido, onde se localiza anatomicamente o tecido adiposo multilocular?

6

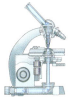

Tecido Cartilaginoso

Objetivos de estudo, *104*
Palavras-chave, *104*
Introdução, *104*
Critérios para classificação do tecido cartilaginoso, *104*
Tipos de cartilagem, *105*
Resumo, *117*
Autoavaliação, *118*

104 Histologia Essencial

■ Objetivos de estudo

Conhecer a origem embrionária do tecido cartilaginoso

Saber quais são as células do parênquima do tecido cartilaginoso

Saber quais são os critérios para classificação do tecido cartilaginoso

Identificar os tipos de tecido cartilaginoso, as principais localizações e as funções de cada uma

Conhecer a estrutura histológica da cartilagem hialina e reconhecer esse tecido ao microscópio

Saber como ocorre a nutrição de cada tipo de tecido cartilaginoso

Conhecer as características histológicas da cartilagem elástica

Conhecer as características histológicas da cartilagem fibrosa

Compreender as funções e a estrutura histológica do disco intervertebral

Saber o que é o pericôndrio e qual é sua estrutura histológica básica

Correlacionar as características histológicas básicas com as principais aplicações clínicas associadas ao tecido cartilaginoso

■ Palavras-chave

Cartilagem articular	Condroblasto	Grupo isógeno
Cartilagem elástica	Condrócito	Matriz interterritorial
Cartilagem fibrosa	Disco intervertebral	Matriz territorial
Cartilagem hialina	Fibrocartilagem	Pericôndrio

■ Introdução

Condroblasto
Célula de derivação mesenquimal, precursora da célula cartilaginosa madura

Condrócitos
Condroblastos em estágio final de diferenciação; constituem o parênquima dos tecidos cartilaginosos

O tecido cartilaginoso é um tecido conjuntivo especial, cujas células derivam da célula mesenquimal indiferenciada. Estruturalmente, forma peças pequenas e com formatos característicos, denominadas, de modo geral, cartilagens.

O tecido cartilaginoso constitui, juntamente com o tecido ósseo, o sistema esquelético, e, apesar de não ser fisiologicamente mineralizado, é um tecido duro.

As cartilagens, como os demais tecidos conjuntivos, são compostas por células parenquimatosas – os condroblastos e os condrócitos –, envolvidas por matriz extracelular com substância fundamental e fibras.

■ Critérios para classificação do tecido cartilaginoso

O tecido cartilaginoso é classificado de acordo com os critérios apresentados a seguir.

Organização das células na matriz extracelular

Todas as variedades de cartilagem têm como células parenquimatosas os condroblastos e os condrócitos.

Os condroblastos são células jovens com alta capacidade de síntese dos elementos da matriz e os condrócitos são condroblastos que, ao final da diferenciação, ficam aprisionados na própria matriz que os envolve. Essas células maduras passam por diminuição – sem ausência – de sua atividade metabólica, porém desempenham funções determinantes para a manutenção da matriz e para o controle metabólico do tecido no qual se encontram.

Os condrócitos podem estar dispostos em meio à matriz extracelular em grupos ou isolados, sendo que o modo como se encontram organizados é um critério microscópico para a classificação do tecido.

Componentes da matriz extracelular

A matriz extracelular das cartilagens é sólida, porém não mineralizada.

A despeito dessa característica em comum, seus elementos – fibras e substância fundamental – distribuem-se em proporções diferentes.

O componente fibroso predominante é fundamental para a caracterização do tecido e, apesar de não ser um aspecto visível ao microscópio óptico, os elementos da substância fundamental na qual as fibras se encontram também são variados.

Os componentes da matriz extracelular são sintetizados pelas células jovens do parênquima tecidual e, de acordo com o tipo de fibra que se sobressai em relação aos demais elementos e, ainda, com base na composição dos agrecanos da matriz, o aspecto macroscópico da cartilagem e suas propriedades clínicas são extremamente distintos.

■ Tipos de cartilagem

De acordo com a organização das células e com a composição da matriz extracelular, existem três tipos de tecido cartilaginoso:

- Cartilagem hialina
- Cartilagem elástica
- Cartilagem fibrosa.

A Figura 6.1 indica a localização anatômica de cada tipo de cartilagem.

Para não decorar, perceba que todas as peças de cartilagem elástica em nosso organismo estão localizadas anatomicamente acima da região cervical.

Repare, durante o estudo dos tipos de cartilagem, que, histologicamente, elas representam exceções às regras gerais dos tecidos conjuntivos. As cartilagens hialinas e elásticas são nutridas por difusão através de membranas de tecido conjuntivo propriamente dito; a matriz extracelular escassa é característica das cartilagens elásticas e fibrosas.

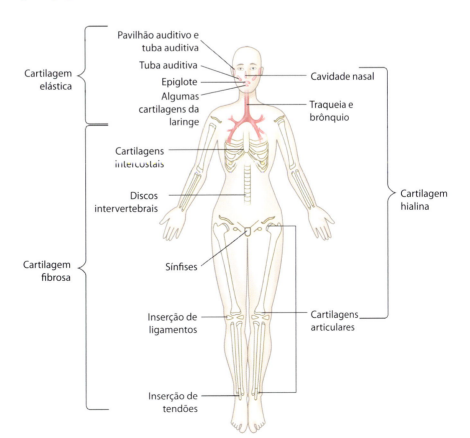

Figura 6.1 Exemplos de localização anatômica dos diversos tipos de cartilagem.

Cartilagem hialina

Localizações anatômicas

> A cartilagem hialina compõe todo o esqueleto embrionário, precedendo o tecido ósseo no desenvolvimento embrionário.

Nos indivíduos em fase de desenvolvimento, a cartilagem hialina participa da constituição da placa epifisária, que apresenta várias fases de transformação intermediárias entre a cartilagem osteogênica e o osso neoformado. Quando cessa o crescimento do indivíduo em altura, ela já se encontra totalmente mineralizada, sem o elemento cartilaginoso do modelo original.

Em adultos, é o tipo mais abundante de cartilagem, bem como a que tem distribuição anatômica mais variada. Está presente nas superfícies das articulações cartilaginosas, na inserção das costelas ao esterno e na árvore respiratória – na cavidade nasal, na traqueia, no brônquio e em determinadas peças da laringe.

Placa epifisária
Cartilagem de crescimento localizada nas epífises (extremidade) dos ossos longos

Funções

De acordo com a localização anatômica da cartilagem, seu desempenho funcional pode variar, porém as funções gerais são citadas a seguir.

Absorção de forças

A organização particular dos elementos da matriz extracelular faz com que as peças da cartilagem hialina funcionem como amortecedores.

Os agrecanos presentes na matriz, descritos anteriormente no Capítulo 4, *Tecido Conjuntivo Propriamente Dito*, encontram-se ligados a glicosaminoglicanos (GAG) altamente hidrofílicos, cujas moléculas de água se deslocam durante a aplicação de força; esse "movimento", somado à disposição das fibras colágenas em arco sobre os condrócitos, faz com que essa organização ultraestrutural seja descrita como "colchão de mola". O posicionamento dos elementos da matriz e sua associação com as células estão representados na Figura 6.2.

Tal organização é responsável pela rigidez do tecido e por sua capacidade de suportar compressões relativas, absorvendo e redistribuindo forças para proteger tecidos associados menos resistentes.

Suporte, sustentação e inserção

As peças de cartilagem hialina são rígidas, porém maleáveis. Assim, fornecem suporte estrutural às suas sedes anatômicas, como na árvore respiratória, por exemplo. Nessa localização, a presença de anéis ou peças isoladas de cartilagem impede que a luz do tubo respiratório sofra

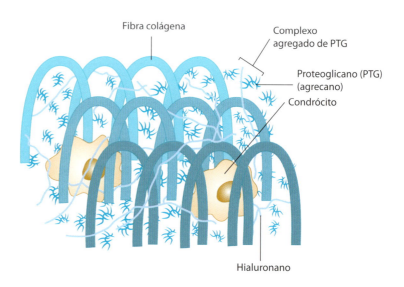

Figura 6.2 Organização molecular dos elementos da matriz hialina.

colabamento no momento da expiração. Além disso, une firmemente, porém não imobiliza duas superfícies distintas, como na junção entre as costelas e o esterno.

Revestimento e deslizamento de superfícies

Essa função é bastante clara quando nos lembramos das superfícies articulares em ossos longos. Ao mesmo tempo que a peça hialina protege física e mecanicamente as superfícies ósseas subcondrais, possibilita que haja movimentação com livre deslizamento nessa junção.

Osso subcondral
Osso subjacente à peça de cartilagem hialina articular

Osteogênese

Algumas peças de cartilagem hialina não surgiram em nosso desenvolvimento para permanecerem cartilagens para sempre. Nestas, ocorrem modificações bioquímicas e morfológicas, por meio das quais, aos poucos, o tecido cartilaginoso dá lugar ao tecido ósseo em um processo denominado osteogênese. Essas cartilagens são denominadas cartilagens de crescimento ou cartilagens epifisárias, em referência à sua localização (epífises ósseas) e função (crescimento em altura do indivíduo).

Osteogênese
Formação de tecido ósseo; pode ser endocondral ou intramembranosa

Características microscópicas

As cartilagens hialinas são avasculares, não possuem drenagem linfática e não são inervadas.

Vasos e nervos estão presentes em membrana conjuntiva denominada pericôndrio, que também contém células-fonte e condroblastos em diferenciação. O pericôndrio é constituído por duas porções: o pericôndrio celular e o pericôndrio fibroso.

Pericôndrio celular
Porção do pericôndrio rica em células precursoras de condroblastos, em contato com a matriz cartilaginosa

O pericôndrio fibroso situa-se na porção mais externa em relação à cartilagem, é rico em feixes colágenos que lhe conferem coloração eosinofílica brilhante, é menos vascularizado do que a porção subjacente e protege externamente a cartilagem.

Pericôndrio fibroso
Porção do pericôndrio rica em fibras, externa à cartilagem

O pericôndrio celular é rico em células dentre as quais destacam-se os núcleos pequenos e basofílicos. As células que se encontram nessa membrana são fibroblastos – células-fonte precursoras – indistinguíveis morfologicamente dos fibroblastos e condroblastos em amadurecimento. As fibras dessa região do pericôndrio são mais frouxas do que as presentes na porção fibrosa e são contínuas com as da matriz extracelular.

Procure identificar essas características na Figura 6.3. Observe as porções fibrosa, eosinofílica e celular. Note a continuidade da estrutura com a peça cartilaginosa, o que não possibilita sua dissecção anatômica.

Na área mais profunda do pericôndrio celular, os condroblastos são identificados facilmente como células pequenas e achatadas, com núcleo fusiforme e citoplasma eosinofílico. Quanto

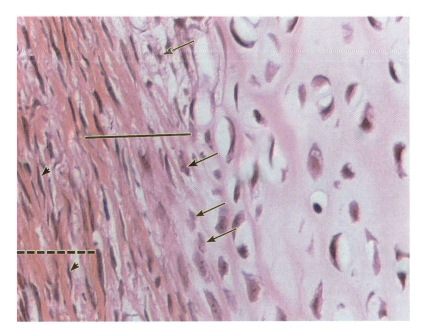

Figura 6.3 Pericôndrio da cartilagem hialina. Pericôndrio fibroso (linha tracejada). Pericôndrio celular (linha contínua). Fibroblastos (cabeças de seta). Células-fonte e condroblastos (setas). Coloração HE. Aumento original 100×.

Crescimento aposicional
Atividade mitótica a partir da qual os condroblastos do pericôndrio celular amadurecem, dando origem aos condrócitos. Possibilita o crescimento da peça cartilaginosa em tamanho durante o desenvolvimento

Glicogênio
Forma pela qual a glicose é armazenada no ambiente intracelular

Crescimento intersticial
Atividade mitótica que sucede o crescimento aposicional; não aumenta o tamanho da peça de cartilagem, propiciando crescimento populacional e amadurecimento do tecido

mais próximos das margens da cartilagem, vão se tornando arredondados, com o núcleo seguindo essa mudança de forma, e o citoplasma cora-se gradualmente.

Essas células jovens sintetizam a matriz ao seu redor e, à medida que o fazem, entram em atividade mitótica e ficam aprisionadas na própria secreção – surgem, assim, os condrócitos. Essa mitose caracteriza o **crescimento aposicional**.

Os condrócitos são células redondas, com núcleo basofílico seguindo a forma geral celular. Têm volume maior do que o dos condroblastos, porém são nutridos por difusão a partir dos vasos do pericôndrio. Assim, armazenam **glicogênio** para obtenção de energia. Tal depósito não é corado, o que faz com que o citoplasma da célula madura seja fracamente eosinofílico ou mesmo sem coloração.

Após o aprisionamento do condrócito, ele fica inserido em uma lacuna na matriz, na qual entra novamente em atividade mitótica. Essa proliferação caracteriza o **crescimento intersticial**.

Como os condrócitos se encontravam restritos ao espaço da lacuna, as células-filhas provenientes desta segunda atividade mitótica se comprimem umas contra as outras, por vezes alterando o aspecto redondo original do condrócito isolado. Cada conjunto de células situado em uma lacuna é derivado de um mesmo condroblasto e recebe, por isso, a denominação de grupo isógeno. Cada grupo isógeno é aprisionado em uma só lacuna e envolto diretamente por matriz territorial e, mais externamente, por matriz interterritorial.

A matriz extracelular da cartilagem hialina tem características histológicas bastante particulares.

As fibras colágenas tipo II representam 95% das proteínas fibrosas da matriz, sendo os 5% restantes compostos por fibrilas delicadas. Como não há feixes espessos de colágeno nesse material extracelular e as fibras têm refração próxima à da substância fundamental na qual se encontram, o aspecto típico de uma matriz conjuntiva, com fibras individualizadas e de cor eosinofílica, não é visto aqui (veja a Figura 4.15, no Capítulo 4, *Tecido Conjuntivo Propriamente Dito*). O que se observa é um material uniforme, homogêneo.

Porém, de maneira interessante, apesar da homogeneidade morfológica, a composição química da matriz faz com que existam tonalidades diferentes no ambiente extracelular. Ao redor dos grupos isógenos – área denominada matriz territorial –, há alto teor de GAG do tipo condroitino-sulfato, que é altamente basofílico, deixando essa região mais corada, ao passo que as áreas mais afastadas dos grupos, ou seja, entre as matrizes territoriais – região chamada matriz interterritorial –, são proporcionalmente mais ricas em fibras, sendo menos coradas basofilicamente.

Veja o aspecto panorâmico da cartilagem hialina na Figura 6.4. Observe como a matriz tem coloração basofílica, bastante particular, e as células organizam-se em conjuntos denominados

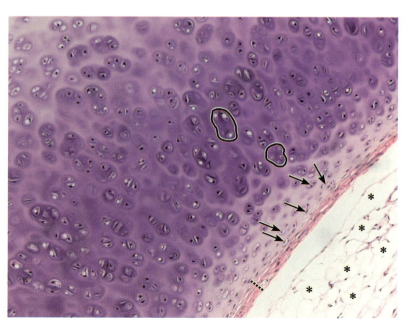

Figura 6.4 Cartilagem hialina. Grupos isógenos (círculos). Pericôndrio (linha tracejada). Condrócitos em desenvolvimento (setas). Tecido adiposo unilocular (asteriscos). Coloração HE. Aumento original 100×.

Capítulo 6 ■ Tecido Cartilaginoso   **109**

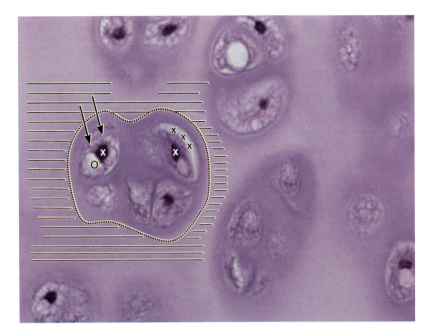

Figura 6.5 Cartilagem hialina. Matriz territorial (linhas pontilhadas). Matriz interterritorial (traços). Lacuna (X). Condrócito (X branco) e seu citoplasma (setas). Depósitos de glicogênio (círculos pequenos). Coloração HE. Aumento original 400×.

grupos isógenos. Na mesma fotomicrografia, identifique novamente o pericôndrio, os condrócitos em desenvolvimento e o tecido adiposo unilocular de sustentação.

A organização em grupos isógenos é demonstrada em detalhes na Figura 6.5. Cada grupo isógeno é envolvido por matriz que se dispõe de maneira territorial e interterritorial ao redor de cada grupo. Note que cada grupo isógeno repousa em uma lacuna. No organismo, as células preenchem todo o espaço, sendo a área vazia uma consequência da técnica de rotina. Identifique também o núcleo do condrócito, o citoplasma e depósitos de glicogênio.

Durante o processamento histológico, o material biológico passa por aquecimento e é imerso em álcool, o que provoca contrações. Essas contrações podem fazer com que os condrócitos adquiram morfologia estrelada dentro da lacuna, com um espaço aparente entre a parede desta e a membrana celular.

H·F Histologia em Foco

Reparo das cartilagens hialinas

Como os condrócitos hialinos têm baixo metabolismo e "funcionam" em baixas tensões de oxigênio, o processo cicatricial nesse tecido cartilaginoso é limitado e relativamente lento. Diante de lesões pequenas – erosões ou fissuras –, o pericôndrio celular preenche o espaço lesionado, proporcionando a regeneração. Porém, lesões extensas levam à invasão da área não só por todo o material fibroso do pericôndrio, mas também pelo tecido conjuntivo propriamente dito, que pode estar circunjacente à peça cartilaginosa de forma ocasional. Esse mecanismo é "bem intencionado" (o preenchimento é uma função do conjuntivo), mas leva a fibrose e perda da capacidade funcional da cartilagem.

Em contrapartida, como não existem vasos no interior das peças cartilaginosas hialinas, esse tecido apresenta baixa rejeição a enxertos (as reações imunológicas dependem da diapedese leucocitária).

Cartilagem hialina articular

As cartilagens hialinas das articulações apresentam particularidades em relação às peças de outros sítios anatômicos.

Sinoviócito
Fibroblasto da membrana sinovial que secreta o líquido sinovial

Líquido sinovial
Fluido viscoso, incolor, rico em agrecanos e lubricina (proteína lubrificante), que possibilita o deslizamento entre duas ou mais superfícies articulares; é produzido pelos sinoviócitos

Inicialmente, essas cartilagens não apresentam pericôndrio, o que seria inviável funcionalmente. Assim, a nutrição, a proteção e a fonte celular conferidas por essa membrana são substituídas pela cápsula articular.

A cápsula isola o ambiente interno de articulação e, em nível histológico, é formada por uma camada espessa de tecido conjuntivo denso, mais externamente (correlata, em suas devidas proporções, ao pericôndrio fibroso), e por uma camada celular delicada, mais internamente, denominada membrana sinovial (correspondente, dadas as particularidades, ao pericôndrio celular).

As células do parênquima sinovial são fibroblastos e macrófagos, e o estroma de sustentação é composto por fibras frouxas de conjuntivo propriamente dito. Os fibroblastos sinoviais são denominados sinoviócitos e exibem morfologia semelhante aos do conjuntivo propriamente dito frouxo. Têm alta capacidade de síntese e, além dos elementos típicos da matriz extracelular, produzem o líquido sinovial.

O líquido sinovial é rico em uma proteína denominada lubricina, a qual possibilita o deslizamento no contato entre os tecidos durante a movimentação da articulação. Nutrientes e catabólitos transitam nesse meio fluido, assim como macrófagos livres e células em descamação da própria sinóvia.

Veja na Figura 6.6 a representação esquemática da estrutura articular. O desenho esquemático representa uma articulação cartilaginosa do tipo diartrose, presente na extremidade de ossos longos. Observe seus elementos histológicos: camada externa composta por tecido conjuntivo propriamente dito denso, camada interna sinovial constituída por sinoviócitos, macrófagos e estroma rico em vasos sanguíneos, líquido sinovial e peça de cartilagem hialina associada a osso subcondral.

Veja um esquema da história natural da artrose na Figura 6.7 e perceba como o conhecimento das características histológicas normais é fundamental para a compreensão da evolução da doença. Apesar de a patogênese ser bastante conhecida, os estímulos bioquímicos que levam os condrócitos a expressarem genes que desencadeiam o processo ainda vêm sendo estudados.

Cartilagem elástica

Localizações anatômicas

As cartilagens elásticas estão presentes no pavilhão auditivo externo e na tuba auditiva, na epiglote, bem como formando algumas peças cartilaginosas da laringe.

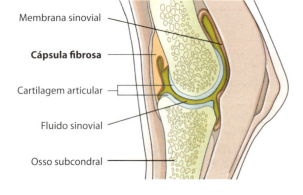
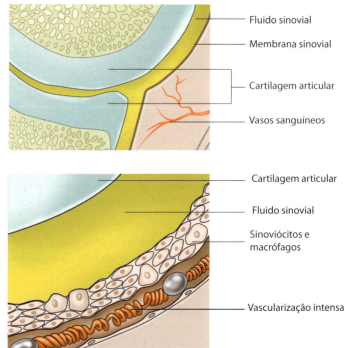

Figura 6.6 Articulação.

H·F Histologia em Foco

História natural da artrose

Conhecendo a estrutura microscópica das articulações, fica bem fácil compreender a patogênese da artrose, condição patológica articular com mais alta incidência e prevalência no mundo.

Nessa doença de evolução bastante lenta, ocorrem dois tipos de alterações iniciais na cartilagem hialina: os condrócitos sofrem hiperplasia e os GAG da matriz tornam-se mais hidrofílicos. Ora, se não existem vasos sanguíneos dentro da matriz, os nutrientes chegam às células por difusão através de seus elementos. Porém, com mais condrócitos, o que ocorre com a quantidade proporcional de matriz? Diminui... Justo quando maior quantidade de células requer maior demanda de nutrientes! E a pouca matriz presente ainda se torna menos resistente em virtude do maior teor de água. O resultado direto é a atrofia e morte dos condrócitos, e, como essas células mantêm a matriz, esta se degenera.

A partir do início do processo, durante os movimentos articulares normais, ocorre um fenômeno semelhante ao de quando passamos uma borracha sobre o papel, no qual a borracha sofre desgaste e seus fragmentos desgastados se desprendem.

Na articulação, os fragmentos cartilaginosos ficam em suspensão no líquido sinovial e são chamados de "corpos livres". A detecção dos corpos livres pelos macrófagos desencadeia inflamação (sinovite), com liberação de fatores de crescimento que estimulam possível anquilose fibrosa da membrana sinovial. Enquanto isso, na superfície que está sofrendo desgaste, há diminuição da dispersão de forças e da lubrificação, potencializando a evolução da lesão, que culmina com exposição do osso subcondral e possível ancilose óssea.

Apesar de evoluir para processos inflamatórios e envolver o osso subcondral, o início da lesão é a hiperplasia celular – o que faz com que o termo "artrose" seja hoje patologicamente mais aceito como correto do que "osteoartrite".

Incidência
Medida de frequência de ocorrência de doença na qual se avalia quantas pessoas foram acometidas em um intervalo preestabelecido

Prevalência
Medida de frequência de ocorrência de doença na qual se avalia quantas pessoas estão doentes no momento do estudo

Anquilose
Bloqueio total ou parcial da movimentação articular por soldadura fibrosa ou óssea

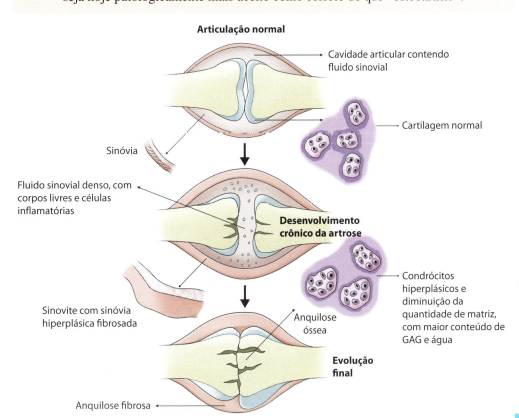

Figura 6.7 História natural da artrose.

Funções

A principal função dessa cartilagem é estrutural, formando peças relativamente pequenas com formatos anatômicos específicos. São capazes de se movimentar fisiologicamente e retornar ao formato e posição originais, característica que possibilita o desempenho funcional da região em que se encontram.

Características microscópicas

Como o nome indica, nesse tipo de cartilagem há predomínio de fibras elásticas sobre as que derivam do sistema colágeno, representado por pouca quantidade de fibras do tipo II.

Como as fibras elásticas não se coram bem nas colorações de rotina, observa-se, nos preparos corados por hematoxilina e eosina, a matriz fracamente eosinofílica com discretas estruturas fibrilares visíveis, conforme demonstrado na Figura 6.8. As fibras elásticas são os elementos fibrosos predominantes nessa cartilagem; como são irregulares e se coram mal em preparos de rotina, sua presença é praticamente imperceptível, destacando-se as fibras finas de colágeno tipo II, eosinofílicas. Note também condrócitos isolados, que podem ser binucleados.

Como pode ser visto na Figura 6.9, quando são realizadas colorações histoquímicas específicas para fibras elásticas, observam-se a quantidade e a distribuição deste elemento no tecido. Em preparos especiais, verifica-se que as fibras elásticas localizam-se em maior quantidade ao redor dos condrócitos, além de serem mais espessas nessa região. Ao observarmos áreas mais afastadas das células, podem-se identificar as fibras mais finas individualizadas, dispersas por toda a matriz extracelular. Além disso, condrócitos e uma porção do pericôndrio celular também podem ser identificados.

Os condrócitos, aqui maiores e mais numerosos em relação aos da cartilagem hialina, podem ser binucleados e encontram-se isolados na matriz ou formando grupos isógenos irregulares, visto que essa cartilagem não passa por uma fase específica de crescimento intersticial, a qual culminaria com a formação dos conjuntos celulares bem definidos.

Na Figura 6.10, observa-se a cartilagem elástica do pavilhão auditivo externo. Essa região é um dos alvos da arte da perfuração corporal ou, em inglês, "*body piercing*". A escassa vascularização dessa cartilagem faz com que os sintomas agudos da inflamação – dor, edema, calor e rubor – sejam mais discretos em relação a outras áreas corporais, mais irrigadas. Em contrapartida, essa característica está associada a cicatrização mais lenta e possibilidade de infecções.

Envolvendo as peças de cartilagem elástica, o pericôndrio é responsável pela nutrição e inervação desse tecido, destacando-se, histologicamente, que o pericôndrio fibroso é rico em

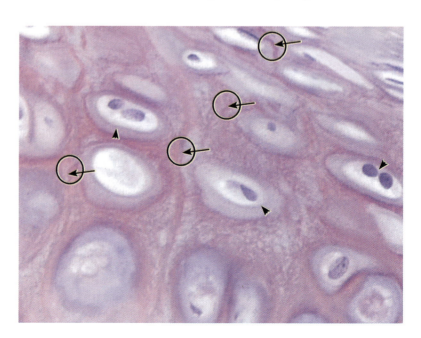

Figura 6.8 Cartilagem elástica. Fibras (círculos com setas). Condrócitos (cabeças de seta). Coloração HE. Aumento original 400×.

Capítulo 6 ▪ Tecido Cartilaginoso   113

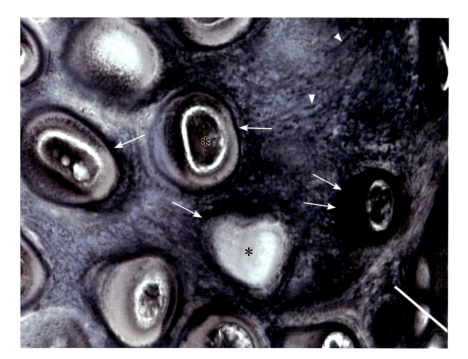

Figura 6.9 Cartilagem elástica. Fibras elásticas densas (setas). Fibras elásticas dispersas (cabeças de seta). Condrócitos (asteriscos). Pericôndrio celular (barra). Coloração histoquímica. Aumento original 400×.

fibras elásticas, sendo visto quase sem coloração nos preparos de rotina e, ao contrário, bastante impregnado por pigmento nas reações histoquímicas.

Cartilagem fibrosa

A cartilagem fibrosa, ou fibrocartilagem, é um tecido intermediário entre o tecido conjuntivo denso e a cartilagem hialina.

Como tal, apresenta características histológicas mistas desses dois tecidos, além do fato de não estar presente como peças cartilaginosas individuais, mas sim inseridas em meio a áreas tipicamente conjuntivas, das quais não pode ser dissecada isoladamente.

A síntese de matriz extracelular colágena densa fez com que, por muito tempo, se acreditasse que a partir de fibroblastos surgiriam condrócitos. Ora, fibroblastos já são células geneticamente comprometidas a amadurecerem para fibrócitos. Atualmente, por evidências genéticas, sabe-se que esses condrócitos fibrosos derivam de condroblastos e estes, de células-fonte (indistinguí-

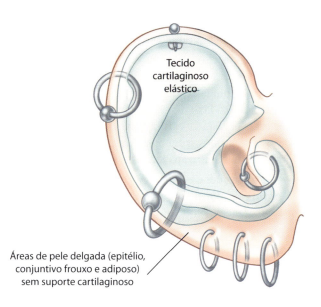

Figura 6.10 Peça de cartilagem elástica do pavilhão auditivo.

H·F Histologia em Foco

Cicatrização em perfuração e *piercing* de orelha

A perfuração comum para colocação de brincos atinge o tecido conjuntivo frouxo e o adiposo associado, situados no lóbulo da orelha. Porém, quando há perfuração da cartilagem elástica, caracteriza-se o *piercing*, conforme representado na Figura 6.10.

Independentemente do material utilizado na perfuração, observa-se ao microscópio rompimento do pericôndrio elástico e de seus vasos, microfissuras na matriz cartilaginosa ao redor do trajeto da perfuração e degeneração dos condrócitos nas bordas dessas fissuras. O processo cicatricial se dá de maneira bastante semelhante ao da cartilagem hialina, mediante preenchimento das fissuras pelo pericôndrio e lenta hiperplasia compensatória dos condroblastos. Esses eventos são precedidos por reação inflamatória de curta duração, com resolução após regeneração ou fibrose da área, de acordo com a largura da perfuração.

veis ao microscópio óptico dos fibroblastos, daí a confusão); expressões genéticas distintas determinam a atividade de síntese de matriz.

Localizações anatômicas

As cartilagens fibrosas são encontradas nos discos intervertebrais, na sínfise pubiana, nas áreas de inserção do tendão no osso e nos discos articulares das articulações temporomandibular e esternoclavicular.

Funções

A cartilagem fibrosa apresenta resistência mecânica à tração e pouca elasticidade, além de seu componente rígido conferir proteção a tecidos circundantes mais frágeis.

Essas propriedades propiciam estabilização sem imobilização nas áreas em que essa cartilagem se encontra.

Características microscópicas

Os elementos predominantes da matriz são feixes de colágeno tipo I, intensamente eosinofílicos, dispostos em sua maioria paralelamente à aplicação de força no tecido. A substância fundamental amorfa é escassa e pode ser observada restrita ao redor dos condrócitos como uma área circular, pouco corada.

Os condrócitos, por sua vez, passam pelos crescimentos aposicional e intersticial, porém, como estão inseridos em matriz colágena firme, produzida por seus precursores ainda jovens, antes da segunda atividade mitótica, formam grupos isógenos axiais. Essas fileiras de condrócitos são denominadas grupos isógenos axiais. Identifique essas características microscópicas na Figura 6.11. Nessa cartilagem, a estrutura histológica é particular pelo fato de condrócitos formarem grupos isógenos axiais em meio à matriz extracelular típica de tecido conjuntivo denso com feixes transversais e longitudinais.

Como as células estão em meio a um conjuntivo propriamente dito, essa cartilagem não é envolvida por pericôndrio. Os condrócitos recebem os nutrientes diretamente da escassa vascularização extracelular.

Entenda o porquê do alinhamento observando a Figura 6.12, na qual verifica-se que os condroblastos passam pelo crescimento aposicional quando jovens e ainda em atividade de síntese. Na segunda fase de crescimento, o colágeno já maduro faz às vezes das lacunas na cartilagem hialina, aprisionando os condrócitos enfileirados entre seus feixes.

Grupo isógeno axial
Grupo isógeno no qual os condrócitos formam fileiras dispostas homogeneamente entre os feixes de colágeno da matriz

Capítulo 6 ■ Tecido Cartilaginoso   **115**

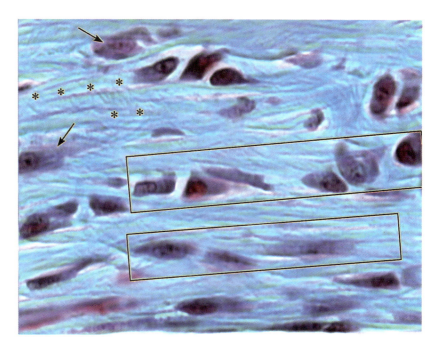

Figura 6.11 Cartilagem fibrosa. Grupos isógenos axiais (retângulos). Matriz extracelular (asteriscos). Condroblastos (setas). Coloração histoquímica. Tricrômio. Aumento original 400×.

Disco intervertebral
Estrutura situada na área de sobreposição de duas vértebras

Disco intervertebral

O **disco intervertebral** encontra-se, como o nome da estrutura indica, entre as vértebras, formando sínfises intervertebrais.

O disco é constituído por uma porção externa, composta de cartilagem fibrosa, o anel fibroso, e por uma porção interna, de consistência gelatinosa firme, o núcleo pulposo.

Diante da localização dos discos, os tecidos componentes dessas estruturas devem permitir a movimentação sobreposta das vértebras associada à capacidade de absorver e dispersar forças provenientes de movimentos fisiológicos sem imobilização óssea e sem se deslocar da posição original.

Com essa finalidade, ligamentos formados por tecido conjuntivo denso e tecido elástico estabilizam o disco, enquanto sua estrutura histológica possibilita a dispersão e absorção de forças fisiológicas.

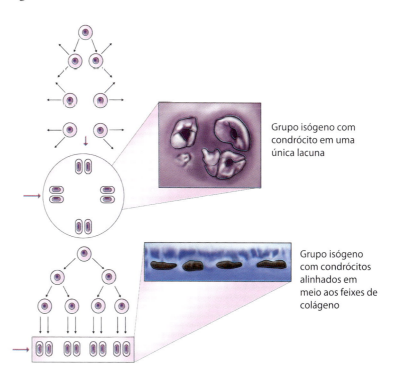

Grupo isógeno com condrócito em uma única lacuna

Grupo isógeno com condrócitos alinhados em meio aos feixes de colágeno

Figura 6.12 Formação dos grupos isógenos axiais.

Microscopicamente, observam-se duas regiões:

- *Núcleo pulposo*: na porção interna do disco, é composto por condrócitos redondos observados em meio a estroma de fibras de colágeno tipo II e abundante substância fundamental amorfa, de consistência gelatinosa firme. Essa estrutura confere resistência à compressão, porém, após os 20 anos de idade, este tecido é gradualmente substituído por cartilagem fibrosa, torna-se menos maleável e a proteção contra impactos diminui
- *Anel fibroso*: porção externa do disco, formada por fibrocartilagem com feixes dispostos em camadas concêntricas; tendo em vista a densidade do colágeno, essa área confere resistência à tração e dispersão de forças absorvidas pelo núcleo pulposo.

Veja a estrutura e os componentes histológicos do disco intervertebral nas Figuras 6.13 e 6.14. Na amostra das fotomicrografias, proveniente de embrião de camundongo, observe o disco intervertebral entre as vértebras em desenvolvimento.

H·F Histologia em Foco

Hérnia de disco

Diante da aplicação excessiva de força ou de dispersão irregular de impacto, as fibras colágenas do anel fibroso podem se romper e deslocar o núcleo pulposo. Esse deslocamento é "facilitado" se os ligamentos apresentarem hipoelasticidade por fadiga. Essa condição caracteriza a "hérnia de disco" e pode apresentar complicações clínicas em razão da possível compressão de nervos e vasos associados às vértebras pelo tecido do núcleo extravasado.

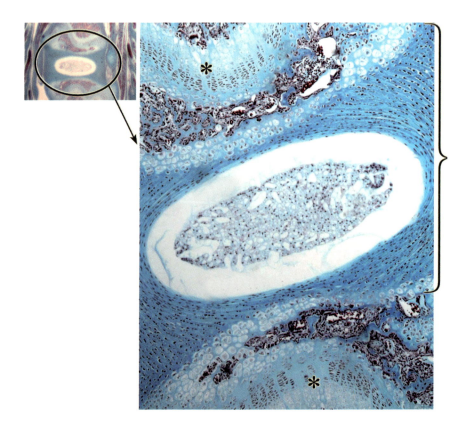

Figura 6.13 Disco intervertebral. Vértebras (asteriscos). Disco intervertebral (região delimitada pela chave). Coloração histoquímica. Tricrômio de Gomori. Aumento original 250×. Detalhe: 50×.

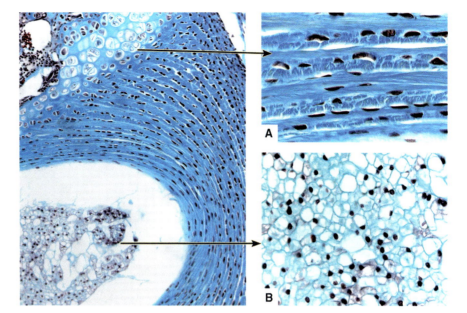

Figura 6.14 Disco intervertebral. Anel fibroso (A). Núcleo pulposo (B). Coloração histoquímica. Tricrômio de Gomori. Aumento original 250×. Detalhes. Coloração histoquímica. Tricrômio de Gomori. Aumento original 400×.

RESUMO

- O tecido cartilaginoso é um tecido conjuntivo especial, cujas células derivam da célula mesenquimal indiferenciada. Seu parênquima é formado por condroblastos e condrócitos, envoltos por matriz extracelular com substância fundamental e fibras
- Os condroblastos são células jovens com alta capacidade de síntese dos elementos da matriz
- O tecido cartilaginoso é classificado de com base na organização dos condrócitos e na composição da matriz extracelular
- Existem três tipos de cartilagem: hialina, elástica e fibrosa (ou fibrocartilagem)
- Os condrócitos são células maduras com diminuição de sua atividade metabólica, responsáveis pela manutenção da matriz e pelo controle metabólico da cartilagem na qual se encontram
- A matriz extracelular das cartilagens é sólida, porém não mineralizada
- A cartilagem hialina está presente no esqueleto embrionário, na placa epifisária, nas articulações, entre as costelas e o esterno, em algumas áreas da árvore respiratória e em determinadas peças da laringe
- A cartilagem hialina tem como funções gerais a absorção de forças, suporte e sustentação, revestimento e deslizamento de superfícies e a osteogênese
- A cartilagem hialina é avascular, não possui drenagem linfática e não é inervada. É nutrida por difusão pelos vasos do pericôndrio, que também contêm células fonte e condroblastos em diferenciação
- Os condrócitos da cartilagem hialina organizam-se em grupos chamados grupos isógenos, situados, cada um, em lacunas na matriz. A matriz ao redor do grupo isógeno é mais corada basofilicamente e é denominada matriz territorial, ao passo que a matriz mais afastada dos conjuntos celulares, menos corada, é chamada de matriz interterritorial
- As cartilagens hialinas das articulações não apresentam pericôndrio e são nutridas pelo líquido sinovial
- As cartilagens elásticas estão presentes no pavilhão auditivo externo e na tuba auditiva, na epiglote, bem como formando algumas peças cartilaginosas da laringe
- Na cartilagem elástica, há predomínio de fibras elásticas sobre as que derivam do sistema colágeno e os condrócitos são maiores e mais numerosos em relação aos da cartilagem hialina. Podem estar isolados ou formando grupos isógenos irregulares
- As peças de cartilagem elástica são nutridas pelo pericôndrio
- A cartilagem fibrosa é um tecido intermediário entre o tecido conjuntivo denso e a cartilagem hialina
- As cartilagens fibrosas são encontradas nos discos intervertebrais, na sínfise publana, nas áreas de inserção do tendão no osso e nos discos articulares das articulações temporomandibular e esternoclavicular
- O elemento predominante da matriz é o colágeno tipo I, a substância fundamental amorfa é escassa e os condrócitos estão dispostos em grupos isógenos axiais
- A cartilagem fibrosa não tem pericôndrio. A nutrição é obtida a partir da matriz extracelular conjuntiva
- Os discos intervertebrais são formados por duas regiões – o núcleo pulposo e o anel fibroso –, com função geral de possibilitar movimentação vertebral, com estabilidade e dispersão de forças.

AUTOAVALIAÇÃO

6.1 Descreva a cartilagem hialina ao microscópio óptico.
6.2 Como ocorre a nutrição das cartilagens hialinas não articulares?
6.3 Como ocorre a nutrição das cartilagens hialinas articulares?
6.4 O que é o pericôndrio?
6.5 Cite localizações anatômicas das cartilagens elásticas:
6.6 Defina o que é sinoviócito.
6.7 Descreva a estrutura do disco intervertebral.
6.8 Quais os componentes da matriz extracelular da cartilagem fibrosa? Como os condrócitos dessa cartilagem se organizam?
6.9 O que são os crescimentos aposicional e intersticial?
6.10 Cite as funções da cartilagem hialina. Escolha uma e explique como é exercida.

7

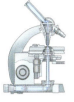

Tecido Ósseo

Objetivos de estudo, *120*
Palavras-chave, *120*
Introdução, *120*
Localização, *121*
Funções, *121*
Componentes histológicos, *121*
Vascularização do tecido ósseo, *126*
Interação celular, modelamento e remodelamento, *127*
Tipos de osso, *129*
Osteogênese, *130*
Resumo, *134*
Autoavaliação, *134*

Objetivos de estudo

Conhecer a origem mesenquimal do tecido ósseo

Saber quais são as células do parênquima ósseo e que elas apresentam linhagens diferentes

Reconhecer as células ósseas ao microscópio óptico, em cortes desmineralizados, e saber descrevê-las histologicamente

Saber os componentes e as funções das porções orgânica e inorgânica da matriz extracelular

Entender como ocorre a vascularização óssea através das membranas e dos sistemas de canais

Reconhecer o ósteon e seus elementos ao microscópio óptico, em cortes preparados por desgaste, e descrevê-lo histologicamente

Saber conceituar periósteo e endósteo, conhecer suas funções e componentes histológicos

Conhecer os tipos de ossificação, as etapas de cada uma e os principais locais anatômicos em que ocorrem

Reconhecer ao microscópio óptico as fases da ossificação endocondral

Reconhecer ao microscópio óptico áreas de ossificação intramembranosa

Correlacionar o conhecimento histológico básico com as principais aplicações clínicas associadas.

Palavras-chave

Canal de Havers	Medula óssea	Osteogênese
Canal de Volkmann	Modelamento	Osteoide
Canal medular	Ossificação endocondral	Ósteon
Cartilagem de crescimento	Ossificação intramembranosa	Periósteo celular
Célula osteoprogenitora	Osteoblasto	Periósteo fibroso
Disco epifisário	Osteócito	Remodelamento
Endósteo	Osteoclasto	

Introdução

As células ósseas derivam da célula indiferenciada do mesênquima embrionário, capaz de originar todos os tecidos conjuntivos.

Tecido ósseo
Tecido conjuntivo especializado, que apresenta matriz mineralizada

Apesar de o **tecido ósseo** ser derivado do mesênquima como os demais tecidos conjuntivos, apresenta característica que o difere dos demais por ter o material extracelular proteico impregnado de componentes inorgânicos, resultando em matriz mineralizada.

Em virtude da mineralização, técnicas especiais de processamento histológico – de desgaste ou de desmineralização – são necessárias para visualização histológica desse tecido. No desgaste, utilizam-se pedras de polimento friccionadas progressivamente sobre a amostra de osso seco até que esta atinja espessura fina o suficiente para ser atravessada pela luz do microscópio. Com esse recurso, visualiza-se o arcabouço mineralizado do tecido. Para observação da porção orgânica, deve ser realizada desmineralização da amostra com sua imersão em líquido **quelante**, para remoção dos íons impregnados. Após esse procedimento, o osso fica com a consistência dos tecidos moles e pode seguir o processamento de rotina, ao final do qual visualizamos as células do tecido e a porção não mineralizada da matriz extracelular.

Quelante
Substância que fixa íons, removendo os mesmos da amostra de origem

Perceba que essas técnicas não possibilitam a visualização simultânea do arcabouço mineral e do componente orgânico, sendo fundamental ter em mente o tecido como um todo, não apenas para a interpretação dos cortes, mas para a compreensão de sua histofisiologia.

■ Localização

O tecido ósseo compõe estruturalmente o esqueleto, o qual representa cerca de 20% do peso corporal. É um dos tecidos duros do organismo, juntamente com as cartilagens. A interação funcional dos ossos com o tecido muscular estriado esquelético, associados funcionalmente às cartilagens, aos ligamentos e aos tendões, constitui o sistema musculoesquelético.

■ Funções

Suporte de tecidos moles

Por meio da inserção de ligamentos e de tendões aos ossos, nossa musculatura estrutura-se posturalmente. De maneira indireta, essa interação anatômica propicia suporte e estabilidade aos órgãos. É comum encontrarmos o real comentário na literatura de que "se não fossem os ossos, o organismo seria um amontoado de tecidos moles, sem forma definida".

Proteção anatômica

Díploe
Disposição do tecido ósseo na calota craniana: a região central esponjosa é envolvida por duas lâminas de osso compacto; a superfície externa da díploe apoia o couro cabeludo, enquanto a porção interna repousa sobre o córtex encefálico

O esqueleto possui ossos com características anatômicas apropriadas para a proteção física de tecidos moles. Essa função é bastante clara no sistema nervoso central, no qual o cérebro, o cerebelo e a medula espinal são protegidos, respectivamente, pela díploe da calota craniana e pelas vértebras, e no tórax, no qual o pulmão e o coração são protegidos pelas clavículas, pelas costelas e pelo esterno.

Coordenação de movimentos e ampliação de força

Os ossos participam do sistema musculoesquelético formando um sistema de alavancas que amplia a força muscular, além de direcionar os movimentos voluntários mediante sua união a tendões e ligamentos.

Reserva iônica

Homeostase
Equilíbrio do organismo com o meio em que se encontra; para tal, constantemente há adaptações do estado normal para manutenção da saúde

A matriz extracelular do tecido ósseo é uma reserva iônica importante para a homeostase. A deposição, o armazenamento e a mobilização de minerais são fenômenos controlados tanto por hormônios quanto por proteínas liberadas pelas células do parênquima ósseo.

Contenção da medula óssea

Medula óssea
Órgão linfoide que se aloja na cavidade medular, dentro dos ossos; é sede de precursores de células sanguíneas

Os ossos contêm em seu interior a medula óssea, sede de células hemocitopoéticas e de proteínas que controlam a diferenciação das células do sangue. Após a adolescência, essa função persiste apenas em algumas áreas do esqueleto como, por exemplo, na crista ilíaca e o no fêmur.

■ Componentes histológicos

O tecido ósseo é composto histologicamente por células associadas a abundante material extracelular e, como os demais tecidos conjuntivos, deve ser reconhecido pela morfologia de suas células e estrutura do material extracelular.

Células

O parênquima ósseo é formado por células de duas linhagens distintas, ambas mesenquimais: a célula osteoprogenitora – que origina osteoblastos – e o hemocitoblasto – que dá origem ao sistema fagocitário mononuclear, do qual faz parte o osteoclasto.

A visualização da histomorfologia dos elementos celulares deve ser feita em cortes preparados por desmineralização.

Osteoblastos

As células osteoprogenitoras surgem, morfologicamente, a partir da contração dos prolongamentos citoplasmáticos da célula mesenquimal e diminuição do tamanho celular; geneticamente, nesta fase, ocorre a transcrição de genes específicos, para que surja exatamente a célula osteoprogenitora e não qualquer outra conjuntiva, como fibroblastos, condroblastos ou lipoblastos.

A partir da diferenciação progressiva das primeiras células osteoprogenitoras, surgem os osteoblastos, que iniciam a atividade de síntese.

Osteoide
Material orgânico osteoblástico composto por um conjunto complexo de proteínas; sofre impregnação por íons atraídos do sangue, mineralizando a matriz óssea

O material produzido pelos osteoblastos ainda não é a matriz mineral em sua totalidade, e sim um material orgânico proteico denominado osteoide.

Morfologicamente, os osteoblastos dispõem-se em monocamada na superfície externa da matriz ou nas bordas dos espaços internos. Quando em atividade, seu formato é cúbico ou cilíndrico, com núcleo intensamente basofílico e redondo; em repouso metabólico, a célula assume morfologia achatada.

Nas áreas com osteoblastos ativos, observa-se pequena faixa ligeiramente menos corada do que a matriz extracelular madura, correspondente à deposição de osteoide.

Procure identificar essas características na Figura 7.1.

As células osteoprogenitoras persistem em membranas conjuntivas associadas ao tecido como células ósseas de revestimento e são células-fonte para novos osteoblastos.

Osteócitos

Os osteócitos são osteoblastos que atingiram estágio final de diferenciação.

Osteócitos
São osteoblastos que alcançaram estágio final de diferenciação

Inicialmente, os osteoblastos organizam-se lado a lado, na superfície da matriz. À medida que sintetizam o osteoide, afastam-se uns dos outros e a matriz acaba por envolvê-los, deixando-os aprisionados em uma lacuna. Aprisionada, a célula não tem mais espaço ao seu redor para produzir matriz, assim como tal síntese não é mais necessária. Nessa situação, o osteoblasto torna-se um osteócito. Veja esse processo na Figura 7.2. Note que quanto "mais velha" a célula madura, menor ela se torna.

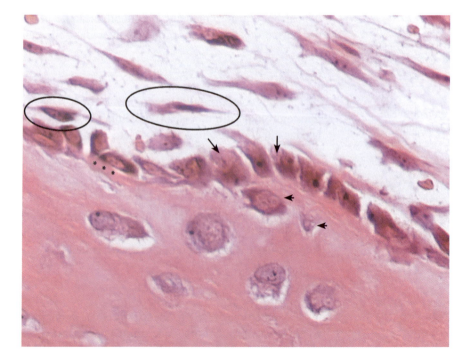

Figura 7.1 Osteoblastos. Osteoblastos (setas). Osteoide (asteriscos). Matriz (cabeças de seta). Precursores osteoblásticos (círculo). Coloração HE. Aumento original 400×.

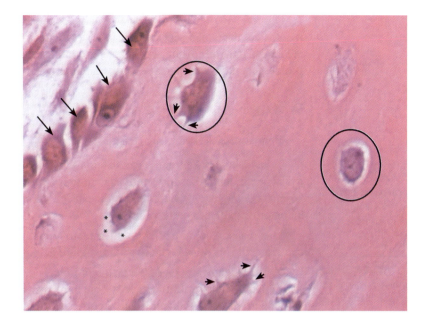

Figura 7.2 Osteoblastos e osteócitos. Osteoblastos (setas). Osteócitos (círculos). Lacuna (asteriscos). Prolongamentos citoplasmáticos (cabeças de seta). Coloração HE. Aumento original 400×.

Ao contrário do que sugere a disposição do osteócito na matriz, a célula não é inerte metabolicamente. Apesar de afastados entre si por abundante material extracelular, permanecem unidos uns aos outros por prolongamentos citoplasmáticos. Essa rede de conexão é fundamental para o metabolismo ósseo, pois não há como ocorrer difusão de nutrientes e de íons através de uma matriz mineral.

Os osteócitos têm tempo de vida útil de aproximadamente 3 anos e, durante esse período, são responsáveis pela captação de nutrientes e pela manutenção iônica do tecido. Após esse período, a área em que se encontram é reabsorvida, e nova matriz, com novos osteócitos aprisionados, surge para renovação tecidual.

Microscopicamente, os osteócitos são encontrados dentro de lacunas no interior da matriz extracelular mineralizada, através da qual seus prolongamentos percorrem inúmeros canalículos que permitem a intercomunicação entre essas células, bem como com o sangue. Seus núcleos são pequenos e basofílicos; têm finíssimos prolongamentos citoplasmáticos que tornam o aspecto da célula estrelada. Essas ramificações atravessam a matriz dentro de um sistema de canalículos que só são vistos no preparo por desgaste, como na Figura 7.3.

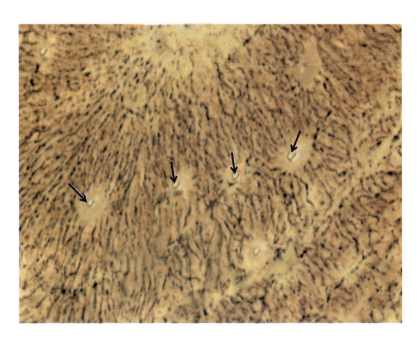

Figura 7.3 Lacunas (setas) e canalículos dos osteócitos. Preparo por desgaste. Aumento original 250×.

Observe, no preparo por desgaste, a intensa rede de contato entre os osteócitos. Esses elementos celulares não são identificados pois, em razão da técnica, há preservação apenas do arcabouço mineral em que as células se encontram. Os canalículos por onde passam os inúmeros prolongamentos citoplasmáticos, neste preparo, são vistos como linhas sombreadas.

Osteoclastos

Os osteoclastos realizam reabsorção de tecido ósseo para que este seja renovado.

Essas células fazem parte do sistema fagocitário mononuclear, sendo responsáveis pela reabsorção tecidual. Apesar da derivação, a função do osteoclasto não é especificamente fagocitária, visto que, na fagocitose, após digestão, a partícula é eliminada, enquanto na reabsorção há reaproveitamento metabólico.

Essa reabsorção da matriz envolve tanto a porção orgânica quanto a porção mineral, respectivamente através de enzimas digestivas e ácidos sintetizados pela própria célula.

Morfologicamente, os osteoclastos são fáceis de distinguir dos osteoblastos e osteócitos. São células gigantes multinucleadas, com citoplasma volumoso intensamente eosinofílico e de formato irregular. Localizam-se na superfície da matriz extracelular mineralizada, geralmente próximo às áreas de osteoblastos inativos, em depressões correspondentes à área de reabsorção, denominadas lacunas de Howship. Identifique essas características na Figura 7.4.

O observador iniciante deve estar atento ao estudar a lâmina. No interior dos ossos está a medula óssea, na qual as células do sangue se encontram em estágios de amadurecimento diferentes. Dentre estas, células precursoras podem ser descritivamente semelhantes aos osteoclastos.

Observe a Figura 7.5 e compare a morfologia dessas células precursoras da medula óssea e dos osteoclastos. Como os precursores celulares sanguíneos situam-se na medula óssea, é comum serem encontradas durante a visualização do tecido ósseo. Compare, na fotomicrografia, a localização de ambas e observe a morfologia das células precursoras hemocitopoéticas no ambiente medular e os osteoclastos em contato com a matriz óssea.

Matriz extracelular

As propriedades físicas do tecido ósseo dependem das características da matriz extracelular, formada por uma porção orgânica, proteica, e uma porção inorgânica, mineral.

Reabsorção osteoclástica
Endocitose de material orgânico e inorgânico, posteriormente reaproveitado

Lacuna de Howship
Depressões microscópicas na superfície óssea associadas ao polo basal do osteoclasto; entre a membrana osteoclástica polarizada e a superfície da lacuna forma-se um espaço vedado no qual a célula libera ácido e enzimas para degradação tecidual

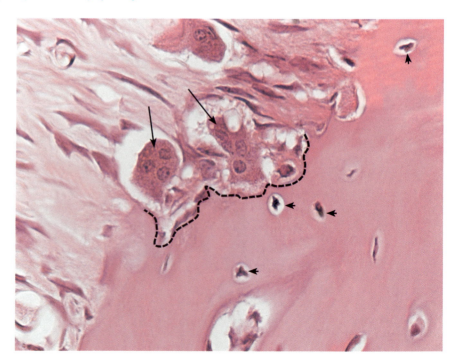

Figura 7.4 Osteoclastos (setas). Lacuna de Howship (pontilhado). Osteócitos (cabeças de seta). Coloração HE. Aumento original 400×.

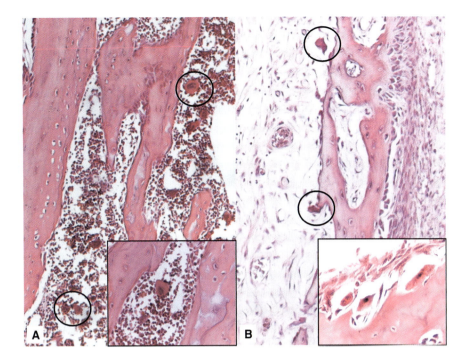

Figura 7.5 Ambiente medular (A) e células precursoras (círculos). Tecido ósseo (B) e osteoclastos (círculos). Em detalhe, a morfologia celular. Coloração HE. Aumento original 100×.

O componente orgânico da matriz é responsável pela resistência a fratura, compressão e tensão, conferindo maleabilidade ao tecido sem que ele perca clinicamente sua dureza, enquanto a porção inorgânica é responsável pela resistência à deformação.

H·F Histologia em Foco

Experimento simples para demonstração dos componentes da matriz

A demonstração das propriedades conferidas pelos componentes orgânicos e inorgânicos do osso já foi comprovada por muitas crianças por intermédio de um experimento simples realizado nas aulas de ciências: dois ossos de galinha são obtidos; um é colocado de molho em vinagre e o outro levado ao forno. Com o passar dos dias, o vinagre torna-se opaco, impregnado pelos íons removidos do tecido, que adquire consistência maleável, enquanto a peça aquecida sofre desidratação e perde os elementos orgânicos, mantendo a forma anatômica, mas tornando-se, altamente friável, como giz.

Proteínas ósseas não colagenosas
Produtos osteoblásticos que, apesar de presentes em menor quantidade em relação ao colágeno estrutural, são determinantes do metabolismo do tecido ósseo

Ligante do receptor ativador do fator nuclear κB (RANKL)
Citocina da família do fator de necrose tumoral alfa (TNF-α, do inglês *tumor necrosis factor-alpha*), determinante da ativação de osteoclastogênese a partir de células precursoras do sistema fagocitário mononuclear

Componentes orgânicos

Essa porção corresponde a 35% do material extracelular e é constituída por proteínas colagenosas e proteínas não colagenosas.

As proteínas colagenosas são representadas em 90% por feixes de colágeno tipo I associados a proteoglicanos, o que confere à matriz extracelular das amostras preparadas por desmineralização uma coloração intensamente eosinofílica.

Dentre as proteínas não colagenosas, destacam-se a osteonectina (possibilita a adesão dos osteoblastos à interface óssea), a osteocalcina (atrai íons cálcio e fósforo para impregnação do osteoide), a sialoproteína e a osteopontina (interrompem a síntese após o início da mineralização do osteoide), o ligante do receptor ativador do fator nuclear κB (RANKL, do inglês *receptor activator of nuclear factor kappa-β ligand*) (estimula a diferenciação e o amadurecimento osteoclástico), a osteoprotegerina (inibe a formação de novos osteoclastos, conforme a necessidade)

Proteína morfogenética osteoindutora (BMP)
Proteína óssea da família das glicoproteínas com capacidade de induzir a osteogênese

e proteínas morfogenéticas osteoindutoras (BMP, do inglês *bone morphogenetic protein*, estimulam a diferenciação de novos osteoblastos).

Percebe-se, a partir da observação da produção osteoblástica, que essa célula exerce controle metabólico no tecido, regulando a mineralização da matriz, assim como a diferenciação, o amadurecimento e a atividade osteoclástica, determinando, desse modo, a renovação tecidual fisiológica.

Componentes inorgânicos

Os minerais constituem 65% da matriz. A porção extracelular inorgânica é composta por fosfato de cálcio organizado em cristais, além de magnésio, bicarbonato, sódio e potássio, em menor quantidade. Estes associam-se quimicamente aos componentes orgânicos permanecendo distribuídos entre os feixes de colágeno.

Engenharia de tecidos ou bioengenharia
Conjunto de "atitudes terapêuticas que visam à reparação de tecidos/órgãos mediante utilização de componentes teciduais, mediadores químicos e biológicos, matrizes biodegradáveis e células em cultura"

Conhecer os elementos que constituem as porções orgânica e inorgânica do osso é importante, tendo em vista a possibilidade de manipulação *in vitro* e *in vivo* desse tecido com base nos princípios da engenharia de tecidos. Atualmente, são manipulados rotineiramente amostras de origem celular (parenquimatosas autólogas do osso ou da medula óssea), bem como elementos de reconstituição da matriz extracelular e agentes mitógenos (fatores de crescimento artificiais ou isolados, como a BMP-7). Tal disponibilidade abre "um leque de opções" para reposição ou aumento do volume ósseo local, bem como para manutenção ou ganho de massa óssea total por meio de controle metabólico.

■ Vascularização do tecido ósseo

Periósteo
Membrana de tecido conjuntivo que reveste externamente o tecido ósseo

Ao se observar anatomicamente um osso, podemos ter a impressão de que é um tecido "inerte", metabolicamente inativo. Porém, o tecido ósseo é altamente ativo e se renova de maneira impressionante.

Para possibilitar a alta irrigação do tecido em toda a extensão de sua matriz, há um interessante sistema de canais, visto que não ocorre difusão de nutrientes através da matriz mineralizada.

Periósteo fibroso
Região periosteal mais externa em relação à matriz, rica em colágeno denso

Os ossos são envolvidos externamente pelo periósteo, membrana que, assim como o pericôndrio, divide-se em periósteo fibroso e periósteo celular.

Periósteo celular
Região periosteal em contato com a superfície óssea na qual persistem células osteoprogenitoras, aqui denominadas células ósseas de revestimento

A partir do periósteo chegam vasos que se ramificam e percorrem o tecido por dentro dos canais. Quando esses canais são transversais em relação ao longo eixo anatômico do osso, são denominados canais de Havers, enquanto os canais que se dispõem longitudinalmente, unindo dois canais de Havers, são chamados de canais de Volkmann.

Para que haja contato amplo entre sangue, células e matriz extracelular, fileiras concêntricas de osteócitos, denominadas lamelas, dispõem-se ao redor de cada canal. Por intermédio do contato entre os prolongamentos citoplasmáticos dos osteócitos e destes com o sangue, há captação de nutrientes e íons por toda a matriz.

Canal de Havers
Canal vascular microscópico, orientado longitudinalmente em relação ao longo eixo do osso; situa-se no centro de um ósteon e é envolvido por deposições lamelares concêntricas de matriz extracelular

O sistema de canais bem como os canalículos dos osteócitos que possibilitam a manutenção do tecido são identificados pelo preparo do osso por desgaste, como pode ser visto na Figura 7.6. Cada conjunto formado por um canal de Havers, suas camadas concêntricas de osteócitos e a rede de calículos correspondente é denominado sistema harversiano ou ósteon.

Não se esqueça de que o osso observado por desmineralização apresenta a mesma estrutura arquitetural. Observe a Figura 7.7 e identifique os elementos correspondentes aos do preparo por desgaste.

Canal de Volkmann
Canal vascular microscópico, orientado perpendicularmente em relação ao longo eixo do osso; une dois ou mais canais de Havers entre si e aos vasos mais calibrosos do periósteo

Além de ser fonte de irrigação para o tecido ósseo, o periósteo é, também, a sede de nichos de células-fonte desse tecido. As células osteoprogenitoras entram em diferenciação quando estimuladas por proteínas osteoblásticas para reposição daqueles osteoblastos que ficaram aprisionados na matriz e transformaram-se em osteócitos.

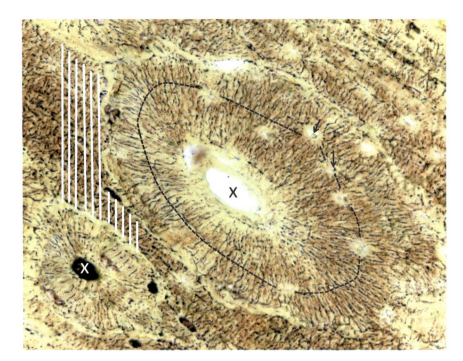

Figura 7.6 Ósteons. Canal de Havers (X). Lamelas concêntricas (linha pontilhada). Lacunas (setas). Canalículos. Ósteons secundários (linhas). Preparo por desgaste. Aumento original 250×.

Endósteo
Membrana delicada de tecido conjuntivo propriamente dito frouxo rico em fibras reticulares; intensamente vascularizada e celular

O tecido ósseo apresenta, ainda, o endósteo, que reveste suas cavidades internas. Essa membrana delicada fornece sustentação aos vasos e nervos que percorrem os canais e também são reservatórios de células ósseas de revestimento.

▪ Interação celular, modelamento e remodelamento

O metabolismo do tecido ósseo baseia-se na interação entre osteoblastos, osteócitos e osteoclastos e destes com o sangue, visando à renovação tecidual com manutenção da massa.

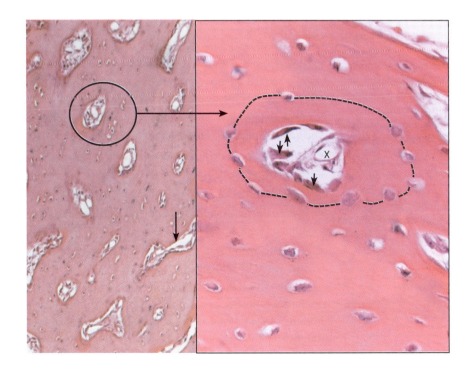

Figura 7.7 Ósteon. Ósteons (círculo). Canal de Volkmann (seta). Coloração HE. Aumento original 100×. Detalhe: Lamelas (pontilhado). Canal de Havers com osteoblastos (cabeças de seta). Vasos sanguíneos e tecido frouxo (X). Destaca-se a ausência de visualização dos canalículos. Coloração HE. Aumento original 400×.

128 Histologia Essencial

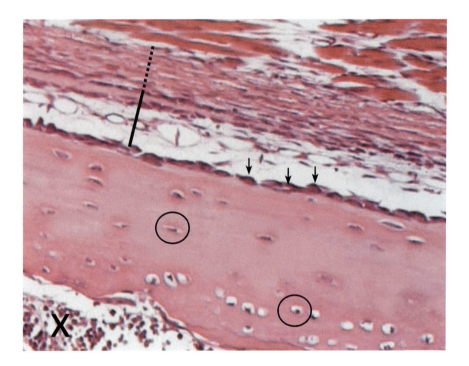

Figura 7.8 Periósteo. Periósteo fibroso (traço pontilhado) Periósteo celular (traço contínuo). Células ósseas de revestimento (setas). Osteócitos em suas lacunas (círculos). Medula óssea (X). Coloração HE. Aumento original 250×.

H·F Histologia em Foco

Implicações da intensa vascularização óssea

A intensa vascularização do tecido ósseo possibilita a distribuição de nutrientes e remoção de catabólitos por toda a matriz, além de permitir mobilização de íons e ser uma fonte de células do sistema fagocitário. Porém, também representa uma significativa via para infecções. Destas, a mais comum é a osteomielite, que, em mais de 90% dos casos, é causada pelo *S. aureus*, bactéria piogênica que desencadeia reação inflamatória aguda, com produção de secreção purulenta.

Modelamento
Deposição e reabsorção iniciais que desencadeiam uma reação bioquímica contínua; ocorre primariamente no desenvolvimento do esqueleto e nas neoformações ósseas

Remodelamento
Modificação e/ou reestruturação de osso já existente, possibilitando a renovação do osso já formado

O modelamento e o remodelamento são atividades nas quais a atividade do osteoblasto e do osteoclastos é proporcional – a quantidade de osteoide liberada é a mesma de matriz reabsorvida. Ambos são fenômenos controlados e desencadeados por proteínas osteoblásticas, por hormônios e por estímulos locais extrínsecos, como aplicação de força mecânica fisiológica.

O modelamento ocorre até que o esqueleto esteja totalmente estruturado e, após esse período, verifica-se apenas o remodelamento, que envolve as seguintes fases sucessivas:

- *Ativação*: período associado à reabsorção osteoclástica (30 μm/dia – 2 h a dias [aproximadamente 48 a 72 h])
- *Repouso*: mecanismos de síntese e reabsorção quase ausentes (120 a 180 μm/dia)
- *Quiescência*: grande atividade metabólica de osteócitos para manutenção da matriz e troca iônica (1 a 2 semanas)
- *Formação*: intensa atividade osteoblástica para repor o que foi reabsorvido na fase de ativação (13 semanas).

No organismo humano, a partir dos 55 a 65 anos de idade, o metabolismo de todas as células conjuntivas jovens, como fibroblastos, condroblastos e osteoblastos, diminui gradativamente. Porém, o osteoclasto continua reabsorvendo no ritmo normal. Esse fenômeno resulta em diminuição da massa óssea e, de acordo com o volume perdido por ano, é considerado normal como parte do envelhecimento fisiológico.

Histologia em Foco

Interação celular recíproca

A interação entre osteoblasto e osteoclasto pode ser modulada mecanicamente, como se observa no princípio de ação dos aparelhos ortopédicos e ortodônticos. Nos locais em que o osso recebe aplicação de força, há estímulo reabsortivo, enquanto na borda oposta verifica-se maior deposição – assim, ocorre "movimentação" de osso.

Histologia em Foco

Osteoporose

Osteoporose
Doença esquelética sistêmica com baixa densidade de massa óssea total e deterioração da microarquitetura do tecido, levando a fragilidade óssea e risco de fraturas

A osteoporose é caracterizada quando os níveis de perda de massa óssea extrapolam o considerado normal. De acordo com a fisiopatologia, a osteoporose pode ser:

- *Primária tipo I*: considerada de alto "*turn over*", na qual há aumento da quantidade e da atividade de osteoclastos, situação comum no período pós-menopausa
- *Primária tipo II*: de baixo "*turn over*", na qual osteoblastos apresentam atividade de síntese proteica diminuída, embora osteoclastos mantenham atividade reabsortiva normal, ocorrendo em associação com sedentarismo e idade avançada
- *Secundária*: ocorre em consequência de condição patológica anterior, que afeta secundariamente o tecido ósseo, como por exemplo:
  ° hipercortisolismo
  ° hiperparatireoidismo
  ° hipertireoidismo
  ° hipotireoidismo
  ° neoplasias do sistema hematopoético
  ° cirrose hepática e biliar
  ° doenças inflamatórias intestinais
  ° pós-gastrectomia
  ° doenças reumáticas inflamatórias.

■ Tipos de osso

Microscopicamente, os elementos que constituem o tecido ósseo organizam-se de maneira diferente, conforme seu amadurecimento.

De acordo com a disposição estrutural, são identificados o osso trançado e o osso lamelar.

Osso trançado

Também denominado osso primário ou osso imaturo, apresenta deposição de matriz com orientação aleatória, não necessariamente organizada ao redor dos canais vasculares. Essa organização ocorre na fase de modelamento do tecido e este tem mais células do que componentes minerais; é metabolicamente mais ativo, com formação rápida (30 a 50 μm/dia), maleável e não apropriado para aplicação de força funcional.

Osso lamelar

Também chamado de osso secundário ou maduro, surge a partir do remodelamento gradual do osso trançado até sua total substituição. A matriz é depositada em lamelas concêntricas ao redor dos canais de Havers, formando os ósteons (Figura 7.7); a mineralização é mais densa do que a do osso trançado e é apropriada à força funcional.

H·F   **Histologia em Foco**

Presença de osso trançado após a fase de modelamento

Todo tecido ósseo presente no organismo após a puberdade é do tipo lamelar. O osso trançado só estará presente em estágios precoces da consolidação de fraturas, na formação do calo ósseo ou em neoplasias ósseas, como osteomas e osteossarcomas.

■ Osteogênese

A formação do tecido ósseo pode ocorrer por dois processos: intramembranoso ou a ossificação endocondral. Ambos começam durante o desenvolvimento embrionário e, em algumas áreas, só terminam após o nascimento, como, por exemplo, na calota craniana e nas extremidades dos ossos longos.

Apesar de o termo osteogênese ser o correto, as denominações clássicas "ossificação intramembranosa" e "ossificação endocondral" serão utilizadas por seu uso corrente.

Ossificação intramembranosa

Os osteoblastos surgem por diferenciação direta a partir de células osteoprogenitoras situadas no interior de membranas conjuntivas osteogênicas. Como os precursores dos osteoblastos são indistinguíveis morfologicamente dos fibroblastos, por muito tempo acreditou-se que a membrana osteogênica era um tecido conjuntivo propriamente dito comum. Sabe-se hoje que as células da membrana apresentam linhagem comprometida com a formação óssea e a membrana persiste ao redor do osso formado como o periósteo celular.

Localização

Esse processo osteogênico ocorre nos ossos chatos, como na face, na calota craniana e na clavícula, em uma parte de ossos curtos, bem como determina o crescimento em espessura, nas diáfises, dos ossos longos.

Diáfise
Região longa e mediana dos ossos longos; delimita o canal medular

Etapas da ossificação intramembranosa

- Células mesenquimais indiferenciadas passam por modificações morfofisiológicas induzidas por expressões genéticas e originam as células osteoprogenitoras
- Osteoblastos surgem simultaneamente em diversos locais da membrana
- Começa a produção de trabéculas desorientadas de osteoide, formando, em cada área isolada, um centro primário de ossificação
- O osteoide depositado em cada centro primário se mineraliza

Capítulo 7 ■ Tecido Ósseo

- Surgem os primeiros osteócitos
- Com o aprisionamento dos primeiros osteócitos na matriz, osteoclastos são atraídos para a membrana
- Como o osso ainda é jovem, os osteoclastos realizam o modelamento dos canais vasculares e do canal medular
- Com o amadurecimento ósseo, inicia-se o remodelamento
- Com o aumento da produção de osso, há convergência de vários centros de ossificação até a membrana se ossificar por completo.

Veja na Figura 7.9 como a partir da membrana osteogênica surge diretamente tecido ósseo.

Ossificação endocondral

Surge a partir de um molde de cartilagem hialina. Nessa ossificação, a cartilagem passa por modificações morfofisiológicas e bioquímicas associadas a alterações no tecido conjuntivo propriamente dito circundante.

Localização

Parte dos ossos curtos e crescimento, em comprimento, dos ossos longos. É o tipo de ossificação determinante da altura do indivíduo.

Etapas da ossificação endocondral

Epífises
Extremidades dos ossos longos, entre as quais está a diáfise

As fases de ossificação endocondral são observadas simultaneamente nas epífises ou placas epifisárias dos ossos longos, nas quais se sucedem gradualmente até total ossificação da área. São sequencialmente denominadas cartilagem em repouso, cartilagem em proliferação, hiperplásica ou seriada, cartilagem hipertrófica, cartilagem em degeneração, cartilagem mineralizada e área de formação de osso.

Essas etapas desenvolvem-se da seguinte maneira:

- Durante o desenvolvimento embrionário, surgem peças de cartilagem hialina cujos condrócitos realizam apenas o crescimento aposicional e entram em repouso

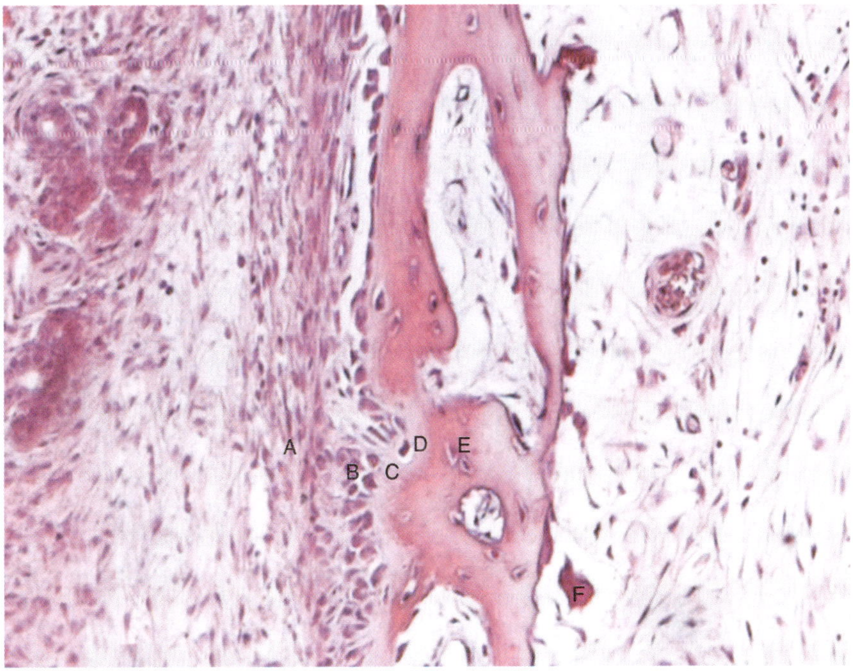

Figura 7.9 Ossificação intramembranosa. Membrana conjuntiva osteogênica (A). Osteoblastos (B). Osteoide (C). Osteócitos jovens (D). Osteócitos maduros (E). Osteoclastos (F). Coloração HE. Aumento original 100×.

- Gradualmente, os condrócitos do molde de cartilagem, estimulados por hormônios, entram em crescimento intersticial, porém, em vez de se agruparem em formação isógena, organizam-se em fileiras, dispostas em sentido longitudinal
- Cada condrócito sofre hipertrofia
- Os condrócitos, após hiperplasia e hipertrofia, requerem maior demanda de nutrientes, porém, proporcionalmente, a matriz encontra-se em quantidade suficiente
- Os condrócitos começam a morrer dentro das lacunas e, como essas células são responsáveis pela manutenção da matriz, esta também passa por modificações
- Diante da impossibilidade de manutenção das condições normais, o pH da matriz sobe gradualmente e as lacunas, agora vazias, são preenchidas por conjuntivo, rico em vasos
- Com o sangue, chegam ao arcabouço do molde cartilaginoso íons e células mesenquimais
- A matriz de cartilagem sofre deposição de íons – principalmente cálcio, fósforo, bicarbonato e magnésio. Ao mesmo tempo, células mesenquimais diferenciam-se em osteoprogenitoras e estas, em osteoblastos
- Há síntese de osteoide ao redor das antigas lacunas, que se tornarão os futuros canais vasculares do tecido ósseo.

Identifique as modificações morfológicas de cada fase nas Figuras 7.10 e 7.11. Nesta última fotomicrografia, observe a mudança de proporção entre células e matriz nas diversas fases da ossificação endocondral, um dos fatores que possibilitam as transformações necessárias para o surgimento de osso.

Normocalcemia
Níveis séricos de cálcio normais

Em estado de normocalcemia, quando o osteoblasto sintetizar osteoide, haverá cálcio disponível para sua mineralização normal. Além disso, de modo interessante, a osteocalcina – que determina a atração e a captação do cálcio – tem sua expressão controlada pelos níveis de vitamina D.

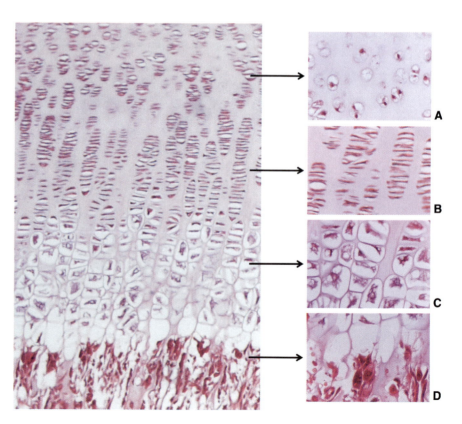

Figura 7.10 Ossificação endocondral. Placa epifisária. Coloração HE. Aumento original 100×. Detalhe: Cartilagem em repouso (A). Cartilagem seriada (B). Cartilagem hipertrófica (C). Cartilagem degenerada, cartilagem mineralizada e espículas ósseas (D). Coloração HE. Aumento original 400×.

Capítulo 7 ■ Tecido Ósseo 133

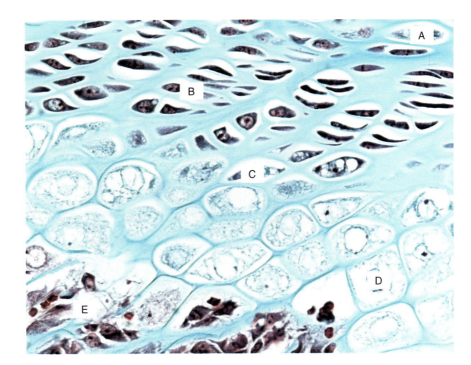

Figura 7.11 Ossificação endocondral. Cartilagem em repouso (A). Cartilagem seriada (B). Cartilagem hipertrófica (C). Cartilagem degenerada (D). Cartilagem mineralizada com lacunas vazias e penetração de vasos sanguíneos (E). Coloração histoquímica. Tricrômio de Gomori. Aumento original 400×.

H·F Histologia em Foco

Consolidação óssea

Durante a consolidação de fraturas ou fissuras ósseas, a área da lesão passa por toda a sequência osteogênica – intramembranosa ou endocondral, dependendo da região anatômica. Nesse processo cicatricial, após reação inflamatória de limpeza e liberação de fatores de crescimento, surge o osso trançado que, durante o remodelamento, é gradualmente substituído pelo osso lamelar.

De que modo a vitamina D e o sol atuam nos ossos?

Algumas fontes alimentares e a exposição à radiação solar fazem com que precursores da **vitamina D** sejam formados e entrem na corrente sanguínea, passando pelo fígado e pelos rins, nos quais se dá formação da forma ativa da vitamina. Quando essa forma ativa deixa os rins e circula na corrente sanguínea em níveis normais, o cálcio do bolo alimentar passa, durante a digestão, do intestino delgado para o sangue. Ou seja: níveis normais de vitamina D no sangue possibilitam captação de cálcio da dieta para o sangue.

Vitamina D
Para que a osteogênese e todo o mecanismo de modelamento e remodelamento do tecido ósseo ocorram, os níveis de vitamina D devem estar normais

Raquitismo e osteomalacia

A hipovitaminose D leva ao raquitismo, condição na qual os ossos são formados com deposição normal de osteoide, mas com quantidade insuficiente de mineralização, resultando em osso maleável e sujeito a deformações. Quando a hipovitaminose ocorre após a puberdade, ou seja, no remodelamento, a condição é denominada osteomalacia (do grego *malakia*, mole) e tem o prognóstico mais favorável do que o raquitismo.

Resumo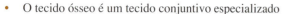

- O tecido ósseo é um tecido conjuntivo especializado
- Como a matriz extracelular do tecido ósseo é mineralizada, são necessárias técnicas especiais de processamento histológico – de desgaste ou de desmineralização – para visualização histológica desse tecido. No preparo por desgaste, observa-se o arcabouço mineralizado do tecido; no preparo por desmineralização, a porção orgânica – células e matriz extracelular proteica
- As principais funções do tecido ósseo são fornecer suporte a tecidos moles; proteger anatomicamente órgãos e estruturas; coordenar movimentos voluntários e ampliar a força muscular; armazenar íons na matriz; conter no espaço medular o tecido para formação das células sanguíneas
- O parênquima ósseo é formado por duas linhagens de células: as que surgem a partir das células osteoprogenitoras (osteoblastos e osteócitos) e as de derivação do sistema fagocitário mononuclear (osteoclastos)
- Os osteoblastos produzem um material orgânico denominado osteoide e, morfologicamente, formam monocamada na superfície matriz. Podem exibir formato cúbico, quando ativos, ou achatado, quando em repouso
- Os osteócitos são osteoblastos maduros, localizados dentro da matriz mineralizada em uma lacuna, afastados entre si por abundante material extracelular. Seus núcleos são pequenos e muito basofílicos, e o citoplasma apresenta prolongamentos muitos finos, os quais fazem com que a área ao redor da celular tenha aspecto estrelado
- Os osteoclastos fazem reabsorção do tecido ósseo mais antigo; são células gigantes multinucleadas, com citoplasma volumoso intensamente eosinofílico e de formato irregular; localizam-se na superfície da matriz extracelular em depressões formadas pelo tecido que a própria célula reabsorveu; essas depressões são denominadas lacunas de Howship
- A matriz extracelular é composta por uma porção orgânica, responsável pela resistência a fratura, compressão e tensão, e por uma porção inorgânica, responsável pela dureza e resistência à deformação
- A porção orgânica é constituída por proteínas colagenosas (feixes de colágeno tipo I associados à proteoglicanos) e não colagenosas (osteonectina, osteocalcina, sialoproteína, osteopontina, RANKr, osteoprotegerina e BMP)
- Os principais componentes minerais da matriz são fosfato de cálcio, organizado em cristais, magnésio, bicarbonato, sódio e potássio; esses íons não ficam dispersos na matriz, mas associados quimicamente aos componentes orgânicos
- Os ossos são envolvidos externamente pelo periósteo, dividido em periósteo fibroso, rico em colágeno denso, e periósteo celular, no qual as células osteoprogenitoras persistem como células ósseas de revestimento
- Vindos do periósteo, vasos sanguíneos percorrem o tecido por dentro de um sistema de canais – os canais de Havers e os canais de Volkmann. O sangue entra em contato com toda a extensão do tecido em razão da extensa rede de canalículos com prolongamentos de osteócitos que faz contato entre os canais vasculares e a matriz
- Um ósteon é formado pelo canal de Havers e pelas lamelas concêntricas ao seu redor. Em cada lamela, há uma fileira de osteócitos (correspondente à monocamada de osteoblastos, antes do aprisionamento)
- O endósteo é um tecido muito frouxo que fornece sustentação aos vasos e nervos que percorrem os canais e também são reservatórios de células ósseas de revestimento
- O modelamento e o remodelamento são atividades coordenadas dos osteoblastos e dos osteoclastos nas quais a quantidade de osteoide liberado é a mesma de matriz reabsorvida. O modelamento ocorre sobre o osso em desenvolvimento, enquanto o remodelamento se dá no esqueleto já formado
- Microscopicamente, o tecido ósseo classifica-se em osso trançado (osso imaturo que surge no modelamento, não apropriado à dispersão de força) e osso lamelar (com o tecido organizado em ósteons, é o osso encontrado no organismo após a puberdade)
- Osteogênese ou ossificação é a formação de tecido ósseo. Pode ocorrer por dois processos: o intramembranoso ou o endocondral
- Na ossificação intramembranosa, os osteoblastos surgem por diferenciação direta a partir de células osteoprogenitoras situadas no interior de membranas osteogênicas; ocorre nos ossos chatos, em parte de ossos curtos e na espessura dos ossos longos
- Na ossificação endocondral, uma peça de cartilagem hialina serve de molde para o futuro osso. A partir da cartilagem em repouso, têm-se as fases sucessivas de proliferação (hiperplasia), hipertrofia, degeneração, mineralização da matriz de cartilagem e ossificação propriamente dita. Ocorre em parte dos ossos curtos e no comprimento dos ossos longos.

Autoavaliação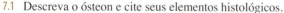

7.1 Descreva o ósteon e cite seus elementos histológicos.
7.2 Quais as funções da porção orgânica da matriz extracelular? Quais os elementos proteicos que a compõem?
7.3 Quais as funções da porção inorgânica da matriz extracelular? Quais os principais íons que a compõem?
7.4 Comente sobre a morfologia e as funções dos osteoblastos e dos osteoclastos.
7.5 Quais as funções do osteócito? Qual a localização dessa célula no tecido ósseo?
7.6 Quais as diferenças entre osso trançado e osso lamelar?
7.7 O que é o modelamento e o remodelamento?
7.8 Quais as etapas da ossificação endocondral?
7.9 Cite as funções do tecido ósseo. Escolha uma e explique como é exercida.
7.10 Quais os tipos de processamento histológico do tecido ósseo? O que visualizamos em cada um?

8

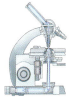

Tecido Muscular

Objetivos de estudo, *136*
Palavras-chave, *136*
Introdução, *136*
Tecido muscular estriado esquelético, *137*
Tecido muscular estriado cardíaco, *146*
Músculo liso, *148*
Resumo, *151*
Autoavaliação, *152*

■ Objetivos de estudo

Conhecer a origem embrionária do tecido muscular

Saber quais são os tipos de tecido muscular e os principais exemplos de localização anatômica de cada um

Saber as características da contração em cada tipo de tecido muscular

Saber descrever e reconhecer as características microscópicas das fibras musculares estriadas esqueléticas, estriadas cardíacas e lisas

Conhecer a organização e a disposição dos diversos tipos de fibra nos tecidos em que se encontram

Compreender a estrutura do sarcômero e a composição de seus filamentos finos e grossos

Compreender a organização das proteínas contráteis no sarcoplasma da fibra muscular lisa

Entender os princípios da histofisiologia da contração muscular estriada esquelética, cardíaca e lisa

Correlacionar o conhecimento histológico básico com suas principais associações clínicas

■ Palavras-chave

Actina	Fosfolambam	Perimísio
Contração muscular	Fuso neuromuscular	Placa motora
Corpos densos	Linha Z	Retículo sarcoplasmático
Disco intercalar	Miosina	Sarcolema
Distrofina	Músculo estriado cardíaco	Sarcômero
Endomísio	Músculo estriado esquelético	Sarcoplasma
Epimísio	Músculo liso	Titina
Fibra muscular	Nebulina	Tropomiosina
Fibras de Purkinje	Órgão tendinoso de Golgi	Troponina

■ Introdução

Por volta da 4ª semana de gestação, células mesenquimais de regiões diversas do mesoderma retraem seus prolongamentos citoplasmáticos, alongam-se e começam a sintetizar proteínas que, gradualmente, preenchem o citoplasma e adquirem capacidade contrátil. Tais células são precursores miogênicos chamados mioblastos.

Existem exceções na derivação embrionária do tecido muscular de algumas regiões anatômicas da cabeça. Os músculos da íris e de parte do controle pupilar, por exemplo, apresentam derivação ectodérmica.

De acordo com o amadurecimento morfológico e funcional dos mioblastos, surgem três variedades de tecido muscular, todos altamente especializados em realizar contração: o tecido muscular estriado esquelético, o tecido muscular estriado cardíaco e o tecido muscular liso. Porém, apesar da função básica em comum, o tipo de contração, as características histológicas e a histofisiologia diferem entre eles.

O tecido muscular apresenta estruturas com nomenclatura própria.

O tecido muscular tem como denominações particulares:

- *Célula do tecido muscular* (*miócito*): fibra muscular
- *Membrana plasmática*: sarcolema
- *Citoplasma*: sarcoplasma
- *Retículo endoplasmático*: retículo sarcoplasmático
- *Proteínas contráteis presentes no sarcoplasma*: miofilamentos.

Tecido muscular estriado esquelético

Tipo de contração

O músculo estriado esquelético é capaz de realizar contração voluntária, descontínua e, em relação ao músculo liso, rápida e intensa.

Exemplos de localização e funções

O tecido muscular estriado esquelético é assim nomeado por sua associação ao esqueleto ósseo, com o qual, juntamente com os tendões, ligamentos e articulações, forma o sistema musculoesquelético.

A presença de um tecido que realiza contração voluntária inserido aos ossos faz com que nosso organismo tenha movimentos coordenados e direcionados conforme a vontade racional do indivíduo.

Características morfológicas

As fibras esqueléticas são organizadas por três membranas de tecido conjuntivo propriamente dito – o epimísio, o perimísio e o endomísio – que envolvem e penetram o músculo fornecendo sustentação, permitindo inervação e nutrição, além de distribuir uniformemente a força contrátil.

O epimísio, externamente à peça muscular anatômica, é composto por tecido conjuntivo denso não modelado com grande conteúdo de colágeno tipo I; gradativamente, torna-se mais frouxo ao envolver conjuntos de fibras originando o perimísio. O endomísio, por sua vez, é constituído por discreta camada de tecido conjuntivo frouxo rico em fibras reticulares que envolve cada fibra diretamente. Entre a fibra e o endomísio situa-se a lâmina basal.

Como observado nas Figuras 8.1 e 8.2, as membranas são denominadas epimísio (fáscia anatômica), perimísio (que organiza o músculo em feixes) e endomísio (envolve individualmente as fibras), respectivamente da porção mais externa do músculo para seu interior.

A observação da Figura 8.2 (fotomicrografia) demonstra que a disposição das camadas de tecido conjuntivo é mais facilmente caracterizada em cortes com orientação transversal. Observe, ainda, que nas colorações de rotina as fibras reticulares não se coram, o que leva à visualização de uma área "vazia" ao redor delas.

Isoladamente, as fibras esqueléticas têm formato cilíndrico e dispõem-se paralelas entre si; são multinucleadas, com os núcleos excêntricos e achatados. Em cortes com orientação longitudinal podem ser visualizadas estriações transversais, que se intercalam em linhas mais claras e mais escuras, do mesmo tamanho, repetidamente ao longo de toda a extensão celular. Essas estriações conferem a denominação ao tecido, juntamente com a referência à sua localização anatômica.

Epimísio
Fáscia identificada anatomicamente; é fisicamente resistente e tem cor branco-azulada, por causa do colágeno

Perimísio
Septos que partem do epimísio e dividem a peça muscular em feixe ou fascículo

Endomísio
Membrana conjuntiva mais interna na organização muscular; composta predominantemente por fibras reticulares, envolve diretamente a fibra

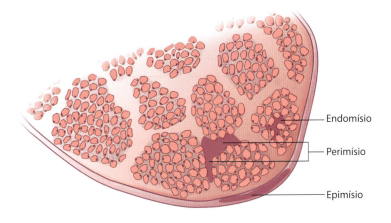

Figura 8.1 Membranas de organização do músculo estriado esquelético.

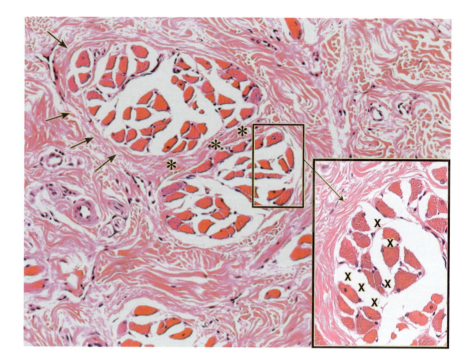

Figura 8.2 Membranas de organização do músculo estriado esquelético. Epimísio (setas). Perimísio (asteriscos). Coloração HE. 100×. Detalhe: endomísio (X). Coloração HE. 400×.

Identifique as características microscópicas das fibras nas Figuras 8.3 e 8.4. No corte com incidência longitudinal, na Figura 8.3, observam-se núcleos achatados comprimidos contra o sarcolema, a multinucleação e a disposição paralela das fibras, bem como seu formato cilíndrico. Nesta incidência, as estriações são visualizadas como linhas alternadas claras e escuras. Na fotomicrografia, em incidência transversal (Figura 8.4), as fibras são redondas ou discretamente poligonais, assim como os núcleos. Em algumas fibras, o núcleo não chega a ser visto em razão de sua posição de corte. As estriações podem ser identificadas como pontos granulares no sarcoplasma.

Nas regiões de junção musculotendinosa, podem ser identificadas as fibras densas do epimísio em continuidade com aquelas do tendão.

Junção musculotendinosa
União anatômica, histológica e funcional entre o epimísio e o tendão

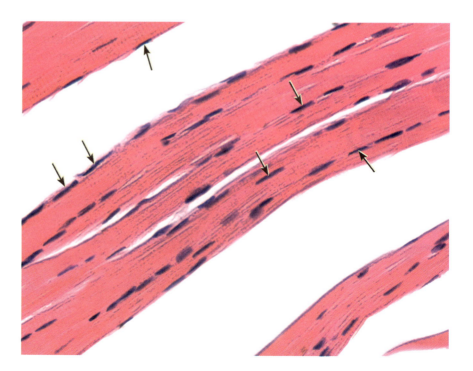

Figura 8.3 Morfologia das fibras musculares estriadas esqueléticas. Núcleos (setas). Corte longitudinal. Coloração HE. Aumento original 400×.

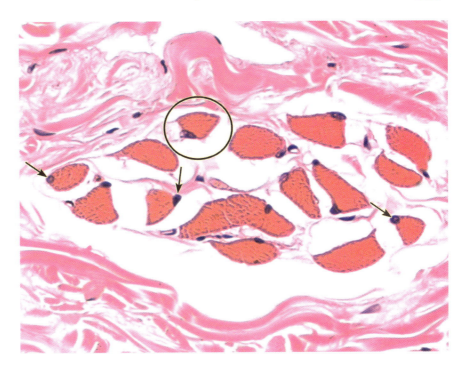

Figura 8.4 Morfologia das fibras musculares estriadas esqueléticas. Fibras (círculos). Núcleos (setas). Corte transversal. Coloração HE. Aumento original 400×.

H·F Histologia em Foco

Hipertrofia muscular

As fibras esqueléticas sofrem hipertrofia quando submetidas à sobrecarga funcional com aumento da disponibilidade de nutrientes e de oxigenação. Tal processo adaptativo é reversível se a causa for removida. Se o aumento de volume das fibras tiver sido acentuado e o estímulo cessado, o espaço antes ocupado pela célula hipertrófica é preenchido por tecido fibroadiposo.

Por isso, lembre-se do potencial de preenchimento do conjuntivo frouxo e do tecido adiposo antes de interromper bruscamente as atividades físicas.

Célula miossatélite
Precursor miogênico pós-natal; deriva de um grupo de células multipotentes denominadas células laterais

Além dos miócitos, estão presentes células com citoplasma escasso e núcleo pequeno, redondo, intensamente corado, denominadas células miossatélites, localizadas em contato com a fibra, internamente à lâmina basal. Essas células assumem atividade mitótica em resposta a estresse muscular ou traumatismo, sendo responsáveis pela formação de novas fibras esqueléticas, que não se multiplicam.

Além da morfologia celular típica, outras estruturas responsáveis pela inervação e pela intensa vascularização do tecido podem ser observadas conforme a incidência e área de corte da amostra.

Apesar de todas as fibras apresentarem morfologia igual nos cortes corados por HE, existem três tipos funcionais de células esqueléticas, detectáveis por preparos especiais: as fibras brancas, as vermelhas e as intermediárias.

- *Fibras brancas*: fibras adaptadas a contração brusca e movimentos de disparo e precisão; sofrem fácil fadiga muscular
- *Fibras vermelhas*: contração mais lenta quando comparadas às brancas; adaptadas a atividades que requerem contração prolongada, postural e de sustentação; maior resistência à fadiga muscular
- *Fibras intermediárias*: têm características mistas de fibras brancas e de fibras vermelhas.

Histologia Essencial

Essa diferença de metabolismo ocorre em razão da presença de mioglobina – proteína que se liga ao oxigênio e confere pigmentação ao tecido, vista macroscopicamente, conforme sua concentração.

Apesar de no organismo humano um mesmo músculo envolvido por epimísio ser composto pelos três tipos de fibras, a diferenciação entre elas só pode ser detectada em preparos corados por técnicas especiais.

Inervação do tecido muscular estriado esquelético

H·F **Histologia em Foco**

Fibras, fibras e fibras

O observador iniciante deve ficar atento à identificação microscópica dos vários tipos de fibras. Fibras do tecido conjuntivo são proteínas fibrosas estruturais (colágenas, elásticas e reticulares), fibras musculares (miócitos) são as células do tecido muscular e fibras nervosas (axônios) são prolongamentos neuronais.

A atividade contrátil exibida pelo músculo esquelético depende do tipo de inervação e demanda grande quantidade de energia. Além disso, esse tipo de musculatura requer percepção do grau de tensão, assim como da intensidade de força e do peso suportados.

A inervação responsável pela contração voluntária é realizada por fibras nervosas motoras, que têm origem no cérebro e na medula espinal, provenientes do sistema nervoso somático.

Botão terminal
Dilatação na extremidade distal de axônios motores; região repleta de vesículas com neurotransmissores, não possui envoltório formado por bainha de mielina

As fibras nervosas deixam o sistema nervoso central em direção ao sistema nervoso periférico, onde se ramificam. Essas ramificações nervosas exibem um botão terminal que se insere em depressões na superfície do sarcolema. Quando há estímulo nervoso voluntário, neurotransmissores armazenados em vesículas no botão difundem-se para a fenda sináptica – observada ao microscópio eletrônico. Da fenda, o neurotransmissor é captado por receptores do sarcolema, e essa ligação química desencadeia a contração muscular.

H·F **Histologia em Foco**

Utilização clínica versátil da toxina botulínica A

Acetilcolina
Neurotransmissor que leva à contração da fibra muscular estriada esquelética

A toxina botulínica A é produzida pelo *Clostridium botulinum* e inibe a liberação de acetilcolina, inibindo, assim, a contração da fibra esquelética. Esse recurso é bastante difundido nos tratamentos estéticos para diminuição das rugas de expressão. Em terapêutica, a toxina é utilizada na musculatura periorbital em estrabismo e em músculos com espasticidade em alguns tipos de paralisia cerebral ou em consequências de lesões no sistema nervoso central.

Um neurônio pode inervar quantidade variada de fibras musculares, porém, quanto mais delicado e refinado for o movimento, mais específica é a inervação.

A estrutura formada pelo botão terminal, pela fenda sináptica e pelo sarcolema associado é denominada placa motora ou junção neuromuscular e está representada na Figura 8.5.

Capítulo 8 ■ Tecido Muscular   141

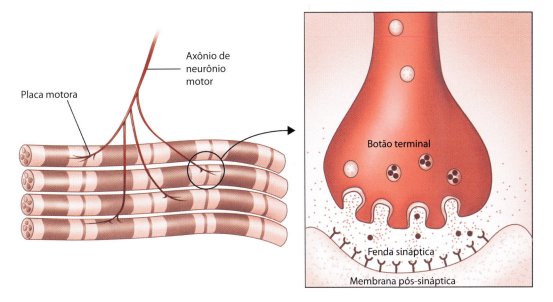

Figura 8.5 Placa motora.

H·F Histologia em Foco

Classificação básica das doenças musculoesqueléticas

As doenças musculoesqueléticas são classificadas patologicamente de acordo com sua etiologia: doenças da fibra muscular (p. ex., distrofia muscular), doenças da junção neuromuscular (p. ex., miastenia *gravis*) e doenças da fibra nervosa (p. ex., poliomielite e hanseníase).

A percepção sensorial do músculo estriado esquelético é conferida pelo fuso neuromuscular, formado por um conjunto de 2 a 14 fibras musculares especializadas, envolvido por uma camada espessa de tecido conjuntivo frouxo que carreia fibras nervosas à estrutura.

As fibras musculares especializadas do fuso neuromuscular são chamadas de fibras intrafusais, ao passo que as demais, responsáveis pela contração do músculo como um todo, são denominadas fibras extrafusais.

Na Figura 8.6, as fibras intrafusais são identificadas envoltas por tecido conjuntivo frouxo no qual também estão inseridas fibras nervosas.

As fibras nervosas do fuso são sensoriais e levam informações do músculo para o sistema nervoso central, ao contrário daquelas responsáveis pela movimentação contrátil, presentes na placa motora.

Além disso, terminações nervosas livres, diretamente associadas às fibras musculares extrafusais, fornecem ao fuso neuromuscular informações sobre o grau de tensão e de força aplicadas, assim como sensações dolorosas e de fadiga. Essas terminações nervosas livres formam um conjunto denominado órgão tendinoso de Golgi.

Os fusos neuromusculares e órgãos tendinosos de Golgi são responsáveis pela propriocepção: percepção da postura, do posicionamento do corpo e de como este se move no espaço.

Bases histofisiológicas da contração

Mas o que são as estrias transversais vistas em maior aumento na Figura 8.7? Por que estão ao longo de toda a fibra, alternadas e sempre do mesmo tamanho?

Camillo Golgi (1843-1926)
Neurologista italiano. Identificou, além do órgão tendinoso na musculatura esquelética, o complexo de Golgi (organela) e pelo menos três tipos de neurônios; também desenvolveu os princípios de uma técnica histoquímica para estudo do tecido nervoso

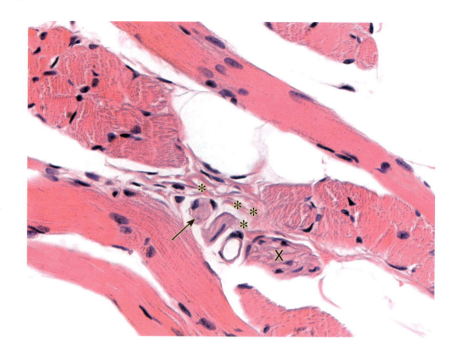

Figura 8.6 Fuso neuromuscular. Fibras intrafusais (seta). Tecido conjuntivo frouxo (asteriscos). Fibras nervosas (X). Coloração HE. Aumento original 400×.

Sarcômero
Unidade contrátil da fibra muscular estriada; a disposição organizada de seus miofilamentos fornece o aspecto estriado da célula observado ao microscópio óptico

As estriações estão presentes em virtude da organização das proteínas contráteis, os miofilamentos, em estruturas organizadas e repetidas ao longo da fibra, formando unidades contráteis denominadas sarcômeros.

Sarcômero

O sarcômero é constituído por miofibrilas organizadas estruturalmente em filamentos finos e grossos, posicionados por proteínas estruturais e estabilizadoras.

Filamento fino

O filamento fino (Figura 8.8) é composto por actina, troponina, tropomiosina e nebulina.

A actina é formada por vários monômeros globulares, que se unem em longos filamentos helicoidais. Cada monômero possui locais de ligações bioquímicas para a adenosina trifosfato (ATP) e para a miosina, presente no filamento grosso.

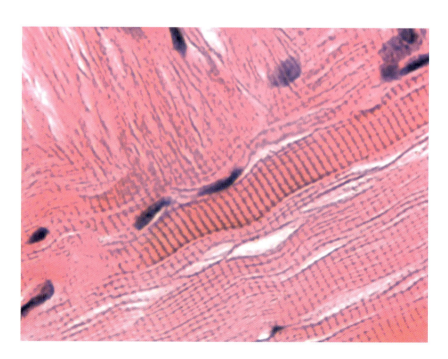

Figura 8.7 Estriações. Corte longitudinal. Coloração HE. Aumento original 1.000×.

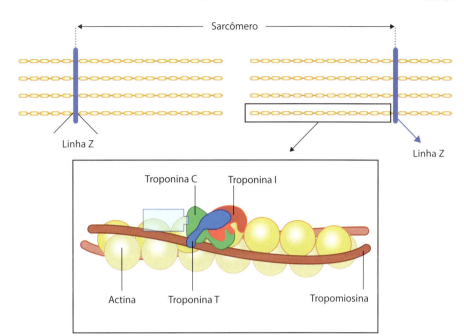

Figura 8.8 Filamento fino. Detalhe: Disposição estrutural dos filamentos ligados à linha Z. Não estão representados os demais elementos do sarcômero.

Isotropia
Propriedade óptica na qual a disposição das fibrilas é a mesma, independentemente da direção de incidência de luz; a banda I do sarcômero é isotrópica

A tropomiosina também é uma miofibrila filamentar e helicoidal, porém mais delgada em relação à actina, à qual está associada diretamente.

A troponina é uma proteína globular que apresenta três subunidades: uma que permite sua união à tropomiosina, à qual está ligada diretamente, outra sensível a íons Ca^{2+}, e uma última que inibe a ligação entre a actina e a miosina.

A nebulina é o miofilamento mais delicado e se enovela sobre todo o filamento fino, prendendo o conjunto aos limites laterais do sarcômero – a linha Z.

O espaço ocupado pelos filamentos finos dentro do sarcômero é visualizado ao microscópio eletrônico como uma faixa elétron-lúcida e corresponde à estriação clara vista ao longo das fibras nos preparos para microscopia óptica. Essa região é denominada banda I (isotrópica).

Filamento grosso

O filamento grosso, ilustrado na Figura 8.9, é formado pela miosina, uma proteína grande composta por três regiões: cabeça, colo e cauda. A região da cabeça apresenta atividade ATPásica, afinidade pelo ATP e afinidade pela actina; a área do colo – ou dobradiça – é móvel e possibilita mudança de posição da cabeça na contração e no relaxamento; a cauda, maior região proteica, permanece estável no encurtamento do sarcômero.

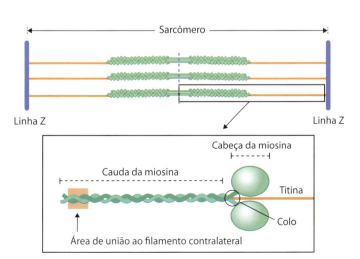

Figura 8.9 Filamento grosso. Detalhe: miosina ligada à titina. Não estão representados os demais elementos do sarcômero.

Várias unidades de miosina dispõem-se paralelas umas às outras, formando agrupamentos alinhados, em posição mediana aos filamentos finos. Esses grupos estão dispostos de maneira que metade tem a cabeça direcionada para a linha Z de um lado e a outra metade, para a linha Z contralateral. Na porção média desses grupos, não há cabeça de miosina – essa região é chamada de zona H, ainda contendo a linha M, em que se localizam filamentos intermediários para estabilização da miosina.

A região do sarcômero ocupada pelos filamentos grossos forma uma faixa elétron-densa ao microscópio eletrônico que corresponde à linha mais escura das estriações, vistas na fibra ao microscópio óptico. Essa região é denominada banda A (anisotrópica).

A zona H, com a linha M em sua porção média, "coincide" exatamente com a área do sarcômero ocupada apenas por filamentos grossos, ao passo que nas regiões de banda I, a linha Z está situada na região central.

Essa disposição faz com que, além de observarmos linhas claras e escuras intercaladas, em aumentos com óleo de imersão na microscopia óptica, ou ao microscópio eletrônico, sejam identificadas uma linha clara no meio da estriação escura e uma linha escura no meio da estriação clara.

A desmina faz parte de um grupo de filamentos considerados intermediários e está associada ao filamento grosso; funcionalmente, une e posiciona as miosinas, estabilizando a distância entre elas.

Além do papel estrutural, a desmina é a miofibrila particularmente utilizada como marcador dos tecidos musculares estriados nas reações imuno-histoquímicas.

Proteínas reguladoras e estruturais

As proteínas reguladoras e estruturais mantêm a arquitetura das proteínas contráteis e possibilitam a movimentação dos filamentos finos sobre os grossos, no momento da contração, sem alteração do tamanho e disposição do sarcômero.

Dentre essas proteínas, destacam-se:

- *Proteína de faixa M*: alinha as caudas das miosinas, posicionando paralelamente os filamentos
- *Miomesina*: mantém o tamanho do sarcômero após a contração, estabilizando a posição da linha Z
- *Titina*: prende-se à linha Z e à miosina, é flexível e acompanha o deslizamento dos filamentos
- *Distrofina*: ancora a actina ao sarcolema e estabiliza o sarcolema após e durante a contração.

Anisotropia
Propriedade óptica na qual a disposição fibrilar dispersa a luz em direções variáveis; a banda A do sarcômero é anisotrópica

---

Guillaume Duchenne (1806-1875)
Neurologista francês. Desenvolveu estudos precursores em eletroterapia; descreveu clinicamente a distrofia muscular que leva seu nome

---

Peter Emil Becker
Geneticista alemão; descreveu a distrofia homônima em 1955; foi o primeiro a observar o caráter recessivo associado ao X nesta doença e na distrofia de Duchenne

---

H·F Histologia em Foco

Distrofias musculares

As distrofias musculares são doenças progressivas hereditárias, com diversos subtipos genéticos. Os principais tipos são a distrofia de Duchenne e a distrofia de Becker, caracterizadas por perda gradual da capacidade contrátil inicialmente em musculatura associada à cintura pélvica e posteriormente em região da cintura escapular; concomitantemente, perda funcional afeta a musculatura associada à fala e deglutição, bem como ao diafragma e músculo cardíaco. A causa da degeneração muscular é a perda de estabilidade nos sarcômeros decorrente de mutações nos genes que codificam a distrofina.

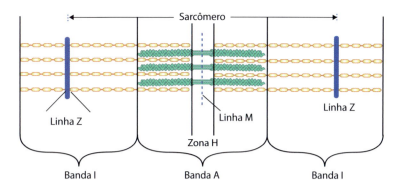

Figura 8.10 Sarcômero. Disposição dos filamentos grossos, filamentos finos.

Veja a organização do sarcômero na Figura 8.10. Os limites do sarcômero são demarcados pelas linhas Z; a área ocupada apenas pelos filamentos finos, com a linha Z ao meio, compõe a banda I; regiões em que se encontram filamentos grossos, interpostos ou não pelos filamentos finos, formam a banda A; as faixas que contêm apenas filamentos grossos constituem a zona H.

Contração

O metabolismo das fibras estriadas faz com que a energia química seja convertida em energia mecânica. A fonte de energia necessária à contração do músculo esquelético é fornecida pelo ATP, cuja disponibilização e hidrólise dependem da contração e do relaxamento muscular.

Além do ATP, o estímulo nervoso motor e a disponibilidade e a recaptura de cálcio são fundamentais para os processos de contração e de relaxamento muscular.

Com a chegada do impulso nervoso através da fibra nervosa motora, a acetilcolina é liberada na fenda sináptica e captada por receptores específicos no sarcolema. Essa união entre neurotransmissor e receptor leva à despolarização da membrana muscular, a qual possui invaginações que penetram o interior do sarcoplasma. Essas dobras são chamadas de túbulos transversais ou simplesmente túbulos T. Esses túbulos associados a cisternas do retículo sarcoplasmático formam estruturas específicas denominadas díades ou tríades, segundo o tipo muscular estriado.

A despolarização estimula a membrana do retículo sarcoplasmático por meio de um mecanismo desconhecido que envolve a proteína calmodulina, resultando na liberação de cálcio no sarcoplasma.

O cálcio disponível no meio intracelular une-se à troponina – que apresenta um local de ligação específico para esse íon –, modificando sua conformação espacial e, consequentemente, movimentando todo o filamento fino ao qual a proteína se encontra aderida. Essa movimentação expõe os locais de ligação da actina à miosina.

O ATP disponível une-se à miosina possibilitando a movimentação da região de dobradiça e a movimentação da cabeça. A ligação resulta na hidrólise parcial do ATP e na formação do complexo miosina/adenosina difosfato (ADP)/fósforo inorgânico, que, em conjunto, têm afinidade química pela actina, o que possibilita a união entre os filamentos finos e grossos.

Quando cada cabeça de miosina se une ao local de ligação correspondente na actina, os filamentos grossos "puxam" os filamentos finos em direção ao centro do sarcômero, aproximando as duas linhas Z e levando ao encurtamento da fibra e, consequentemente, do feixe e do músculo como um todo.

O cálcio ainda disponível é removido do citoplasma pela enzima calcequestrina e pela ATPase – proteínas constituintes da membrana do retículo sarcoplasmático. Com a continuidade da atividade ATPásica, há gradualmente perda da afinidade entre os filamentos e a miosina se separa da actina. Esses mecanismos resultam no relaxamento da fibra muscular.

Díade sarcoplasmática
Complexo formado pelo túbulo T e pela cisterna do retículo sarcoplasmático em que se insere; está presente na fibra muscular estriada cardíaca

Tríade sarcoplasmática
Complexo formado por duas cisternas do retículo sarcoplasmático lateralmente ao túbulo T; está presente na fibra muscular estriada esquelética

ATPase
Adenosina trifosfatase dependente de cálcio e magnésio; enzima que hidrolisa o ATP, liberando ADP e fosfato inorgânico

H·F Histologia em Foco

Rigor mortis

O *rigor mortis* ou rigidez cadavérica ocorre em virtude da falta de adenosina trifosfato (ATP), o que faz com que o filamento grosso permaneça ligado ao filamento fino.

■ Tecido muscular estriado cardíaco

Tipo de contração

Nervo vago
Menos comumente denominado nervo pneumogástrico, corresponde ao 10º par craniano; apresenta fibras mistas e, como os demais nervos com origem no cérebro, deixa o sistema nervoso central por forames na base do crânio

A contração do tecido muscular estriado cardíaco é rápida, intensa, contínua e involuntária. A contração com essas características só é possível em razão da organização dos miofilamentos em sarcômeros – assim como no tecido muscular estriado esquelético –, da inervação autônoma motora, derivada do nervo vago, e da presença de fibras musculares especiais, as fibras de Purkinje, situadas em pontos-chave da musculatura denominados nódulos.

Exemplos de localização

O tecido muscular cardíaco forma o miocárdio, cuja contração e relaxamento refletem-se clinicamente nos batimentos cardíacos. Porém, ao contrário do que podemos supor a princípio, esse tecido muscular não está somente no coração; por continuidade, faz parte também de segmentos das paredes de grandes veias associadas a este órgão – a veia cava e a veia pulmonar.

Características morfológicas

As fibras musculares estriadas cardíacas também apresentam estriações transversais – referentes à repetição dos sarcômeros ao longo da célula, como na fibra esquelética –, porém as demais características são distintas.

As fibras são ramificadas e anastomosadas entre si, fazendo com que os limites de cada uma sejam de difícil distinção e o formato geral, irregular. Os núcleos são ovais e únicos, pouco corados basofilicamente, com nucléolo evidente, de posição central.

Entre as fibras, nas áreas de anastomose, existem estruturas denominadas discos intercalares. Os discos são vistos ao microscópio óptico como estriações não retilíneas, dispostas na orientação transversal em sua maior extensão, mais espessas em relação às estriações. Identifique essas características microscópicas nas Figuras 8.11 e 8.12.

Na fotomicrografia de incidência longitudinal (Figura 8.11), demonstram-se as fibras ramificadas e anastomosadas, com um só núcleo pouco corado central; entre as fibras, há volumoso tecido frouxo rico em capilares sanguíneos. Os discos intercalares, particulares das fibras cardíacas, são tortuosos e mais espessos em relação às estriações transversais.

Em incidência transversal demonstrada na Figura 8.12, as anastomoses fazem com que as fibras fiquem irregulares, os núcleos menores e as estriações e discos intercalares não estejam tão evidentes, a não ser como granulações intracitoplasmáticas.

A ultraestrutura do disco intercalar, observada apenas ao microscópio eletrônico, é composta por *fascia adherens*, junções comunicantes e desmossomos. A *fascia adherens* ou zônula de adesão é responsável pela união entre as fibras e pela ancoragem dos filamentos finos, complementando a função das linhas Z circunjacentes. As junções comunicantes permitem condução iônica entre as fibras, e os desmossomos potencializam a união celular.

Capítulo 8 ■ Tecido Muscular   **147**

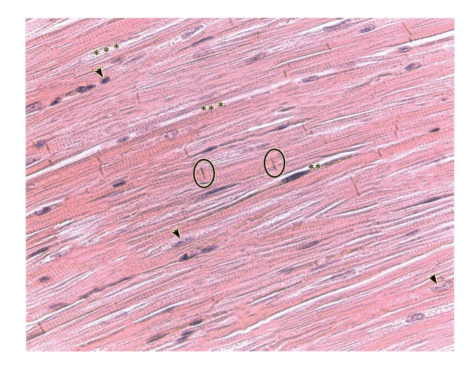

Figura 8.11 Morfologia da fibra muscular cardíaca. Núcleo (cabeças de seta). Estroma (asteriscos). Discos intercalares (círculos). Corte longitudinal. Coloração HE. Aumento original 400×.

O tecido muscular cardíaco é organizado externamente por membrana conjuntiva, com características particulares, o pericárdio. Ao redor de cada fibra e preenchendo o espaço entre elas, há um volumoso endomísio rico em capilares sanguíneos e fibras reticulares. Fisiologicamente, células adiposas uniloculares podem estar presentes. O perimísio não participa da organização desse tecido.

Bases histofisiológicas da contração

A contração e o relaxamento das fibras musculares cardíacas são desencadeadas por fibras musculares especializadas, as células de Purkinje.

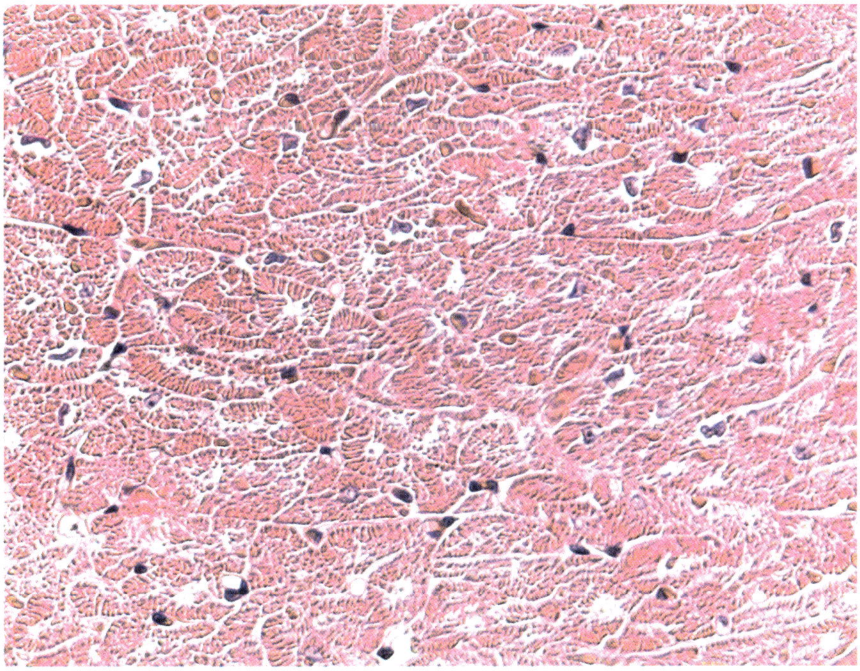

Células de Purkinje
Fibras cujos feixes são denominados nódulos; recebem inervação autônoma direta, desencadeando despolarização do sarcolema e transmitindo o impulso contrátil às demais fibras

Figura 8.12 Morfologia da fibra muscular cardíaca. Corte transversal. Coloração HE. Aumento original 400×.

H·F Histologia em Foco

Reparo em perda de fibras cardíacas

As fibras cardíacas não são capazes de regeneração. Em lesões de etiologia variada que culminam em morte dessas células, o processo de limpeza por meio da fagocitose desencadeia a liberação de fatores de crescimento e substituição da área por tecido conjuntivo propriamente dito. Em grandes lesões, pode haver encistamento da lesão – formação de fibrose ao redor das fibras perdidas funcionalmente para seu isolamento.

Hipertrofia de fibras cardíacas

Assim como a musculatura esquelética, essas fibras podem sofrer hipertrofia, uma condição adaptativa que pode evoluir para uma condição patológica denominada cardiomiopatia. A etiologia da hipertrofia é variada e pode envolver sobrecarga mecânica (hipertensão arterial), doenças metabólicas (obesidade, diabetes) e infecciosas (doença de Chagas). O aumento do volume das fibras resulta em aumento clínico do órgão, a cardiomegalia.

Carlos Justiniano Ribeiro Chagas (1878-1934)
Médico sanitarista brasileiro, destacou-se mundialmente pela carreira acadêmica e científica; foi o primeiro pesquisador a descrever a epidemiologia e a história natural completa de uma doença infecciosa – a tripanossomíase americana (doença de Chagas)

Além dos miofilamentos que compõem o sarcômero, as proteínas fosfolambam e calmodulina são importantes para a contração e o relaxamento das fibras musculares cardíacas, pois influenciam a disponibilidade de cálcio livre.

O sarcolema da fibra cardíaca não forma túbulos T, pois a liberação iônica no sarcoplasma depende de descarga elétrica proveniente das fibras de Purkinje.

H·F Histologia em Foco

Tireopatia como fator predisponente à cardiopatia

Os níveis de fosfolambam e a fosforilação de um dos isômeros da titina são controlados pela tireoide. Pacientes portadores de hipertireoidismo podem apresentar aumento da concentração livre de cálcio e evoluir para sobrecarga muscular com aumento da força de contração e do débito cardíaco.

■ Músculo liso

Tipo de contração

As fibras musculares lisas realizam contração lenta, pouco intensa e involuntária. O estímulo contrátil é variado: pode ser proveniente de inervação do sistema nervoso autônomo via estímulo hormonal ou desencadeado por estiramento mecânico.

Ao contrário dos músculos estriados, o músculo liso é capaz de regeneração, pois entra em atividade mitótica ao ser influenciado por fatores de crescimento.

Exemplos de localização

As fibras são dispostas em feixes isolados ou em camadas nas paredes de vasos, de órgãos ocos e de vísceras.

Capítulo 8 ■ Tecido Muscular

H-F Histologia em Foco

Ocitocina

Dentre os hormônios responsáveis pela contração das fibras musculares lisas, destaca-se a ocitocina, cujos receptores são particularmente abundantes na musculatura do útero e nas células mioepiteliais das glândulas mamárias e perigenitais. Clinicamente, sua administração intravenosa é utilizada em partos pós-maturidade.

Serotonina

A serotonina é um dos mediadores da contração dos músculos lisos. Seus receptores estão presentes na musculatura do trato gastrintestinal e de paredes vasculares. Além disso, estímulos em receptores no sistema límbico afetam o comportamento.

Tumores secretores de serotonina podem levar o paciente à hipersecreção desse neurotransmissor, o que pode causar sinais e sintomas clínicos aparentemente não conexos, como vômito, diarreia, hipertensão e variações de humor.

Nicotina

A nicotina presente no tabaco ativa os receptores de acetilcolina no sarcolema das fibras lisas, aumentando a contração destas nas paredes vasculares e levando à vasoconstrição periférica, com consequências extremamente variadas em tabagistas crônicos.

Características morfológicas

A fibra muscular lisa não apresenta estriações, o que leva à sua caracterização como lisa. As fibras musculares lisas não têm estriações, são fusiformes, com núcleo único, central e volumoso. Encontram-se dispostas de maneira peculiar em arranjo intercalado umas em relação às outras.

Conforme ilustrado na Figura 8.13, em corte longitudinal identifica-se que o núcleo único no centro da célula é oval e volumoso. O arranjo das fibras segue um padrão intercalado, à

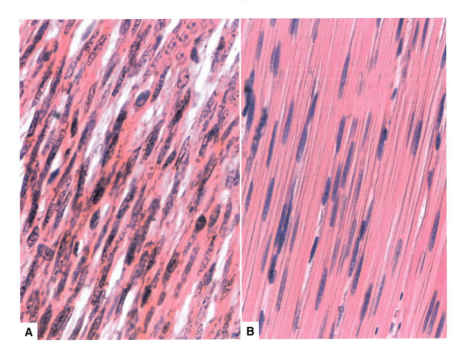

Figura 8.13 Morfologia da fibra muscular lisa. Observe a proporção variada entre quantidade de fibras e estroma (A e B) de acordo com a origem anatômica da amostra. Corte longitudinal. Coloração HE. Aumento original 250×.

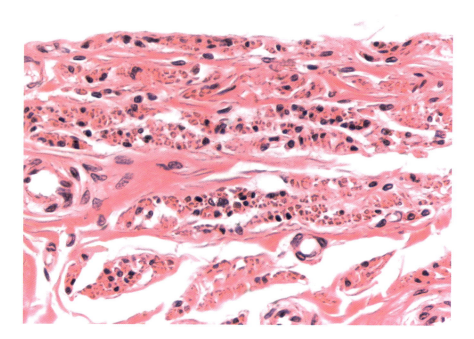

Figura 8.14 Morfologia da fibra muscular lisa. Coloração HE. Aumento original 400×.

semelhança da posição de tijolos em uma parede. As fibras são envolvidas por quantidades diferentes de tecido frouxo de acordo com a localização do músculo, o que faz com que o tecido assuma aspectos diferentes, apesar de manter as características gerais.

Em incidência transversal, na fotomicrografia da Figura 8.14, as fibras exibem formato redondo, porém com diâmetros diferentes, e o núcleo pode ou não estar presente no corte.

O músculo liso é organizado por membranas conjuntivas, e a vascularização e inervação são provenientes de septos de tecido conjuntivo ou do próprio tecido circundante; a sustentação é conferida por envoltório extremamente discreto de fibras reticulares.

Bases histofisiológicas da contração

Como o músculo é liso, as proteínas de contração não são organizadas em sarcômeros.

Nos músculos estriados, a unidade contrátil é o sarcômero e, mais especificamente no tipo cardíaco, também o disco intercalar; no músculo liso, as unidades contráteis são denominadas **corpos densos**.

Corpos densos
São estruturas de inserção de actina filamentosa e formam estruturas aglomeradas e condensadas; as porções livres da proteína ficam dispersas pelo citoplasma em orientação longitudinal

Entre os filamentos de actina encontram-se filamentos de miosina, porém sob forma estrutural inativa – se não fosse assim, os miofilamentos livres no citoplasma estariam envolvidos em uma contração contínua.

O sarcolema das fibras musculares lisas apresenta depressões chamadas cavéolas, que aumentam sua superfície. Nessas regiões, ocorre a captação e a liberação de cálcio, que se encontra no meio extracelular.

Quando os íons são captados e entram no ambiente celular, há ativação da enzima calmodulina e formação do complexo cálcio/calmodulina, que se liga à miosina inativa modificando sua conformação estrutural. Tal modificação na ultraestrutura leva à ativação da miosina, que se liga por afinidade química às porções livres dos filamentos de actina.

Veja na Figura 8.15 como a união com a miosina faz com que os filamentos livres de actina se retraiam em direção aos corpos densos, distribuídos por toda a célula.

A fibra muscular lisa não contém troponina; a tropomiosina está presente e estabiliza a actina em regiões mais afastadas dos corpos densos.

Capítulo 8 ■ Tecido Muscular   151

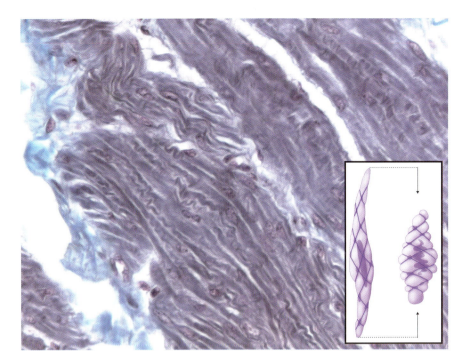

Figura 8.15 Contração da fibra muscular lisa. Detalhe: Encurtamento irregular típico da contração muscular lisa. Coloração histoquímica. Tricrômio de Gomori. Aumento original 400×.

RESUMO

- As fibras musculares originam-se de mioblastos, provenientes de regiões diversas do mesoderma embrionário
- Existem três variedades de tecidos musculares: o tecido muscular estriado esquelético, o tecido muscular estriado cardíaco e o tecido muscular liso
- O músculo estriado esquelético, associado ao esqueleto ósseo, é especializado em contração voluntária, descontínua, rápida e intensa
- As fibras esqueléticas são organizadas por membranas de tecido conjuntivo denominadas epimísio, perimísio e endomísio
- As fibras esqueléticas são cilíndricas, paralelas entre si, multinucleadas, com os núcleos excêntricos e achatados, com estriações transversais
- Células miossatélites são responsáveis pela neoformação de fibras esqueléticas
- Existem três tipos funcionais de células esqueléticas detectáveis por preparos especiais: as vermelhas, as brancas e as intermediárias
- A placa motora é responsável pela inervação das fibras esqueléticas; é composta pelo botão terminal, pela fenda sináptica e pelo sarcolema pós-sináptico. A inervação sensorial é realizada pelo fuso neuromuscular
- O órgão tendinoso de Golgi é um conjunto de terminações nervosas que se inserem nas fibras esqueléticas e transmitem as "informações" sensoriais aos fusos neuromusculares
- As estriações são unidades contráteis, repetidas por todo o sarcoplasma, denominadas sarcômeros – a unidade funcional contrátil das fibras estriadas
- Cada sarcômero é constituído por filamentos finos (actina, troponina, tropomiosina e nebulina) e filamentos grossos (miosina, desmina), posicionados por proteínas estruturais

e estabilizadoras (titina, proteína de faixa M, miomesina, distrofina)
- O ATP, a disponibilidade e a remoção do Ca^{2+} livre, bem como a condução nervosa motora, são fundamentais para a contração muscular
- Sequencialmente, os princípios da contração do músculo esquelético envolvem: chegada do impulso nervoso; liberação do neurotransmissor na fenda e sua captação pelos receptores pós-sinápticos; despolarização da membrana muscular; liberação de Ca^{2+} no sarcoplasma; ligação do Ca^{2+} à troponina; rearranjo estrutural do filamento fino; exposição dos locais de ligação da actina à miosina; hidrólise parcial do ATP e na formação do complexo miosina/ADP/fósforo inorgânico; união entre os filamentos finos e grossos; aproximação das linhas Z, desaparecimento da linha M e encurtamento da fibra
- A contração do tecido muscular estriado cardíaco é rápida, intensa, contínua e involuntária
- As fibras de Purkinje desencadeiam o estímulo contrátil
- As fibras musculares estriadas cardíacas apresentam estriações transversais, são ramificadas e anastomosadas entre si, o núcleo é oval e único, de posição central. Na junção entre uma fibra e outra, estão os discos intercalares – estriações não retilíneas, em conformação de escada, mais espessas em relação às estriações transversais
- As fibras musculares lisas realizam contração lenta, pouco intensa e involuntária
- As fibras musculares lisas são fusiformes, com núcleo único, central e volumoso, dispostas em arranjo semelhante a tijolos em uma parede. Não apresentam estriações
- As unidades contráteis do tecido muscular liso são denominadas corpos densos, nos quais estão inseridos os filamentos de

actina. Entre os filamentos de actina encontram-se filamentos de miosina inativos

- O Ca^{2+} necessário à contração do músculo liso está disponível no ambiente extracelular – ao contrário dos músculos estriados – e penetra a célula através das cavéolas – depressões no sarcolema

- Sequencialmente, as etapas histofisiológicas da contração das fibras musculares lisas podem ser assim enumeradas: entrada de Ca^{+2}; formação do complexo Ca^{+2}/calmodulina; ativação da miosina; união desta às porções livres dos filamentos de actina; retração dos filamentos livres de actina em direção aos corpos densos; encurtamento irregular da fibra

- A fibra muscular lisa não contém troponina; a tropomiosina está presente e estabiliza a actina em regiões mais afastadas dos corpos densos.

AUTOAVALIAÇÃO

8.1 Quais as características da contração das fibras musculares estriadas esqueléticas, cardíacas e lisas?

8.2 Descreva a morfologia da fibra muscular estriada esquelética em cortes transversais e em cortes longitudinais.

8.3 O que são os discos intercalares? Onde estão presentes?

8.4 Descreva a morfologia das fibras musculares lisas em corte transversal e em corte longitudinal.

8.5 Descreva a placa motora.

8.6 Quais as membranas envoltórias do músculo estriado esquelético? Qual a função dessas membranas? Qual a composição histológica de cada uma?

8.7 Faça um desenho esquemático do sarcômero, identificando a posição dos filamentos finos, dos filamentos grossos e da linha Z. O que muda em sua ultraestrutura durante a contração?

8.8 Quais proteínas compõem os filamentos finos e grossos do sarcômero?

8.9 Comente sobre a regeneração ou reparo dos tecidos musculares.

8.10 O que são as células miossatélites?

9

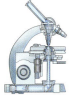

Tecido Nervoso

Objetivos de estudo, *154*
Palavras-chave, *154*
Introdução, *154*
Funções, *155*
Tecido nervoso, *156*
Resumo, *167*
Autoavaliação, *168*

■ Objetivos de estudo

Compreender a origem embrionária dos tecidos nervosos e do sistema nervoso

Compreender as funções do sistema nervoso

Conhecer os tipos de neurônios e seus componentes estruturais

Conhecer a histomorfologia dos diferentes tipos de neurônios

Saber conceituar sinapse e conhecer seus componentes

Identificar ao microscópio as fibras mielínicas e amielínicas e diferenciá-las funcionalmente

Conhecer as células da neuróglia, sua morfologia e função

Correlacionar o conhecimento histológico básico com suas principais associações clínicas

■ Palavras-chave

Astrócito

Bainha de mielina

Célula de Schwann

Célula ependimária

Célula-satélite

Epêndima

Glia

Micróglia

Neuróglia

Neurônio

Oligodendrócito

■ Introdução

Notocorda
Estrutura embrionária derivada do mesoderma; sustenta o embrião em desenvolvimento e origina os órgãos do sistema nervoso e do sistema digestivo

Sistema nervoso central
Divisão anatômica do sistema nervoso que compreende a medula espinal e o encéfalo

Sistema nervoso periférico
Divisão anatômica do sistema nervoso que envolve os nervos periféricos, os gânglios nervosos e os receptores nervosos

O sistema nervoso origina-se do ectoderme embrionário.

Durante o desenvolvimento embrionário, as células do ectoderma passam por vários processos de diferenciação que resultam no surgimento do neuroectoderma. Esse tecido surge na região dorsal, em área anatomicamente análoga à coluna vertebral e base do crânio, a qual, induzida pelo desenvolvimento da notocorda, sofre um espessamento e origina a placa neural (Figura 9.1). Progressivamente, a placa continua aumentando sua espessura, o que leva à formação das cristas neurais, nas bordas laterais e da goteira neural, em profundidade.

Após mitoses sucessivas, a goteira neural perde o contato com a superfície e se fecha – surge, assim, o tubo neural, que em seu amadurecimento formará o sistema nervoso central. As cristas neurais, por sua vez, posicionadas lateralmente à estrutura tubular central, darão origem ao sistema nervoso periférico.

Observe que a estrutura embrionária básica do sistema nervoso é mantida no organismo maduro: o sistema nervoso central formado é posicionado perfeitamente no eixo anatômico central ou axial, enquanto o sistema nervoso periférico amadurece lateralmente e se dispõe quase sempre simetricamente e aos pares.

O parênquima do tecido nervoso é formado pelos neurônios. Essas células nervosas surgem no tubo neural, a partir de precursores neuroectodérmicos – os neuroblastos. Os neurônios são células perenes e altamente especializadas.

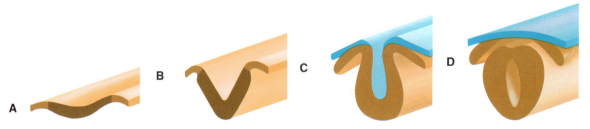

Figura 9.1 Desenvolvimento embrionário do sistema nervoso. Placa neural (A). Início do aprofundamento da goteira neural (B). Goteira neural e cristas neurais (C). Tubo neural formado e cristas neurais já individualizadas nas bordas laterais (D).

Capítulo 9 ■ Tecido Nervoso

155

Neuróglia (células gliais)
Estroma do sistema nervoso central; o termo glia deriva do grego *glía* (cola), que remonta a suas funções básicas de sustentação e de preenchimento. Estes tipos celulares – neurônios e neuróglia – organizam-se de diversas maneiras segundo o órgão do sistema nervoso

Santiago Ramon y Cajal (1852-1934)
Médico espanhol, que, após vários anos trabalhando no exército espanhol, dedicou-se ao estudo da histologia; aperfeiçoou a coloração histoquímica desenvolvida por Golgi e descreveu, pela primeira vez, os elementos da neuróglia e detalhes microscópicos dos neurônios; por sua contribuição à neurociência, ganhou o prêmio Nobel de Medicina em 1906

Pio del Río-Hortega (1882-1945)
Médico espanhol, trabalhou por alguns anos em cooperação com seu professor Cajal; foi o primeiro a identificar a micróglia e, posteriormente, dedicou-se ao estudo da glândula pineal e de tumores do sistema nervoso central

O estroma do tecido nervoso, por sua vez, é formado por um conjunto celular bastante diversificado em morfologia e função, o qual é denominado neuróglia. Surgem a partir da diferenciação de células neuroectodérmicas do tubo neural, chamadas espongioblastos, que envolvem os neurônios – também em desenvolvimento –, superando-os numericamente e em volume.

H·F Histologia em Foco

Visualização das células neurogliais

Os neurônios e as células da neuróglia apresentam numerosos prolongamentos citoplasmáticos que, além de extremamente delgados, conectam-se e entrelaçam-se formando um emaranhado indistinto. Além disso, algumas das ramificações neuronais têm grande teor de lipídio em sua estrutura.

Essas características fazem com que, nas colorações de rotina, não seja possível visualizar as células do tecido nervoso em sua plenitude, bem como na maioria das colorações histoquímicas, que evidenciam determinada célula ou estrutura em detrimento de outras.

No início do século 20, dois neurologistas, estudiosos da histologia aplicada, minimizaram esse "problema" de visualização. Camillo Golgi, ao realizar colorações para evidenciar a organela que leva o seu nome, desenvolveu um tipo de impregnação por sais de prata que se depositavam sobre os prolongamentos neuronais tornando seus limites visualizáveis. Posteriormente, essa técnica de coloração foi aperfeiçoada por Santiago Ramon y Cajal, com o auxílio de seu aluno Pio del Río-Hortega, o que possibilitou a descoberta de outras células no tecido nervoso – as células da neuróglia.

Imagine quando esses neuro-histologistas compararam a imagem em HE do tecido nervoso com aquelas coradas pelas impregnações metálicas! Os neurônios foram vistos pela primeira vez em sua totalidade, e a presença de células associadas intimamente a todos os neurônios foi identificada.

Essas observações renderam a Golgi e a Cajal o prêmio Nobel em 1906. E Río-Hortega? Uma das células da neuróglia recebeu seu nome...

■ Funções

A função básica e primordial do sistema nervoso é a "condução de impulso". Porém, pense o seguinte: quem conduz o impulso? Onde ou através de que se dá essa condução? O que é esse impulso? O que desencadeia a condução?

Para responder essas perguntas, é necessário compreender as funções desse tecido altamente especializado de maneira mais detalhada.

Recepção

As células nervosas são especializadas em irritabilidade, ou seja, são excitáveis, capazes de serem estimuladas metabolicamente. Esses estímulos podem ser fatores físicos, mecânicos, químicos e elétricos, provenientes do meio externo ou interno.

Interpretação

Ao serem estimulados, os neurônios analisam funcionalmente o tipo de estímulo e, por meio dessa percepção, são desencadeadas respostas adequadas sob a forma de sensações ou de ações motoras voluntárias ou involuntárias.

Geração do impulso nervoso e condução

Depois de interpretar o estímulo, o neurônio fornece resposta através da condução do impulso.

Além da irritabilidade e da percepção, os neurônios têm como característica funcional a condutividade, que confere à célula capacidade de gerar respostas apropriadas a cada estímulo. Essa resposta ocorre por meio de trocas iônicas, com modificações na permeabilidade da membrana neuronal, resultando em diferenças de carga elétrica. As trocas iônicas perpetuam-se ao longo da membrana, e a eletricidade resultante é liberada no meio extracelular – tem-se, assim, a condução do impulso nervoso.

O mecanismo de condução nervosa envolve modificações nos canais de sódio e nos canais de potássio, bem como ativação da bomba de ATPase sódio-potássio.

Tal mecanismo possibilita a polarização e despolarização da membrana celular no axônio do neurônio. Na polarização, os íons sódio entram no ambiente citoplasmático e, por diferença de carga, forçam a saída de potássio – este, por sua vez, no ambiente extracelular, repele os íons sódio adjacentes para dentro, e assim por toda a extensão axônica. Por isso, o mecanismo é denominado "onda de polarização e despolarização".

H·F Histologia em Foco

Ação dos anestésicos locais

A condução do impulso pode ser bloqueada mediante uso de anestésicos locais injetáveis, por mecanismos físicos e químicos combinados.

A difusão do líquido anestésico modifica a ultraestrutura da membrana, diminuindo fisicamente o diâmetro dos canais de sódio e impedindo, por expansão da membrana, a movimentação iônica através dos canais.

A ligação entre moléculas do anestésico e receptores específicos nos canais da membrana axônica bloqueia a entrada inicial de sódio que desencadeia a condução.

■ Tecido nervoso

Dendrito
Ramificação citoplasmática proximal do pericário

Pericário
Corpo celular ou centro trófico neuronal; região que contém o núcleo e a maior quantidade de organelas citoplasmáticas

Corpúsculo de Nissl
Correspondem a regiões ricas em retículo endoplasmático rugoso

Telodendro
Telodendria. Ramificações distais do axônio

Neurônios

Caracterização morfológica dos neurônios

Os neurônios apresentam uma estrutura básica formada pelo pericário, por um axônio e pelos dendritos.

O pericário é a região mais volumosa do neurônio que contém o núcleo central e redondo, fracamente basófílico, cujo nucléolo é grande e intensamente corado. O citoplasma é eosinofílico e apresenta granulações heterogêneas basófílicas – os corpúsculos de Nissl, que são aglomerados basófílicos, heterogêneos, presentes no citoplasma do pericário, exceto no cone de implantação. O formato e o tamanho do pericário de um neurônio variam de acordo com o órgão, e mesmo com a região do órgão, no sistema nervoso.

Do pericário surgem prolongamentos dendríticos e um cone de implantação. Os dendritos são arboriformes, delicados e presentes em quantidade variável. O axônio surge único do cone de implantação e ramifica-se na extremidade distal, originando os telodendros, com pequenas dilatações individuais – os botões terminais.

Capítulo 9 ■ Tecido Nervoso

Cone de implantação
Prolongamento citoplasmático do pericário, de formato triangular, que dá origem ao axônio

Apesar de únicos, os axônios podem exibir ramos colaterais em ângulo reto ao prolongamento que emerge do cone de implantação, além de projeções curtas, as espículas, ao longo de todo seu comprimento.

Apesar de exibirem características básicas em comum, existem diversos tipos de neurônios classificados de acordo com a morfologia dos dendritos. Com base nesse critério, os neurônios podem ser multipolares, bipolares e pseudounipolares

- *Neurônios multipolares*: os dendritos são numerosos, com disposições variadas; esses neurônios são a maioria no organismo e recebem denominações diferentes de acordo com o formato do pericário (p. ex., fusiformes, horizontais, estrelados)
- *Neurônios bipolares*: um dendrito e um axônio partindo do pericário
- *Neurônios pseudounipolares*: um só prolongamento emerge do pericário, porém ramifica-se em um dendrito e um axônio.

Independentemente da morfologia neuronal, o impulso nervoso é sempre anterógrado.

Fluxo anterógrado
Condução unidirecional do impulso nervoso, seguindo sempre dos dendritos para os telodendros

Compare o desenho esquemático com o aspecto visto na microscopia (Figura 9.2). Observe que a condução do impulso é unidirecional, sempre a partir do pericário para as extremidades axônicas, caracterizando o denominado "fluxo anterógrado".

Os neurônios unipolares surgem durante o desenvolvimento embrionário e, no amadurecimento, desenvolvem outros prolongamentos de acordo com sua localização anatômica e função, originando neurônios bipolares ou pseudounipolares.

Neurônio unipolar
Neurônio com um só prolongamento a partir do pericário; no organismo humano, é um tipo morfológico transitório

Ao passo que, histologicamente, os neurônios são classificados de acordo com o número de dendritos e o formato do pericário, fisiologicamente essas células podem ser sensoriais, motoras ou de associação.

Os neurônios sensoriais apresentam axônios aferentes que levam informações do meio interno ou externo do sistema nervoso periférico para o sistema nervoso central. Nesse caso,

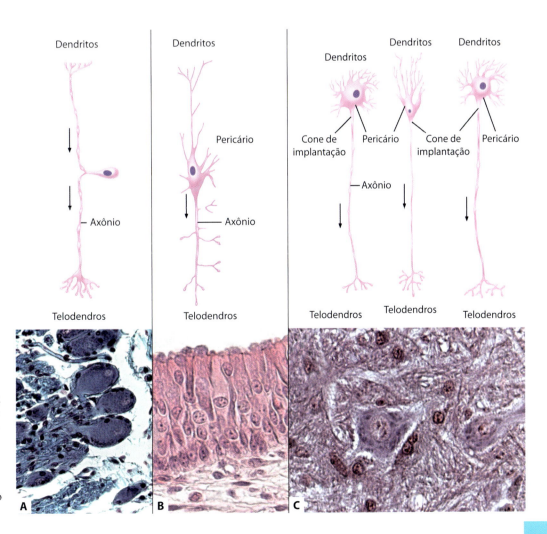

Figura 9.2 Classificação dos neurônios de acordo com a morfologia dos dendritos. Neurônio pseudounipolar (A); coloração histoquímica tricrômio de Masson. Aumento original 400×. Neurônio bipolar (B); coloração HE. Aumento original 400×. Neurônios multipolares (C). Condução anterógrada (setas). Coloração HE. Aumento original 400×.

Histologia Essencial

a resposta ao estímulo ocorre sob a forma de sensações. Os neurônios motores, com axônios eferentes, levam informações do sistema nervoso central para o sistema nervoso periférico. Esses neurônios podem fazer parte do sistema nervoso somático – quando participam de ações voluntárias – ou do sistema nervoso autônomo – quando a condução do impulso gera ações involuntárias. Os neurônios de associação também são denominados interneurônios e formam uma rede de conexão entre neurônios sensoriais e motores, além de interagirem entre si, formando intensas redes de condução e propagação de impulso nervoso.

Caracterização morfológica das sinapses

As áreas de conexão entre os diversos tipos de neurônios e entre estes e as células-alvo, nas quais o impulso é transmitido, são denominadas sinapses.

Fisiologicamente, os impulsos transmitidos pelas sinapses podem ser excitatórios ou inibitórios; além disso, a passagem do impulso através da sinapse pode ocorrer por meios químicos ou elétricos e, morfologicamente, o telodendro do neurônio que gerou o impulso é capaz de fazer contato com regiões diferentes nas células-alvo.

Tipos de sinapses de acordo com a transmissão do impulso

As sinapses químicas e as sinapses elétricas são os dois tipos de sinapses de acordo com o mecanismo de transmissão (Figura 9.3)

- *Sinapses químicas*: são necessários neurotransmissores.

    Morfologicamente, a sinapse química é composta pelo botão terminal de um telodendro do axônio, cuja região mais distal forma a membrana pré-sináptica, por uma fenda sináptica e pela célula-alvo, na membrana pós-sináptica

- *Sinapses elétricas*: são menos comuns do que as químicas; nessa transmissão de impulso, os íons que geram diferenças de carga movimentam-se livremente através de conexônios.

Sistema nervoso somático
Divisão funcional do sistema nervoso que participa de ações motoras voluntárias, como o estímulo aos músculos estriados esqueléticos

Sistema nervoso autônomo
Divisão funcional do sistema nervoso que participa de ações motoras involuntárias e vegetativas

Sinapses
Regiões estruturais de conexão entre neurônio e célula-alvo (outros neurônios, membrana muscular, superfícies epiteliais, células glandulares, entre outras); possibilitam a recepção, condução e resposta neuronal

Neurotransmissores
Peptídios derivados de precursores proteicos, que se unem a receptores específicos na membrana pós-sináptica para gerar despolarização

Conexônios
Proteínas transmembrana de formato tubular presentes em junções tipo *gap* (junções em hiato; junções comunicantes) na membrana pré-sináptica e na membrana pós-sináptica; são identificados apenas em microscopia eletrônica

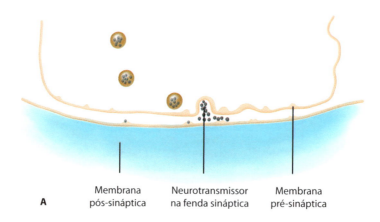

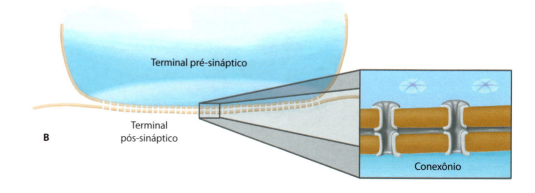

Figura 9.3 Tipos de sinapses de acordo com a transmissão do impulso. Sinapse química (A). Sinapse elétrica (B).

H·F Histologia em Foco

Neurotransmissores

As respostas geradas dependem do tipo de neurotransmissor. Dentre os diversos neurotransmissores conhecidos, destacam-se:

- *Acetilcolina*: sinapses realizadas com esse neurotransmissor estimulam a atenção, a aprendizagem e a memória; neurônios que utilizam a acetilcolina são chamados de colinérgicos; esses neurônios são afetados patologicamente na doença de Alzheimer
- *Dopamina*: gera estímulo e controle motor; neurônios que realizam sinapses com esse neurotransmissor são denominados dopaminérgicos. Patologicamente, esses neurônios sofrem degeneração na doença de Parkinson
- *Endorfinas*: são um opiáceo que modula a dor e reduz o estresse; são peptídios opiáceos, da mesma família da heroína e da morfina e, como tais, estão envolvidas nos mecanismos de dependência química
- *Norepinefrina*: neurotransmissor importante e famoso na indução da excitação física e mental, também é mediador da taquicardia, do aumento da pressão sanguínea e da conversão do glicogênio em energia
- *Serotonina*: é o neurotransmissor do bem-estar; exerce efeito sobre o humor, a ansiedade e a agressividade. Muitos antidepressivos estimulam a recaptura desse peptídio.

Tipos de sinapses de acordo com a morfologia do contato intercelular

Morfologicamente, as sinapses podem ser axodendríticas, axossomáticas ou axoaxônicas (Figura 9.4)

- *Sinapse axodendrítica*: o telodendro do neurônio pré-sináptico faz contato direto com o dendrito de um neurônio pós-sináptico
- *Sinapse axossomática*: o telodendro faz contato com a membrana celular do neurônio pós-sinático em seu pericário
- *Sinapse axoaxônica*: há contato entre dois telodendros ou em suas espículas.

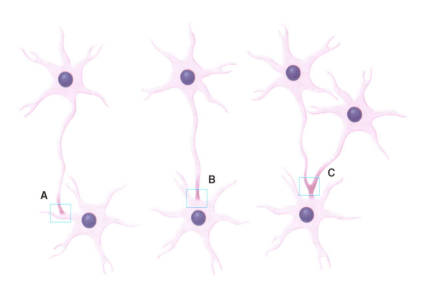

Figura 9.4 Tipos de sinapses de acordo com a morfologia do contato intercelular. Sinapse axodendrítica (A); axossomática (B) e axoaxônica (C).

Neuróglia

A neuróglia envolve e sustenta os neurônios desde a diferenciação dessas células no desenvolvimento embrionário. Porém, além dessas funções típicas do estroma – sustentação e preenchimento –, cada tipo glial apresenta morfologia e funções próprias, contribuindo para e, muitas vezes, possibilitando o funcionamento do sistema nervoso.

Observe que os órgãos – com pouquíssimas exceções – têm o estroma formado por tecido conjuntivo frouxo; porém, no sistema nervoso central, as células da neuróglia assumem essa função e compartilham diversas funções com as células do tecido conjuntivo frouxo.

H·F — Histologia em Foco

Identificação específica das células neurogliais

Em preparos corados por HE, apenas os núcleos das células da neuróglia podem ser identificados e essa caracterização morfológica é considerada apenas sugestiva. Para visualização plena do formato celular e dos prolongamentos que caracterizam a neuróglia, são necessárias colorações histoquímicas com impregnação por metais ou, mais especificamente, reações imuno-histoquímicas.

Assim, ao observar um corte de sistema nervoso em coloração de rotina, deve-se ter em mente que existe um grande volume de ramificações celulares – tanto da neuróglia quanto dos neurônios, que formam um emaranhado indistinguível.

Células da neuróglia no sistema nervoso central

Astrócitos

Os astrócitos são as maiores e mais numerosas células da neuróglia.

Histologicamente, os astrócitos apresentam citoplasma intensamente volumoso e ramificado do qual partem inúmeros e delgados prolongamentos, os quais lhe conferem semelhança a uma estrela, sendo esta a origem de seu nome. Cada prolongamento tem uma dilatação terminal denominada pé astrocitário, a qual faz contato com axônios e pericários neuronais, com outras células gliais, com vasos sanguíneos e membranas conjuntivas.

De acordo com a morfologia dos prolongamentos, existem dois tipos de astrócitos – os astrócitos protoplasmáticos e os astrócitos fibrosos.

As principais colorações histoquímicas para evidenciação dos astrócitos são o método de Golgi, a impregnação pela prata de Bielschowsky e o método de Held.

Na Figura 9.5, pode-se identificar a morfologia do astrócito no desenho esquemático e, na fotomicrografia, o aspecto nuclear sugestivo desta célula em colorações de rotina – o núcleo basofílico é redondo e compacto.

Os prolongamentos astrocitários fornecem uma evidente sustentação às demais células e estruturas do tecido nervoso, porém outras funções específicas devem ser destacadas:

- Através de prolongamentos citoplasmáticos que unem as áreas sinápticas às regiões axonais, realizam tamponamento via controle iônico, bem como captação e remoção de excessos de neurotransmissores após a passagem do impulso nervoso
- Através de pés associados a vasos sanguíneos, são responsáveis pela captação e difusão de nutrientes, bem como pela remoção de catabólitos

Astrócitos protoplasmáticos
Têm prolongamentos curtos, porém muito ramificados, e, proporcionalmente, a região do citoplasma que contém o núcleo parece mais volumosa

Astrócitos fibrosos
Têm prolongamentos longos, mais finos e mais numerosos em comparação aos astrócitos protoplasmáticos, porém com pouquíssimas ramificações; a região citoplasmática que envolve o núcleo é mais compacta e, proporcionalmente, pouco volumosa

Capítulo 9 ■ Tecido Nervoso   **161**

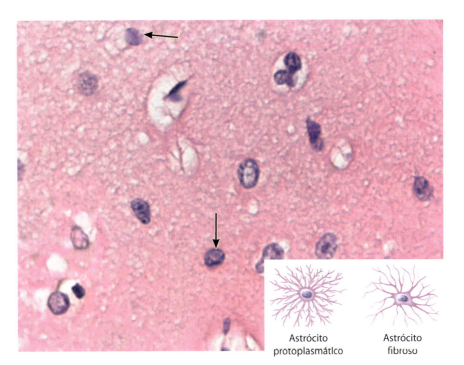

Figura 9.5 Astrócito. Núcleo (setas). Coloração HE. Aumento original 400×.

- Secretam fatores de crescimento neurais e fatores de crescimento gliais, auxiliando o metabolismo de neurônios e de outras células da neuróglia
- Secretam o fator de crescimento transformador beta (TGF-β), que participa de respostas inflamatórias e cicatriciais
- Apresentam receptores para fatores de crescimento secretados por células derivadas do sistema fagocitário mononuclear.

Geralmente, o tamponamento é realizado pelos astrócitos protoplasmáticos e a interação com vasos sanguíneos e membranas conjuntivas é feita pelo astrócito fibroso. As demais funções são comuns a ambos os tipos.

H·F Histologia em Foco

Gliose

Em lesões no sistema nervoso central, os astrócitos são estimulados imunologicamente por fatores de crescimento, entram em mitose e sofrem hiperplasia compensatória, culminando com o preenchimento físico da área lesionada, porém não funcional. Esse mecanismo é denominado gliose, em contrapartida à fibrose que ocorre em outros sistemas cujo estroma é formado por tecido conjuntivo frouxo.

Oligodendrócitos

Os oligodendrócitos são menores que os astrócitos e, dentre as células da neuróglia, os que possuem menos prolongamentos – daí essa denominação.

Os oligodendrócitos apresentam núcleo e citoplasma muito corados e situam-se dispostos em fileiras ao longo dos trajetos neuronais, entre fascículos de axônios – são, por isso, denominados oligodendrócitos interfasciculares. Além da disposição, a observação de um halo perinuclear é outra característica morfológica sugestiva para identificação desse tipo celular.

Halo perinuclear
Área circular sem coloração ao redor do núcleo observada em preparos de rotina; essa formação é resultante da grande concentração de microtúbulos nessa região celular

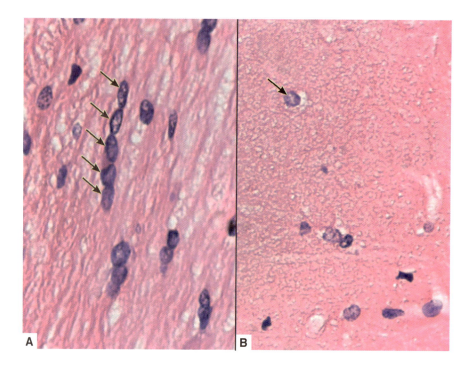

Figura 9.6 Oligodendrócito. Núcleos em fileiras (A). Halo perinuclear (B). Coloração HE. Aumento original 400×.

Mielina
Complexo de lipídios e proteínas que compõe a bainha envoltória de axônios neuronais no sistema nervoso periférico, é sintetizada pelas células de Schwann e, no sistema nervoso central, pelos oligodendrócitos

---

Theodor Schwann (1810-1882)
Fisiologista alemão; juntamente com Matthias Schleiden, desenvolveu a teoria de que todos os seres vivos são compostos por unidades básicas – as células. Criou o termo "metabolismo", isolou a pepsina, identificou o caráter biológico no processo da fermentação e é considerado um dos fundadores da embriologia

---

Liquor
Líquido cefalorraquidiano (LCR); líquido produzido e circulante no sistema nervoso central que, após receber catabólitos cerebrais, é reabsorvido e renovado

---

A principal coloração histoquímica para evidenciação dos oligodendrócitos é o método de Cajal.

Os aspectos morfológicos sugestivos para identificação dos oligodendrócitos encontram-se demonstrados na Figura 9.6: disposição nuclear em fileiras e presença de halo perinuclear.

Os oligodendrócitos produzem e liberam a mielina, bem como são responsáveis por sua manutenção. O citoplasma celular envolve o axônio durante a síntese e confunde-se com a bainha liberada, tornando indistintos esses limites. A mielina origina uma bainha constituída por lipídios (colesterol e fosfolipídios) e um complexo proteico composto por: proteína básica de mielina (MPB), glicoproteína associada à mielina (MAG), glicoproteína P (gpP), entre outras.

Células ependimárias

As células ependimárias, ou epêndima, derivam de espongioblastos particularmente denominados espongioblastos ependimários, resultantes da diferenciação do neuroepitélio embrionário. Tal origem faz com que essas células tenham muitas semelhanças com os epitélios.

Morfologicamente, as células ependimárias são cilíndricas ou cúbicas, de acordo com sua atividade metabólica, e formam monocamada na superfície de revestimento. Possuem especializações apicais, basais e laterais, porém apenas a primeira é visualizada ao microscópio óptico em colorações de rotina.

As principais colorações histoquímicas para evidenciação da morfologia dos prolongamentos basais das células ependimárias são as impregnações por carbonato de prata e por nitrato de prata. A morfologia global da célula e as especializações apicais podem ser identificadas nos preparos corados por HE.

Veja na Figura 9.7 como o epêndima forma uma camada única com células cilíndricas a cúbicas, justapostas. Apesar de existirem especializações basais, laterais e apicais, apenas estas últimas são identificadas com facilidade na superfície voltada para a luz.

O epêndima tem como função básica revestir as cavidades do sistema nervoso central preenchidas pelo liquor, líquido constituído basicamente por água e íons, produzido pelo epêndima do plexo coroide. Na medula, a cavidade é representada pelo canal central medular, enquanto, no encéfalo, são observados o espaço subaracnóideo e os ventrículos; nestes últimos, projeções intensamente vascularizadas denominadas "plexo coroide" também são revestidas por células ependimárias.

Em algumas superfícies de revestimento, as células do epêndima realizam bombeamento ativo de íons, seguidos passivamente por água, formando o liquor.

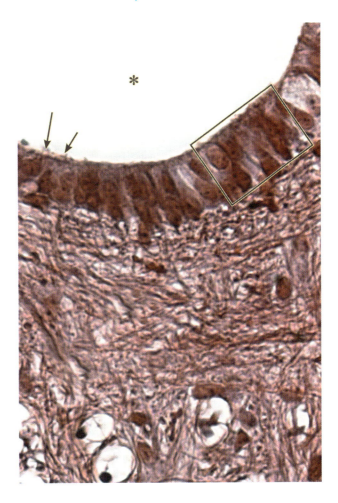

Figura 9.7 Células ependimárias. Células (retângulo). Especializações apicais (setas). Luz (asterisco). Coloração HE. Aumento original 400×.

Além do revestimento de cavidades e da secreção liquórica, as especializações de membrana acrescentam algumas funções às células ependimárias. As especializações basais unem-se a pés astrocitários, sem lâmina basal interposta. Essa interação possibilita, indiretamente, contato entre o liquor circulante nos espaços revestidos pelas células ependimárias e os vasos sanguíneos, pericários e axônios presentes na intimidade do tecido nervoso. Os batimentos dos cílios movimentam o liquor e partículas flutuantes que venham a se aderir nas células de revestimento, enquanto os microvilos aumentam a superfície celular. Nos polos laterais, o epêndima apresenta interdigitações que auxiliam a contenção do liquor.

Micróglia

Morfologicamente, a micróglia é uma célula pequena, com núcleo triangular ou achatado, citoplasma escasso e prolongamentos longos que se fundem em várias alturas. Quando a célula é ativada metabolicamente, seu núcleo torna-se oval e os prolongamentos encurtam-se, aumentando a área citoplasmática para a formação do fagossomo. Em cortes corados na rotina, o núcleo é intensamente basofílico e destaca-se pelo formato achatado, quando a célula está inativa, em comparação aos das demais células da neuróglia, que possuem núcleo redondo.

> A principal coloração histoquímica para evidenciação da micróglia é a coloração de del Río-Hortega, com impregnação por carbonato de prata.

Observe na fotomicrografia da Figura 9.8 o aspecto nuclear sugestivo desta célula em colorações de rotina – o núcleo basofílico é elíptico, quase achatado; note também núcleos sugestivos de oligodendrócitos. Em colorações histoquímicas, identifica-se a micróglia com seus prolongamentos.

As células microgliais, ou micróglia, derivam do sistema fagocitário mononuclear (SFM) e, como tal, exibem a capacidade de fagocitar, digerir ou isolar a partícula fagocitada, apresentar antígenos e liberar fatores de crescimento e citocinas.

164 Histologia Essencial

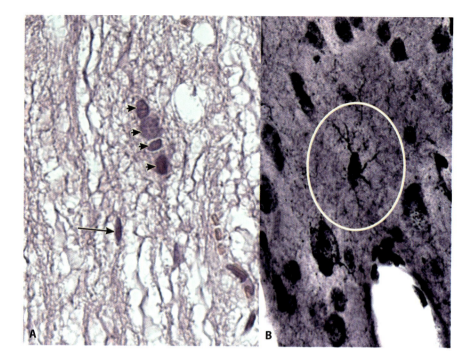

Figura 9.8 Micróglia. (A) Núcleo basofílico (seta). Oligodendrócitos (cabeças de seta). Coloração HE. Aumento original 400×. (B) Micróglia com prolongamentos visíveis (círculo) Coloração histoquímica del Río-Hortega. Aumento original 1.000×.

H·F Histologia em Foco

Participação da micróglia em processos patológicos

A micróglia é uma célula importante em lesões de etiologia variada (traumatismos, necrose), infecções (encefalite, sífilis), doenças degenerativas e doenças desmielinizantes do sistema nervoso central. Nessas situações patológicas, a célula expande sua população, entra em atividade e secreta citocinas pró-inflamatórias, como a interleucina-1 (IL-1); durante o processo inflamatório, libera fatores de crescimento que estimulam a hiperplasia compensatória dos astrócitos, os quais preenchem as áreas lesionadas levando à gliose.

Observe na Figura 9.9 a interação morfológica e funcional entre as células da neuróglia e os meios celular e extracelular do sistema nervoso central.

Células da neuróglia no sistema nervoso periférico

Célula de Schwann

Células de Schwann
Responsáveis pela produção e manutenção da mielina

As células de Schwann estão situadas ao redor dos axônios, no sistema nervoso periférico. Morfologicamente, são células de formato oval a achatado, com o núcleo acompanhando esse formato, e estão dispostas lado a lado no longo eixo axônico. Os limites entre citoplasma e material secretado extracelular são indistinguíveis.

Na Figura 9.10, identifique os núcleos das células de Schwann, redondos ou ovais, em meio às fibras nervosas. Os limites citoplasmáticos e extracelulares não são distintos. O tecido de sustentação é formado por fibras reticulares. No detalhe, veja como a fibra é envolvida pela célula.

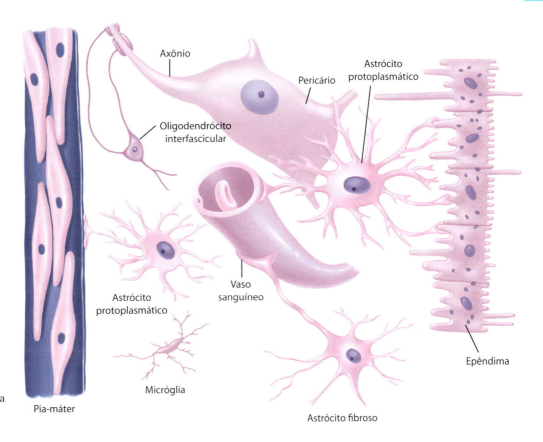

Figura 9.9
Células da neuróglia do sistema nervoso central.

H·F Histologia em Foco

Célula de Schwann – o alvo da *M. leprae*

A hanseníase é uma doença infecciosa cuja etiologia é a *Mycobacterium leprae*, micobactéria que tem tropismo pelas células de Schwann e apresenta metabolismo ótimo em áreas corporais com temperaturas mais baixas – o que leva à infecção preferencial de extremidades anatômicas. São desencadeadas reações imunológicas locais que levam a lesões com manifestações clínicas variadas.

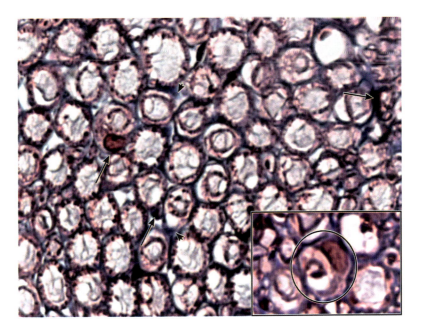

Figura 9.10 Célula de Schwann. Núcleos (setas). Fibras reticulares estromais (cabeças de seta). Coloração histoquímica tricrômio de Masson. Aumento original 400×. Detalhe: fibra envolvida pela célula. Coloração histoquímica tricrômio de Masson. Aumento original 1.000×.

As células de Schwann, no sistema nervoso periférico, e os oligodendrócitos, no sistema nervoso central, são responsáveis pela mielinização axonal e manutenção da bainha.

De acordo com o padrão do envoltório de mielina determinado pelos oligodendrócitos – no sistema nervoso central – e pelas células de Schwann – no sistema nervoso periférico –, existem fibras nervosas mielínicas e fibras nervosas amielínicas.

Nas fibras mielínicas, a célula produtora da mielina libera camadas concêntricas de bainha ao redor do axônio central, originando dois "degraus" – um no qual começam as camadas e outro no qual o envoltório termina, como se enrolássemos uma folha de papel sobre si mesma. A essas regiões, chamamos de mesaxônio interno e mesaxônio externo, respectivamente. Além disso, como várias células produtoras de mielina se dispõem ao longo do axônio, para que toda a estrutura fique recoberta, entre uma célula e outra há um pequeno espaço, chamado **nódulo de Ranvier**.

No desenvolvimento das fibras amielínicas, uma célula de Schwann ou um oligodendrócito envolvem vários axônios simultaneamente e, embora o nome dessas fibras dê a impressão errada, apresentam envoltório de mielina formado por camada única e homogênea de bainha ao redor do axônio, não havendo formação de mesaxônios nem nódulos de Ranvier.

As diferenças morfológicas entre as fibras mielínicas e amielínicas são mais facilmente observadas em cortes transversais; em contrapartida, a presença dos nódulos de Ranvier nas fibras mielínicas é identificada nos cortes longitudinais.

Como demonstrado na Figura 9.11, as fibras nervosas mielínicas são identificadas morfologicamente pela presença do axônio ao centro da estrutura; a mielina é fracamente corada eosinofilicamente; as fibras amielínicas exibem vários axônios excêntricos. No corte, são evidenciados inclusive os núcleos das células produtoras da bainha de mielina e o suporte formado por fibras reticulares, além dos nódulos de Ranvier.

A bainha de mielina é má condutora do impulso nervoso.

Assim, enquanto nas fibras mielínicas a diferença de carga iônica é liberada mais rapidamente de nódulo em nódulo – caracterizando o impulso saltatório –, na fibra amielínica a onda de polarização e despolarização percorre toda a extensão axônica, sendo um impulso mais lento. De maneira figurada, é mais rápido ir de um local a outro aos saltos do que sem tirar a sola dos pés do chão... Vale observar que não existe um impulso melhor que o outro. Cada velocidade é apropriada para a necessidade funcional da célula-alvo!

Louis-Antoine Ranvier (1835-1922)
Histologista francês, descobriu a bainha de mielina e descreveu as regiões posteriormente denominadas nódulos ou nodos de Ranvier.

Nódulo de Ranvier
Pequeno espaço entre as células que se dispõem ao longo do axônio

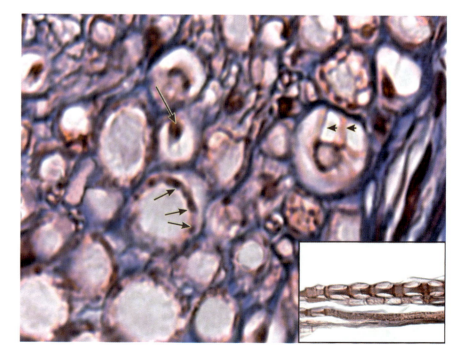

Figura 9.11 Fibras mielínicas e amielínicas. Axônio central (seta). Mielina (cabeças de seta). Fibras reticulares (coradas em azul). Corte transversal. Coloração histoquímica tricrômio de Masson. Aumento original 1.000×. Detalhe: nódulos de Ranvier. Corte longitudinal. Coloração histoquímica tricrômio de Masson. Aumento original 400×.

Célula-satélite

Essas células também são chamadas de células perineurais ou células de del Río-Hortega, que as identificou pela primeira vez. Localizam-se nos gânglios nervosos, circundando os pericários desses órgãos – daí o seu nome "satélite".

As células-satélite são funcionalmente semelhantes aos oligodendrócitos, e evidências imuno-histoquímicas e ultraestruturais sugerem que estas sejam uma variedade daquelas. Dentre suas funções, está a sustentação do pericário a que estão associadas e, como possuem receptores para o fator de crescimento neural, provavelmente auxiliam no metabolismo do neurônio. Além disso, assim como os oligodendrócitos interfasciculares, produzem e mantêm a mielina dos axônios ganglionares.

Morfologicamente, as células são arredondadas ou achatadas, conforme maior ou menor atividade metabólica, com núcleo bem corado e citoplasma escasso. Formam fileiras ao redor dos pericários, nos quais recebem suporte de uma delicada camada de fibroblastos, aqui denominados células capsulares.

Identifique essas características na Figura 9.12.

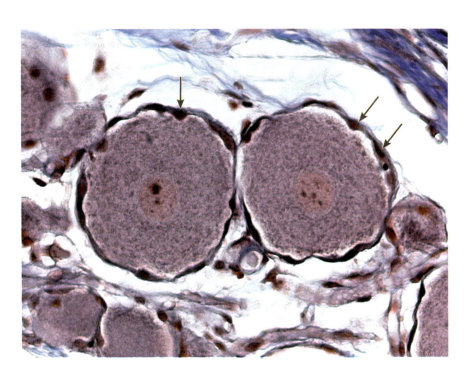

Figura 9.12 Células-satélite. Coloração HE. Aumento original 400×.

RESUMO

- O sistema nervoso origina-se do ectoderme embrionário, a partir de uma estrutura denominada placa neural
- Histologicamente, o parênquima do tecido nervoso é constituído pelos neurônios (que surgem a partir de neuroblastos) e o estroma é formado pela neuróglia (que surge a partir da diferenciação de espongioblastos)
- As funções do sistema nervoso são: captar estímulos físicos, mecânicos, químicos e elétricos, provenientes do meio externo ou interno, bem como interpretá-los e gerar respostas adequadas a cada um
- A resposta do sistema nervoso aos diversos estímulos ocorre mediante trocas iônicas na membrana neuronal, resultando em diferenças de carga elétrica. A eletricidade resultante dessa diferença de carga é liberada no meio extracelular
- Os neurônios apresentam uma estrutura básica formada pelo pericário, corpo celular ou soma, um axônio que termina em ramificações denominadas telodendros, e pelos dendritos
- Os corpúsculos de Nissl são aglomerados basofílicos, observados no citoplasma do pericário, correspondente ao retículo endoplasmático rugoso
- De acordo com a morfologia dos dendritos, os neurônios podem ser multipolares, bipolares e pseudounipolares
- Fisiologicamente, os neurônios podem ser sensoriais, motores ou de associação (interneurônios)
- As sinapses são áreas de conexão entre os diversos tipos de neurônios e entre os neurônios e as células-alvo, formadas por um botão terminal na região pré-sináptica, fenda sinápti-

ca e membrana pós-sináptica. De acordo com o mecanismo de transmissão do impulso, as sinapses podem ser químicas (via neurotransmissores) ou elétricas (através de conexônios). Morfologicamente, podem ser axodendríticas, axossomáticas ou axoaxônicas

- As células da neuróglia são os astrócitos (fibrosos e protoplasmáticos), os oligodendrócitos interfasciculares, a micróglia, a célula ependimária, a célula de Schwann e a célula-satélite

- Os astrócitos são grandes e ricamente ramificados. Realizam tamponamento, captação e difusão de nutrientes, remoção de catabólitos, síntese de fatores de crescimento

- Os oligodendrócitos são menores que os astrócitos e produzem e liberam a bainha de mielina, sendo também responsáveis por sua manutenção

- As células ependimárias – células cilíndricas ou cúbicas, ciliadas – têm como função básica o revestimento de cavidades do sistema nervoso central preenchidas por liquor, local em que são chamadas de epêndima. Em algumas regiões, essas células participam da formação do liquor

- O plexo coroide é uma projeção intensamente vascularizada revestida por células ependimárias

- As células microgliais, ou micróglia, derivam do SFM. São células pequenas, com núcleo triangular ou achatado, citoplasma escasso e prolongamentos longos que se fundem em várias alturas

- As células de Schwann estão situadas no sistema nervoso periférico e são responsáveis pela produção e manutenção da mielina

- De acordo com o padrão do envoltório de mielina, existem fibras nervosas mielínicas e fibras nervosas amielínicas

- As células-satélite situam-se nos gânglios nervosos e são funcionalmente semelhantes aos oligodendrócitos

AUTOAVALIAÇÃO

9.1 Qual a origem embrionária do tecido nervoso?
9.2 Qual célula forma o parênquima do sistema nervoso? Como é chamado o conjunto celular que forma o estroma do sistema nervoso?
9.3 Comente sobre os elementos estruturais que compõem um neurônio.
9.4 Comente sobre as funções do tecido nervoso.
9.5 Quais elementos compõem as sinapses químicas?

9.6 Cite exemplos de neurotransmissores. Escolha um e comente sobre o tipo de resposta gerada por ele.
9.7 Diferencie as fibras nervosas mielínicas das amielínicas.
9.8 Quais são as células da neuróglia do sistema nervoso central e do sistema nervoso periférico?
9.10 Escolha uma das células da neuróglia e fale sobre sua morfologia e função.
9.11 Conceitue nódulo de Ranvier.

Parte 3

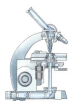

Histologia dos Órgãos e Sistemas

- **10** Sistema Nervoso, *171*
- **11** Sistema Circulatório, *191*
- **12** Sangue, *209*
- **13** Sistema Endócrino, *229*
- **14** Sistema Respiratório, *251*
- **15** Sistema Digestivo, *275*
- **16** Sistema Urinário, *321*
- **17** Sistema Reprodutor Feminino, *345*
- **18** Sistema Reprodutor Masculino, *371*
- **19** Sistema Tegumentar, *389*
- **20** Órgãos Linfoides, *409*

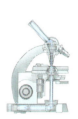

10

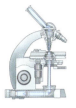

Sistema Nervoso

Objetivos de estudo, *172*
Palavras-chave, *172*
Introdução, *172*
Sistema nervoso central, *172*
Sistema nervoso periférico, *180*
Resumo, *189*
Autoavaliação, *190*

172 Histologia Essencial

Objetivos de estudo

Conhecer a histomorfologia do arranjo tecidual no sistema nervoso central (substância branca e substância cinzenta)

Identificar ao microscópio óptico a medula espinal e seus elementos

Saber quais são as meninges e seus componentes histológicos

Diferenciar ao microscópio óptico o córtex cerebral e cerebelar

Reconhecer ao microscópio óptico o plexo coroide

Conhecer os elementos que compõem as barreiras hematoliquórica e hematencefálica

Saber quais são os envoltórios conjuntivos dos nervos periféricos

Reconhecer as características microscópicas dos gânglios nervosos

Saber o que são as terminações nervosas livres e encapsuladas e suas funções

Saber quais são os neuroepitélios associados aos sentidos da visão, audição, paladar e olfato e compreender sua histofisiologia

Correlacionar o conhecimento histológico básico com suas principais associações clínicas

Palavras-chave

Audição	Encéfalo	Propriocepção
Cerebelo	Gânglio nervoso	Substância branca
Cérebro	Medula espinal	Substância cinzenta
Corpúsculo de Krause	Meninge	Tato
Corpúsculo de Meissner	Nervo periférico	Terminações nervosas encapsuladas
Corpúsculo de Ruffini	Neuroepitélios	Terminações nervosas livres
Corpúsculos de Pacini	Nocicepção	Visão
Córtex cerebelar	Olfato	
Córtex cerebral	Paladar	

Introdução

O sistema nervoso central é formado anatomicamente pelo encéfalo e pela medula espinal, e o sistema nervoso periférico estrutura-se em nervos, gânglios nervosos e receptores nervosos. Os neurônios e a neuróglia organizam-se de diversas maneiras em cada um desses órgãos.

Assim, a compreensão histológica do tecido nervoso, a partir do estudo dessas células isoladamente, no Capítulo 9, *Tecido Nervoso*, fornece a base para o estudo microscópico dos órgãos do sistema nervoso, bem como para a compreensão de sua histofisiologia.

Sistema nervoso central

Organização histológica geral

Neurópilo
Aglomerado de prolongamentos e ramificações dos neurônios e das células da glia, indistinguíveis individualmente, que preenchem os espaços entre as estruturas e elementos do sistema nervoso central

No sistema nervoso central, o tecido nervoso é organizado em substância branca e em substância cinzenta, de acordo com suas características macroscópicas; porém, tais variações de cor ocorrem em virtude de seus componentes histológicos.

A substância cinzenta contém pericários e seus prolongamentos diretos – os dendritos e o cone de implantação –, bem como predomínio de axônios amielínicos e, em menor quantidade, axônios mielínicos. Observam-se, em grande quantidade, núcleos das células da neuróglia. O preenchimento dos espaços ao redor das estruturas celulares é realizado pelo **neurópilo**.

H·F Histologia em Foco

AVE e córtex nervoso

Como o centro trófico do neurônio – o pericário – está na substância cinzenta, há maior demanda metabólica em relação à substância branca, bem como maior vascularização. Consequentemente, a ocorrência de acidentes vasculares é maior nessa região.

A substância branca é composta por axônios mielínicos – o que confere, macroscopicamente, a cor branca a essa região – e, em menor quantidade, por axônios amielínicos; células da neuróglia, das quais identificamos apenas os núcleos, em coloração de rotina, são identificadas em meio aos axônios.

A substância branca não apresenta pericários.

Há pouca variação nas características da substância branca, nos órgãos do sistema nervoso central, enquanto a estrutura e a morfologia dos componentes da substância cinzenta são fundamentais para a identificação microscópica de cada um deles.

H·F Histologia em Foco

George Huntington (1850-1916)
Médico norte-americano; aos 22 anos, já graduado médico, publicou artigo científico no qual descreveu minuciosamente a doença degenerativa posteriormente denominada doença ou coreia de Huntington

Aloysius Alzheimer (1864-1915)
Neurologista alemão, descreveu em 1901 a doença degenerativa que recebeu seu sobrenome; em cooperação com o também médico Emil Kraepelim, classificou clinicamente as doenças psiquiátricas

Doenças degenerativas e desmielinizantes do sistema nervoso central

As doenças degenerativas do sistema nervoso central são doenças nas quais o pericário sofre degeneração e/ou apoptose, surgindo, primariamente, lesão na substância cinzenta. Os neurônios acometidos são de grupos específicos quanto ao neurotransmissor e a lesão é autolimitante, características que fazem com que os pacientes apresentem evolução clínica semelhante. Alguns exemplos são o parkinsonismo (acomete neurônios dopaminérgicos da substância negra), a coreia de Huntington (acomete neurônios dopaminérgicos do núcleo caudado) e a doença de Alzheimer (acomete neurônios colinérgicos).

As doenças desmielinizantes do sistema nervoso central são doenças nas quais a bainha de mielina sofre degeneração, levando, primariamente, à lesão na substância branca. Os axônios acometidos são de regiões nervosas variadas, o que faz com que os pacientes manifestem evolução clínica diversa. A esclerose múltipla é o principal exemplo desse tipo de doença.

Meninges

Meninges
Membranas que revestem externamente a superfície encefálica e medular

Os órgãos do sistema nervoso central são envolvidos externamente por membranas de tecido conjuntivo propriamente dito, as meninges, que, da porção externa para o tecido nervoso, são assim nomeadas: dura-máter, aracnóidea e pia-máter.

Dura-máter

A dura-máter é a membrana mais externa, em contato com o osso que protege anatomicamente o cérebro e a medula. Sua composição básica de tecido conjuntivo denso lhe confere a função de proteção física, em razão da resistência conferida pelo colágeno.

Dura-periosteal
Região da dura-máter mais próxima ao osso que exibe características microscópicas semelhantes àquelas do periósteo celular

Dura-meníngea
Porção mais profunda da dura-máter

No encéfalo, os componentes teciduais variam conforme a membrana esteja mais próxima do osso, onde forma a dura-periosteal, ou da camada subjacente – denominada dura-meníngea.

A dura-periosteal exibe conjuntivo rico em células osteoprogenitoras e, apesar de material extracelular denso, é bem vascularizada, enquanto a dura-meníngea é constituída por fibroblastos fusiformes e bem corados, dispostos entre feixes finos de colágeno. Essas células repousam sobre fibroblastos mais ramificados que se intercomunicam por meio de junções e especializações de membrana; essas células mais ramificadas encontram-se envoltas por substância fundamental amorfa sem fibras circunjacentes, formando uma camada denominada camada celular limitante.

A dura-máter da medula espinal é homogênea, e suas fibras colágenas não se entremeiam com as do tecido ósseo. O espaço entre osso e meninge forma o espaço epidural, preenchido por tecido adiposo unilocular e tecido conjuntivo frouxo, que sustentam vasos sanguíneos arteriais e um plexo venoso volumoso.

Abaixo da dura-máter e da camada meníngea subjacente – a aracnóidea –, está o espaço subdural.

H·F **Histologia em Foco**

Visualização dos espaços epidural e subdural

A região de contato entre a dura-máter e o osso forma o espaço epidural, enquanto entre a dura-máter e a aracnóidea, existe o espaço subdural. Esses espaços são fisiologicamente virtuais e ampliam-se em condições patológicas, como em presença de edema ou de hemorragias que drenem líquido para essa área, tornando-se visíveis em exames complementares.

Lesões traumáticas que ocorrem com a cabeça parada e o objeto ou superfície traumática em movimento comumente originam hemorragias ou edema epidurais, enquanto lesões com a cabeça em movimento em direção a alvo traumático ou superfície parada geram lesões subdurais.

Aracnóidea

A aracnóide é a camada intermediária, histologicamente constituída por conjuntivo frouxo com fibras elásticas em meio aos feixes colágenos; esse tecido torna-se mais celular e menos fibroso, quanto mais próximo da camada subjacente, a pia-máter, na qual os feixes delicados se inserem. Essa região entre as duas meninges, transposta por feixes colágenos e vasos carreados por eles, forma o espaço subaracnóideo.

H·F **Histologia em Foco**

Espaço subaracnóideo

O espaço subaracnóideo é uma área preenchida por projeções vascularizadas, denominadas vilosidades aracnóideas, além de vasos sanguíneos arteriais e venosos que penetram a meninge subjacente. Em lesões traumáticas do sistema nervoso central, pode haver movimentação desse espaço com hemorragia intensa e tais lesões são chamadas de hemorragias subaracnóideas.

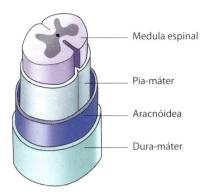

Figura 10.1 Meninges.

Pia-máter

A pia-máter é a meninge mais interna e é extremamente delicada. Histologicamente, essa membrana é formada por tecido conjuntivo frouxo modificado, no qual o componente fibroso é muito frouxo e fino e envolve os vasos sanguíneos, numerosos. Além de fibroblastos, são observados aglomerados de células fixas do tecido conjuntivo em localização perivascular. Esses vasos deixam a pia-máter e penetram no tecido nervoso subjacente, onde passam a ser circundados pelas células da neuróglia, principalmente pelos pés dos astrócitos.

Veja o posicionamento anatômico das meninges na Figura 10.1.

Os vasos sanguíneos capilares que percorrem o tecido nervoso a partir das meninges têm estrutura típica, com o endotélio apoiado por lâmina basal; esta, porém, funde-se à membrana do pé astrocitário, formando a barreira hematencefálica.

Da mesma maneira, a pia-máter associa-se intimamente às células ependimárias, originando o plexo coroide, um pregueamento ricamente vascularizado, que se projeta para a luz dos ventrículos e para o canal central da medula; o liquor produzido neste plexo circula no espaço subaracnóideo e nos ventrículos.

Morfologicamente, o epêndima do plexo coroide é formado por células cúbicas baixas, bem coradas, com especializações apicais bem definidas, como pode ser observado na Figura 10.2. Funcionalmente, a ausência de lâmina basal nessas células propicia união direta a capilares da meninge, levando à formação da barreira hematoliquórica.

Barreira hematencefálica
Fáscia contígua ao tecido nervoso e às células endoteliais dos capilares da pia-máter

Plexo coroide
Estrutura pregueada revestida por células ependimárias produtoras de liquor

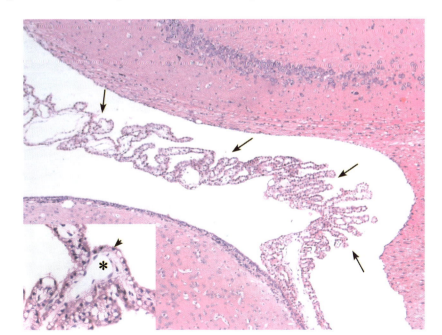

Figura 10.2 Plexo coroide. Pregueamento tecidual (setas). Coloração HE. Aumento original 250×. Detalhe: luz vascular (asterisco). Célula ependimária (cabeça de seta). Coloração HE. Aumento original 400×.

As barreiras hematencefálica e hematoliquórica são semipermeáveis.

A barreira entre o sangue e o tecido nervoso permite passagem de oxigênio, moléculas de água, dióxido de carbono, moléculas lipossolúveis, vitaminas, aminoácidos e glicose, além de anestésicos e medicamentos específicos – injetáveis ou inalatórios. Possibilita, além disso, o transporte ativo seletivo para alguns íons e, através de arteríolas pós-capilares, controla o volume do líquido do material extracelular.

A barreira hematoliquórica possibilita o transporte iônico ativo transcelular, influenciando a composição do liquor, além de controlar seletivamente trocas entre esse líquido e o plasma sanguíneo.

Caracterização microscópica dos órgãos

Medula espinal

A medula espinal é um órgão cilíndrico e longo, contido e protegido pela coluna vertebral; origina os nervos espinais do sistema nervoso periférico.

Histologicamente, em aumento panorâmico e em cortes transversais, como na Figura 10.3, observam-se seu contorno arredondado e a distribuição das substâncias branca e cinzenta, características desse órgão. A substância branca está situada na porção mais externa, enquanto a substância cinzenta forma uma letra "H" – daí a denominação "H medular" à região, muitas vezes descrita também como "borboleta". No meio do órgão, identifica-se uma luz ovalada, correspondente ao canal central medular, revestido por monocamada de células ependimárias em cuja luz circula o liquor.

Verifica-se, ainda, que nas superfícies anterior (anatomicamente ventral) e posterior (anatomicamente dorsal) formam-se quatro cornos – correspondentes às quatro extremidades da letra "H" ou às pontas das asas da "borboleta"; desses cornos partem os nervos espinais, que atravessam as meninges e seguem em direção ao sistema nervoso periférico.

Funcionalmente, os neurônios dos cornos ventrais são motores, ao passo que os presentes nos cornos dorsais são sensoriais e interneurônios.

A substância branca é formada por predomínio de fibras mielínicas cujos pericários estão situados no "H" medular e por células da neuróglia, principalmente oligodendrócitos. Identifique a localização e os elementos dessa região na Figura 10.4.

H medular
Substância cinzenta da medula espinal; situada internamente à substância branca, apresenta macroscopicamente formato irregular devido às intumescências cervical e lombar, bem como à origem das raízes nervosas, semelhante a uma borboleta ou à letra "H"

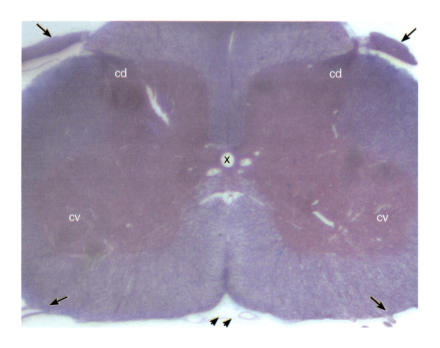

Figura 10.3 Medula espinal. Cornos ventrais (cv), cornos dorsais (cd), formação das raízes nervosas (setas), pia-máter (cabeças de seta) e canal central medular (X). Coloração histoquímica tricrômio de Masson. Aumento original 200×.

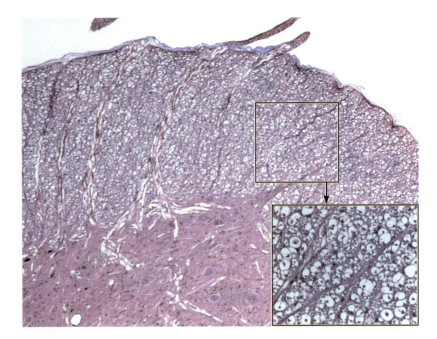

Figura 10.4 Substância branca da medula espinal. Coloração histoquímica tricrômio de Masson. Aumento original 250×. Detalhe: Predomínio de fibras mielínicas. Coloração histoquímica tricrômio de Masson. Aumento original 400×.

A substância cinzenta dos cornos dorsais apresenta, em meio ao neurópilo, pericários de neurônios multipolares – fusiformes e estrelados –, predomínio de fibras nervosas amielínicas e numerosas células da neuróglia. Histologicamente, os cornos ventrais apresentam as mesmas características dos cornos dorsais, porém os pericários multipolares são maiores.

Feixes de fibras mielínicas podem ser observados cortando a substância cinzenta, em direção à substância branca, onde formam tratos que acompanham o longo eixo da medula.

Localize a região cinzenta e identifique os elementos que compõem a substância cinzenta na Figura 10.5.

Ao meio da substância cinzenta, observa-se o canal central ou canal ependimário, espaço revestido por camada única de células ependimárias, cujas especializações apicais são vistas voltadas para a luz na qual circula o liquor. Apoiando as células ependimárias, encontra-se um tecido rico em células da neuróglia e pequenos neurônios multipolares, em meio a substância extracelular rica em substância fundamental amorfa e pobre em fibras, chamada substância

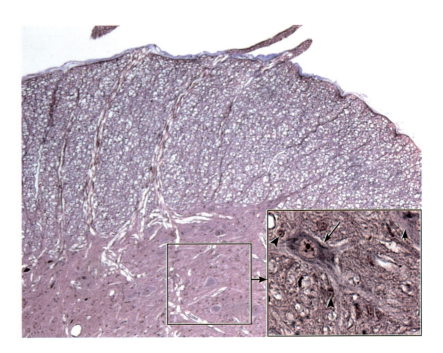

Figura 10.5 Substância cinzenta da medula espinal. Coloração histoquímica tricrômio de Masson. Aumento original 250×. Detalhe: pericário (seta). Núcleos da neuróglia (cabeças de seta). Neurópilo (ao fundo). Coloração histoquímica tricrômio de Masson. Aumento original 400×.

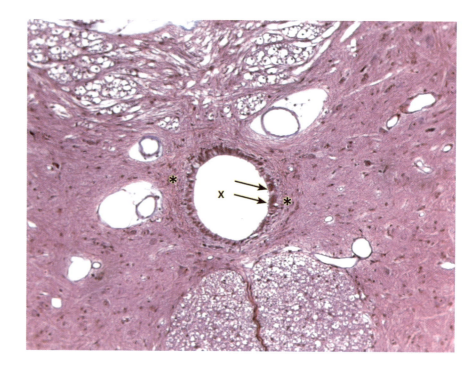

Figura 10.6 Canal central medular Luz de circulação do liquor (X). Revestimento ependimário (setas). Substância gelatinosa (asteriscos). Coloração histoquímica tricrômio de Masson. Aumento original 250×.

gelatinosa central. Esse canal sofre modificações com o passar da idade, e suas características microscópicas tornam-se menos distintas.

O canal central medular pode ser identificado na Figura 10.6.

Encéfalo

A organização histológica do encéfalo segue a mesma estrutura da medula espinal, exceto nos hemisférios cerebrais, do telencéfalo, e no cerebelo, em que a substância cinzenta está situada externamente e a substância branca, internamente.

O encéfalo situa-se internamente à calota craniana; em nível anatômico e funcional, divide-se em prosencéfalo, mesencéfalo e rombencéfalo.

> As áreas de substância branca são semelhantes, ao passo que a organização cortical é particular em cada região e deve ser analisada para se identificar microscopicamente cada órgão e região que constituem o encéfalo.

Prosencéfalo
Encéfalo frontal; constituído pelo telencéfalo (hemisférios cerebrais) e pelo diencéfalo (tálamo e hipotálamo)

Mesencéfalo
Porção média, entre os hemisférios cerebrais, na qual se observa a passagem dos nervos ópticos

Rombencéfalo
Cérebro posterior; compreende o bulbo, a protuberância anular e o cerebelo

Cérebro

O cérebro faz parte do telencéfalo e, anatomicamente, é formado por dois hemisférios, unidos em sua porção medial pelo corpo caloso, que também possibilita interação funcional entre as duas regiões. A superfície do órgão é constituída por projeções (giros) e depressões entre elas (sulcos), revestidos intimamente pela pia-máter.

Microscopicamente, o córtex cerebral apresenta seus componentes básicos organizados de maneira complexa em seis camadas, formadas por neurônios multipolares, células da neuróglia e neurópilo, caracterizadas particularmente pela morfologia dos pericários e pela proporção entre células e material extracelular.

Da pia-máter para a substância branca subjacente, tem-se a seguinte disposição:

- *Camada molecular*: células horizontais (neurônios com pericários alongados, de orientação horizontal) separadas por grande volume de neurópilo, cujos prolongamentos são provenientes de neurônios das camadas mais profundas
- *Camada granular externa*: presença de células estreladas (neurônios pequenos, com pericário bem corado basofilicamente), separadas por escasso material extracelular

Capítulo 10 ■ Sistema Nervoso

Vladimir Alekseyevich Betz (1834-1894)
Anatomista e histologista russo, professor da Universidade de Kiev; descreveu os neurônios piramidais do córtex motor primário, atualmente denominados "células de Betz"

Células de Martinotti
Podem ter sido descobertas por Giovanni Martinotti (anatomopatologista italiano, 1857-1928) ou por Carlo Martinotti (histologista italiano, 1859-1918), aluno de Camillo Golgi

Cerebelo
Do latim *cerebellum*, pequeno cérebro; origina-se a partir do metencéfalo e dispõe-se lateralmente ao tronco encefálico

- *Camada piramidal externa*: células piramidais (neurônios com pericário triangular bem corado basofilicamente, que vão se tornando maiores quanto mais profundos)
- *Camada granular interna*: células estreladas e células piramidais, separadas por escasso material extracelular
- *Camada piramidal interna*: células de Betz (neurônios piramidais, grandes, porém pouco numerosos), separadas por abundante material extracelular
- *Camada multiforme ou polimórfica*: células de Martinotti (neurônios com morfologia e orientações variadas).

Compare na Figura 10.7 a fotomicrografia com o desenho esquemático que ilustra os componentes neuronais de cada camada.

Cerebelo

O cerebelo, assim como o cérebro, é composto por tecido nervoso organizado em substância cinzenta formando o córtex, recoberto externamente pelas meninges e apoiado internamente pela substância branca.

Diferente do córtex cerebral, que apresenta relevo formando giros, o cerebelo exibe pregas mais estreitas e regulares, sendo chamadas de folhas – tendo em vista que o aspecto macroscópico dessas dobras delgadas e próximas lembra um fole.

O córtex cerebelar é estruturado em três camadas, bem distintas entre si e de fácil identificação, em contrapartida às camadas cerebrais.

Da superfície de contato com a pia-máter em direção à substância branca, estão presentes:

- *Camada molecular*: os neurônios são pequenos e escassos, separados entre si por muitas fibras amielínicas e prolongamentos das ramificações neuronais de neurônios subjacentes
- *Camada de Purkinje*: monocamada de neurônios multipolares com pericário grande e piriforme ou oval; sua ramificação arboriforme, voltada em direção à camada molecular, é bastante característica, porém visualizada em preparos histoquímicos
- *Camada granular*: é a camada que mais se destaca em razão de sua celularidade e basofilia; é composta por neurônios estrelados com pericários pequenos e bem corados em meio a numerosas células da neuróglia.

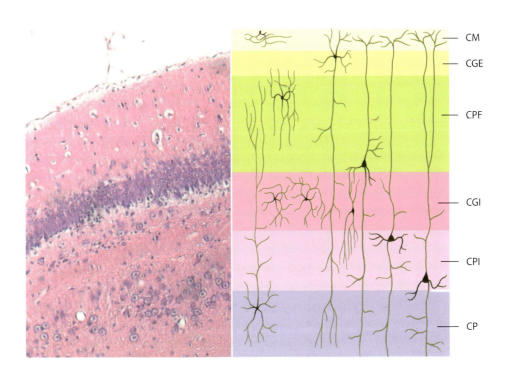

Figura 10.7 Córtex cerebral. CM: c. molecular; CGE: c. granular externa; CPE: c. piramidal externa; CGI: c. granular interna; CPI: c. piramidal interna; CP: c. polimórfica. Coloração HE. Aumento original 250×.

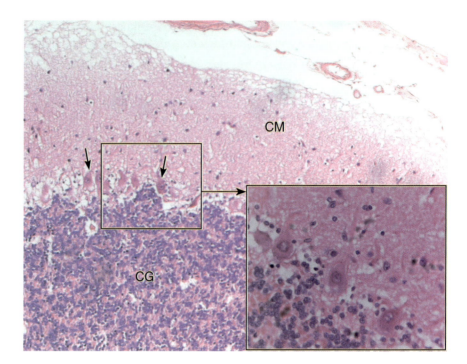

Figura 10.8 Córtex cerebelar. Camada molecular (CM). Camada de Purkinje (setas). Camada granular (CG). Coloração histoquímica tricrômio de Masson. Aumento original 250×. Detalhe: Coloração histoquímica tricrômio de Masson. Aumento original 400×.

■ Sistema nervoso periférico

O sistema nervoso periférico é constituído por gânglios nervosos, nervos e terminações nervosas livres.

Gânglios nervosos

Gânglios nervosos
Sedes de pericários fora do sistema nervoso central; apresentam macroscopicamente coloração cinzenta

Os **gânglios nervosos** são formados por neurônios ganglionares que podem ser funcionalmente sensoriais, nomeados anatomicamente, ou motores, sendo estes últimos autônomos.

Histologicamente, os gânglios sensoriais apresentam neurônios pseudounipolares, dos quais visualizamos, em colorações de rotina, o pericário redondo, com citoplasma amplo e o núcleo pouco corado basofilicamente com nucléolo evidente. Ao redor dos pericários são identificadas facilmente as células-satélite. O gânglio é envolvido por cápsula de tecido conjuntivo propriamente dito que emite septos para o interior da estrutura. Esse envoltório conjuntivo é correlato à dura-máter no sistema nervoso central e, por continuidade, origina o epineuro dos nervos cujos axônios deixam o gânglio. Além de fibroblastos típicos, células capsulares, fusiformes e bem coradas, organizam-se em camadas em torno das células-satélite.

Nos gânglios motores autônomos, os pericários são multipolares, menores e com menor quantidade de células-satélite e, consequentemente, maior quantidade de material extracelular, em comparação com os gânglios sensoriais.

As características histológicas básicas de ambos os tipos funcionais de gânglios podem ser vistas na Figura 10.9.

Nervo periférico

Os nervos periféricos são aglomerados organizados de axônios cujos pericários residem no sistema nervoso central ou nos gânglios nervosos.

Os axônios, também denominados fibras nervosas, são nomeados anatomicamente e, conforme sua origem, podem ser cranianos – quando partem do encéfalo – ou espinais – quando partem da medula espinal. Além disso, de acordo com sua relação anatômica e funcional com os gânglios, podem ser pré-ganglionares ou pós-ganglionares.

Capítulo 10 ■ Sistema Nervoso 181

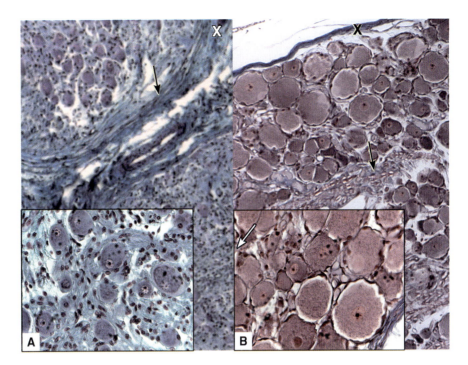

Figura 10.9 Gânglio nervoso. Cápsula fibrosa (X). Septos (setas). Coloração histoquímica tricrômio de Masson. Aumento original 250×. Detalhe: Gânglio motor (A). Gânglio sensorial (B). Coloração histoquímica tricrômio de Masson. Aumento original 400×.

Epineuro
Membrana conjuntiva que confere a coloração esbranquiçada aos nervos em nível macroscópico

Perineuro
Septos que organizam o nervo em feixes ou fascículos

Endoneuro
Membrana conjuntiva situada externamente ao envoltório de mielina. Como são identificadas apenas por meio de colorações histoquímicas, a região ao redor das fibras parece vazia nas colorações HE

Vasa nervorum
Pequenos vasos sanguíneos responsáveis pela irrigação de grandes nervos

Coto proximal
Segmento axônico seccionado mais próximo do sistema nervoso central, ligado ao pericário

Coto distal
Segmento axônico seccionado que perde continuidade com o restante do neurônio, estando na extremidade terminal da célula

Funcionalmente, conforme o tipo de estímulo e resposta desencadeada, as fibras podem ser sensoriais, motoras ou mistas – estas últimas, em sua maioria no sistema nervoso periférico.

Independentemente das características anatômicas ou funcionais, histologicamente os nervos apresentam as mesmas características descritivas.

Membranas conjuntivas

A organização dos nervos é feita por membranas conjuntivas, que têm como funções o carreamento de vasos sanguíneos para nutrição da estrutura, a proteção mecânica e o isolamento do impulso, impedindo, juntamente com mielina, a dispersão da energia elétrica liberada no processo da condução.

Da camada mais externa, em contato com o meio em que o nervo se encontra, para a mais interna, em contato com a mielina, dispõem-se o epineuro, o perineuro e endoneuro.

O epineuro é uma membrana composta por tecido conjuntivo denso não modelado, rico em colágeno, e contém os vasa nervorum; o perineuro é proveniente de projeções internas do epineuro e torna-se mais frouxo quanto mais interno; o endoneuro é uma delicada camada de sustentação formada por fibras reticulares, em continuidade com o perineuro.

As membranas de tecido conjuntivo propriamente dito são mais facilmente identificadas em cortes transversais, demonstrados na Figura 10.10.

Caracterização das fibras

No sistema nervoso periférico, os axônios que compõem os nervos podem ser mielínicos ou amielínicos, estando na maioria das vezes combinados, formando estruturas mistas, em contrapartida com o sistema nervoso, no qual as fibras amielínicas são predominantes na substância cinzenta e as fibras mielínicas, na substância branca.

A Figura 10.11 possibilita a identificação de nervos periféricos em cortes transversal e longitudinal. Em coloração de rotina (HE), os núcleos das células de Schwann coram-se basofilicamente e destacam-se, porém o axônio e os limites da fibra não são bem corados.

Enquanto o pericário não é capaz de entrar em mitose e se regenerar, se lesionado diretamente, axônios podem passar por processos cicatriciais com restabelecimento da função. Diante de lesões, os cotos proximais e cotos distais, bem como a neuróglia e o interstício ao redor, passam por modificações metabólicas que possibilitam a reconstituição morfológica e funcional das fibras nervosas.

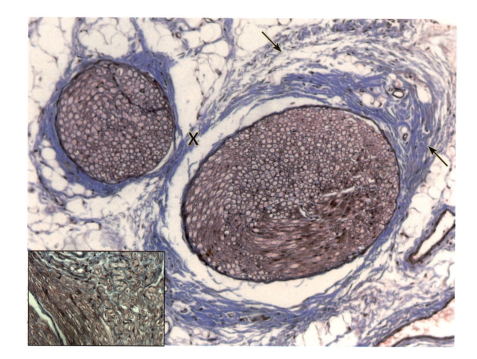

Figura 10.10 Membranas envoltórias dos nervos periféricos. Epineuro (seta). Perineuro (X). Coloração histoquímica tricrômio de Masson. Aumento original 250×. Detalhe. Endoneuro (coloração histoquímica tricrômio de Masson). Aumento original 250×.

Degeneração walleriana
Processo que envolve a degeneração axônica e da bainha proteica correspondente, resultando em reação inflamatória e reparo na área do coto distal

H-F Histologia em Foco

Restabelecimento da inervação após lesão periférica

A possibilidade de reinervação depende da localização da lesão em relação ao sistema nervoso (quanto mais distais, maior a possibilidade de regeneração) e do tipo de lesão (se com interrupção de continuidade total ou parcial).

Em lesões por esmagamento ou pinçamento, não há perda de continuidade entre os cotos proximais e os distais, enquanto em lesões por secção há interrupção da continuidade entre as extremidades.

Em algumas situações de distanciamento desfavorável entre os cotos, a porção distal pode ser fagocitada e os fatores de crescimento (FC), liberados em decorrência desse processo, induzem a neoformação do axônio a partir da porção proximal. Como os FC também estimulam a proliferação das células de Schwann, a fibra é reorganizada. Esse processo no qual o coto distal é eliminado é chamado de **degeneração walleriana**.

Em cicatrizações alteradas, os axônios em desenvolvimento podem se desviar do eixo de orientação funcional, formando aglomerados desorganizados, envolvidos por células de Schwann, em quantidade excessiva e igualmente fora da posição normal. Essas estruturas hiperplásicas são chamadas de neuromas traumáticos ou reacionais.

Receptores nervosos

A pele e as mucosas são nossas superfícies de contato com os meios interno e externo. Por intermédio de receptores nervosos presentes nessas regiões, somos capazes de captar estímulos e perceber mudanças ambientais. Tais estímulos e mudanças ativam esses receptores,

Capítulo 10 ■ Sistema Nervoso 183

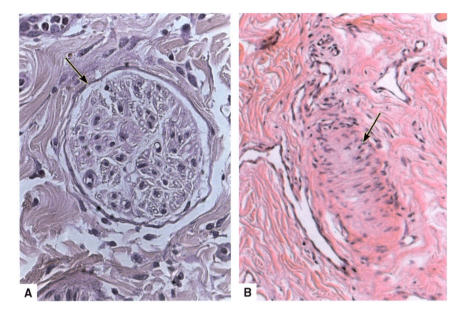

Figura 10.11 Nervos periféricos. Corte transversal (A). Corte longitudinal (B). Coloração HE. Aumento original 400×.

Nocicepção
Percepção sensorial à dor

Propriocepção
Reconhecimento postural e corporal em relação ao ambiente tridimensional em que o organismo se encontra

Célula de Merkel
Célula especializada que faz contato com fibras nervosas sensoriais em seu polo basal e bordos laterais

Friedrich Sigmund Merkel (1845-1919)
Anatomista e histologista alemão; descreveu as células associadas às fibras sensoriais em 1875

Angelo Ruffini (1864-1929)
Histologista e embriologista italiano; além de identificar os mecanorreceptores, descreveu a gástrula

Wilhelm Krause (1833-1910)
Anatomista alemão que descobriu e descreveu o corpúsculo que tem seu nome

---

que desencadeiam a condução do impulso em fibras nervosas sensoriais ou aferentes, e são interpretados pelo sistema nervoso central como sensações.

As sensações abrangem a percepção da temperatura, a nocicepção, a propriocepção e os "sentidos" – olfato, paladar, visão, audição, tato.

Os receptores associados à percepção de temperatura, tato, pressão e dor estão localizados entre as células epiteliais ou no conjuntivo subjacente ao epitélio, em pele e mucosas em diversas áreas anatômicas, enquanto os "sentidos" são captados por superfícies revestidas por neuroepitélios, em órgãos específicos a cada sensação.

> Fisiologicamente, os receptores nervosos podem ser exteroceptores (tato, pressão, temperatura, olfato, visão, audição e dor causada por etiologia do meio ambiente externo), interoceptores (sensações cuja etiologia provém do meio interno, como dor visceral, por exemplo) e proprioceptores (captam estímulos posturais e de reconhecimento corporal em relação ao ambiente tridimensional em que o organismo se encontra).

Terminações nervosas livres e encapsuladas

As terminações nervosas sensoriais podem ser livres ou encapsuladas.

Nas terminações nervosas livres, a porção distal do axônio sensorial insere-se diretamente no local da recepção do estímulo; são encontradas intramurais ou na pele, na qual estão inseridas em meio às células basais do epitélio de revestimento, aos anexos epidérmicos ou ligadas diretamente às células de Merkel, presentes entre as células da camada basal nos epitélios de revestimento pavimentoso estratificado, morfologicamente volumosa e pouco corada.

Microscopicamente, em cortes corados por HE, a terminação axônica é pouco corada eosinofilicamente e confunde-se com o meio extracelular do tecido conjuntivo e com o citoplasma das células epiteliais.

As terminações nervosas encapsuladas formam corpúsculos, nos quais a porção terminal do axônio sensorial é envolvida por uma camada de células de Schwann modificadas ou associadas à condensação de conjuntivo circundante.

Esses corpúsculos, representados esquematicamente na Figura 10.12, receberam os nomes de seus primeiros observadores e cada um está associado a funções sensoriais específicas:

- *Corpúsculo de Ruffini*: sensações térmicas de calor e sensações de distensão
- *Corpúsculo de Krause*: sensações térmicas de frio e sensações de pressão

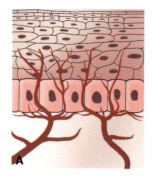 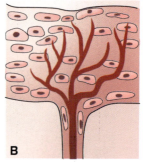 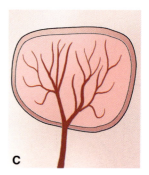
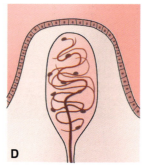 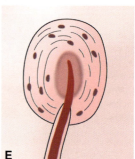

Figura 10.12 Terminações nervosas livres e encapsuladas. Terminação nervosa livre (A). Corpúsculo de Ruffini (B). Corpúsculo de Krause (C). Corpúsculo de Meissner (D). Corpúsculos de Pacini (E).

Georg Meissner (1829-1905)
Anatomista e fisiologista alemão; além dos mecanorreceptores, descreveu o plexo submucoso do tubo digestivo

---

Filippo Pacini (1812-1883)
Anatomista italiano que se destacou por ter isolado, em 1854, o bacilo *Vibrio cholerae*

- *Corpúsculo de Meissner*: estímulos táteis
- *Corpúsculos de Pacini*: sensações de pressão e movimentações de superfície

Neuroepitélios

Os neuroepitélios são epitélios de revestimento especializados em captar sensações específicas – conhecidas como "sentidos" – e situam-se em áreas específicas da mucosa nasal (olfação), da mucosa lingual (gustação), na retina (visão) e no ducto coclear (audição). A particularidade desses epitélios reside no fato de que, em meio às células de revestimento encontram-se neurônios sensoriais cujos axônios percorrem o conjuntivo subjacente, formando nervos aferentes ao sistema nervoso central.

> O tato é considerado, desde Aristóteles, um dos sentidos, porém ele não possui um epitélio especializado para esse fim. A captação de estímulos táteis é realizada por terminações nervosas livres e encapsuladas, conforme citado anteriormente.

Epitélio olfatório

O epitélio olfatório reveste o terço posterior superior da cavidade nasal, mais especificamente no teto da cavidade e nas coanas superiores, e o terço superior do septo nasal, estendendo-se discretamente para as áreas limites com a coana média.

O epitélio olfatório é histologicamente um epitélio pseudoestratificado, com três tipos de células:

- *Células basais ou germinativas*: células cúbicas baixas, com núcleo intensamente basofílico; funcionalmente, repõem as células de sustentação
- *Células de sustentação*: morfologicamente, são células cilíndricas ciliadas e desempenham a função de portar os cílios para movimentação de partículas e líquido superficial, além de possivelmente realizar endocitose e secretar muco, quando estimuladas por agentes externos
- *Células de Schultze:* essas células olfatórias são neurônios bipolares de formato piriforme que apresentam em sua porção apical, voltada para a luz, a vesícula olfatória – um aglomerado de dendritos curtos que se mistura aos cílios das células de sustentação circundantes. Na porção basal, há o prolongamento axônico, amielínico, que atravessa a lâmina própria sub-

---

Johann Sigismund Max Schultze (1825-1874)
Histologista alemão que decreveu as células que têm seu nome

jacente ao epitélio, atravessa o osso etmoide e ramifica-se em inúmeros telodendros, que fazem sinapse com um segundo neurônio, chamado célula mitral. A célula mitral recebe telodendros de várias células de Schultze e une-se a outros axônios correlatos, formando o trato olfatório.

O local de sinapse entre a célula de Schultze e a célula mitral é o glomérulo olfatório e a região em que se encontram, o bulbo olfatório.

Apoiando o epitélio olfatório, está a lâmina própria formada por tecido conjuntivo frouxo, rica em glândulas tubuloacinares serosas, denominadas glândulas de Bowman, responsáveis pela secreção do complexo de PLO-odorante, que se une à partícula odorífera e estimula as células especializadas. Além disso, rica em IgA, a secreção tem papel bactericida. Como a secreção serosa total é aquosa, exerce a função de limpeza e diluição física das partículas odoríferas; seu conteúdo varia conforme o estímulo no epitélio adjacente.

Identifique as células que compõem o epitélio olfatório e os elementos associados à olfação nas Figuras 10.13 e 10.14.

Botões gustativos

No dorso da língua, na epiglote, na parede posterior da orofaringe e no palato, existem receptores gustativos associados também à temperatura e ao tato (textura) dos alimentos. Porém, algumas papilas linguais apresentam revestimento neuroepitelial específico para a gustação – essas regiões em que se encontram os receptores neuronais são os botões gustativos.

O botão gustativo tem formato oval, lembrando o formato de um botão de rosa – daí seu nome. É constituído por três tipos celulares:

- *Células basais*: células cúbicas baixas, com núcleo bem corado; são intensamente mitóticas e repõem as células de sustentação e, possivelmente, as células sensoriais
- *Células de sustentação*: são células com morfologia cilíndrica e microvilos em sua superfície apical
- *Células gustativas*: essas células são sensoriais receptoras e apresentam em sua apical numerosos microvilos que captam partículas gustativas diluídas no meio extracelular; esses microvilos expõem-se na superfície mucosa através de um poro gustativo. Na porção basal, essas células estão intimamente associadas a dendritos de neurônios aferentes que respondem ao estímulo proveniente da célula gustativa com início da condução do impul-

Complexo PLO-odorante
Proteínas ligantes de odores – secreção serosa da glândula de Bowman cujos elementos se ligam quimicamente às partículas odoríferas

Botões gustativos
Regiões em que se encontram os receptores neuronais específicos para a gustação

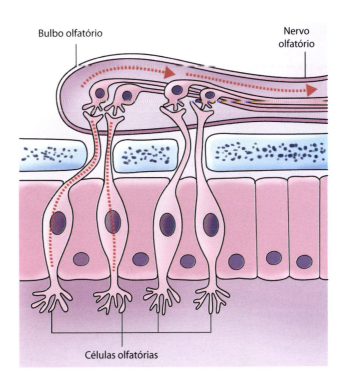

Figura 10.13 Elementos histofisiológicos envolvidos na olfação.

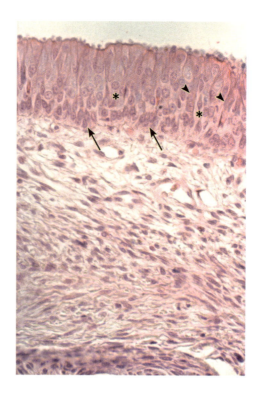

Figura 10.14 Epitélio olfatório. Células basais (setas). Células de sustentação (cabeças de seta). Células olfatórias (asteriscos). Coloração HE. Aumento original 1.000×.

Anton Gilbert Victor von Ebner (1842-1925)
Médico histologista e anatomista austríaco; descreveu as glândulas serosas gustatórias, linhas incrementais dentinárias e cementárias, e os retículos seminíferos

so. Assim como na mucosa olfatória, um mesmo neurônio aferente faz sinapse com várias células gustativas; os axônios desses neurônios organizam-se anatomicamente para fazer parte do nervo facial e do nervo glossofaríngeo.

A lâmina própria da mucosa lingual é discreta e, nas áreas subjacentes às papilas que contêm os botões gustativos, situam-se glândulas tubuloacinares serosas, chamadas de glândulas de **von Ebner**, cujos ductos liberam secreção fluida para limpeza e diluição das partículas gustativas. Os ductos dessas glândulas abrem-se ao redor da papilas, e as funções dessa secreção são somadas às da saliva.

Identifique o botão gustativo e os elementos subjacentes na Figura 10.15.

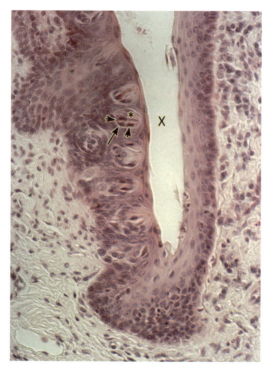
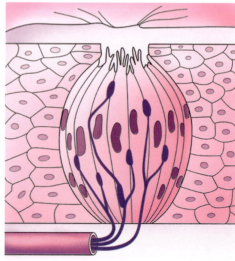

Figura 10.15 Botões gustativos. Células basais (seta). Células de sustentação (cabeças de seta). Células gustativas (asterisco). Luz do fosso papilar (X). Coloração HE. Aumento original 400×. Detalhe: botão gustativo.

H·F Histologia em Foco

Gustação

As sensações gustativas originam-se com intensidades diferentes de acordo com a região anatômica da língua, pois existem botões gustativos específicos em cada área. Células gustativas que recebem estímulos doces estão anatomicamente nas papilas da ponta da língua, assim como os receptores para o sabor ácido situam-se ao longo das bordas laterais, para o sabor amargo na parte posterior da língua, para o sabor salgado na parte anterior e nos bordos laterais posteriores.

Como todos os botões são microscopicamente iguais, acredita-se que a especificidade para diferentes sabores ocorra em razão da presença de receptores químicos diferentes nas células gustativas.

Células fotorreceptoras

Os olhos são revestidos por três camadas, ordenadas da superfície externa para o corpo vítreo, que preenche o interior do globo:

- *Esclera*: envolve externamente todo o globo e forma a córnea na porção voltada para o meio ambiente
- *Úvea*: é composta pela coroide que envolve todo o globo e, anteriormente, forma a íris e o corpo ciliar
- *Retina*: camada interna que forma anteriormente a ora serrata e, posteriormente, se continua com o nervo óptico.

As estruturas oculares compõem um sistema complexo de membranas e camadas correlatas a um complexo sistema de lentes, apoiadas por feixes musculares que mantêm o posicionamento delas. Por meio da contração e do relaxamento, os feixes musculares associados ao globo ocular influenciam a nitidez e o foco da imagem captada.

> Todos os componentes da estrutura ocular e de sua periferia contribuem, de maneiras diferentes, para a transformação da imagem captada em interpretação visual pelo sistema nervoso central, porém a região revestida por epitélio fotossensível é a camada mais interna, a retina.

O epitélio fotossensível da retina é composto por três tipos celulares principais, os neurônios fotorreceptores, neurônios bipolares e neurônios ganglionares, que associados a outras células – horizontais, amácrinas e de Müller – organizam-se em 10 camadas, nem todas facilmente distinguíveis ao microscópio óptico.

Os neurônios fotorreceptores são os cones, ativados em presença de alta intensidade luminosa e que captam tonalidades em vários comprimentos de onda, e os bastonetes, ativados em penumbra, que se sensibilizam com tonalidades claras e escuras, em preto e branco.

Quando os fótons atingem a superfície apical dos cones e dos bastonetes, o impulso é desencadeado e ativa a transdução.

Heinrich Müller (1820-1864)
Anatomista alemão que descreveu o músculo orbital e as células que levam seu nome

Fótons
Partículas luminosas

Transdução
Cascata de ativação proteica que culmina com a modificação de cargas iônicas na membrana das células fotorreceptoras; desencadeada por estímulo luminoso

---

H·F Histologia em Foco

Daltonismo

O daltonismo ou discromatopsia é um distúrbio visual descrito por John Dalton no qual há alteração na síntese da proteína que permite a captação de cores primárias pelos cones – principalmente o verde (deuteranopia) e o vermelho (protanopia), raramente atingindo o azul (tritanopia). O problema é hereditário recessivo associado ao cromossomo X.

John Dalton (1766-1844)
Químico inglês que desenvolveu diversos estudos sobre a visão e a "cegueira para cores", como denominou inicialmente o daltonismo

Histologicamente, ambas as células fotorreceptoras são alongadas, com núcleo redondo bem corado e nucléolo evidente e o nome de cada uma deriva do formato de suas superfícies apicais, identificados ao microscópio eletrônico – no cone, alongada, pontiaguda, e no bastonete, arredondada.

A porção apical dessas células é a região que capta o estímulo luminoso e faz contato com especializações basais de células cúbicas, que formam o epitélio pigmentar, a camada mais superficial da retina. Quando estimuladas, a membrana das células fotorreceptoras modifica a carga iônica e desencadeia a condução do impulso nervoso, que deixa essas células pelo polo basal que se especializa em terminações sinápticas. Essas terminações fazem sinapses com neurônios bipolares, que se conectam a células ganglionares subjacentes, cujos axônios amielínicos se organizam e formam o nervo óptico, na porção posterior da retina.

As células do epitélio pigmentar participam da manutenção metabólica dos bastonetes. Apresentam, ainda, grânulos intracitoplasmáticos de melanina que conferem proteção física à incidência luminosa.

As células de Müller são pequenas, com núcleo redondo e citoplasma intensamente ramificado. Têm função de sustentação e envolvem todas as células principais preenchendo espaços entre os corpos celulares e seus prolongamentos.

As células amácrinas e as células horizontais são neurônios conectores que unem, respectivamente, os neurônios bipolares às células ganglionares e os cones aos bastonetes.

Observe a representação esquemática dos elementos histofisiológicos que participam da visão na Figura 10.16.

Órgão de Corti

O ouvido é formado por três regiões: externa (pavilhão auditivo, pele e anexos epidérmicos); média (tímpano, ossículos e músculo tensor do tímpano e trompa auditiva); e interna (labirinto, vestíbulo, canais e ductos semicirculares, cóclea e ducto coclear, utrículo e sáculo).

Todas as regiões do ouvido participam, de maneiras diferentes, da audição. As estruturas que compõem o ouvido externo captam o som, a orelha média emite vibrações do som recebido à orelha interna, cujas estruturas possibilitam a interpretação das ondas sonoras. Especificamente, o órgão de Corti, localizado no ducto coclear, tem os neurônios responsáveis pela condução do estímulo para o sistema nervoso central.

O ducto coclear também pode ser denominado membrana coclear ou cóclea membranosa, e a região dessa estrutura revestida por neuroepitélio é denominada órgão de Corti. O epitélio sensorial é formado por células sensoriais, associadas a células de sustentação e a células não sensoriais.

Marquis Alfonso Giacomo Gaspare Corti (1822-1876)
Anatomista italiano que descreveu o "órgão espiralado" ou "órgão espiral", possibilitando a compreensão da audição em mamíferos

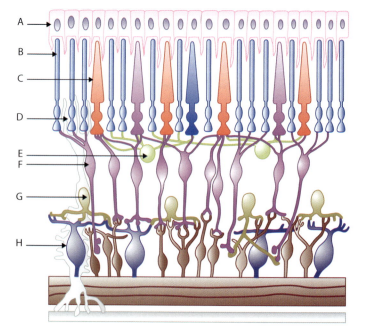

Figura 10.16 Epitélio fotossensível e elementos associados. Epitélio pigmentado (A). Cones e bastonetes (B; C). Célula de Müller (D). Célula horizontal (E). Neurônio bipolar (F). Célula amácrina (G). Célula ganglionar (H).

As células sensoriais são denominadas células pilosas externas, em maior quantidade, e células pilosas internas. Histologicamente, ambas apresentam formato cilíndrico e longas especializações apicais estereociliares, semelhantes a pelos, responsáveis por sua denominação. Esses estereocílios especializados movimentam-se ao serem estimulados pela onda sonora vibratória, recebida sob forma de pressão. A movimentação dessas especializações faz com que vesículas sinápticas sejam liberadas e neurotransmissores captados por receptores em neurônios aferentes pós-sinápticos, desencadeando a condução do impulso.

As células pilosas externas e internas estão apoiadas sobre células de sustentação denominadas células falangeanas, entre as quais os axônios passam, para se organizarem e formarem o nervo vestibulococlear.

Observe a representação esquemática dos elementos histofisiológicos que participam da audição na Figura 10.17.

> Existem, na orelha interna, outras regiões ricas em células sensoriais e neurônios aferentes, localizadas no labirinto membranoso – a mácula do utrículo, a mácula do sáculo e a crista ampolar –, porém diferentemente das células do órgão de Corti, estas estão envolvidas com o equilíbrio, e não com a audição.

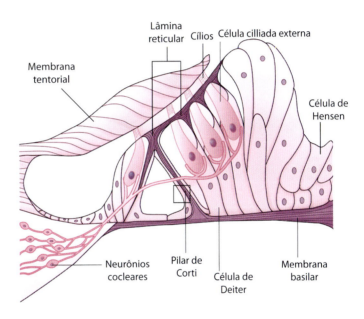

Figura 10.17 Órgão de Corti. Neuroepitélio auditivo e elementos diretamente associados.

RESUMO

- No sistema nervoso central, o tecido nervoso é organizado em substância branca (predomínio de fibras mielínicas, poucas fibras amielínicas, neuróglia) e em substância cinzenta (pericários, neuróglia, predomínio de fibras amielínicas)
- As meninges – dura-máter, aracnóidea e pia-máter – são membranas de tecido conjuntivo que envolvem os órgãos do sistema nervoso central
- A barreira hematencefálica é uma fáscia contígua às células endoteliais dos capilares originados da pia-máter e ao tecido nervoso
- A barreira hematoliquórica, formada pelo plexo coroide dos ventrículos e pelos capilares da meninge, é seletiva para trânsito entre sangue e liquor
- Na medula espinal, a substância branca está situada na porção mais externa, enquanto a substância cinzenta forma o "H medular"; ao centro do órgão, identificamos uma luz ovalada, correspondente ao canal medular, revestido por monocamada de células ependimárias em cuja luz circula o liquor. A substância branca é envolvida pela substância cinzenta
- As áreas de substância branca são semelhantes nos diversos órgão do sistema nervoso central
- O córtex cerebral é organizado em seis camadas: molecular, granular externa, piramidal externa, granular interna, piramidal interna, multiforme
- O córtex cerebelar é estruturado em três camadas: molecular, de Purkinje, granular
- O sistema nervoso periférico é formado por gânglios nervosos, nervos e terminações nervosas livres
- Histologicamente, os gânglios sensoriais possuem neurônios pseudounipolares, e os gânglios motores autônomos, neurônios

multipolares pequenos e redondos. São envolvidos por cápsula de tecido conjuntivo propriamente dito

- Os nervos são aglomerados de axônios sensoriais e motores, mielínicos e amielínicos, organizados por membranas conjuntivas: epineuro, perineuro e endoneuro
- Os receptores associados à percepção de temperatura, tato, pressão e dor estão localizados entre as células epiteliais ou no conjuntivo subjacente às superfícies

- Os "sentidos", com exceção do tato, são captados por superfícies revestidas por neuroepitélios, em órgãos específicos a cada sensação
- As terminações nervosas sensoriais podem ser livres ou encapsuladas
- Os neuroepitélios são especializados em captar sensações conhecidas como "sentidos" e localizam-se em áreas específicas da mucosa nasal (olfação), da mucosa lingual (gustação), na retina (visão) e no ducto coclear (audição).

AUTOAVALIAÇÃO

10.1 Quais os elementos teciduais presentes na substância branca?

10.2 Quais os elementos teciduais presentes na substância cinzenta?

10.3 Como a substância cinzenta e a substância branca estão distribuídas na medula espinal, no cérebro e no cerebelo?

10.4 Descreva a histomorfologia da medula espinal.

10.5 Quais são as meninges e sua composição histológica?

10.6 Quais os envoltórios dos nervos periféricos?

10.7 Descreva a histomorfologia do gânglio nervoso.

10.8 O que é a barreira hematencefálica?

10.9 Descreva o córtex cerebelar. Como diferenciamos essa região do córtex cerebral?

10.10 Cite exemplos de neuroepitélios. Escolha um e comente sobre sua histofisiologia.

11

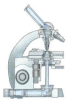

Sistema Circulatório

Objetivos de estudo, *192*
Palavras-chave, *192*
Introdução, *192*
Caracterização histológica do sistema circulatório, *193*
Resumo, *206*
Autoavaliação, *207*

Objetivos de estudo

Conhecer a origem embrionária do sistema circulatório

Identificar os tipos de vasos sanguíneos e linfáticos

Estabelecer as características gerais de cada túnica que constitui a parede dos vasos

Descrever e reconhecer os vasos sanguíneos ao microscópio óptico, em seus diferentes calibres, destacando as particularidades de cada um

Compreender a estrutura histológica dos capilares e vasos linfáticos

Conhecer e descrever histologicamente as camadas do coração

Conhecer a morfologia dos diversos tipos de fibra cardíaca

Correlacionar o conhecimento histológico referente ao sistema circulatório com suas principais associações clínicas

Palavras-chave

Anastomose arteriovenosa	Corpo aórtico	Seio carotídeo
Artéria	Corpo carotídeo	Túnica adventícia
Arteríola	Endocárdio	Túnica íntima
Capilar contínuo	Epicárdio	Túnica média
Capilar fenestrado	Esfíncter vascular	Válvula cardíaca
Capilar linfático	Esqueleto fibroso cardíaco	Válvula linfática
Capilar sinusoide	Fibras de Purkinje	Válvula venosa
Células de bainha	Microvascularização	Vaso linfático
Células marca-passo	Miocárdio	Veia
Coração	Pericárdio	Vênula

Introdução

O sistema circulatório – ou sistema cardiovascular – é composto pelo coração, pelos vasos sanguíneos e pelos vasos linfáticos.

As estruturas vasculares surgem na terceira semana de desenvolvimento, a partir de células mesenquimais do saco vitelino, do cório e de tecidos intraembrionários. Nessa fase, células mesenquimais indiferenciadas retraem seus prolongamentos citoplasmáticos e originam outras células, denominadas angioblastos.

Progressivamente, os angioblastos se organizam e formam aglomerados redondos – as ilhotas sanguíneas – que, com a continuidade da atividade mitótica, assumem forma tubular. Esses túbulos delgados, inicialmente sólidos, adquirem espaço luminal interno por apoptose das células mais internas; nesse momento, os elementos restantes iniciam um processo de diferenciação conforme sua posição em relação à luz neoformada: os angioblastos centrais se diferenciam em hemocitoblastos, que darão origem às células sanguíneas; os angioblastos periféricos sofrem achatamento geral e se unem lateralmente, originando as primeiras células endoteliais vasculares.

As estruturas tubulares endoteliais formam, em pontos anatômicos isolados, vasos sanguíneos de pequeno calibre que, gradualmente, se fundem constituindo plexos vasculares.

Três dias após o início da formação vascular, o órgão precursor do coração – o tubo cardíaco, também de origem mesenquimal – começa a apresentar movimentos rítmicos, caracterizando o início dos batimentos.

No organismo adulto, os vasos sanguíneos formam um circuito fechado no qual, a partir do coração, há distribuição de sangue rico em oxigênio (O_2), vindo dos pulmões, para os tecidos periféricos sistêmicos, e recolhimento de sangue rico em dióxido de carbono (CO_2) desses tecidos de volta para o coração, que retorna para os pulmões.

Os vasos sanguíneos que partem do coração em direção aos tecidos periféricos são arteriais e, em seu trajeto fisiológico, apresentam menor calibre e maior ramificação; no retorno sanguíneo observamos vasos venosos cujo calibre aumenta quanto mais próximos ao coração.

Os vasos linfáticos, de terminação em fundo cego, recolhem líquido intersticial para seu retorno ao sistema venoso.

Os componentes do sistema circulatório, sua associação com a circulação sistêmica e pulmonar, bem como o diâmetro aproximado de cada vaso e a base de sua organização histofisiológica, encontram-se representados esquematicamente na Figura 11.1.

H·F Histologia em Foco

Volume total de sangue circulante

O volume total de sangue circulando pelos compartimentos vasculares, coração e circulação pulmonar é de cinco litros; a distribuição aproximada desse volume é de 64% nas veias ou vênulas, 13% nas artérias, 9% na circulação pulmonar, 7% nas arteríolas e capilares e 7% no coração.

■ Caracterização histológica do sistema circulatório

Estrutura geral dos elementos vasculares

Os vasos sanguíneos e linfáticos são organizados em camadas – as túnicas íntima, média e adventícia – dispostas sequencialmente da luz em direção externa, cuja estrutura histológica segue um padrão geral, que se particulariza conforme o tipo e o calibre vascular.

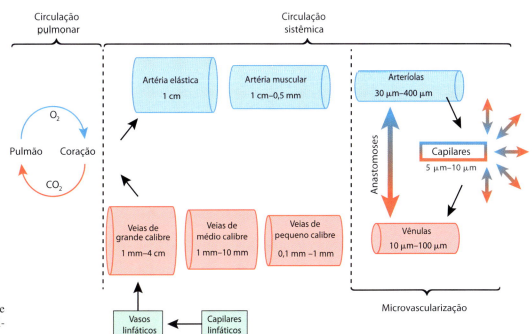

Figura 11.1 Sistema circulatório. Direção do fluxo (setas). Sangue venoso (azul). Sangue arterial (vermelho). Vascularização linfática (verde).

Histologia Essencial

Tais singularidades envolvem principalmente variações na espessura das túnicas e no predomínio de determinados elementos sobre outros, fazendo com que artérias, veias e vasos linfáticos tenham propriedades fisiológicas individuais, além de características morfológicas próprias – ora marcantes, ora discretas – passíveis de identificação de cada tipo vascular ao microscópio óptico.

Túnica íntima

A túnica íntima é composta por endotélio apoiado sobre lâmina basal; as células endoteliais sempre estão dispostas paralelamente ao longo eixo vascular. Subjacente, discreta camada de tecido conjuntivo propriamente dito frouxo, com seus elementos típicos, em meio aos quais são observadas fibras musculares lisas dispersas; tanto as fibras conjuntivas quanto as fibras musculares se orientam longitudinalmente. Devido à sua localização, o tecido conjuntivo da camada íntima é denominado tecido conjuntivo subendotelial.

Ao observar cortes de vasos diversos ao microscópio óptico, nota-se que as células endoteliais e os elementos do conjuntivo subendotelial apresentam orientações opostas, facilitando a identificação das camadas tanto nos cortes longitudinais como transversais.

A célula endotelial está muito além de ser apenas uma célula de revestimento vascular, desempenhando também importante função secretora.

Os produtos endoteliais regulam a permeabilidade da parede vascular, influenciam o tônus vascular controlando a musculatura lisa, desencadeiam processos cicatriciais e neoangiogênicos, constituem barreiras semipermeáveis e controlam o metabolismo de citocinas. Destacam-se como produtos endoteliais o óxido nítrico, a endotelina, a prostaciclina, o fator ativador plaquetário (PAF) e fatores de crescimento endoteliais e fibroblásticos, esses últimos participantes, de modos diferentes, dos processos de hemostasia.

O óxido nítrico (NO), anteriormente denominado "fator relaxante derivado do endotélio" (EDRF, do inglês *endothelium-derived relaxing factor*), determina fisiologicamente a resistência periférica via controle do tônus muscular vascular. A endotelina-1 é liberada diante de hipoxia tecidual crônica ou hemorragias; além de iniciar o processo de vasoconstrição, induz a proliferação de fibroblastos e de fibras musculares lisas para fechamento de lesões e desencadeia a indução de neoangiogênese. A prostaciclina é vasodilatadora e importante fator de crescimento vascular; tem ações preventivas ao desenvolvimento de trombos e de ateromas.

Entre as túnicas íntima e média encontra-se, ocasionalmente e com espessuras variáveis, a limitante elástica interna (LEI).

A LEI é uma camada de elastina descontínua, cujas fenestrações possibilitam trânsito de nutrientes da luz para as camadas mais externas do vaso. Microscopicamente, essa faixa proteica é observada como camada intensamente eosinofílica, birrefringente.

Túnica média

A túnica média é composta por feixes musculares concêntricos de fibras musculares lisas dispostas em orientação helicoidal; em meio às células musculares, encontram-se dispersas fibras elásticas e fibrilas maleáveis de colágeno tipo III, ambas com características distensíveis de modo a acompanhar os movimentos fisiológicos da musculatura dessa camada.

Em vasos de menor calibre, essa túnica é substituída por pericitos, organizados em camada única ou com estratificação.

Entre as túnicas média e adventícia encontra-se, ocasionalmente, a limitante elástica externa (LEE).

A LEE corresponde à camada de deposição de elastina, igualmente descontínua em relação à LEI, porém compõe uma faixa mais delgada.

Túnica adventícia

A túnica adventícia é composta por tecido conjuntivo propriamente dito com seus elementos típicos – fibroblastos, células residentes, feixes de colágeno tipo I e fibras elásticas –,

---

Tecido conjuntivo subendotelial
Camada de tecido conjuntivo que sustenta o endotélio vascular

Óxido nítrico (NO)
Gás formado a partir da L-arginina pela ação da enzima NO sintetase (NOS); tem presença efêmera nos tecidos – após cinco segundos é degradado

Endotelina (ET)
Peptídio vasoconstritor. Existem três tipos: ET-1, produzida pelo endotélio; ET-2, produzida pelas células glomerulares renais; e ET-3, sintetizada no sistema nervoso central

Prostaciclina (PGI$_2$)
Produzida a partir do metabolismo do ácido araquidônico por ação da ciclo-oxigenase (COX2); é convertida em prostaglandina (PGE$_2$)

todos em orientação longitudinal. Em grandes vasos, há *vasa vasorum* – pequenos vasos que irrigam as camadas mais afastadas do fluxo sanguíneo. Essa camada é contínua externamente aos tecidos circunjacentes ao vaso.

A inervação das paredes vasculares é realizada pelo sistema nervoso autônomo.

Nervos vasomotores simpáticos são predominantes no desempenho dessa função, estimulando a vasoconstrição por contração da musculatura lisa a partir da liberação de norepinefrina. Vale destacar que artérias que irrigam fibras musculares esqueléticas também podem receber inervação parassimpática, "pegando carona" na liberação da acetilcolina na placa motora.

Vasos sanguíneos arteriais

Artérias elásticas

As artérias elásticas também podem ser classificadas como artérias condutoras. A primeira denominação remete à composição histológica predominante de fibras elásticas em sua parede, enquanto a segunda indica sua função.

Anteriormente, as fibras elásticas eram denominadas artérias de grande calibre, porém o termo não é mais utilizado.

São exemplos de artérias elásticas as anatomicamente nomeadas aorta, artéria pulmonar e artéria carótida.

Funções

As artérias elásticas recebem sangue do coração – mais especificamente do ventrículo esquerdo –, e o conduzem até as artérias musculares, de menor calibre em relação às primeiras. Durante essa condução, o volume de sangue liberado pela sístole gera, em consequência, pressão arterial.

Particularidades histológicas

A túnica íntima apresenta grande quantidade de fibras elásticas na camada subendotelial.

A túnica média é a mais evidente em espessura nesse tipo arterial, com predomínio de fibras elásticas em vez de tecido muscular liso, representado aqui apenas por fibras em meio à membrana elástica; apesar de densamente organizada em faixas, é descontínua. A área de maior concentração de elastina compõe a limitante elástica externa.

Na túnica adventícia, observa-se a presença de tecido conjuntivo propriamente dito denso não modelado envolvendo fibras nervosas.

A artéria elástica está demonstrada microscopicamente na Figura 11.2. Observe que a riqueza de fibras elásticas faz com que algumas fibras pouco coradas sejam identificadas nas colorações de rotina.

O predomínio de fibras elásticas nas camadas mais internas dessas artérias é funcionalmente importante para que sua parede possa se distender diante da pressão hidrostática exercida pela recepção do sangue proveniente do coração; igual importância recebem os elementos conjuntivos fibrosos, que conferem resistência à sua camada mais externa.

As artérias elásticas mais calibrosas – aorta e carótida – apresentam, em sua parede, estruturas modificadas morfologicamente e funcionalmente: o seio carotídeo, o corpo carotídeo e o corpo aórtico.

O seio carotídeo é um barorreceptor e leva ao sistema nervoso central informações sobre o ritmo cardiorrespiratório e a pressão hidrostática. Microscopicamente, a túnica adventícia da área correspondente ao seio é espessa, formando uma região dilatada. Tal volume se deve à presença de numerosas terminações nervosas em meio ao tecido conjuntivo típico dessa túnica. A camada média é delgada, favorecendo a recepção de estímulos provenientes do fluxo pelas fibras nervosas da camada mais externa.

Os corpos carotídeo e aórtico são quimiorreceptores e enviam ao sistema nervoso central informações sobre os níveis de O_2, CO_2 e H^+ no sangue. Microscopicamente, são aglomerados

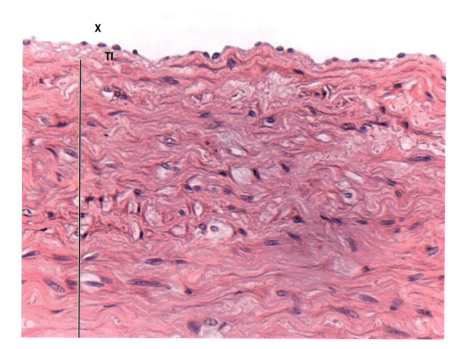

Figura 11.2 Artéria elástica. Luz (X). Túnica íntima (TI). Túnica média (barra). A túnica adventícia não está visível no campo. Coloração HE. Aumento original 400×.

teciduais redondos, formados por dois tipos celulares: células tipo I e células tipo II, ambas pouco coradas, redondas, com núcleo volumoso acompanhando o formato celular. O material extracelular é composto principalmente por fibras nervosas.

Ao microscópio eletrônico, os corpos carotídeo e aórtico exibem diversas características ultraestruturais que remetem à medula da adrenal e aos gânglios nervosos.

Ao penetrar os corpos carotídeo e aórtico, o axônio aferente perde a mielina e passa a ser envolvido diretamente pela célula tipo II (também chamada de célula de bainha, devido a essa disposição). Seus prolongamentos se comunicam com os das células tipo I e, estas, por sua vez, atuam de maneira bastante semelhante às células gliais, associando-se diretamente aos vasos sanguíneos.

Artérias musculares

As artérias musculares, assim denominadas por critérios morfológicos, podem também ser classificadas como artérias distribuidoras, conforme caracterização funcional. Anteriormente, eram denominadas artérias de médio calibre.

São exemplos anatômicos de artérias musculares a radial, a renal e a femoral, dentre muitas outras.

Função

As artérias musculares recebem o sangue proveniente das artérias elásticas e distribuem o fluxo para artérias de menor calibre, sistemicamente. No processo de distribuição, esses vasos transformam a força da pressão sanguínea recebida das artérias elásticas em escoamento do fluxo sanguíneo.

Particularidades histológicas

Na túnica íntima, o endotélio é apoiado por limitante elástica interna destacada e com ondulação bastante característica; ainda nessa túnica, observa-se adelgaçamento do tecido conjuntivo subendotelial quanto menor o calibre desse tipo vascular.

A túnica média é composta por fibras musculares lisas pequenas, porém numerosas, organizadas em feixes concêntricos que se tornam transversais quanto mais se aproximam da

Capítulo 11 ■ Sistema Circulatório

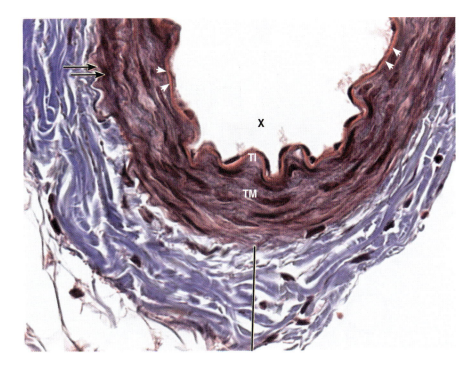

Figura 11.3 Artéria muscular. Luz (X). Túnica íntima (TI). Limitante elástica interna – LEI (cabeças de seta). Túnica média (TM). Túnica adventícia (barra). Limitante elástica externa – LEE (seta). Coloração histoquímica. Tricrômio de Masson. Aumento original 250×.

túnica adventícia. A limitante elástica externa é identificada, porém com mais discrição em relação à sua correspondente interna.

A túnica adventícia não apresenta particularidades.

As características histológicas das artérias musculares podem ser identificadas na Figura 11.3.

Arteríolas

As arteríolas (Figura 11.4) exibem estruturalmente luz estreita em relação à espessura de sua parede.

A túnica íntima apresenta endotélio diretamente apoiado sobre a túnica média, sem interseção da camada subendotelial, exceto naqueles segmentos diretamente contínuos às artérias musculares.

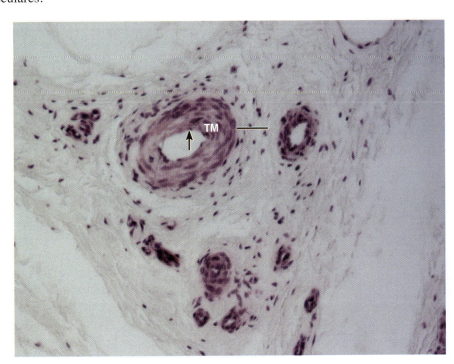

Figura 11.4 Arteríola. Endotélio (seta). Túnica média (TM). Túnica adventícia (barra). Coloração HE. Aumento original 400×.

Fibras musculares lisas multiunitárias
Compõem a parede das arteríolas e são inervadas pelo sistema nervoso simpático, cuja liberação de neurotransmissor desencadeia a vasoconstrição

A túnica média exibe até quatro fibras musculares lisas em meio a escassos elementos do tecido conjuntivo; as fibras musculares lisas dessa camada são denominadas multiunitárias.

A túnica adventícia não apresenta particularidades.

Anastomoses arteriovenosas

As anastomoses arteriovenosas estão presentes em inúmeros pontos anatômicos nos quais as porções terminais das arteríolas originam ramificações que se inserem diretamente em uma parede venosa. A proliferação endotelial e muscular desses ramos é induzida pela própria pressão hidrostática.

Histofisiologicamente, a condução sanguínea por essa via é opcional. As anastomoses funcionam como atalhos que podem ou não estar disponíveis para tráfego. Tal "disponibilidade" é determinada pelo tônus da região média da estrutura, que libera ou não a luz.

Esfíncteres vasculares
Espessamentos musculares lisos especializados, sensíveis ao estímulo da norepinefrina e citocinas vasoativas

Morfologicamente, a porção que parte diretamente da arteríola guarda semelhanças com as camadas desse segmento. O mesmo ocorre com a porção que se insere na parede venosa. Na área intermediária, porém, a camada subendotelial é composta por fibras musculares lisas, além de o músculo liso constituir, na túnica mais externa, uma faixa espessa denominada esfíncter vascular. Esses esfíncteres estão localizados no segmento mais distal das arteríolas (esfíncteres pré-capilares) e nas porções mais proximais das vênulas (esfíncteres pós-capilares) e sua contração, controlada por fibras nervosas sensoriais, é um dos fatores que controla o fluxo sanguíneo por meio da microvascularização.

As fibras nervosas que inervam essa porção média das anastomoses são adrenérgicas e colinérgicas.

As informações provenientes do meio extravascular desencadeiam impulso para o sistema nervoso central, mais especificamente para o centro termorregulador cerebral. Como essas anastomoses são especialmente numerosas nas superfícies em contato com o meio externo, credita-se a esses ramos importante função no controle da temperatura corporal.

Capilares sanguíneos

Funcionalmente, os capilares sanguíneos controlam o trânsito de macromoléculas, íons e água entre meio extracelular e sangue, além de possibilitarem a troca de gases por difusão caracterizando a perfusão tecidual.

Particularidades histológicas

Os capilares são, basicamente, espaços luminais sanguíneos, não contráteis, limitados por endotélio. Tal estrutura permite a este tipo vascular o exercício de suas funções.

De acordo com o arranjo ultraestrutural e com a integridade endotelial, os capilares podem ser contínuos, fenestrados ou sinusoides, conforme demonstrado na Figura 11.5.

Os capilares contínuos são compostos por uma camada de células endoteliais justapostas, apoiada por lâmina basal homogênea e tecido subendotelial formado por escassos pericitos.

Excepcionalmente na barreira hematencefálica, no sistema nervoso central, os elementos conjuntivos e os pericitos dos capilares contínuos são substituídos por astrócitos.

Os capilares fenestrados têm lâmina basal contínua e homogênea, porém a célula endotelial exibe, em sua membrana, poros – ou "fenestras". Tais aberturas podem ou não ser fechadas por diafragma, controlado de acordo com a necessidade metabólica. Esse tipo capilar constitui o glomérulo renal e está presente maciçamente no estroma das glândulas endócrinas.

Os capilares sinusoides, por sua vez, apresentam endotélio com espaços intercelulares e transcelulares. A lâmina basal está ausente ou, se presente, é extremamente descontínua, sendo o suporte endotelial realizado por fibras reticulares. Esses capilares são encontrados no fígado, no baço e na medula óssea.

A morfologia dos capilares sanguíneos está demonstrada na Figura 11.5. Esses vasos são basicamente constituídos por endotélio e o suporte composto por lâmina basal e por fibras reticulares não é evidenciado nas colorações de rotina.

Capítulo 11 ■ Sistema Circulatório   199

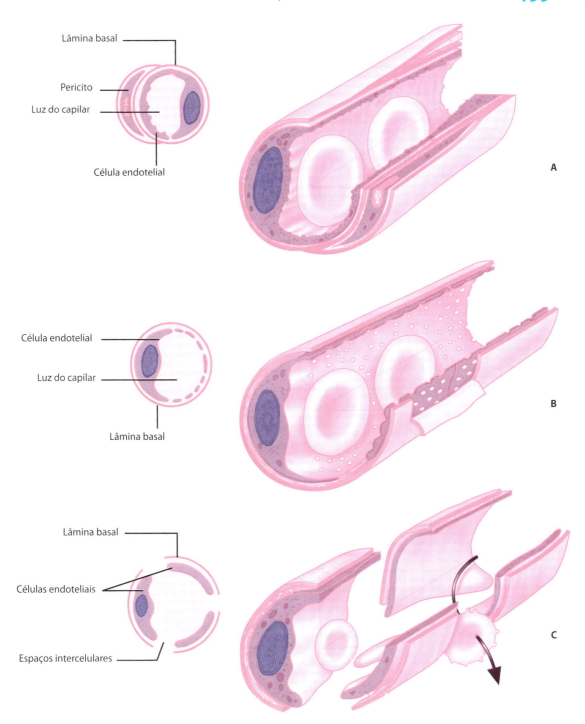

Figura 11.5 Capilares. Capilares contínuos (A). Capilares fenestrados (B). Capilares sinusoides (C).

Vasos sanguíneos venosos

A função geral dos vasos venosos é conduzir o sangue drenado sistemicamente, após a perfusão capilar, para o coração. Nele, mais especificamente em seu átrio direito, o sangue será conduzido para o ventrículo correspondente e, em seguida, para a circulação pulmonar.

Vênulas e veias de pequeno calibre

As vênulas que seguem diretamente para os capilares são denominadas vênulas pós-capilares. Morfologicamente, há continuidade endotelial entre esses dois vasos, porém, progres-

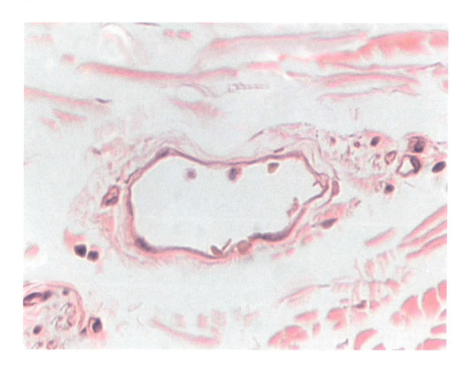

Figura 11.6 Capilar sanguíneo. Coloração HE. Aumento original 400×.

sivamente de acordo com o discreto aumento de calibre, essas vênulas passam a apresentar mais pericitos em sua túnica externa.

Sequencialmente às vênulas pós-capilares, as vênulas coletoras já apresentam discreta deposição de colágeno com escassos fibroblastos na região correspondente à túnica adventícia.

As vênulas musculares, em continuidade às coletoras, apresentam discreta túnica média com uma ou duas fibras musculares lisas apoiadas sobre adventícia típica.

As veias de pequeno calibre recebem diretamente o sangue do leito capilar. Comparados às vênulas, esses vasos exibem, proporcionalmente ao aumento de calibre, menos pericitos e mais fibras musculares lisas. Observa-se discreta limitante elástica interna subjacente ao endotélio quanto mais próximas às veias médias.

Esses vasos estão representados na Figura 11.7. Apesar de progressivamente diferentes de acordo com o aumento do calibre, as divergências histológicas entre os capilares e as vênulas

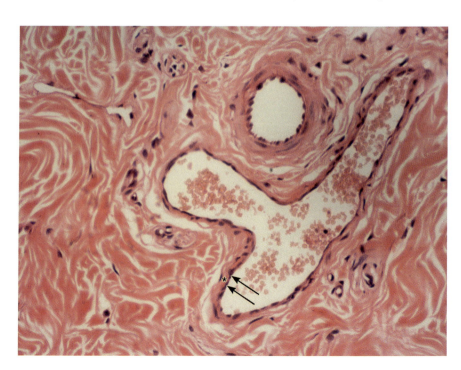

Figura 11.7 Vênulas e veias de pequeno calibre. Endotélio (setas). Túnica média (asterisco). Coloração HE. Aumento original 250×.

são tênues, especialmente nas vênulas pós-capilares. Destaca-se na microscopia a luz irregular circundada por endotélio, fibras musculares na túnica média e LEI, ocasional de acordo com o calibre.

A microvascularização é constituída por arteríolas, capilares, vênulas, anastomoses arteriovenosas e capilares linfáticos. Em conjunto, esses elementos participam da manutenção do débito sanguíneo sistêmico, permitindo trocas metabólicas entre sangue e tecidos.

H·F Histologia em Foco

Microangiopatia em pacientes diabéticos

A disfunção endotelial nos vasos da microcirculação é uma condição comumente associada à resistência à insulina e hiperglicemia em pacientes diabéticos. Tais condições levam à liberação contínua de endotelina, diminuição da liberação de prostaciclina e redução da disponibilidade de óxido nítrico (NO). O resultado geral é uma capacidade vasodilatadora deficiente levando à menor velocidade de circulação de fluxo e menor perfusão.

Essas alterações fisiopatológicas endoteliais, somadas à menor expressão de moléculas de adesão leucocitária em sua membrana e glicosilação da hemoglobina, caracterizam um quadro complexo que faz com que, de modo leigo, o paciente diabético seja considerado alguém que "tem problemas circulatórios".

Algumas das possíveis consequências desse conjunto de distúrbios endoteliais são a trombogênese, desenvolvimento de varicosidades, deficiências cicatriciais, isquemias no leito pós-capilar e necroses. Tais lesões são mais comuns em tecidos irrigados por terminações microvasculares – extremidades anatômicas como orelha, nariz, boca, dedos e artelhos, glomérulos renais, alvéolos pulmonares, dentre outras regiões ricas em capilares sanguíneos.

Veias de calibre médio

Função

As veias de calibre médio realizam drenagem venosa e recolhem o sangue que deixa a microvascularização em direção às veias de grande calibre. São exemplos desse tipo vascular a maioria das veias presentes nas porções distais dos membros inferiores e superiores.

Particularidades histológicas

As veias médias, demonstradas na Figura 11.8, apresentam túnica íntima composta por endotélio apoiado em lâmina basal especialmente rica em fibras elásticas e fibras reticulares. A túnica média é uma camada na qual se observam fibras musculares lisas entremeadas a fibras colágenas. A adventícia é a túnica mais espessa desse tipo vascular, com predomínio de fibras colágenas. Dispersas em meio ao colágeno, fibras musculares lisas são envolvidas por camada de elastina.

Veias de grande calibre

Função

As veias de grande calibre estão funcionalmente associadas ao retorno venoso, recebendo o sangue da rede venosa média e direcionando o fluxo para o átrio direito.

As veias têm projeções do endotélio e do tecido subendotelial em direção à luz denominadas válvulas venosas; tais projeções também estão presentes em vasos linfáticos.

São exemplos desse tipo vascular as veias cava pulmonar, jugular e renal.

Válvulas venosas
Evaginações projetadas da camada íntima; auxiliam o direcionamento do fluxo sanguíneo e impedem o refluxo líquido pela luz vascular

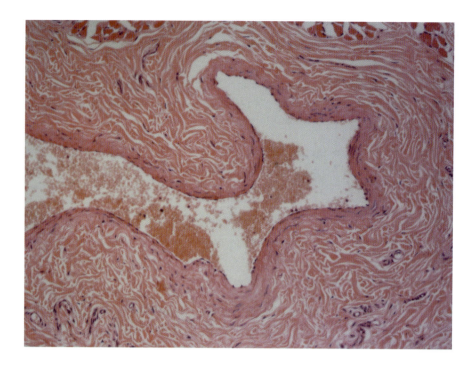

Figura 11.8 Veias de calibre médio. Coloração HE. Aumento original 250×.

Particularidades histológicas

Conforme observado na Figura 11.9, as veias calibrosas apresentam camada íntima discreta, com espesso tecido subendotelial, apoiadas em limitante elástica interna.

A túnica média está ausente ou, nas áreas próximas a ramificações da luz, é composta por delgado suporte de fibras musculares e tecido conjuntivo frouxo.

A túnica adventícia, a mais espessa desse tipo vascular, está presente com seus elementos típicos, exceto pela porção mais externa, na qual as fibras musculares invertem sua orientação, assumindo posição transversal e sendo envolvidas por grande quantidade de colágeno e fibras elásticas.

As veias pulmonares e as dos membros inferiores são exceções à estrutura geral das veias de grande calibre.

Essas veias contam com espessa camada muscular média que auxilia, juntamente com as válvulas, o direcionamento do fluxo sanguíneo. A camada adventícia da veia cava é composta

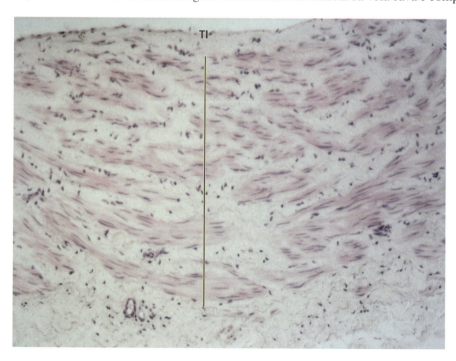

Figura 11.9 Veia de grande calibre. Túnica íntima (TI). Adventícia (barra). Coloração HE. Aumento original 400×.

Capítulo 11 ■ Sistema Circulatório

praticamente por músculo liso e, quanto mais se aproximam do coração, as veias pulmonares e cava têm o músculo liso gradualmente substituído por estriado cardíaco.

Vasos linfáticos

Funções

Os vasos linfáticos são estruturas tubulares em fundo cego cuja função é captar líquido intersticial e retorná-lo para a circulação pelas veias calibrosas, para sua renovação e manutenção da isotonicidade.

> Excepcionalmente, o sistema nervoso central e o globo ocular não têm vascularização linfática.

Características histológicas

De maneira geral, os vasos linfáticos são compostos por células endoteliais apoiadas sobre lâmina basal fina e descontínua.

Os capilares linfáticos, correspondentes às estruturas mais delgadas do sistema circulatório linfático, estão em contato direto com o tecido conjuntivo frouxo dos diversos órgãos e regiões anatômicas, fazendo parte dos componentes do estroma, do qual recolhem diretamente o líquido extravascular. Ao microscópio óptico, são extremamente semelhantes aos capilares contínuos, exceto pela luz ser mais larga e seu formato ser mais irregular em relação à estrutura sanguínea.

Os vasos linfáticos coletores, contínuos aos capilares linfáticos, são mais calibrosos em relação a estes e realizam condução do fluxo linfático para a corrente sanguínea venosa pelo ducto torácico. Microscopicamente, a parede desse vaso é mais delgada e apresenta mais válvulas quando comparados a veias de diâmetro semelhante. A sustentação desses linfáticos é feita por feixes musculares lisos, externamente à estrutura.

> A condução do fluxo linfático é unidirecional.

A captação do líquido pelos capilares linfáticos é influenciada pelas pressões osmótica e oncótica; a movimentação da linfa por meio da luz dos vasos linfáticos coletores é possível pela contração dos feixes lisos externos, bem como pela movimentação de musculatura circunjacente.

Válvulas linfáticas formadas por evaginações endoteliais sustentadas por tecido conjuntivo e fibras musculares auxiliam o direcionamento único do fluxo, impedindo refluxo.

No trajeto dos vasos linfáticos, a linfa é conduzida para cadeias de linfonodos, dispostos sequencialmente durante todo o percurso linfático. Os linfonodos desempenham, primariamente, um papel de filtro linfático e serão discutidos em pormenores no Capítulo 20, *Órgãos Linfoides*.

Exceto pela identificação de presença ocasional de pericitos envolvendo os capilares sanguíneos, destacando seu contorno, a distinção entre capilares sanguíneos e linfáticos deve ser realizada por preparos especiais. A fotomicrografia da Figura 11.10 demonstra vaso com morfologia linfática sugestiva.

Coração

O coração é um órgão basicamente muscular, cujas fibras estriadas cardíacas podem apresentar especializações e modificações fisiológicas que refletem sua morfologia.

A estrutura geral do órgão é composta por um "esqueleto fibroso", o qual divide seu interior em quatro câmaras: dois átrios e dois ventrículos, associados a quatro válvulas cardíacas.

> A estrutura microscópica geral do coração remete à organização histológica vascular.

Os elementos histológicos que formam o coração são o endocárdio, o miocárdio e o epicárdio. O endocárdio corresponde à camada íntima vascular, a qual se encontra em continuidade nos

---

Isotonicidade
Equilíbrio entre as concentrações intra e extracelulares; equilíbrio entre líquido e soluto intravascular e intersticial

Átrios
Câmaras que recebem o sangue no lado direito, vindo da circulação sistêmica, e no lado esquerdo, da circulação pulmonar

Ventrículos
Câmaras responsáveis pela liberação do fluxo para o pulmão, no lado direito, e para a circulação sistêmica, no lado esquerdo

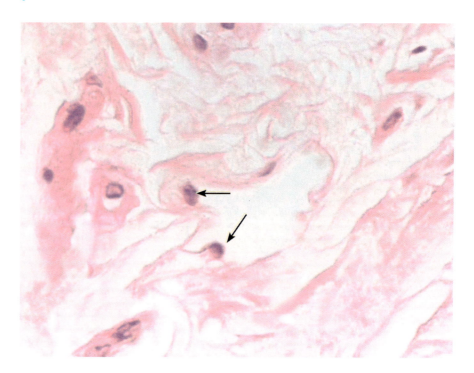

Figura 11.10 Capilar linfático. Células endoteliais (setas). Coloração HE. Aumento original 400×.

vasos que entram e que deixam o coração; o miocárdio corresponde à camada média muscular enquanto a adventícia é correlata ao epicárdio, havendo continuidade entre essas duas camadas nos vasos que penetram e saem do órgão, como observado nas túnicas mais internas.

A compreensão da estrutura histológica geral do coração permite entender como, durante o desenvolvimento embrionário, esse órgão evoluiu a partir da especialização de fibras musculares em uma estrutura tubular primordial – o tubo cardíaco – contínua aos vasos também em amadurecimento.

Características histomorfológicas

Endocárdio

O endocárdio reveste todas as câmaras e estruturas cardíacas internas. É composto por endotélio contínuo ao dos vasos que entram e saem diretamente de seus compartimentos. O endotélio é apoiado por tecido conjuntivo subendotelial em espessura semelhante à das artérias elásticas. Externamente a essa camada, há fibras isoladas de colágeno denso associadas à elastina e entremeadas por fibras musculares lisas.

Essa camada do coração origina as **valvas cardíacas**. As válvulas atrioventriculares (mitral à esquerda e tricúspide à direita) controlam a passagem de sangue para os ventrículos, enquanto as valvas aórtica (lado esquerdo) e pulmonar (lado direito) controlam a passagem do fluxo para a aorta e para as artérias pulmonares, respectivamente.

Miocárdio

O miocárdio é formado por feixes de fibras estriadas cardíacas cujas contrações apresentam características especiais em relação às fibras esqueléticas e lisas: a atividade contrátil é contínua e involuntária. A movimentação contrátil do conjunto dessas fibras é denominada sístole, enquanto o relaxamento caracteriza a diástole.

Histofisiologicamente, as fibras musculares que compõem o miocárdio podem ser fibras estriadas cardíacas típicas, **fibras de Purkinje** e **fibras marca-passo**.

As fibras musculares cardíacas típicas, descritas detalhadamente no Capítulo 8, *Tecido Muscular*, são anastomosadas e unidas entre si pelos discos intercalares, têm estriações que seguem padrão observado na fibra esquelética; o núcleo ovalado é central. Compõem o maior volume do miocárdio.

Valvas cardíacas
Projeções do endocárdio sustentadas pelo esqueleto fibroso cardíaco; orientam o fluxo do sangue

Fibras de Purkinje
Fibras musculares especializadas situadas nos nodos cardíacos

Fibras marca-passo
Fibras cardíacas especializadas cujos feixes recebem impulsos nervosos, resultando em despolarização autônoma transmitida às células de Purkinje e, destas, para os miócitos cardíacos típicos

Johannes Evangelista Purkinje (1787-1869)
Médico fisiologista e histologista checoslovaco; desenvolveu técnicas em neurofisiologia experimental que permitiram a compreensão dos órgãos dos sentidos

As células ou fibras de Purkinje, descritas em 1837 por J. E. Purkinje, são distribuidoras do impulso elétrico recebido do sistema condutor para as fibras cardíacas típicas. Microscopicamente, são grandes em relação às demais, seu citoplasma é menos corado eosinofilicamente e as estriações transversais são observadas quase que exclusivamente na periferia celular.

As fibras marca-passo, juntamente com as de Purkinje, formam feixes especiais envolvidos por tecido conjuntivo propriamente dito frouxo rico em nervos, capilares sanguíneos e linfáticos, denominados nodos. Essas fibras são menores e mais estreitas em relação às fibras estriadas cardíacas típicas, assim como o núcleo é menor e mais corado; o citoplasma é ricamente preenchido por estriações menos organizadas do que nas fibras típicas.

Funcionalmente, as fibras marca-passo recebem inervação vagal simpática e parassimpática. Os impulsos nervosos aferentes desencadeiam despolarização autônoma das fibras marca-passo, cuja onda é transmitida às células de Purkinje e destas para as demais.

A Figura 11.11 demonstra a morfologia das fibras musculares do coração, assim como sua localização no órgão. As fibras cardíacas típicas compõem o volume do miocárdio; fibras marca-passo são discretamente menores e mais coradas enquanto as fibras de Purkinje são maiores e suas estriações encontram-se, praticamente, apenas na periferia da fibra. Observe, ainda, a localização da estrutura fibrosa do coração, a posição dos átrios direito e esquerdo e dos ventrículos correspondentes, os vasos associados anatomicamente e a direção do fluxo sanguíneo.

> Além de responsáveis pela recepção do estímulo nervoso autônomo, as fibras marca-passo atriais desempenham importante papel na síntese do hormônio natriurético atrial.

O hormônio natriurético atrial participa dos mecanismos extrarrenais de controle da pressão arterial. Esse hormônio controla, juntamente com outros fatores renais, a eliminação de sódio na urina (natriurese) estando, por *feedback*, fisiologicamente em equilíbrio com a aldosterona.

Epicárdio

Epicárdio visceral
Camada de tecido conjuntivo fibroso rico em fibras elásticas e colágenas densas

Pericárdio
Camada envoltória externa do epicárdio, composta por tecido conjuntivo frouxo com adipócitos, circundado por mesotélio

O epicárdio que envolve externamente o miocárdio é dividido morfologicamente em epicárdio visceral e pericárdio.

Esqueleto fibroso cardíaco

O coração tem uma estrutura firme, porém maleável, que exerce, além de função estrutural, suporte para a inserção das fibras musculares miocárdicas. O conjunto denominado "esqueleto" fibroso cardíaco é formado por peças isoladas: o anel fibroso, na base dos grandes vasos, que

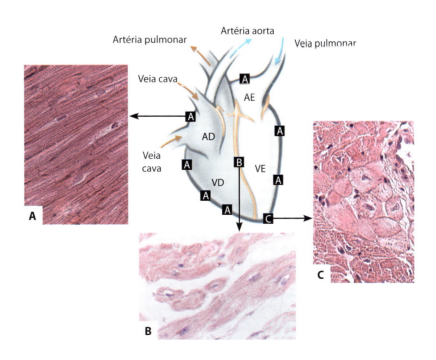

Figura 11.11 Estrutura cardíaca geral e morfologia das fibras cardíacas. Esqueleto fibroso (ocre). Átrio direito (AD). Átrio esquerdo (AE). Ventrículo esquerdo (VE). Ventrículo direito (VD). Direção do fluxo sanguíneo (setas). Detalhes: Fibras cardíacas típicas (A). Fibras marca-passo (B). Fibras de Purkinje (C). Coloração HE. Aumento original 1.000×.

Feixe de His
Feixe especializado de fibras cardíacas que atravessa o esqueleto fibroso juntamente com os nodos sinoatriais e atrioventriculares, sendo contínuo a estes últimos

Wilhelm His Jr. (1863-1934)
Anatomista e cardiologista suíço; descreveu o grupo especializado de fibras cardíacas em 1893

saem pelas câmaras; o trígono fibroso, internamente à valva aórtica; e o septo intramembranoso, acima da junção mediana dos ventrículos. O esqueleto fibroso encontra-se associado estruturalmente aos nodos e ao feixe de His, compondo o sistema condutor cardíaco.

A disposição desses elementos está representada na Figura 11.11.

Note que as peças se interpõem entre os feixes musculares, permitindo que a sístole e a diástole sejam movimentos interdependentes, porém compartimentados, coordenados e sequenciais.

Histologicamente, esses elementos são constituídos por tecido conjuntivo propriamente dito denso não modelado, entremeado por áreas modeladas.

Não se engane com o já consagrado termo "esqueleto" cardíaco; perceba que a rigidez dessa estrutura é conferida pelos feixes densos e espessos de colágeno tipo I, complexamente organizados, não havendo tecidos verdadeiramente duros ou mineralizados nesse órgão.

RESUMO

- O sistema circulatório ou sistema cardiovascular é composto pelo coração, pelos vasos sanguíneos e pelos vasos linfáticos
- As estruturas vasculares surgem na terceira semana de desenvolvimento, a partir de células denominadas angioblastos
- Os vasos sanguíneos e linfáticos são organizados em túnicas (camadas), cuja estrutura histológica segue um padrão geral, mas se particulariza conforme o tipo e o calibre vascular. Da luz para o exterior do vaso têm-se as túnicas íntima, média e adventícia
- Entre a túnica íntima e a túnica média encontra-se, ocasionalmente, a limitante elástica interna (LEI), enquanto entre a túnica média e a adventícia está a limitante elástica externa (LEE). Essas limitantes são camadas de elastina, descontínuas, vistas ao microscópio óptico como camada intensamente eosinofílica, birrefringente
- A túnica íntima é composta por endotélio apoiado sobre lâmina basal, com tecido conjuntivo subendotelial associado a fibras musculares lisas dispersas
- A túnica média é uma camada formada predominantemente por fibras musculares lisas
- A túnica adventícia é composta por tecido conjuntivo propriamente dito com seus elementos típicos; em grandes vasos, *vasa vasorum* podem ser observados
- As artérias elásticas ou condutoras exibem túnica íntima com fibras elásticas formando membrana descontínua, em meio aos elementos musculares típicos dessa camada
- O seio carotídeo é um barorreceptor. Microscopicamente, a túnica adventícia da parede arterial em que se encontra é mais espessa, formando uma região dilatada, devido à presença de numerosas terminações nervosas em meio ao tecido conjuntivo típico
- Os corpos carotídeo e aórtico são quimiorreceptores. Microscopicamente, são aglomerados teciduais formados por células tipo I e células tipo II envolvidas por fibras nervosas
- As artérias musculares ou distribuidoras exibem endotélio apoiado por limitante elástica interna destacada e ondulada; a túnica média é composta por fibras musculares lisas pequenas, porém numerosas; a limitante elástica externa é identificada, porém não tão facilmente quanto sua correspondente interna, por ser mais discreta

- As arteríolas apresentam endotélio diretamente apoiado sobre a túnica média, formada por até quatro fibras musculares lisas em meio a escassos elementos do tecido conjuntivo
- As anastomoses arteriovenosas estão presentes nos locais em que as porções terminais das arteríolas se inserem diretamente em uma parede venosa. Morfologicamente, a porção que parte diretamente da arteríola guarda semelhanças com as camadas desse segmento e o mesmo ocorre com a porção que se insere na parede venosa, enquanto a área intermediária apresenta espessamento de músculo liso
- Os capilares são basicamente espaços luminais sanguíneos, não contráteis, limitados por endotélio. De acordo com a ultraestrutura do endotélio e sua organização, podem ser contínuos, fenestrados ou sinusoides
- As veias de pequeno calibre e as vênulas apresentam, proporcionalmente ao aumento de calibre, menos pericitos e mais fibras musculares lisas; discreta limitante elástica interna é observada subjacente ao endotélio quanto mais próximas às veias médias
- As veias médias apresentam túnica íntima composta por endotélio apoiado em lâmina basal, especialmente rica em fibras elásticas e fibras reticulares; túnica média com fibras musculares lisas entremeadas a fibras colágenas; e adventícia espessa, rica em fibras colágenas, com poucas fibras musculares lisas envolvidas por elastina
- As veias de grande calibre exibem camada íntima com espesso tecido subendotelial, subjacente à limitante elástica interna. A túnica média está ausente enquanto a túnica adventícia é a mais espessa desse tipo vascular
- Os vasos linfáticos são compostos por células endoteliais apoiadas sobre lâmina basal fina e descontínua e, de acordo com o calibre, podem ser capilares ou vasos coletores
- Os elementos histológicos que formam o coração são o endocárdio, o miocárdio e o epicárdio. O endocárdio corresponde à camada íntima vascular, a qual está em continuidade nos vasos que entram e que deixam o coração; o miocárdio é correspondente à camada média muscular enquanto a adventícia é correlata ao epicárdio, havendo continuidade entre essas duas camadas nos vasos que penetram e saem do órgão, como observado nas túnicas mais internas
- O endocárdio é formado por endotélio contínuo ao dos vasos que entram e saem diretamente de seus compartimentos, apoiado

por tecido conjuntivo subendotelial em espessura semelhante à das artérias elásticas. Externamente a essa camada, há fibras isoladas de colágeno denso associadas à elastina e entremeadas por fibras musculares lisas
- O miocárdio é formado por feixes de fibras estriadas cardíacas que, de acordo com sua função, ultraestrutura e morfologia, podem ser fibras estriadas cardíacas típicas, fibras ou células de Purkinje e fibras marca-passo

- O epicárdio envolve externamente o miocárdio e é dividido morfologicamente em epicárdio visceral, em sua porção mais interna, em contato com o miocárdio, e pericárdio, externamente
- O esqueleto fibroso cardíaco é formado, histologicamente, por tecido conjuntivo propriamente dito denso não modelado, entremeado por áreas modeladas

AUTOAVALIAÇÃO

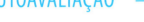

11.1 Quais as características gerais da camada íntima?
11.2 Descreva a morfologia de uma artéria muscular ao microscópio óptico.
11.3 Conceitue capilar sanguíneo. Fale sobre as diferenças ultraestruturais entre os capilares sanguíneos contínuos, fenestrados e sinusoides. Cite uma área anatômica em que cada um está presente.
11.4 Descreva uma veia de grande calibre ao microscópio óptico.
11.5 Quais as camadas que formam o coração? Qual a composição histológica básica de cada uma?
11.6 Descreva a morfologia dos três tipos de fibras musculares estriadas cardíacas, observadas no miocárdio.
11.7 Comente a função e composição histológica do esqueleto fibroso cardíaco.
11.8 Como diferenciamos ao microscópio óptico uma arteríola de uma vênula?
11.9 O que é o seio carotídeo? Como é sua estrutura histológica?
11.10 O que são as anastomoses arteriovenosas?

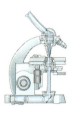

12

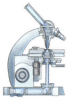

Sangue

Objetivos de estudo, *210*
Palavras-chave, *210*
Introdução, *210*
Medula óssea, *212*
Hematopoese, *213*
Elementos figurados do sangue, *215*
Hematopoese fetal, *225*
Resumo, *226*
Autoavaliação, *227*

Objetivos de estudo

Conhecer a origem do sangue e compreendê-lo como tecido de origem mesenquimal

Reconhecer a medula óssea ao microscópio óptico, saber quais são seus componentes e compreender como seu microambiente influencia a hematopoese

Reconhecer as células do sangue – hemácias, plaquetas e leucócitos – ao microscópio óptico, descrevê-las histologicamente e saber suas funções

Conhecer as diversas etapas da hematopoese das células do sangue e saber as modificações morfológicas pelas quais passa cada uma até atingir o final da diferenciação

Identificar os principais fatores que estimulam a trombocitopoese

Reconhecer os principais fatores que estimulam a eritropoese

Compreender a hematopoese fetal

Correlacionar os conhecimentos básicos adquiridos com as principais condições clínicas associadas

Palavras-chave

Basófilo	Hemocitoblasto	Microambiente medular
Elementos figurados do sangue	Hemostasia	Monócito
Eosinófilo	Hemácia	Neutrófilo
Eritropoetina	Leucócito	Plaqueta
Esfregaço sanguíneo	Linfócito	Plasma
Fígado fetal	Linhagem linfocítica	Sangue
Hematopoese	Linhagem mielocítica	Soro sanguíneo
Hematopoese fetal	Medula óssea	Trombopoetina

Introdução

O sangue é um tecido conjuntivo especializado, restrito a um compartimento fechado representado pelo sistema circulatório.

Os componentes celulares do sangue – leucócitos, plaquetas e hemácias –, derivam do mesênquima embrionário, a partir da diferenciação de angioblastos. O processo de formação, maturação e renovação das células do sangue é denominado hematopoese, ou hemopoese, ou hemocitopoese ou, ainda, hematolinfopoese e, após o desenvolvimento embrionário, ocorre no tecido mieloide situado no interior da medula óssea.

Como todo tecido conjuntivo típico, os elementos celulares são separados por abundante material extracelular rico em fibras. Porém no sangue, as células, chamadas aqui de elementos figurados, encontram-se em suspensão na matriz líquida – o plasma –, que em esfregaços sanguíneos, é corado discretamente e observado ocasionalmente como fundo homogêneo eosinofílico.

> **Plasma**
> Líquido extracelular do sangue, composto por água, proteínas, íons, enzimas, hormônios e vitaminas; dentre as proteínas, destacam-se fibrinogênio, imunoglobulinas e albumina

Apesar de o sangue ser observado nos cortes preparados em parafina em meio aos elementos conjuntivos e dentro dos vasos, o esfregaço sanguíneo é o método indicado para estudo morfológico de seus elementos.

Os passos básicos para confecção do esfregaço sanguíneo estão representados esquematicamente na Figura 12.1. Após perfuração da polpa digital e descarte da primeira gota, esta é coletada diretamente sobre a lâmina (ou por meio de micropipeta) e disposta sobre a borda; para dispersar as células possibilitando a visualização delas por transparência, realiza-se o *squash* (esmagamento), homogeneizando a gota; a fixação da amostra pode ser realizada com líquidos industrializados borrifados sobre a amostra, imersão em líquidos fixadores ou sob ação do calor, após a qual é feita a coloração.

> **Esfregaço**
> Técnica citológica na qual a amostra é representada por células isoladas, dispostas criteriosamente sobre a lâmina, fixadas e coradas para observação microscópica

Capítulo 12 ■ Sangue

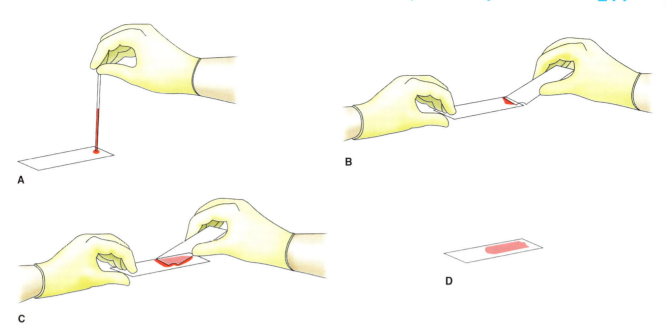

Figura 12.1 Esfregaço sanguíneo.

Soro
Líquido sobrenadante que resulta da centrifugação do sangue sem adição de anticoagulantes; preserva imunoglobulinas, lipídios, hormônios e vitaminas

Além do preparo por esfregaço para análise morfológica, os componentes do sangue podem ser individualizados a partir da centrifugação de amostra sanguínea associada a agente anticoagulante. Sem a adição de anticoagulantes, há formação do coágulo, no qual as proteínas fibrosas, especialmente representadas pelo fibrinogênio, aprisionam os elementos figurados. Nesta última situação, o líquido é denominado soro.

A proporção entre os componentes sanguíneos bem como a caracterização de sua individualização estão representadas na Figura 12.2.

O resultado da separação de elementos do sangue por centrifugação nos fornece o hematócrito, correspondente ao volume de hemácias aferido após o processo.

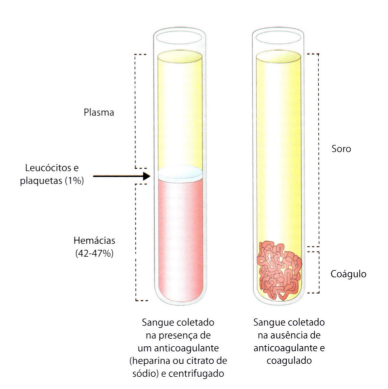

Figura 12.2 Elementos do sangue separados por centrifugação.

H·F Histologia em Foco

Alterações na quantidade de leucócitos

Leucocitose e leucopenia são termos que se referem ao aumento e à diminuição, respectivamente, do número total de leucócitos; um adulto fisiologicamente normal apresenta de 5.000 a 10.000 leucócitos/mm^3 de sangue periférico.

Neste capítulo, serão discutidos os aspectos histológicos do ambiente medular no qual a hematopoese acontece, as principais modificações morfológicas pelas quais as células do sangue passam durante esse processo, bem como a histomorfologia das células completamente diferenciadas.

■ Medula óssea

Tecido mieloide

Tecido situado no interior da medula óssea vermelha; seu parênquima é composto por células-tronco hematopoéticas, células sanguíneas diferenciadas em vários estágios e pericitos

Mielograma

Biopsia do tecido mieloide, no interior da medula óssea; geralmente, feita por punção minimamente invasiva

Microambiente medular

Sítio mieloide propício à hematopoese dada a abundância de fatores de crescimento fisiologiamente presentes

Pancitopenia

Diminuição total do número das linhagens celulares sanguíneas

Medula óssea vermelha

Medula metabolicamente ativa na hematopoese; o termo "vermelho" é uma referência ao seu aspecto macroscópico

Medula óssea amarela

Medula óssea metabolicamente inativa, na qual o tecido mieloide foi, a partir da puberdade, gradualmente substituído por tecido adiposo unilocular

Situada na porção interna das peças ósseas, a medula óssea (do grego *myelos*, miolo, medula) forma um canal nos ossos longos e cavidades nos ossos esponjosos. Esses espaços são preenchidos pelo tecido mieloide ou tecido hemocitopoético, o qual é formado por componentes celulares mieloides, representados por células-tronco hematopoéticas, células sanguíneas diferenciadas em vários estágios e pericitos. Esse parênquima celular é envolvido pelo estroma, rico em fibras reticulares, proteínas típicas do tecido conjuntivo, abundante rede de capilares sinusoides organizados para liberação das células na corrente sanguínea, além de adipócitos dispersos e ocasionais.

O aspecto microscópico da medula óssea pode ser obtido a partir de mielograma; suas características microscópicas podem ser observadas na Figura 12.3.

Além de fornecer sustentação às células em desenvolvimento e permitir sua liberação no sangue, o estroma desempenha um importante papel no estímulo à diferenciação por meio do chamado microambiente medular, criado pela riqueza de fatores de crescimento (FC) presentes nesse local.

H·F Histologia em Foco

Doação de medula óssea

Nas doações de medula óssea, a presença dos fatores de crescimento fornece ao receptor uma possibilidade de produzir suas próprias células.

Aplasia medular

A aplasia medular ou anemia aplásica é uma doença na qual o paciente exibe pancitopenia grave, ou seja, não produz ou produz de maneira extremamente insuficiente todas as células do sangue. O prognóstico é ruim, dadas as possibilidades de hemorragias, infecções e anemia. É mais observada em adultos jovens, sem predomínio ao sexo e a etiologia em 50% dos casos é idiopática.

No organismo adulto, a medula óssea que persiste em atividade nos ossos do crânio, clavículas, costelas, esterno e crista ilíaca é denominada medula óssea vermelha; nos demais ossos, é chamada de medula óssea amarela.

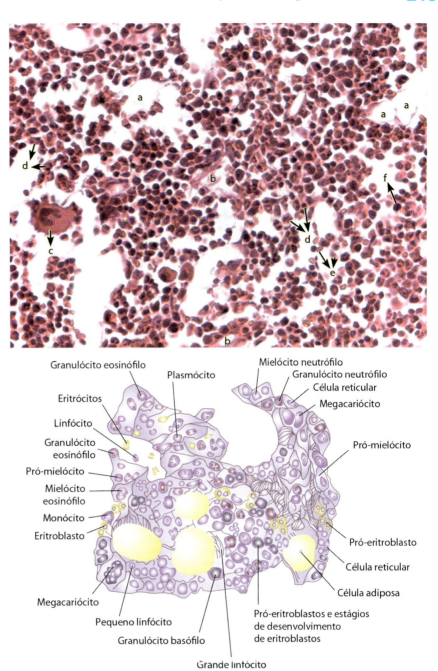

Figura 12.3 Medula óssea. Células adiposas (a). Capilares sinusoides (b). Células precursoras das plaquetas (c). Precursores de leucócitos polimorfonucleares (d). Precursores de hemácias (e). Precursores de linfócitos (f). Coloração HE. Aumento 400×.

■ Hematopoese

Hematopoese
Processo pelo qual as células sanguíneas surgem a partir de precursores e pelo qual os tipos celulares maduros são repostos

Hemocitoblasto
Célula-fonte pluripotencial; persiste na medula óssea e, na medida em que entra em processo de diferenciação, compromete-se com uma linhagem celular sanguínea por meio de expressões genéticas específicas

A base da hematopoese é determinada pela "teoria monofilética", que preconiza a derivação única de todas as células sanguíneas a partir de célula-tronco pluripotencial, o hemocitoblasto. Essa célula-fonte surge a partir dos angioblastos e, inicialmente, em seu processo de comprometimento genético, sofre proliferação e diferenciação, originando precursores das hemácias, das plaquetas e dos leucócitos, estes últimos em duas linhagens distintas: a linhagem mieloide, que dá origem aos monócitos, hemácias, leucócitos polimorfonucleares e plaquetas, e a linhagem linfoide, formadora de linfócitos.

O hemocitoblasto, representado esquematicamente na Figura 12.4, é uma célula volumosa, de formato arredondado, apesar de discreta tendência à irregularidade. O núcleo, que acompanha o formato geral da célula, é grande e ocupa boa parte do citoplasma; núcleo e citoplasma exibem basofilia, destacando maior coloração para o núcleo. O nucléolo é evidente e a cromatina dispersa confere aspecto granulado à estrutura.

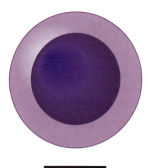

Figura 12.4 Hemocitoblasto. 10 μm

H·F Histologia em Foco

Leucemias

As duas linhagens precursoras dos leucócitos são a base para classificação histopatológica das leucemias, tumores malignos circulantes cuja célula neoplásica é um dos leucócitos, em qualquer um de seus estágios hematopoéticos. Tal classificação das leucemias em mielocíticas e linfocíticas é primária, visto que estas são subdivididas conforme o tipo específico celular, o grau de diferenciação leucocitário e o comportamento clínico-biológico tumoral.

As etapas sequenciais da hematopoese são complexas fisiologicamente; algumas são de difícil diferenciação nos preparos de rotina. Assim, histologicamente, deve-se ter conhecimento das transformações morfológicas pelas quais o hemocitoblasto passa até atingir o estágio celular diferenciado.

Classicamente, a hematopoese é estudada lançando-se mão de chaves ou figuras explicativas extensas com setas indicativas, para demonstração da sequência de amadurecimento das diversas células do sangue.

Para aqueles que se assustam com listas e chaves desse tipo, o conhecimento do significado dos prefixos e sufixos é fundamental e útil para evitar "decorebas" que acabam se perdendo no tempo.

Dentre os termos mais empregados na denominação das células precursoras sanguíneas estão os prefixos "pró" e "pré", que indicam a intenção futura de diferenciação da célula, enquanto o "blasto" é um sufixo comum, indicativo de que o tipo celular ainda não está totalmente diferenciado e vai evoluir mais provavelmente para uma célula com terminação "cito", e assim por diante. Por exemplo, no desenvolvimento dos monócitos, temos a sequência: monoblasto (mono/blasto) – promonócito ("pró"-monócito) – monócito.

Eritropoetina
Glicoproteína sintetizada em quase sua totalidade no estroma peritubular renal, pelas células intersticiais e, em menor quantidade, pelo fígado

Trombopoetina
Glicoproteína sintetizada predominantemente no fígado

O estímulo e a inibição da hematopoese são controlados por elementos presentes no microambiente medular, assim como no estroma de órgãos linfoides, bem como pelo próprio ritmo do ciclo celular – proliferação, diferenciação e funcionalidade celular. Os agentes que influenciam a hematopoese são FC denominados fatores estimuladores de colônias (GCSF, do inglês *granulocyte-colony stimulating factor*), interleucinas, eritropoetina e trombopoetina, dentre outros. Patologicamente, pode haver influência de hepatopatias, nefropatias, hemorragias e infecções. A eritropoetina induz a diferenciação do hemocitoblasto em proeritroblasto. São indutores de sua liberação a hipoxia, os níveis séricos de ácido fólico, de vitamina B12 e a expressão da transferrina. A trombopoetina, por sua vez, é um FC que estimula a proliferação de megacariócitos.

Elementos figurados do sangue

Hemácia

As hemácias, ou eritrócitos, são ultraestruturalmente incomuns; não apresentam organelas nem núcleo, fazendo com que esses raros exemplares de células anucleadas no organismo sejam verdadeiras bolsas que carreiam gases ligados fracamente à hemoglobina, proteína presente em sua membrana.

Hematopoese

A hematopoese das hemácias é denominada eritropoese; o principal fator de crescimento para diferenciação de hemocitoblastos é a eritropoetina.

Transferrina
Proteína sérica com afinidade específica para captação de ferro; sua captação por receptores permite o início do carreamento de ferro e, posteriormente, da síntese de hemoglobina

Na medula óssea, hemocitoblastos estimulados pela eritropoetina entram na eritropoese, representada na Figura 12.5. O hemocitoblasto origina o proeritroblasto, eritroblastos basofílico, policromatofílico e ortocromático, reticulócito e, finalmente, a hemácia. Observe as principais mudanças morfológicas nessa diferenciação e perceba que, próximo à metade do processo de amadurecimento, as células começam a expressar receptores para transferrina.

H·F Histologia em Foco

Anemia da doença renal crônica

Uma das principais causas de anemia em pacientes renais crônicos é a deficiência na síntese de eritropoetina.

Reticulocitose

Os reticulócitos estão ocasionalmente presentes na corrente sanguínea em porcentagem abaixo de 1%. Em necessidade de reposição sanguínea maciça ou anemias crônicas, essa proporção aumenta. Assim, esse valor é útil na suspeita e no monitoramento de anemia.

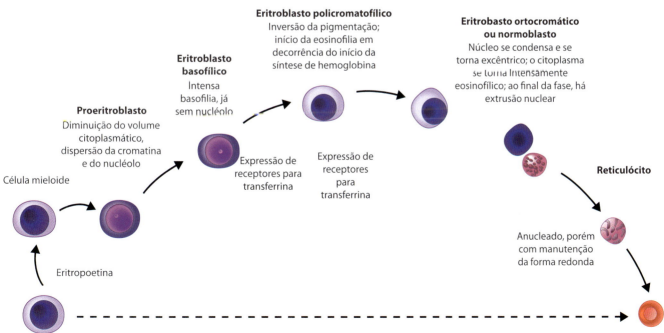

Figura 12.5 Eritropoese.

Histomorfologia

A hemácia é classicamente descrita como uma célula com forma de disco bicôncavo, anucleada. Sua biconcavidade, semelhante a um "prato fundo", aumenta a superfície celular e faz com que sua visualização seja característica: a porção central é mais clara devido à maior transparência dessa região em relação às bordas.

A ausência de núcleo permite com que a hemácia seja maleável, sendo capaz de se deformar para percorrer as luzes de vasos de diâmetro estreito.

Veja a morfologia da hemácia na Figura 12.6. A célula é intensamente eosinofílica, avermelhada e brilhante. A ausência de núcleo e a forma bicôncava fazem com que a área central seja mais delgada e se deixe atravessar com mais intensidade pela luz do microscópio. Identifique, ainda, hemácias em outras posições.

H·F Histologia em Foco

Alterações morfológicas das hemácias

Anemias com alterações morfológicas nas hemácias, como esferocitose, elipsocitose ou anemia falciforme, levam à perda dessa maleabilidade normal e necessária, levando a obstruções de microvascularização, além de menor área para carreamento de oxigênio, resultando em hipoxia.

Hipoxia
Concentração tecidual de oxigênio abaixo dos níveis normais

Histofisiologia

O objetivo funcional das hemácias é carrear oxigênio pelo fluxo sanguíneo arterial, distribuindo esse gás aos tecidos, e recolher dióxido de carbono sistemicamente, levando-o por meio do sangue venoso para o pulmão para eliminação por via respiratória. Tal troca gasosa só é possível devido à presença da hemoglobina, à qual esses gases se ligam de maneira instável, possibilitando a permuta.

As hemácias vivem aproximadamente 120 dias. Após esse período, essas células não entram em apoptose, visto que são anucleadas. Sua eliminação ocorre via fagocitose por macrófagos, principalmente, e tal fenômeno ocorre no baço e, em menor quantidade, no fígado.

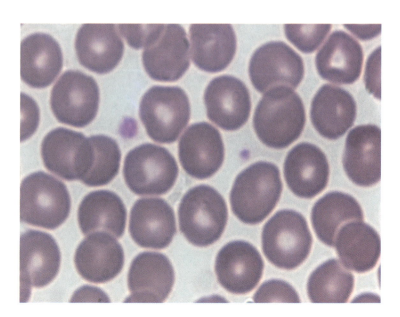

Figura 12.6 Hemácia. Esfregaço sanguíneo. Coloração Giemsa. Aumento original 1.000×.

Plaquetas

Hematopoese

> Apesar de as plaquetas serem fragmentos citoplasmáticos isolados, liberadas na corrente sanguínea a partir de prolongamentos de células maduras, são classicamente consideradas um dos tipos de células do sangue, juntamente com as hemácias e os leucócitos.

O principal fator de crescimento envolvido na hematopoese plaquetária, a trombocitopoese ou trombopoese, é a trombopoetina. Outros fatores relevantes são a interleucina 3 (IL-3) e a interleucina 6 (IL-6).

Dentre as células do sangue, o desenvolvimento plaquetário é o único no qual há aumento do tamanho da célula precursora em relação ao hemocitoblasto, além de exibir uma característica peculiar: a célula terminalmente diferenciada, o megacariócito, persiste na medula óssea, e seus numerosos prolongamentos citoplasmáticos permeiam e penetram os capilares do tecido mieloide; essas extensões celulares sofrem fragmentação, cujas unidades caem diretamente na corrente sanguínea. Esses fragmentos representam as plaquetas.

Cada fragmento citoplasmático liberado – ou seja, cada plaqueta – tem exatamente o mesmo tamanho e o mesmo conteúdo granular. O mecanismo que controla esse "empacotamento" padronizado ainda não foi determinado.

Observe, na Figura 12.7, as modificações do hemocitoblasto até sua diferenciação em megacariócito, cuja fragmentação citoplasmática origina as plaquetas.

Histomorfologia

Ao microscópio óptico, as plaquetas são identificadas como pequenos fragmentos basofílicos, discretamente ovais, que podem ser encontradas em grupos ou, ocasionalmente, isoladas. Observe, na Figura 12.8, a proporção entre o tamanho das plaquetas em relação às hemácias.

Ao microscópio eletrônico, porém, essas células são claramente vistas como discos ovais biconvexos, anucleados e ultraestruturalmente organizados em granulômero, na porção central, e hialurômero, área periférica que contém maior concentração de grânulos plaquetários.

Histofisiologia

Os fragmentos plaquetários persistem na corrente sanguínea por aproximadamente 5 a 9 dias; sua eliminação ocorre via processo apoptótico no baço e no fígado. O megacariócito

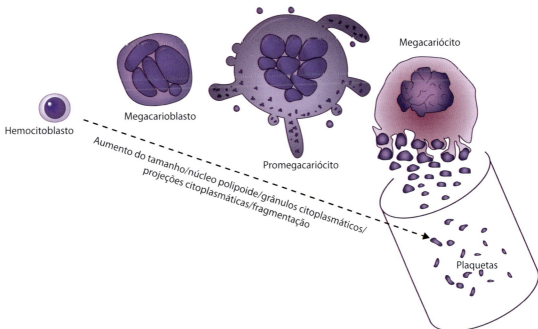

Figura 12.7 Trombocitopoese.

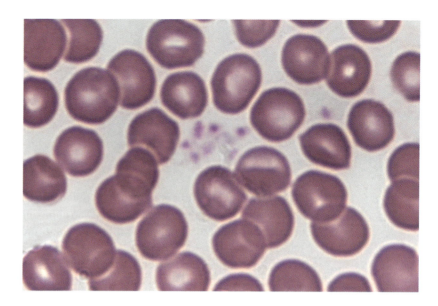

Figura 12.8 Plaquetas. Esfregaço sanguíneo. Coloração Giemsa. Aumento original 1.000×.

que persiste na medula óssea gradualmente chega ao fim de sua vida útil e passa a ser considerado um cariócito residual, o qual entra em apoptose no próprio ambiente medular, dando lugar a novo precursor.

Os grânulos plaquetários, individualizados apenas em microscopia óptica, são de 3 tipos, cujo conteúdo (conforme consta na Tabela 12.1), possibilita o desempenho das funções desse tipo celular.

■ **Tabela 12.1** Caracterização funcional dos grânulos plaquetários.

Tipo de grânulo	Conteúdo
Grânulos densos	Serotonina, Ca^{2+}, ATP
Grânulos α	Fibrinogênio e fatores de crescimento (PDG-F e FC plaquetários)
Lisossomos	Enzimas líticas típicas

Ca^{2+}: íons de cálcio; ATP: adenosina trifosfato; PDG-F: fator de crescimento derivado das plaquetas (do inglês, *platelet-derived growth factor*; FC: fator de crescimento.

H·F Histologia em Foco

Extravasamento sanguíneo

As hemorragias podem ocorrer por **rexe** (mais comum, quando há lesão direta na parede do vaso, por onde o sangue ganha o meio externo) ou por separação (menos comum, na qual o sangue extravasa por entre grandes poros interendoteliais).

Hemostasia

A hemostasia passa pelas fases:

- *Vascular*: na qual mecanismos vasoativos, como a endotelina, a serotonina e o tromboxano, são ativados
- *Plaquetária*: na qual as plaquetas fazem a agregação, unindo-se umas às outras, e a adesão, formando tampões frouxos sobre a área lesada
- *Coagulação*: solidificação e estabilização dos tampões
- *Retração e cicatrização do coágulo*: ativação final da cascata de coagulação que culmina com a liberação de FC vasculares.

Rexe
Ruptura da parede vascular com dissolução de continuidade e consequente hemorragia

Capítulo **12** ■ Sangue

219

A principal função plaquetária é a hemostasia, fenômeno ativado fisiologicamente diante da necessidade de estancar hemorragias e induzir a cicatrização da própria parede do vaso em questão. Participam da hemostasia as células endoteliais saudáveis da borda da lesão, proteínas específicas do sangue, elementos da cascata de coagulação, mediadores químicos, FC, plaquetas e conteúdo de seus grânulos.

Hemostasia
Fenômeno que envolve uma sequência de eventos cujo objetivo final é interromper áreas de perda de continuidade em paredes vasculares

Hemorragia
Extravasamento de sangue do compartimento intravascular para o meio extravascular – seja para o interstício, para a cavidade corporal ou para o meio ambiente

---

H·F | **Histologia em Foco**

Hipovitaminose K

A vitamina K participa diretamente da síntese e conversão dos fatores de coagulação II, VII, IX, X. Presente em vegetais frescos, é a única vitamina que apresenta fonte de obtenção endógena, não alimentar, por meio do metabolismo de bactérias da flora intestinal normal. Pacientes que fazem uso prolongado de antibióticos de largo espectro, com síndromes de má-absorção intestinal ou distúrbios alimentares, podem perder essa flora em graus variados e evoluir para hipovitaminose K. Juntamente com hepatopatias, uso prolongado de anticoagulantes (principalmente dicumarol e ácido acetilsalicílico [AAS]), essa condição, cada vez mais comum, é associada à etiologia dos distúrbios de coagulação e presença de hemorragias espontâneas.

Leucócitos

Linhagem mielocítica

Durante a hematopoese, células progenitoras mieloides originam um grupo específico de leucócitos – os polimorfonucleares e os monócitos. Evidências imuno-histoquímicas ainda incluem nessa linhagem precursores de mastócitos – células fixas do tecido conjuntivo propriamente dito –, além de hemocitoblastos e de megacarioblastos, estudados anteriormente, em separado, dadas as suas particularidades.

Monócitos, neutrófilos, basófilos e eosinófilos compartilham grande parte da hematopoese. Individualmente, porém, na etapa final do processo, os monócitos passam por fases específicas, fazendo com que sua diferenciação como um todo seja denominada monopoese, enquanto os demais passam pela chamada mielopoese ou granulopoese, adquirindo grânulos intracitoplasmáticos e lobulações nucleares, fazendo com que componham um subgrupo distinto dos monócitos – os granulócitos ou leucócitos polimorfonucleares.

As modificações morfológicas observadas na hematopoese da linhagem mieloide encontra-se representada na Figura 12.9. Observe, sequencialmente, as modificações pelas quais o hemocitoblasto passa até sua diferenciação em monócito e leucócitos polimorfonucleares. O mieloblasto e o promielócito são células multipotentes.

Monócito

Conforme representado na Figura 12.9, o monócito maduro tem como precursores o monoblasto e o promonócito, os quais, a partir do hemocitoblasto, passam por diminuição do tamanho celular e discreto denteamento nuclear, que confere ao monócito a descrição de núcleo reniforme, ou seja, no formato do rim.

O monócito é, a despeito da chanfradura nuclear, um leucócito mononuclear, agranulócito, assim como os linfócitos, destacando a linhagem hematopoética distinta entre ambos.

▶ **Histomorfologia.** O monócito, representado na Figura 12.10, tem citoplasma pouco corado, envolve o núcleo, igualmente com pouca afinidade tintorial, e exibe um chanfro, que pode estar mais ou menos acentuado, conforme o tempo de vida útil e a atividade metabólica celular. O

Monócito
Tem citoplasma pouco corado e núcleo volumoso

Afinidade tintorial
Afinidade química entre elementos celulares e corantes

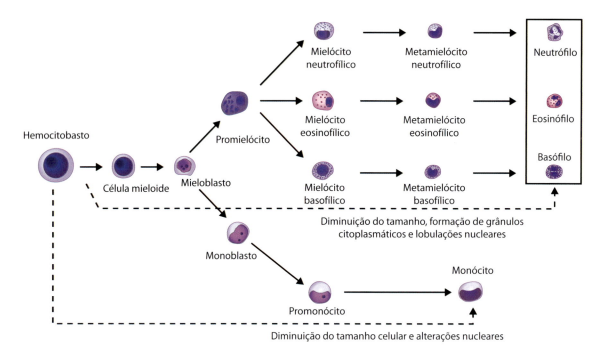

Figura 12.9 Monopoese e granulopoese.

nucléolo é ocasionalmente visível e proporcionalmente o maior e o menos corado dentre os leucócitos.

▶ **Histofisiologia.** Os monócitos constituem um grupo de células circulantes denominado sistema fagocitário mononuclear (SFM). Segundo estímulo bioquímico da corrente sanguínea, assim como do meio extravascular de fixação no tecido, essas células sofrem diferenciação e originam um conjunto variado de células funcionalmente capazes de apresentar antígenos, realizar fagocitose ou reabsorção. Além disso, os próprios monócitos podem estar inativos nos tecidos, principalmente no conjuntivo propriamente dito, no qual são considerados células fixas.

Os monócitos têm tempo médio de circulação variável, de 2 dias a mais de 2 meses, e não são capazes de recirculação; após deixarem a corrente sanguínea, morrem por apoptose no próprio tecido em que residem, ao fim de sua vida útil.

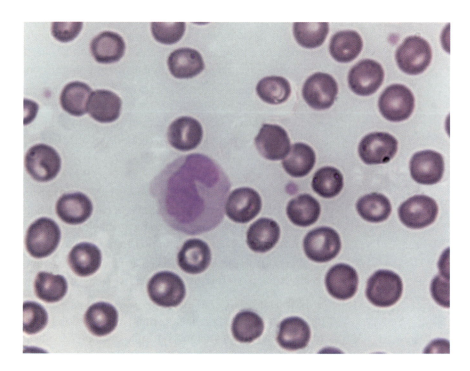

Figura 12.10 Monócito. Coloração Giemsa. Aumento original 1.000×.

Neutrófilo

Neutrófilos
São células de núcleo trilobulado; seus grânulos são pequenos, discretos e francamente corados

Os **neutrófilos**, assim como os eosinófilos e basófilos, apresentam lobulações nucleares que, por vezes, não podem ser observadas plenamente devido a sua disposição sobre a lâmina (em esfregaços) ou pela incidência de cortes (em amostras de tecido), fazendo com que a identificação seja possível pelas características de seus grânulos.

Os grânulos neutrofílicos têm afinidades tintoriais distintas, responsáveis pela denominação de cada uma desses leucócitos – neutros (discretamente corados), intensamente eosinofílicos ou intensamente basofílicos – fornecendo a impressão, principalmente em menores aumentos, de que o citoplasma é corado de formas variadas. Destaca-se que, em aumentos maiores ou de imersão, a granulação é que se mostra corada, enquanto o citoplasma exibe a eosinofilia típica da maioria das células.

▶ **Histomorfologia.** Os neutrófilos são classicamente descritos como células de núcleo trilobulado, ou seja, um só núcleo com três lobulações. Seus grânulos são pequenos, discretos e, como sua denominação indica, coram-se fracamente pelos corantes de rotina, tanto em esfregaço sanguíneo quanto em amostras teciduais.

Por vezes, a delicadeza das granulações nos faz observar o citoplasma com aspecto homogêneo, em vez de granulado, como seria de se esperar, assim como a trilobulação pode não ser visualizada pela posição da disposição celular, em esfregaços, ou pela incidência dos cortes, em amostras emblocadas.

Amostra emblocada
Amostra submetida ao processamento histológico de rotina, a partir do qual é obtido o bloco

Observe, na Figura 12.11, vários aspectos do neutrófilo de acordo com seu posicionamento sobre a lâmina. Como nem sempre a trilobulação é identificada em sua plenitude, a afinidade tintorial do citoplasma e as características dos grânulos fornecem indicações morfológicas seguras para a distinção desse leucócito.

▶ **Histofisiologia.** Os neutrófilos constituem a primeira linha de defesa imunológica inata.

Defesa imunológica inata
Mecanismo imunológico de resposta independente de estímulo antigênico prévio e memória imunológica

Esses leucócitos apresentam metabolismo intenso, fagocitando bactérias, partículas inertes pequenas e restos celulares. Seu tempo de vida, porém, é curto, assim como dos demais polimorfonucleares – aproximadamente 24 a 72 h após diapedese, entram em apoptose.

Seus grânulos citoplasmáticos contêm lisozima (bactericida), lactoferrina (bacteriostática), radicais livres de oxigênio, óxido nítrico, água oxigenada, ácidos e enzimas lisossômicas, as quais são utilizadas conforme a necessidade, em conjunto ou isoladas, como armas para digerir bactérias e demais partículas englobadas.

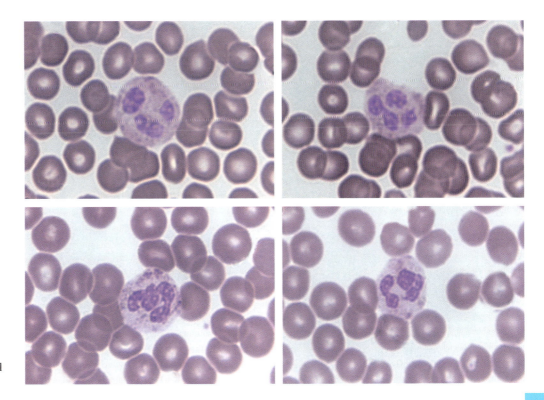

Figura 12.11 Neutrófilo. Coloração Giemsa. Aumento original 1.000×.

H-F Histologia em Foco

Reação inflamatória aguda e crônica

Após processo de fagocitose, os neutrófilos liberam fatores de crescimento indutores cicatriciais, com o objetivo de repor compensatoriamente a área lesada por motivos primários ou fisiologicamente decorrentes da reação inflamatória. Se, após o tempo de vida útil do neutrófilo, houver persistência da lesão ou de microrganismos, a membrana celular libera lipoxinas durante o processo apoptótico, glicoproteínas quimiotáticas para leucócitos mononucleares, que vivem mais e têm maior potencial fagocitário ou imunológico adquirido. Essa mudança de perfil celular tecidual de polimorfonucleares para mononucleares, após aproximadamente 72 h de evolução da inflamação, caracteriza a passagem da inflamação aguda para a crônica.

Basófilo

Basófilo
Tem o citoplasma repleto de grânulos, que se coram com intensa basofilia

O basófilo é o tipo celular menos numeroso na corrente sanguínea, representando menos de 1% dos elementos figurados do sangue; portanto, esse é o leucócito mais difícil de ser encontrado em esfregaços sanguíneos obtidos a partir de amostras de pacientes saudáveis, em contrapartida com os neutrófilos e linfócitos, mais numerosos.

▶ **Histomorfologia.** Os basófilos recebem essa denominação devido à afinidade tintorial dos seus grânulos, que se coram com intensa basofilia. Morfologicamente, esses grânulos são grandes, grosseiros e numerosos, muitas vezes dando a falsa impressão de estarem ligeiramente fora dos limites da membrana celular.

Como os grânulos do basófilo são numerosos e se coram intensamente, há obscurecimento da visualização do núcleo na maioria das vezes em que se observa essa célula.

Identifique essas características na Figura 12.12. Os grânulos basofílicos que encobrem a visualização nuclear são traços marcantes desse tipo de leucócito.

▶ **Histofisiologia.** Os grânulos dos basófilos são repletos de histamina e, em menor quantidade, contêm fatores quimiotáticos para eosinófilos e neutrófilos e heparina. Desempenham um importante papel no início das reações inflamatórias agudas degranulando e proporcionando vasodilatação inicial, fundamental à evolução do processo.

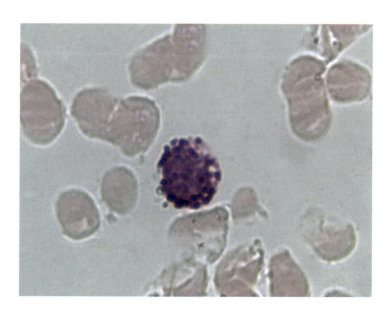

Figura 12.12 Basófilo. Esfregaço sanguíneo. Coloração Giemsa. Aumento original 1.000×.

H·F Histologia em Foco

A origem dos mastócitos

Morfologicamente e fisiologicamente, os basófilos têm muito em comum com os mastócitos, células fixas do tecido conjuntivo propriamente dito. Além de compartilhar semelhanças quanto ao conteúdo dos grânulos, estímulos para degranulação e aspecto morfológico, atuam juntos na anafilaxia (reação de hipersensibilidade tipo I). Devido a essas propriedades, por muito tempo se considerou que, assim como os monócitos originam macrófagos fixos, os basófilos, após diapedese, posicionariam-se em disposição perivascular e originariam os mastócitos. Atualmente, existem evidências que demonstram surgimento embrionário dessas células a partir de precursores distintos, durante o desenvolvimento, a despeito de ambas possuírem origem mesenquimal.

Eosinófilo

Eosinófilos
São bilobulados e seus grânulos, intensamente eosinofílicos, brilhantes, em tom vermelho-claro

▸ **Histomorfologia.** Os eosinófilos, identificados na Figura 12.13, são classicamente bilobulados e seus grânulos, intensamente eosinofílicos, brilhantes e em tom vermelho-claro, têm tamanho intermediário em relação aos dos neutrófilos e basófilos. O citoplasma tende discretamente à basofilia, no entanto, essa visualização é encoberta pela coloração dos grânulos. A bilobulação nem sempre é identificada devido à posição da célula na superfície da lâmina.

▸ **Histofisiologia.** Os eosinófilos realizam ativamente fagocitose e digestão de complexo antígeno/anticorpo (Ag-Ac) e participam de reações alérgicas, principalmente em pele e mucosas, bem como participam da defesa imunológica antiparasitária.

O principal conteúdo de seus grânulos é a histamina, fazendo com que suas degranulações tenham função vasoativa.

H·F Histologia em Foco

Imunossupressores e eosinófilos

A diferenciação de eosinófilos a partir de metamielócitos eosinofílicos é inibida por determinados imunossupressores. Esta propriedade inibitória é bastante útil terapeuticamente.

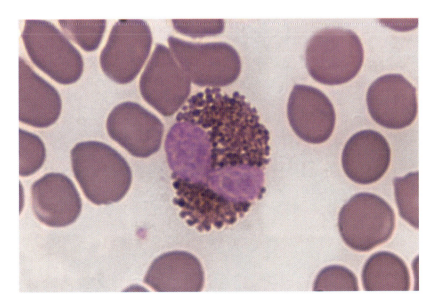

Figura 12.13 Eosinófilo. Esfregaço sanguíneo. Coloração Giemsa. Aumento original 1.000×.

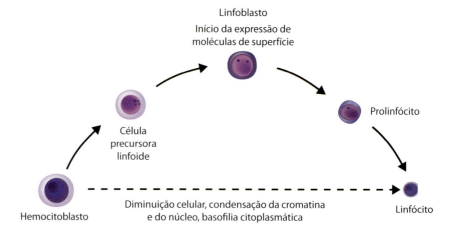

Figura 12.14 Linfopoese.

Linhagem linfocítica

Hematopoese

A hematopoese dos linfócitos é denominada linfopoese, cujo processo de diferenciação tem como particularidade o surgimento de precursores na medula óssea que, liberados na corrente sanguínea durante o desenvolvimento, terminam seu amadurecimento nos órgãos linfoides.

As principais modificações sofridas pelo hemocitoblasto na linfopoese, conforme identificado na Figura 12.14, são diminuição celular, condensação da cromatina e do núcleo, e aquisição de basofilia citoplasmática.

Histomorfologia

Os linfócitos (Figura 12.15) são os menores e mais corados leucócitos. O citoplasma basofílico é escasso e o núcleo, redondo, intensamente corado basofilicamente.

Os pequenos linfócitos, com diâmetro de 7 μm, correspondem àqueles encontrados entre os elementos figurados do sangue; os grandes linfócitos, com 12 μm de diâmetro, são exclusivamente residentes teciduais.

Histofisiologia

Os linfócitos são leucócitos de sobrevida longa variável, com médias que podem ser contabilizadas em dias ou anos. São capazes de recirculação constante e realizam expansão clonal. Essas características são fundamentais para o desempenho de suas funções: reconhecimento

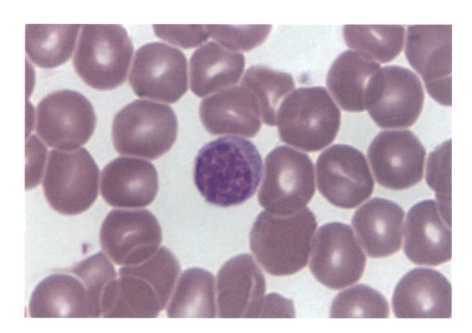

Figura 12.15 Linfócito. Esfregaço sanguíneo. Coloração Giemsa. Aumento original 1.000×.

de antígenos, desenvolvimento de memória imunológica e organização de um "exército" de clones responsivos a esse antígeno.

Linfócitos compõem população morfologicamente semelhante, indistintas em amostras processadas na rotina histológica, porém, funcionalmente diferentes. Essas subpopulações funcionais linfocitárias são identificadas pela sigla CD, do termo em inglês *cluster differentiation* (grupo de diferenciação).

A classificação funcional depende do local de diferenciação terminal linfocitária após o surgimento dos prolinfócitos, fase a partir da qual receptores de membrana específicos passam a ser expressos.

> Os linfócitos são divididos em três populações funcionais: linfócitos T, linfócitos B e células NK (de *natural killers*, assassinas naturais).

Os linfócitos T e B fazem parte da resposta imunológica adquirida, ou seja, dependente do reconhecimento prévio antigênico; os linfócitos T sofrem o final da diferenciação no timo e coordenam a resposta imunológica celular adquirida, enquanto os linfócitos B permanecem na própria medula óssea e finalizam seu amadurecimento; são responsáveis pela resposta imunológica adquirida humoral.

Na resposta celular, os linfócitos T controlam – seja estimulando ou inibindo – a atividade de outras células imunológicas, como monócitos, macrófagos ou linfócitos B. Esses linfócitos desenvolvem sua capacidade de reconhecimento antigênico no timo, órgão no qual também ocorre o processo de surgimento dos grupos de diferenciação T CD4 (linfócitos auxiliares ou T *helpers*) e T CD8 (linfócitos regulatórios).

Na resposta humoral, há síntese e liberação de anticorpos. Quando há necessidade, ou seja, quando o antígeno é de difícil fagocitose via mecanismos de resposta celular ou inata, linfócitos B se diferenciam em plasmócitos sob estímulo do linfócito T. Os plasmócitos liberam anticorpos para a formação do complexo antígeno-anticorpo que é, então, eliminado.

As células NK, por sua vez, participam da resposta imunológica inata, ou seja, não reconhecem a presença de antígenos. Porém, essas células são capazes de eliminar seletivamente, por perfuração de membrana, células infectadas por vírus ou células tumorais malignas.

■ Hematopoese fetal

Durante o desenvolvimento embrionário, os ossos ainda não dispõem inicialmente de medula óssea para desenvolvimento da hematopoese. Assim, a hematopoese fetal ocorre em órgãos linfoides, com características próprias, e é dividida em três fases ou períodos:

- período mesoblástico, primordial ou pré-hepático
- período hepático ou hepatoesplênico-tímico
- período mieloide ou medular-linfoide.

> As fases da hematopoese fetal são mal individualizadas e suas características predominantes gradualmente se tornam menos expressivas, sobrepondo etapas marcadas por mudanças graduais.

Período mesoblástico, primordial ou pré-hepático

Fase que tem início por volta da 3ª semana de desenvolvimento, com o surgimento das primeiras ilhotas sanguíneas no mesoderma do saco vitelino; nas ilhotas, angioblastos centrais originam os primeiros hemocitoblastos que desencadeiam a eritropoese megaloblástica, caracterizada pela origem da série vermelha primitiva – essa linhagem celular é formada por grandes eritroblastos nucleados que, ao final desse período, perdem os núcleos.

Juntamente com a perda de núcleos das hemácias megaloblásticas, o estabelecimento do fígado fetal marca o final desse período inicial.

Saco vitelino
Anexo embrionário responsável pela nutrição fetal antes do completo amadurecimento placentário

Hematopoese extravascular, período hepático ou hepatoesplênico-tímico

Por volta da 6ª a 8ª semanas de vida intrauterina, começa a hematopoese extravascular, marcada pelo início da atividade do fígado fetal e desenvolvimento do timo e do baço, nos quais tem início a linfopoese.

Nessa fase, o fígado fetal é preenchido por mesênquima, cujas células se diferenciam amplamente em hemocitoblastos; há início da síntese de hemoglobina fetal e, semanas antes do termo da gestação, inicia-se o desenvolvimento de linfonodos que participam da linfopoese.

A diminuição das características hematopoéticas desse período ocorre por volta do 5º mês de gestação, exceto pela atividade no baço, que persiste até a primeira semana após o nascimento.

Período mieloide ou medular-linfoide

Começando por volta do 4º mês de vida fetal, o período medular-linfoide é caracterizado por intensa linfopoese, desenvolvimento de linhagens celulares mieloides e aumento de tecidos eritropoéticos.

Próximo ao 6º mês, a medula óssea já existe no interior das peças ósseas, finalizando um processo que começa pela clavícula, inicialmente no 3º mês. Entre o 7º e o 9º mês, os linfonodos já estão totalmente desenvolvidos e comprometidos com o armazenamento leucocitário.

RESUMO

- O sangue é um tecido conjuntivo especializado, restrito a um compartimento fechado representado pelo sistema circulatório

- Os componentes celulares do sangue – leucócitos, plaquetas e hemácias – derivam do mesênquima embrionário, a partir da diferenciação de angioblastos

- O processo de formação, maturação e renovação das células do sangue é denominado hematopoese e ocorre no tecido mieloide, situado no interior da medula óssea

- A medula óssea contém o tecido mieloide, formado por células-tronco hematopoéticas, células sanguíneas diferenciadas em vários estágios e pericitos, estroma com fibras reticulares, proteínas típicas do tecido conjuntivo e capilares sinusoides

- O estroma da medula óssea fornece às células um "microambiente medular", rico em FC, estimuladores da hematopoese

- A medula óssea metabolicamente ativa na hematopoese é denominada medula óssea vermelha, enquanto a medula óssea amarela é inativa metabolicamente

- As hemácias, ou eritrócitos, surgem a partir da eritropoese, na qual o principal fator de crescimento para diferenciação de hemocitoblastos é a eritropoetina. A hemácia madura é bicôncava, anucleada e intensamente eosinofílica. Os reticulócitos, ocasionalmente, estão presentes na corrente sanguínea em porcentagem abaixo de 1%. O objetivo funcional das hemácias é carrear oxigênio e recolher dióxido de carbono

- As plaquetas são fragmentos citoplasmáticos do megacariócito e sua hematopoese é denominada trombopoese. O principal fator de crescimento envolvido na hematopoese plaquetária é a trombopoetina. Ao microscópio óptico, as plaquetas são pequenos

fragmentos basofílicos, ocasionalmente agrupadas. A principal função plaquetária é a hemostasia

- O monócito maduro tem como precursores o monoblasto e o promonócito, os quais, a partir do hemocitoblasto, passam por diminuição do tamanho celular e discreto denteamento nuclear, que lhes confere a descrição de núcleo reniforme. O monócito tem citoplasma pouco corado e núcleo volumoso, igualmente com pouca afinidade tintorial, com um chanfro. Constituem um grupo de células circulantes denominado sistema fagocitário mononuclear (SFM)

- Os neutrófilos são células de núcleo trilobulado, seus grânulos são pequenos, discretos e fracamente corados. Constituem a primeira linha de defesa imunológica inata, fagocitando bactérias, partículas inertes pequenas e restos celulares

- O basófilo tem citoplasma repleto de grânulos, que se coram com intensa basofilia. Morfologicamente, esses grânulos são grandes, grosseiros e numerosos, muitas vezes dando a falsa impressão de estarem ligeiramente fora dos limites da membrana celular, bloqueando a visualização do núcleo. Esses grânulos contêm histamina e, em menor quantidade, contêm fatores quimiotáticos para eosinófilos e neutrófilos e heparina

- Os eosinófilos são bilobulados e seus grânulos, intensamente eosinofílicos, brilhantes e em tom vermelho-claro; realizam ativamente fagocitose e digestão de complexos Ag-Ac e participam de reações alérgicas, principalmente em pele e mucosas, bem como participam da defesa imunológica antiparasitária

- A hematopoese dos linfócitos é denominada linfopoese, na qual precursores da medula óssea são liberados na corrente sanguínea e terminam seu amadurecimento nos órgãos linfoides. Os linfócitos têm citoplasma corado basofilicamente. De acordo com a relação núcleo-citoplasma, existem os pequenos e grandes linfócitos. Os linfócitos fazem recirculação e são capazes de expansão clonal. A classificação funcional depende da expressão de receptores de membrana

- A hematopoese fetal é dividida em três fases ou períodos: período mesoblástico, primordial ou pré-hepático; período hepático ou hepatoesplênico-tímico; e período mieloide ou medular-linfoide. Essas fases são mal individualizadas e suas características predominantes, gradualmente, tornam-se menos expressivas, sobrepondo etapas marcadas por mudanças graduais.

AUTOAVALIAÇÃO

12.1 Quais os componentes histológicos da medula óssea?
12.2 Diferencie plasma e soro sanguíneo.
12.3 Descreva, com suas palavras, a trombocitopoese; qual ou quais as funções das plaquetas?
12.4 Qual é o principal fator de crescimento estimulador da eritropoese? Descreva microscopicamente a hemácia.
12.5 Descreva microscopicamente o monócito.
12.6 Cite as principais modificações morfológicas pelas quais o hemocitoblasto passa até se transformar em um linfócito, na linfopoese.
12.7 Descreva microscopicamente o neutrófilo e fale sobre sua função.
12.8 Descreva microscopicamente o eosinófilo e fale sobre sua função.
12.9 Descreva microscopicamente o basófilo e fale sobre sua função.
12.10 Quais as três fases da hematopoese fetal? Cite as atividades predominantes em cada uma.

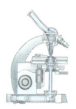

13

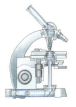

Sistema Endócrino

Objetivos de estudo, *230*
Palavras-chave, *230*
Introdução, *230*
Caracterização histofisiológica das glândulas endócrinas, *231*
Resumo, *249*
Autoavaliação, *249*

■ Objetivos de estudo

Identificar os componentes do sistema endócrino

Reconhecer as glândulas do sistema endócrino ao microscópio óptico e saber as particularidades que possibilitam sua identificação

Compreender a estrutura da hipófise a partir de seu desenvolvimento embrionário

Descrever microscopicamente a hipófise e diferenciar suas regiões

Identificar as funções secretórias das células da adeno-hipófise e da neuro-hipófise

Descrever microscopicamente a glândula adrenal e diferenciar suas regiões cortical e medular

Caracterizar funcionalmente e microscopicamente as camadas do córtex adrenal

Reconhecer e descrever a medula adrenal microscopicamente e caracterizar funcionalmente sua secreção

Descrever a glândula pineal microscopicamente, saber qual sua caracterização secretória e suas funções

Reconhecer, ao microscópio óptico, e descrever a ilhota de Langerhans

Reconhecer os tipos celulares presentes na ilhota de Langerhans, seus produtos hormonais e funções

Reconhecer microscopicamente a glândula tireoide e descrevê-la histologicamente

Identificar os hormônios sintetizados pelas células foliculares e células "C", bem como suas funções

Descrever e identificar a paratireoide ao microscópio óptico e caracterizar funcionalmente sua secreção

Correlacionar o conhecimento histológico com as principais associações clínicas endócrinas

■ Palavras-chave

Adeno-hipófise	Glucagon	Paratireoide
Adrenal	Hipófise	Paratormônio
Epinefrina	Hormônio adrenocorticotrófico (ACTH)	Pineal
Aldosterona	Hormônio antidiurético	Pituícitos
Catecolamina	Hormônio foliculoestimulante (FSH)	Prolactina
Células foliculares	Hormônio luteinizante (LH)	Somatostatina
Células oxifílicas	Hormônio melanocitoestimulante (MSH)	Suprarrenal
Células "C"	Hormônio somatotrófico	Tireoglobulina
Coloide	Ilhota de Langerhans	Tireoide
Corpos de Herring	Insulina	Tireotropina ou hormônio tireoestimulante (TSH)
Córtex adrenal provisório	Lipotropina (LPH)	
Cortisol	Melatonina	Tiroxina (T4)
Deidroepiandrostenediona	Monoiodotirosina (MIT)	Tri-iodotironina (T3)
Di-iodotirosina (DIT)	Neuro-hipófise	Vasopressina
Esteroide	Norepinefrina	
Folículos tireoidianos	Ocitocina	

■ Introdução

O sistema endócrino tem como função geral o controle do metabolismo e a manutenção do equilíbrio entre meio interno e externo por meio da produção de secreções denominadas hormônios.

Os hormônios são mensageiros químicos que possibilitam a comunicação bioquímica intercelular; sua natureza hormonal é variada contando com peptídios, proteínas, derivados de esteroides e derivados de tirosina.

Hormônio
Palavra que deriva do grego *hormáo*; "por em movimento, estimular"

Capítulo 13 ■ Sistema Endócrino

A liberação da secreção endócrina é controlada pelo sistema nervoso autônomo e envolve um coordenado sistema de *feedbacks*, cujo resultado pode ser excitatório – ao estimular o metabolismo celular, ou inibitório – ao regular negativamente sua atividade fisiológica.

Os componentes do sistema endócrino envolvem células isoladas, como as células do sistema APUD (do inglês, *amine precursor uptake and descarboxilation* [captação e descarboxilação dos precursores de amina]), dispersas entre as células epiteliais de revestimento do sistema respiratório e digestivo, e as células hilares, do estroma medular renal, dentre outras; aglomerados celulares, tais como as células de Leydig, no testículo; e glândulas estruturalmente organizadas por tecido conjuntivo, classicamente estudadas nesta unidade.

> As glândulas endócrinas são a hipófise, a pineal, a tireoide, as paratireoides, as adrenais e a porção endócrina do pâncreas – as ilhotas de Langerhans. Destaca-se, ainda, que a íntima associação da hipófise e da pineal com o sistema nervoso, por meio do hipotálamo, faz com que o conjunto desses elementos seja considerado um sistema neuroendócrino.

Paul Langerhans (1847-1888)
Patologista alemão, identificou o caráter secretório misto do pâncreas e descreveu a porção endócrina desse órgão

---

■ Caracterização histofisiológica das glândulas endócrinas

Hipófise

A hipófise ou pituitária é localizada anatomicamente no osso esfenoide, em uma depressão denominada sela túrcica. É considerada a glândula endócrina com alvos mais gerais no organismo, exercendo, inclusive, controle metabólico sobre outras glândulas endócrinas.

Origem e desenvolvimento

> A hipófise é formada por duas porções: a adeno-hipófise e a neuro-hipófise. Com origem distinta durante o desenvolvimento embrionário, essas porções permanecem individualizadas sob vários aspectos histológicos e fisiológicos após diferenciação final, exibindo, porém, interação anatômica fundamental para seu funcionamento.

Precocemente no embrião, surgem dois pontos de proliferação celular que originam pequenas projeções no teto do estomódio, e na linha média da região encefálica, na qual o diencéfalo está em desenvolvimento. Esses pedúnculos crescem em tamanho em direção a um ao outro (Figura 13.1A). Progressivamente, essas massas celulares adquirem características próprias – a porção associada ao sistema nervoso permanece sólida e se dirige cada vez mais para baixo, enquanto a porção bucal compõe uma camada espessa que se dobra em direção superior, preservando momentaneamente o espaço entre suas paredes. Esse espaço é denominado bolsa de Rathke (Figura 13.1B). Posteriormente, ao mesmo tempo em que o diencéfalo sofre diferenciação para hipotálamo, a comunicação entre a proliferação inferior em desenvolvimento e o teto da cavidade bucal é interrompida, envolvendo no polo superior a projeção nervosa (Figura 13.1C).

Tem-se, então, a adeno-hipófise, derivada do teto da cavidade bucal, e a neuro-hipófise, derivada do hipotálamo, ao qual permanece unida após o final do amadurecimento. O remanescente da bolsa de Rathke, agora denominado fenda de Rathke, marca a área de junção das duas proliferações durante o desenvolvimento glandular (Figura 13.1D).

Proliferações celulares do diencéfalo e do teto do estomódio surgem por volta da 6ª semana de desenvolvimento (Figura 13.1A). O pedúnculo superior, sólido, e a projeção inferior, linear – a bolsa de Rathke –, crescem em direção um ao outro (Figura 13.1B). Progressivamente, há interação anatômica das duas estruturas, perda de contato da porção inferior com sua superfície de origem, enquanto a porção superior permanece em contato com o sistema nervoso central (Figura 13.1C). Ao final do processo, observa-se a hipófise, constituídas por duas porções de origem distinta que interagem fisiologicamente e anatomicamente (Figura 13.1D).

Cada região da glândula apresenta subáreas com características particulares: a adeno-hipófise é dividida em *pars distalis*, *pars intermedia* e *pars tuberalis*, enquanto a neuro-hipófise apresenta

---

Sela túrcica
Do latim *sella turcica* (sela turca), tem como sinônimos *sela equestre, sela equina, sela esfenoidal ou fossa pituitária*; essa depressão do osso esfenoide foi descrita pelo anatomista belga Adrian van der Spieghel (Spigelius) (1578-1625) em sua obra *De humanis corpora fabrica*, publicada em 1627

Estomódio
Cavidade bucal primitiva

Martin Heinrich Rathke (1793-1860)
Embriologista e anatomista alemão, foi o primeiro a descrever o desenvolvimento da hipófise em 1839

Pars distalis
Porção predominante da adeno-hipófise localizada no lobo anterior da glândula

---

Pars intermedia
Menor região da adeno-hipófise situada entre os lobos anterior e posterior da glândula

---

Pars tuberalis
Região da adeno-hipófise associada à eminência mediana e ao infundíbulo hipofisário

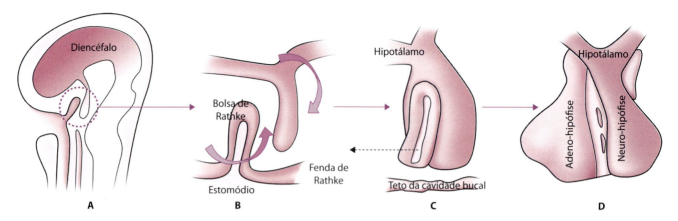

Figura 13.1 Origem e desenvolvimento da hipófise.

> **Pars nervosa**
> Situada no lobo posterior da hipófise, é constituída por axônios amielínicos cujos corpos celulares estão no hipotálamo

a *pars nervosa* e o infundíbulo, que a mantém conectada ao sistema nervoso central. Ainda, a hipófise é dividida anatomicamente em lobo anterior e lobo posterior (Figura 13.2).

Organização histológica geral

A hipófise é envolvida por cápsula de tecido conjuntivo propriamente dito frouxo, contínuo ao revestimento ósseo da sela túrcica, circundante. Desse conjuntivo partem fibras reticulares que penetram o órgão e fornecem suporte ao parênquima secretório.

> Como a hipófise se desenvolve a partir de duas estruturas embrionárias distintas, a vascularização da glândula também exibe caráter individual. A compreensão dessa rede vascular permite o entendimento não só da distribuição hormonal, mas de como o hipotálamo também se associa à adeno-hipófise.

A glândula é irrigada pelas artérias hipofisárias superiores – direita e esquerda – e pelas artérias hipofisárias inferiores – direita e esquerda.

A artéria hipofisária superior se ramifica e origina o plexo capilar primário, formado por vasos fenestrados que percorrem o infundíbulo e a eminência média da glândula. Drenado pela veia hipofisária, forma o plexo capilar secundário, já associado à *pars distalis*. Esse conjunto vascular constitui o sistema porta-hipofisário, o qual permite que a secreção hipotalâmica chegue às células da adeno-hipófise pelo plexo primário e que a secreção da adeno-hipófise seja distribuída pelo plexo secundário.

A artéria hipofisária inferior irriga a *pars nervosa* por meio da formação de plexo capilar, o qual recebe e distribui os hormônios dessa região.

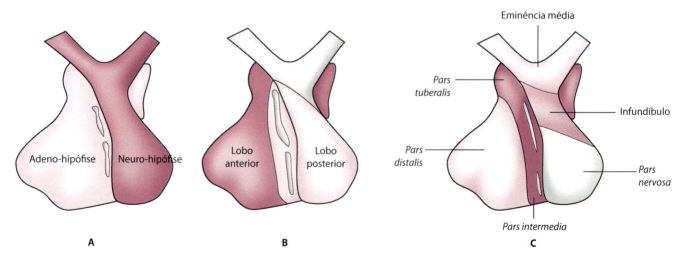

Figura 13.2 Diferentes divisões da hipófise. Adeno-hipófise e neuro-hipófise (A). Lobo anterior e posterior (B). Subdivisões histofisiológicas das porções glandulares (C).

Capítulo 13 ■ Sistema Endócrino   233

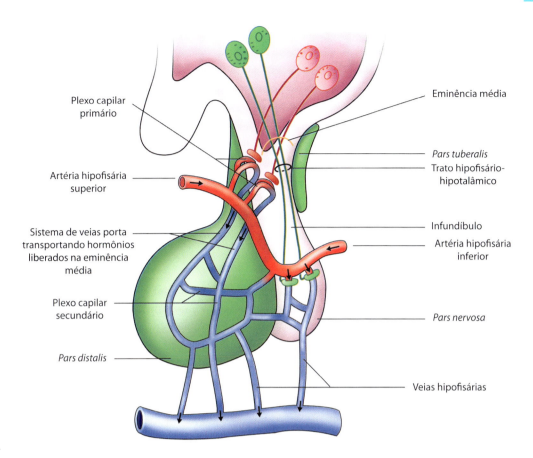

Figura 13.3 Irrigação da hipófise.

Observe na Figura 13.3 a disposição das artérias hipofisárias e dos plexos em relação às porções hipofisárias.

Adeno-hipófise

A adeno-hipófise é formada pela *pars distalis* – predominante em volume, *pars intermedia* e *pars tuberalis*.

As células do parênquima são poligonais, com núcleo redondo e central; dividem-se em duas populações, denominadas células cromófobas e células cromófilas, de acordo com sua afinidade tintorial.

As células cromófobas não apresentam afinidade tintorial e, consequentemente, não se coram. Sua função é indeterminada e suspeita-se de que sejam células cromófilas que secretaram seu conteúdo, perdendo os componentes químicos que caracterizariam sua coloração com essa liberação.

As células cromófilas podem ter afinidade tintorial pela eosina ou pela hematoxilina, sendo, assim, subdivididas em cromófilas acidófilas e cromófilas basófilas, respectivamente. A coloração citoplasmática dessas células se destaca em cada porção da hipófise, caracterizando bem a pigmentação glandular em observações panorâmicas ao microscópio óptico.

Identifique, na Figura 13.4, que a *pars distalis* exibe predomínio de células cromófilas acidófilas em meio às cromófilas basófilas e cromófobas. A *pars tuberalis* pode ser particularizada em relação à *pars distalis* pela presença exclusiva, embora escassa, de células cromófilas acidófilas, bem como em relação à *pars intermedia*, por seu arranjo cordonal, estroma reticular e caracterização celular. A *pars intermedia* pode ser particularizada em relação à *pars distalis* por seu arranjo folicular, estroma conjuntivo destacado e ausência de células cromófilas acidófilas.

Ainda, na fotomicrografia (Figura 13.4), identifique as células secretoras da adeno-hipófise, poligonais e com núcleo central. A afinidade tintorial dos grânulos citoplasmáticos lhes con-

---

Células cromófobas
Células do parênquima da adeno-hipófise sem afinidade tintorial pela eosina ou pela hematoxilina; sua função endócrina é obscura

Células cromófilas
Células do parênquima da adeno-hipófise com afinidade tintorial pela eosina ou pela hematoxilina, sendo subdivididas em acidófilas e basófilas, respectivamente

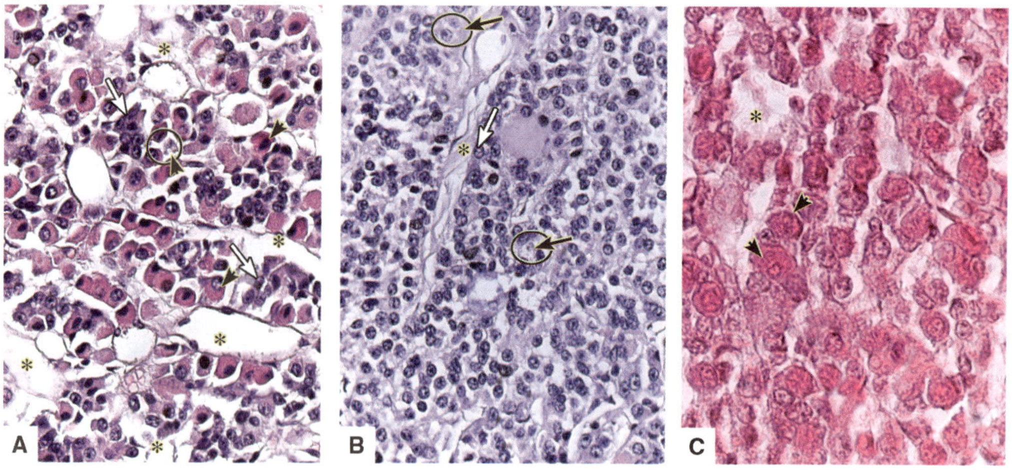

234 Histologia Essencial

Figura 13.4 Adeno-hipófise. Células cromófobas (seta preta). Células cromófilas acidófilas (cabeça de seta). Células cromófilas basófilas (seta branca). Estroma (asteriscos). *Pars distalis* (A). *Pars intermedia* (B). *Pars tuberalis* (C). Coloração HE. Aumento original 400×.

fere denominações específicas – células cromófobas, células cromófilas acidófilas e células cromófilas basófilas; o predomínio numérico e organização desses tipos celulares nos permite identificar cada região. O estroma é escasso, mas ricamente vascularizado.

▶ **Pars distalis**

• *Caracterização microscópica.* A *pars distalis* representa 75% do volume da hipófise; as células cromófilas e cromófobas se dispõem em cordões envolvidos por capilares sinusoides fenestrados; o tecido conjuntivo reticular do estroma é discreto, quase imperceptível nas colorações de rotina, exceto por poucos fibroblastos que realizam a manutenção da matriz.

Além dos fibroblastos escassos, são encontradas no material extracelular as células foliculoestreladas. Essas células são morfologicamente afiladas e com longos prolongamentos citoplasmáticos anastomosados, de difícil distinção nos preparos de rotina; são multifuncionais – fagocitam células em degeneração, sintetizam fatores de crescimento e citocinas e formam uma rede de comunicação bioquímica intercelular por meio da união de suas extensões citoplasmáticas com outras células foliculoestreladas adjacentes.

Célula foliculoestrelada
Célula estromal exclusiva da *pars distalis* da região hipofisária

---

H·F **H**istologia em Foco

Células foliculoestreladas

A secreção variada de fatores de crescimento e citocinas pelas células foliculoestreladas faz com que sejam consideradas células reguladoras parácrinas. Dentre seus produtos estão a interleucina-6 (IL-6), o fator de crescimento fibroblástico (FGF), o fator de crescimento endotelial vascular (VEGF) e a folistatina – um modulador da secreção de FSH.

Ainda, em reações imuno-histoquímicas, essas células apresentam positividade para a proteína marcadora S-100; tal proteína foi considerada, por muito tempo, como marcador glial exclusivo. Atualmente, a expressão dessa proteína foi identificada também em melanócitos, células de Langerhans, macrófagos, condrócitos, adipócitos, fibras musculares estriadas, células mioepiteliais e células de Schwann, além desse tipo celular específico da adeno-hipófise.

• *Caracterização funcional.* Cada um dos grupos morfológicos possui secreções hormonais específicas, indicadas na Tabela 13.1, que levam suas células a serem subdivididas em outras subpopulações, dessa vez, funcionais.

As células cromófobas não têm secreção isolada determinada funcionalmente.

As células cromófilas acidófilas podem ser lactotróficas ou somatotróficas, enquanto as cromófilas basófilas podem ser gonadotróficas, tireotróficas e corticotróficas.

■ Tabela 13.1 Caracterização funcional da adeno-hipófise.

Células cromófilas acidófilas			
Tipo celular	**Hormônio**	**Célula-alvo**	**Função**
Células somatotróficas	Hormônio do crescimento	Maioria dos tecidos apresenta receptor para o hormônio	Estimula o crescimento em massa dos tecidos moles, estimula a síntese de IGF* pelos hepatócitos
Células lactotróficas	Prolactina	Glândulas mamárias femininas	Desencadeia e mantém a lactação pós-parto

Células cromófilas basófilas			
Tipo celular	**Hormônio**	**Célula-alvo**	**Função**
Células gonadotróficas	Hormônio foliculoestimu-lante (FSH)	Ovário	Desencadeia o amadurecimento de folículos primordiais e estimula a secreção de estrogênio
		Testículo	Desencadeia a espermatogênese indiretamente, aumentando o metabolismo das células de Sertoli para início da fixação de testosterona
	Hormônio luteinizante (LH)	Ovário	Estimula a ovulação e a formação do corpo lúteo
		Testículo	Induz a secreção da testosterona pelas células de Leydig
Tireotróficas	Tireotropina ou hormônio tireoestimulante (TSH)	Células foliculares da tireoide	Estimula a síntese, armazenamento e liberação dos hormônios tireoidianos
Corticotróficas	Hormônio adrenocorticotró-fico (ACTH)	Córtex da glândula adrenal	Estimula o metabolismo secretório nas células corticais da adrenal
	Melanocitoestimulante (MSH)	Melanócitos	Em humanos, a função não é comprovada; em roedores, possibilita a dispersão da melanina e, consequentemente, a pigmentação de pele
	Lipotropina (LPH)	Adipócitos uniloculares	Em humanos, a função não é comprovada; em mamíferos inferiores, estimula a lipólise

* O IGF (do inglês, *insulin-like growth factor* – fator de crescimento semelhante à insulina), também denominado somatomedina, é um hormônio secretado pelos hepatócitos por estímulo do hormônio do crescimento (células cromófilas acidófilas da adeno-hipófise). É responsável endócrino direto pelo crescimento dos ossos longos, estimulando a hipertrofia dos condrócitos na cartilagem epifisária durante a ossificação endocondral.

H·F Histologia em Foco

Lactação

A lactação – síntese, liberação e manutenção da produção da secreção láctea exócrina – é controlada por mecanismos hormonais; envolve a mamogênese (estimulada pelo estrogênio, progesterona e lactogênio placentário durante a gestação), lactogênese (síntese dos componentes do leite), galactopoese (manutenção e produção da secreção, determinada pela prolactina e pela ocitocina).

Em preparos de rotina, podemos distinguir os subgrupos morfológicos segundo sua afinidade tintorial – cromófobas, cromófilas acidófilas e cromófilas basófilas, porém, as subpopulações funcionais, que caracterizam a atividade secretória de cada célula, só podem ser identificadas por meio da imuno-histoquímica.

H·F Histologia em Foco

Síndrome de Cushing

Altos níveis circulantes de hormônio adrenocorticotrófico (ACTH) levam a um conjunto de sinais clínicos que caracterizam a síndrome de **Cushing**. Quando endógena, a principal etiologia é o adenoma de hipófise. Dentre os sinais e sintomas presentes, estão: ganho de peso, fraqueza muscular, hipertensão, "face de lua cheia" associada a adiposidades cervicais, hiperpigmentação e adelgaçamento da pele e acne, dentre outros. A síndrome tem predomínio em mulheres entre 20 e 40 anos de idade e, apesar de ser uma condição relativamente incomum, deve ser considerada no diagnóstico diferencial da obesidade, diabetes, hipertensão arterial e hipercortisolismo exógeno.

Harvey Cushing (1869-1939)
Neurocirurgião norte-americano; pioneiro em cirurgia cerebral, lançou mão de diversos exames complementares para diagnosticar e classificar os tumores do sistema nervoso central; descreveu a síndrome de Cushing

---

▶ *Pars intermedia.* A *pars intermedia* é a região da adeno-hipófise com menor volume e está situada entre a fenda de Rathke e a neuro-hipófise. Apresenta organização endócrina do tipo folicular, com folículos rudimentares e mal organizados, denominados cistos de Rathke, em meio a estroma proporcionalmente abundante.

As células foliculares hipofisárias são cromófilas basófilas e cromófobas, morfologicamente e funcionalmente iguais às da adeno-hipófise, sendo distintas apenas pela organização não cordonal.

▶ *Pars tuberalis.* Assim como na *pars distalis*, o parênquima da *pars tuberalis* exibe arranjo cordonal e o estroma é discreto, composto por fibras reticulares de sustentação, não individualizado nas colorações de rotina.

As células secretoras são do tipo cromófilas acidófilas, idênticas às que compõem a *pars distalis*. Por técnicas imuno-histoquímicas observa-se que a maioria dessas células são gonadotróficas.

Neuro-hipófise

Núcleos supraópticos e paraventriculares
Núcleos hipotalâmicos com duas subpopulações neuronais

Por mais estranho que pareça, essa porção da glândula não apresenta componente secretor hormonal, sendo que seus componentes são elementos nervosos – daí sua denominação.

Tenha em mente que o caráter individual, tanto histológico quanto fisiológico, de cada porção, remete à sua origem embrionária.

Neurônios magnicelulares
Neurônios presentes nos núcleos hipotalâmicos cujos pericários são volumosos

---

▶ **Pars nervosa**

A pars nervosa hipofisária constitui, juntamente com a *pars intermedia* da adeno-hipófise, o lobo posterior da glândula.

• *Caracterização microscópica.* A *pars nervosa* da neuro-hipófise é formada por inúmeros axônios amielínicos cujos pericários estão situados no hipotálamo.

Neurônios parvicelulares
Neurônios presentes nos núcleos hipotalâmicos cujos pericários são destacadamente pequenos

---

Os pericários cujos axônios compõem a neuro-hipófise formam os **núcleos supraópticos e paraventriculares** no hipotálamo. Esses neurônios são classificados morfologicamente em **magnicelulares** – pericário destacadamente volumoso, ou **parvicelulares** – pericário pequeno.

Corpos de Herring
Depósitos intracitoplasmáticos de neurossecreções hormonais (neurotransmissores)

O citoplasma dos axônios presentes na neuro-hipófise apresenta estruturas denominadas **corpos de Herring** e, em sua extremidade distal, botões terminais que se associam intimamente a capilares sanguíneos derivados da artéria hipofisária inferior.

Percy Theodore Herring (1872-1967)
Fisiologista inglês, descreveu os corpos de Herring

Os **pituícitos** formam o estroma da neuro-hipófise e têm sido considerados células gliais segundo sua origem embrionária, morfologia e função.

Pituícitos
Células parenquimatosas da neuro-hipófise

Os pituícitos possuem inúmeros prolongamentos citoplasmáticos finos demais para serem identificados em microscopia óptica e núcleo pequeno redondo e intensamente corado, exibindo assim aspecto morfológico bastante semelhante ao dos astrócitos.

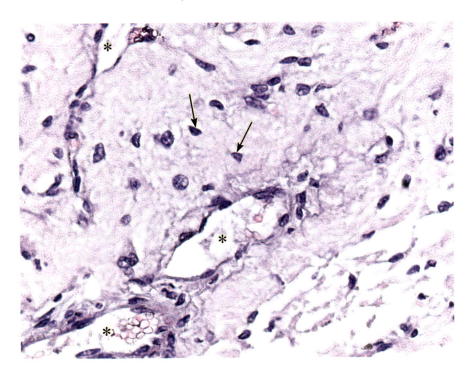

Figura 13.5 Neuro-hipófise. *Pars nervosa*. Pituícitos (setas). Vasos sanguíneos (asteriscos). Coloração HE. Aumento original 400×.

O aspecto microscópico geral (Figura 13.5) remete ao sistema nervoso central, no qual as células, aqui os pituícitos, se encontram em meio ao neurópilo, eosinofílico ao fundo, constituído por fibras amielínicas e prolongamentos pituicitários.

- *Caracterização funcional*. Os prolongamentos pituicitários envolvem os axônios e os capilares sanguíneos. Diante de estímulos hipotalâmicos, os corpos de Herring deixam o citoplasma do axônio e, por retração dos prolongamentos dos pituícitos, os neurotransmissores são encaminhados para a microrregião pericapilar e, daí, para o lúmen vascular.

Após liberação via estímulo sináptico, a neurossecreção é distribuída sistemicamente por mecanismo parácrino. A neurossecreção, assim com as células-alvo e suas funções, encontram-se indicadas na Tabela 13.2.

■ **Tabela 13.2** Caracterização funcional da neuro-hipófise.

Hormônio	Célula-alvo	Função
Vasopressina ou hormônio antidiurético (ADH)*	Fibras musculares lisas arteriolares	Desencadeia contração
	Células epiteliais do túbulo distal e do tubo coletor, no néfron	Aumenta a permeabilidade à água, aumentando a conservação hídrica sistêmica
	Células epiteliais de revestimento ductal de glândulas salivares, lacrimais e sudoríparas	Aumenta a permeabilidade à água controlando o volume da secreção liberada
Ocitocina	Células mioepiteliais	Estimula a contração
	Fibras musculares lisas do miométrio	Estimula a contração durante o coito e no trabalho de parto

*ADH: do inglês, *antidiuretic hormone*.

▶ **Infundíbulo.** O infundíbulo é envolvido pela *pars tuberalis* da adeno-hipófise e é composto pela eminência média e pela haste do infundíbulo – essa última, responsável pela conexão da hipófise ao hipotálamo, anatômica e funcionalmente.

Além de manter a conexão da glândula com o sistema nervoso central, essa região serve de passagem para os axônios provenientes do trato hipofisário-hipotalâmico, que se dirigem para a *pars nervosa*; também é sede anatômica do plexo capilar primário.

Glândula pineal

Estrutura morfológica e componentes histológicos

A glândula pineal também é chamada de epífise. Assim como ocorre com a hipófise, o nome é uma referência ao seu ponto de desenvolvimento em relação ao sistema nervoso – "epi" (acima) e "hipo" (abaixo). A denominação preferida atualmente é a que se refere ao formato do órgão, derivado do latim *pinealis*, "pinha".

A glândula pineal está situada na linha média encefálica, presa anatomicamente ao teto do hipotálamo, ao qual se associa funcionalmente.

De modo interessante, a cápsula dessa estrutura é formada pela meninge pia-máter que, além de circundá-la externamente, emite septos discretos, porém intensamente vascularizados para seu interior. Esta vascularização, em comum com o sistema nervoso, é fundamental para a ação de seus produtos endócrinos.

O parênquima da glândula pineal é composto pelos pinealócitos que se organizam em aglomerados cordonais envolvidos por capilares fenestrados. No estroma, sustentando os pinealócitos e os vasos, encontram-se células astrocitárias e rica rede axônica mielinizada.

Esse tipo celular é bastante semelhante a alguns neurônios do sistema nervoso central: são redondos, fracamente corados basofilicamente, núcleo volumoso também pouco corado e nucléolo evidente. Os pinealócitos apresentam, ainda, prolongamentos citoplasmáticos com botões terminais que se associam intimamente com a parede de capilares fenestrados.

Além do contato com a rede capilar, os pinealócitos recebem terminações de axônios mielínicos, que antes de penetrar o tecido glandular, perdem a bainha de mielina, para, então, fazerem sinapse; o neurotransmissor é a norepinefrina.

Observe que, apesar de unida ao hipotálamo, a glândula recebe axônios pós-ganglionares mielínicos em suas células.

O estroma pineal é rico em células astrocitárias – com morfologia e função semelhante às dos astrócitos e, como tais, são consideradas células gliais. Conferem sustentação aos pinealócitos e vasos sanguíneos por meio de ramificações citoplasmáticas e, possivelmente, participam da nutrição e remoção de catabólitos provenientes do metabolismo dos pinealócitos.

Além dos elementos celulares e estruturas nervosas e vasculares, a pineal exibe depósitos minerais compostos por fosfato e carbonato de cálcio – esses depósitos podem ser denominados concreções cerebrais, de origem e significado fisiológico desconhecidos.

> **Concreções cerebrais**
> Acérvulos ou areia cerebral; depósitos de fosfato e carbonato de cálcio que surgem na infância e aumentam progressivamente sem interferência no funcionamento glandular

Apesar da semelhança descritiva e dos elementos histológicos em comum, a observação ao microscópio de amostras de pineal provenientes de uma criança e de um idoso pode ser bastante diferente.

Na criança, os pinealócitos exibem núcleo mais volumoso e citoplasma escasso; os botões terminais são volumosos e os septos conjuntivos facilmente visualizados. No idoso, além de maior quantidade de depósitos minerais, as células assumem morfologia irregular, muitas vezes com formato estrelado; seus prolongamentos se tornam tortuosos e os botões terminais se enfileiram ao redor dos capilares sanguíneos, formando uma camada perivascular em formato de "cabeça de fósforo" ou bastão.

H·F Histologia em Foco

Referência radiográfica da pineal

A mineralização progressiva da glândula pineal faz com que ela seja considerada uma referência anatômica em exames radiográficos.

Capítulo 13 ■ Sistema Endócrino   239

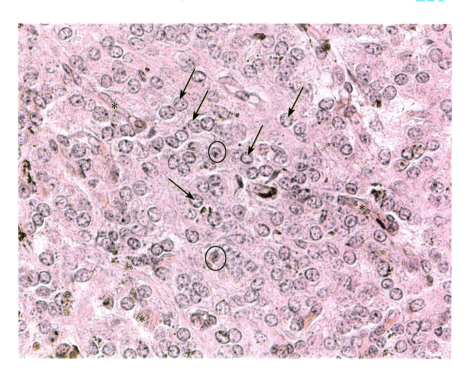

Figura 13.6 Pineal. Pinealócitos (setas). Estroma (asterisco). Células astrocitárias (círculo). Coloração HE. Aumento original 400×.

As características microscópicas típicas da glândula pineal de um indivíduo adulto jovem encontram-se na Figura 13.6. Os pinealócitos, dispostos em cordões, são envolvidos por estroma escasso, porém ricamente vascularizado, o qual também contém células astrocitárias. A amostra é proveniente de indivíduo jovem, dada a ausência de concrescências e aspecto arredondado e organizado dos elementos celulares.

Caracterização histofisiológica

Os pinealócitos secretam melatonina a partir da serotonina – também produzida por essas células. A conversão enzimática é realizada pela hidroxi-indol-O-metiltransferase (HIOMT).

A hidroxi-indol-O-metiltransferase só é liberada na escuridão.

Quando não há entrada na retina de raios luminosos provenientes do meio ambiente – de qualquer fonte, seja natural ou artificial – há o início de condução nervosa nas fibras do trato retino-hipotâmico, ligadas às células fotorreceptoras (os cones e os bastonetes). Perceba que o estímulo inicial é direcionado ao hipotálamo, porém, lembre-se de que a ligação nervosa com os pinealócitos é realizada por fibras pós-ganglionares. Assim, o estímulo é transmitido do hipotálamo para a medula espinal, daí para o gânglio nervoso e, finalmente, para a fibra axônica que se associa à célula secretora. A liberação de norepinefrina faz com que a HIOMT desencadeie a conversão da serotonina em n-acetil-serotonina e dessa em melatonina.

Ao contrário, com a entrada de luz ambiente pela retina, há inibição da despolarização das fibras do trato retino-hipotalâmico, inibindo o processo.

A melatonina é considerada um hormônio transdutor neuroendócrino, pois influencia o metabolismo secretório da adeno-hipófise e a condução nervosa das fibras hipotalâmicas que seguem para a neuro-hipófise.

Dentre as funções já determinadas da melatonina, estão o controle do período de entrada na puberdade e seu desenvolvimento, via ação nas células gonadodróficas e somatotófricas hipofisárias, além de controlar, via hipotálamo, os ciclos circadianos e ciclos sazonais.

Hidroxi-indol-O-metiltransferase
Enzima responsável pela conversão da serotonina em n-acetil-serotonina sob estímulo da norepinefrina

---

N-acetil-serotonina
Enzima precursora direta da melatonina

Ciclo circadiano
Ciclo de 24 h, ou seja, o período de um dia; a melatonina, nessa circunstância, é responsável pelos estados de sono e vigília

---

Ciclos sazonais
Ciclos relacionados com as estações do ano – verão, primavera, outono e inverno

H·F Histologia em Foco

Melatonina

A melatonina controla as sensações de sono, vigília, bem-estar e mal-estar, assim como o humor, em cada um dos períodos dos ciclos circadianos e sazonais.

As funções desse hormônio esclarecem alguns pontos interessantes, como por exemplo, por que algumas pessoas ficam contentes e animadas no verão e deprimidas no inverno, enquanto ocorre o inverso com outras. Ainda, após viagens com mudança de fuso horário podem gerar desconfortos, os *jet lags*, que, após período de adaptação – ou seja – após um ciclo completo de 24 h da secreção pineal, desaparecem.

Outra situação que ilustra bem a função da pineal é sua ação sobre as células da adeno-hipófise. As células somatotrópicas e gonadodróficas têm picos de secreção a cada 24 h, controladas pelo estado de sono-vigília – ou seja, são estimuladas pelos ritmos secretórios da pineal, que só é ativada no escuro. Alguém já percebeu que cada vez mais, crianças e adolescentes permanecem até tarde em frente à tela do computador, iluminando os olhos no horário dos picos secretórios? Não é coincidência que eles apresentem baixa estatura e retardo no amadurecimento sexual...

Glândulas adrenais

As adrenais (*"ad"*/rim) ou suprarrenais estão, ambas, localizadas sobre cada polo renal superior, sendo sua denominação referência a esse posicionamento.

A glândula é dividida em região cortical, externamente, circundando todo o órgão, e região medular, internamente. Essas porções possuem origem embrionária, aspecto macroscópico e caracterização histofisiológica particulares, muitas vezes dando a impressão de que são dois órgãos diferentes. Porém, além de unidas anatomicamente, entre essas duas camadas há uma importante interação vascular, que influencia, inclusive, a composição de alguns de seus hormônios.

Estrutura morfológica

Córtex adrenal

Hormônios esteroides
Hormônios sintetizados a partir de colesterol, sendo, portanto, lipossolúveis

O córtex da glândula adrenal envolve externamente toda a estrutura, estando situado em posição subcapsular. Desenvolve-se a partir do mesoderma e exibe, macroscopicamente, cor amarela. A coloração se deve aos numerosos depósitos intracelulares de lipídio, fundamentais para a síntese dos hormônios característicos dessa região – os esteroides.

Espongiócitos
Células da camada fasciculada do córtex adrenal; a denominação se dá pelo depósito intracelular lipídico, numeroso em relação às células das demais camadas, conferindo ao citoplasma aspecto de "esponja vegetal"

O córtex, representado na Figura 13.7, é divido sequencialmente, da superfície em direção à medula, em três camadas: glomerulosa, fasciculada e reticulada, cujas células, poliédricas e de núcleo redondo central, são organizadas em cordões com disposição típica em cada camada. Particularmente, a camada fasciculada é composta por células denominadas espongiócitos.

As características histofisiológicas das camadas corticais estão indicadas na Tabela 13.3.

Durante o desenvolvimento embrionário, a adrenal apresenta um córtex provisório. Esse córtex fetal é espesso e está presente entre o córtex definitivo e a medula. Suas células sintetizam precursores de estrogênio para a circulação materna. Após as primeiras semanas de gestação, essa camada involui e a área é preenchida pela camada reticulada.

Capítulo 13 ■ Sistema Endócrino 241

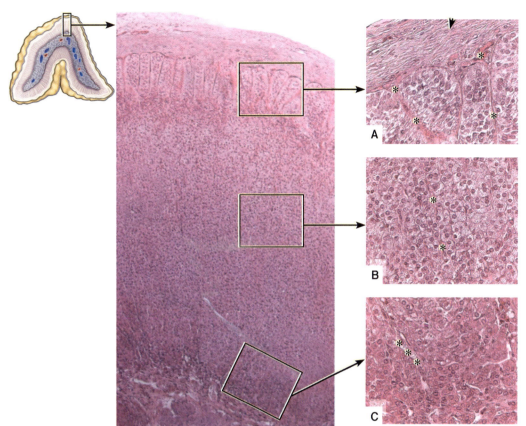

Figura 13.7 Córtex adrenal. Cápsula (seta). Camada glomerulosa (A). Camada fasciculada (B). Camada reticulada (C). Capilares (asteriscos). Coloração HE. Aumento original 250×. Detalhes: Coloração HE. Aumento original 400×.

■ **Tabela 13.3** Caracterização morfológica e funcional do córtex adrenal.

Camada	Organização histológica	Esteroide secretado	Célula-alvo	Função
Glomerulosa	Células aglomeradas, dispostas em cordões enovelados envolvidos por capilares provenientes da cápsula	Aldosterona (mineralocorticoide)	Células epiteliais de revestimento da mucosa gástrica, das glândulas salivares, lacrimais e sudoríparas, do ducto coletor e do túbulo contorcido distal	Conservação de sódio
Fasciculada	Células formam cordões regulares, perpendiculares à superfície da glândula. As células são chamadas de espongiócitos	Cortisol (glicocorticoide)	Hepatócito, adipócito, enterócitos, linfócitos T, pró-mielócito	Favorece o aumento dos níveis de açúcares no sangue, estimula a captação e gasto de lipídios, carboidratos e proteínas no fígado, diminui a quebra desses nos demais órgãos; induz apoptose de linfócitos T circulantes e inibe sua expansão clonal nos órgãos linfoides; inibe a formação de eosinófilos
Reticulada	Células anastomosadas em rede formando cordões desorganizados	Deidroepiandrostenediona (andrógeno)		

H·F Histologia em Foco

Feocromocitomas

Os feocromocitomas são neoplasias raras que surgem a partir da proliferação tumoral dos feocromócitos; as células que compõem a lesão secretam catecolaminas, levando à hipertensão, cefaleia, sudorese, hipotensão ortostática, crises de ansiedade, náuseas e perda de peso.

Catecolaminas
Hormônios hidrossolúveis sintetizados a partir da fenilalanina e da tirosina

Feocromócito
Neurônios do sistema nervoso autônomo simpático modificados que compõem o parênquima da medula da adrenal

Medula adrenal

A medula da glândula adrenal situa-se internamente na glândula, em posição subcortical. Desenvolve-se a partir do ectoderme e exibe, macroscopicamente, cor castanha. A coloração se deve à oxidação das catecolaminas – produto dessa região – quando o tecido é exposto ao meio.

As catecolaminas epinefrina e norepinefrina são secretadas por células denominadas feocromócitos.

A inervação que estimula a liberação da secreção é pré-ganglionar, fazendo com que a medula adrenal seja considerada um gânglio nervoso modificado.

Observe o aspecto geral da glândula na Figura 13.8. A fotomicrografia evidencia a posição interna da medula, discretamente mais basofílica em relação ao córtex.

A caracterização funcional da medula adrenal está identificada na Tabela 13.4.

As catecolaminas também são produzidas por neurônios simpáticos – para as quais as células-alvo são mais variadas. Ainda, em relação às demais secreções endócrinas, os produtos da medula adrenal apresentam algumas particularidades: não são armazenadas em vesículas intracitoplasmáticas, sendo produzidas e liberadas diretamente na corrente sanguínea; não são controladas por sistema de *feedback*, ou seja, seus níveis séricos correspondem ao estímulo do sistema nervoso simpático.

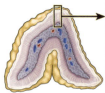
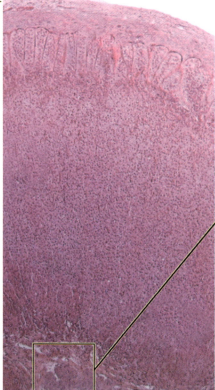
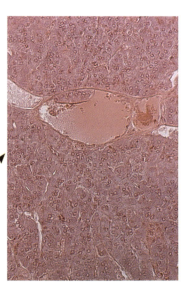

Figura 13.8 Medula adrenal. Coloração HE. Aumento original 250×. Detalhe: coloração HE. Aumento original 400×.

Capítulo 13 ■ Sistema Endócrino

■ Tabela 13.4 Caracterização funcional da medula adrenal.

Catecolamina secretada	Principais células-alvo	As funções são comuns às catecolaminas, porém, há predomínio em sua atuação
Epinefrina	Fibras musculares lisas e esqueléticas, hepatócito	Liberada principalmente diante de estímulos fisiológicos; predomínio funcional sobre a hiperglicemia, taquicardia, taquipneia
Norepinefrina	Fibras musculares lisas e esqueléticas, hepatócito	Liberada principalmente diante de estímulos emocionais; predomínio funcional sobre o aumento da pressão arterial por meio de vasoconstrição

---

H·F Histologia em Foco

Sistema nervoso simpático e a síndrome do pânico

O estímulo do sistema nervoso autônomo que desencadeia a despolarização de fibras simpáticas e, consequentemente, a liberação de epinefrina e norepinefrina, está associado principalmente à necessidade de fuga ou luta – essa reação é atávica, ou seja, herdada de antepassados que precisavam correr de ou à caça de algum animal ou indivíduo adversário. Para tal, são necessários obtenção rápida de energia, aumento da vascularização e metabolismo na musculatura estriada esquelética e cardíaca, inibição da salivação e da secreção sudorípara, além de controle dos esfíncteres e da abertura pupilar.

Atualmente, na sociedade civilizada, não necessitamos mais caçar nem somos caçados, porém, situações cotidianas simulam o mesmo estresse vivido por nossos ancestrais – violência urbana, pressão no trabalho, dentre outros. Às vezes, de maneira inconsciente, há desencadeamento do disparo de luta ou fuga. Inúmeros estudos apontam para que essa seja a possível origem da síndrome do pânico, na qual o paciente tem sensação de perigo iminente sem saber precisar a causa, associada à grande descarga das catecolaminas.

Apesar de aparentemente isolados, há uma importante interação funcional e anatômica entre córtex e medula, via sistema circulatório: a síntese de epinefrina (adrenalina) ocorre a partir da metilação da norepinefrina (noradrenalina), em presença de glicocorticoides.

Envolvendo a glândula adrenal, há uma espessa cápsula de tecido conjuntivo, rica em vasos sanguíneos venosos, os quais penetram o córtex, envolvendo e percorrendo cada cordão. Podem seguir diretamente para a veia central da medula e, daí, carrear os esteroides para a circulação sistêmica, ou passar pela medula, adquirindo íntimo contato com os feocromócitos. Nesse caso, a corrente sanguínea já contém os esteroides, predominantemente os glicocorticoides. A presença deste hormônio ativa a fenil-etanolamina-N-metil-transferase.

> **Fenil-etanolamina-N-metil-transferase**
> Enzima responsável pela metilação da norepinefrina em epinefrina

Tireoide

A tireoide se desenvolve a partir da endoderme e está anatomicamente localizada na região cervical anterior, abaixo da laringe – posição que favorece o exame clínico da glândula.

Dividida em dois lobos, separados na porção mediana por um istmo, a tireoide tem formato de escudo, o que lhe confere o nome (do grego *thyreus*, "escudo").

Estrutura morfológica

Classicamente, é o melhor exemplo de glândula folicular no organismo humano – a outra localização em que as células endócrinas se organizam dessa maneira é na *pars intermedia* da hipófise, porém a área é rudimentar com folículos irregulares.

Células foliculares
Células de revestimento dos folículos tireoidianos

Coloide
Substância situada no interior dos folículos da tireoide na qual estão dispersos os hormônios produzidos pelas células foliculares

Os folículos tireoidianos são redondos ou ovais, envolvidos externamente por fibras reticulares e vasos sanguíneos e linfáticos; são circundados por camada única de células denominadas **células foliculares**. São pequenas, com núcleo bem corado basofilicamente e citoplasma escasso, também basofílico, com formato variável de acordo com a atividade metabólica, indo do cúbico ao achatado. Essas células possuem prolongamentos citoplasmáticos não visíveis ao microscópio óptico.

No centro da estrutura folicular, observa-se material corado predominantemente pela eosina – o **coloide**.

Além das células foliculares, outro tipo celular faz parte da tireoide: as células parafoliculares ou células "C". Essas células podem estar em meio às células foliculares, circundando o folículo, ou situadas no estroma, ao redor do folículo, em pequenos grupos não organizados. Seu citoplasma é mal corado e o núcleo redondo pequeno e bem corado.

O aspecto classicamente folicular da tireoide é facilmente observado em menores aumentos (Figura 13.9). Os folículos, redondos ou poligonais, apresentam em seu interior o coloide e são revestidos por monocamada de células foliculares. O espaço entre o coloide e a camada celular é decorrente de contração do material. As células foliculares têm citoplasma escasso e núcleo intensamente corado; observe a presença de células "C", com citoplasma eosinofílico, no estroma circundante.

Caracterização histofisiológica

O coloide é composto por tireoglobulina, tri-iodotironina (T3), tiroxina (T4), monoiodotirosina (MIT) e di-iodotirosina (DIT). A tireoglobulina é uma glicoproteína estabilizadora à qual T3 e T4 se unem quimicamente.

Perceba que o coloide é armazenado dentro do folículo, mas os vasos sanguíneos para distribuição hormonal encontram-se externamente à estrutura.

Quando estimuladas pelo TSH (hormônio tireotrófico, produzido na adeno-hipófise, *pars distalis*, por células tireotróficas), as células foliculares modificam a conformação de seu citoesqueleto e seus prolongamentos assumem morfologia e função de pseudópodes. Esses prolongamentos captam porções do coloide, por endocitose, e quebram enzimaticamente a tireoglobulina, liberando T3 e dessa glicoproteína. Esses, assim como MIT e DIT, ficam livres no citoplasma folicular, porém apenas T3 e T4 se difundem para os capilares perifoliculares. A MIT e a DIT são quebradas em iodo e em tirosina, sendo reaproveitadas e rearmazenadas.

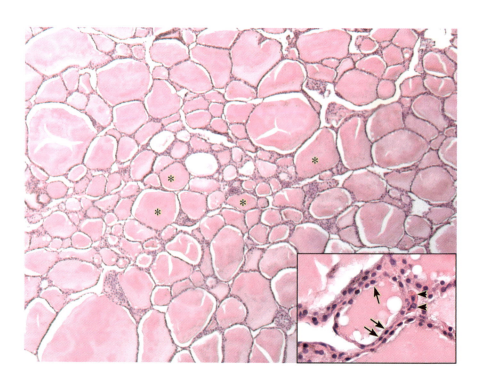

Figura 13.9 Tireoide. Coloide (*). Coloração HE. Aumento original 250×. Detalhe: Células foliculares (setas). Células "C" (cabeças de seta). Coloração HE. Aumento original 400×.

Da secreção total liberada na corrente sanguínea, 90% são representados por T4, que possui vida média longa de sete dias; apenas 10% do volume hormonal circulante é formado por T3, que apresenta vida média curta de aproximadamente 20 h, porém de ação rápida e efeitos mais potentes em relação ao hormônio predominante.

T3 e T4 têm como função básica geral o aumento da atividade metabólica. Mais especificamente, esse aumento do metabolismo se dá via estímulo mitocondrial para maior consumo de oxigênio, o que estimula a síntese de proteínas e aumenta a reabsorção de carboidratos pelos enterócitos, além de desencadear a síntese de lipase pela célula adiposa, aumentando a lipólise.

H·F Histologia em Foco

Tireopatias

Predominantemente, no hipotireoidismo, as células foliculares são menores e com morfologia baixa, refletindo hipoatividade metabólica. Clinicamente, os pacientes são intolerantes ao frio, têm mixedema, tendência a sobrepeso, sonolência e pele fria rugosa. Por outro lado, pacientes com hipertireoidismo exibem predominantemente células foliculares cilíndricas altas, que podem sofrer estratificação, e os folículos exibem menor diâmetro, visto que a secreção é produzida em quantidade elevada, mas não permanece armazenada; clinicamente, esses pacientes são hiperativos, com períodos de insônia, taquicardia, temperatura corporal elevada, exoftalmia e tremores involuntários de extremidades.

Ainda, as células "C" secretam e armazenam em grânulos intracitoplasmáticos a calcitonina. Esse hormônio inibe a reabsorção de cálcio, controlando os níveis séricos desse íon; consequentemente, o estímulo à sua secreção é desencadeado pela hipercalcemia.

Paratireoide

As paratireoides podem estar situadas na região posterior lateral às glândulas tireoides ou, menos comumente, no interior dessas, quando são consideradas glândulas acessórias.

Estrutura morfológica

As paratireoides são envolvidas pelo tecido conjuntivo regional e sua organização endócrina é cordonal, disposta em fileiras circundadas por capilares sanguíneos.

O parênquima é formado por dois tipos celulares: as células principais e as células oxifílicas.

Células oxifílicas
Célula parenquimatosa das glândulas paratireoides

As células principais, em predomínio, são pequenas, poligonais, com núcleo redondo e bem corado.

As células oxifílicas surgem na infância, não sendo observadas em cortes histológicos provenientes de amostras de pacientes com idade menor que 7 anos, época em que aumentam progressivamente sua população. São maiores que as células principais e menos coradas.

O aspecto geral da paratireoide pode ser observado na Figura 13.10. Em aumentos panorâmicos, a paratireoide tem coloração tipicamente basofílica, cuja organização dos cordões celulares entremeados por vasos sanguíneos é facilmente identificada. As células exibem citoplasma eosinofílico escasso e núcleo volumoso, intensamente corado, dispostas em arranjo cordonal entremeadas por vasos sanguíneos. As características celulares individuais conferem o aspecto geral basofílico à glândula como um todo.

Caracterização histofisiológica

As células principais secretam o paratormônio (PTH), armazenado em grânulos intracitoplasmáticos, juntamente com glicogênio.

O PTH tem como célula-alvo os osteoblastos e as células dos túbulos renais.

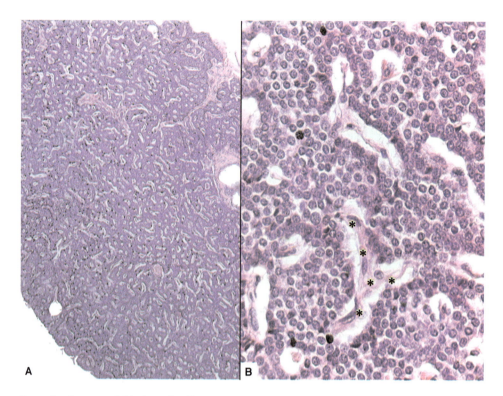

Figura 13.10 Paratireoide. Cordões celulares entremeados por vasos sanguíneos (A). Coloração HE. Aumento original 250×. Luz vascular (asteriscos) (B). Coloração HE. Aumento original 400×.

O estímulo osteoblástico sinaliza para que essas células ósseas liberem interleucinas ativadoras de osteoclastos. Os osteoclastos, assim estimulados, intensificam a reabsorção, superando o ritmo do remodelamento – esse mecanismo aumenta a liberação de cálcio na corrente sanguínea, mantendo a normocalcemia. O principal estímulo desencadeador da liberação do PTH é a hipocalcemia e, consequentemente, quando os níveis desse íon atingem a normalidade, cessa sua produção.

Os níveis séricos de calcitonina e de PTH mantêm, juntamente com fatores secundários, a normocalcemia.

Além do controle sérico de cálcio, o PTH se liga a receptores nas células epiteliais dos túbulos renais, aumentando a eliminação de fosfato por via urinária.

As células oxifílicas possuem em seu citoplasma grânulos eosinofílicos, enquanto os grânulos de secreção das células principais são basofílicos, porém seu conteúdo não foi isolado.

Essas células são consideradas precursoras das células principais, porém, diversos estudos vêm apontando para a direção contrária: de que essas células seriam as células principais que concluíram sua atividade.

H·F Histologia em Foco

Hiperparatireoidismo

O hiperparatireoidismo pode ser secundário, em decorrência de hipocalcemia crônica, ou primário, em consequência a distúrbios diretos na glândula paratireoide. Em ambas as situações, há estímulo osteoclástico patológico, causando aumento da osteoclastogênese e do metabolismo dessas células. O desequilíbrio ocorre para aumentar a reabsorção de matriz óssea, aumentando, assim, os níveis séricos de cálcio. O objetivo final é atingido com sucesso, porém, o osso sofre escavações que levam a fraturas e hemorragias ósseas. As lesões ósseas causadas pelo hiperparatireoidismo são descritas radiograficamente como "lesões em trilho de trem", pois, nessas circunstâncias, o osso esponjoso é reabsorvido preservando a cortical, fazendo vezes dos trilhos. O restabelecimento dos níveis hormonais reverte o quadro, possibilitando osteogênese e posterior remodelamento da área escavada.

Ilhotas de Langerhans
Estrutura morfológica

As ilhotas de Langerhans representam a porção endócrina do pâncreas, constituídas por aglomerados redondos de cordões celulares circundados pela porção acinar exócrina. Cada ilhota é envolvida por fibras delicadas de tecido conjuntivo frouxo rico em capilares; muitas vezes, esse limite não é visualizado, comprimido pelos ácinos; ainda, a riqueza em fibras reticulares nesse conjuntivo faz com que o envoltório endócrino seja fracamente corado.

Nas observações panorâmicas do pâncreas, como pode ser observado na Figura 13.11, as ilhotas se destacam em meio aos ácinos, por serem pouco corados.

As células que compõem a ilhota são as células alfa (α) – 75% das células endócrinas pancreáticas; células beta (β) – 20% das células endócrinas pancreáticas; e, em menor quantidade, as células delta (δ), células PP, células G, células EC e células D_1. Dessas, distinguimos sugestivamente, as duas primeiras, por maior e menor afinidade tintorial, porém, apesar da identificação da organização cordonal das células endócrinas, a particularização de cada tipo não pode ser realizada na coloração de rotina. A caracterização específica do parênquima deve ser feita por imuno-histoquímica.

As secreções hormonais das células alfa e das células beta exercem importante controle endócrino da glicemia.

Glicemia
Nível de glicose sérica

Caracterização histofisiológica

A caracterização das células endócrinas do pâncreas encontra se na Tabela 13.5.

H·F Histologia em Foco

Hiperglicemia e hipoglicemia

Glicogenólise
Quebra do glicogênio, principalmente em hepatócitos, sob influência do glucagon; após esgotamento do glicogênio, ocorre gliconeogênese (obtenção de glicose por fontes "não carboidratos")

Fibras musculares lisas, hepatócitos e adipócitos, dentre outros, possuem receptores para a insulina. Em condições de hiperglicemia, esse hormônio é liberado e os receptores se tornam ativos, captando a glicose sérica e transportando-a para armazenamento intracelular, sob forma de glicogênio. Ao contrário, na hipoglicemia, o glucagon é produzido e induz a glicogenólise, principalmente em hepatócitos. Apesar de existirem outros mecanismos de controle glicêmico, como o TSH, o cortisol e as catecolaminas, a insulina e o glucagon são uma via significativa nessa função.

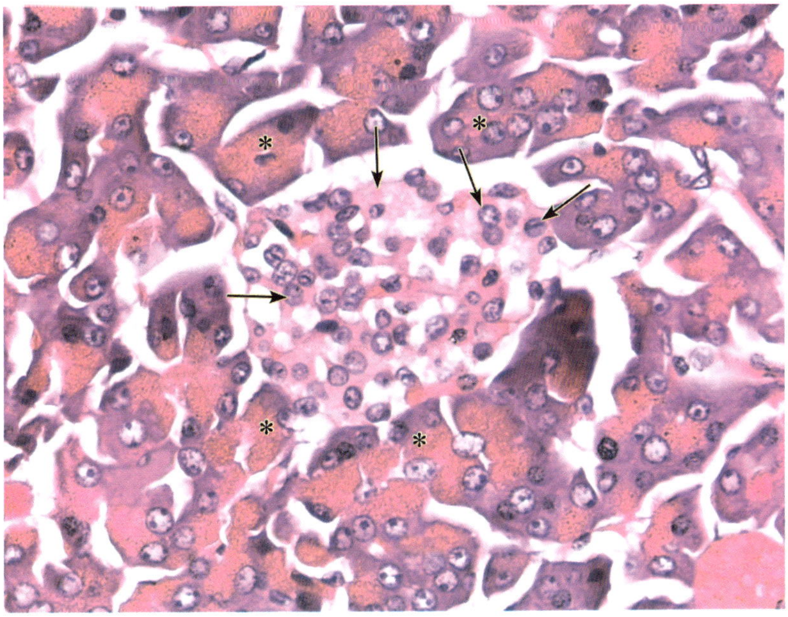

Figura 13.11 Ilhota de Langerhans. Ácinos serosos (asteriscos). Células endócrinas (setas). Coloração HE. Aumento original 400×.

■ **Tabela 13.5** Caracterização das células endócrinas do pâncreas.

Tipo celular	Hormônio	Função
Alfa (α)	Glucagon	Hiperglicemiante; aumenta os níveis séricos de glicose
Beta (β)	Insulina	Hipoglicemiante; diminui os níveis séricos de glicose
Delta (δ)	Somatostatina	Inibe a atividade das células α e β; diminui a motilidade e a contração da musculatura intestinal
PP	Polipeptídio pancreático	Inibe a secreção exócrina
G	Gastrina	Participa da digestão química e física estimulando a liberação de ácido clorídrico (HCl) e a motilidade gástrica; após passagem do quimo para o duodeno, estimula reposição celular na mucosa gástrica
EC	Serotonina	Vasodilatação e maior permeabilidade vascular intestinal
	Motilina	Aumenta o peristaltismo
D_1	Peptídio intestinal vasoativo (VIP)	Inibe a secreção da bile e as secreções acinares do pâncreas; diminui o peristaltismo

Além dos próprios níveis séricos de glicose, o sistema nervoso autônomo influencia diretamente as células – o estímulo parassimpático aumenta a secreção de insulina e de glucagon, enquanto o simpático inibe a secreção de insulina.

H·F Histologia em Foco

Diabetes

O diabetes é uma desordem metabólica dos carboidratos; suas causas básicas são a produção diminuída de insulina e a resistência periférica a esse hormônio, quando, mesmo com a produção dele, os receptores para captação de glicose não são ativados. A consequência direta dessa condição é a hiperglicemia.

São identificados dois tipos de diabetes: o diabetes tipo I – de caráter autoimune, cujo alvo da reação é a célula β, destruída por atividade imunológica celular, e o diabetes tipo II – adquirido, com preservação da produção relativa de insulina endógena.

Ambos os tipos têm em comum o caráter hereditário, polidipsia, poliúria, polifagia. As consequências patológicas em descontrole dos níveis glicêmicos em pacientes diabéticos são microangiopatia, menor quimiotaxia leucocitária, menor liberação de fatores de crescimento e maior risco de infecções. Ainda, a glicose em excesso se une ao sítio do oxigênio, na hemoglobina, em uma ligação estável, diminuindo a oxigenação tecidual.

Polidipsia
Aumento da sensação de sede

Poliúria
Aumento de volume urinário

Polifagia
Aumento de ingestão alimentar associada a aumento de apetite

Sistema porta acinoinsulinar
Rede vascular venosa associada concomitantemente às porções exócrina e endócrina do pâncreas

Apesar da separação histológica entre as porções endócrinas e exócrinas do pâncreas, o "sistema porta acinoinsulinar" ilustra a associação entre ambas as atividades do órgão.

A secreção de enzimas pancreáticas é controlada por peptídios sintetizados nas ilhotas de Langerhans. Ainda, a expressão do gene para amilase pancreática é regulada pelos níveis de insulina. Fisiologicamente, é uma relação de *feedback* positivo durante o processo reabsortivo da digestão.

RESUMO

- O sistema endócrino tem como função geral o controle do metabolismo e a manutenção do equilíbrio entre meios interno e externo por meio da produção de hormônios

- As glândulas endócrinas são a hipófise, a pineal, a tireoide, as paratireoides, as adrenais e a porção endócrina do pâncreas – as ilhotas de Langerhans

- A hipófise é dividida em adeno-hipófise e neuro-hipófise, com origens distintas durante o desenvolvimento embrionário: adeno-hipófise deriva do teto da cavidade bucal, e a neuro-hipófise deriva do hipotálamo, ao qual permanece unida após final do amadurecimento

- A adeno-hipófise é dividida em *pars distalis*, *pars intermedia* e *pars tuberalis*, enquanto a neuro-hipófise apresenta a *pars nervosa* e o infundíbulo

- As células secretórias da *pars distalis* são denominadas células cromófobas e células cromófilas. As células cromófilas são subdivididas em cromófilas acidófilas e cromófilas basófilas. Cada um dos grupos morfológicos apresenta secreções hormonais específicas

- As células cromófilas acidófilas podem ser lactotróficas ou somatotróficas, enquanto as cromófilas basófilas podem ser gonadotróficas, tireotróficas e corticotróficas

- A *pars intermedia* da adeno-hipófise tem organização endócrina do tipo folicular, com folículos rudimentares e suas células são cromófilas basófilas e cromófobas, morfológica e funcionalmente iguais às da adeno-hipófise

- O parênquima da *pars tuberalis* é composto por células secretoras do tipo cromófilas acidófilas gonadotróficas

- A neuro-hipófise não apresenta componente secretor hormonal, sendo seus componentes elementos nervosos: axônios amielínicos com corpos de Herring e botões terminais associados a capilares sanguíneos. O estroma é formado por pituícitos, células gliais semelhantes aos astrócitos

- A neurossecreção presente nos corpos de Herring contém a vasopressina (ou ADH) e a ocitocina

- O infundíbulo, principalmente a região da haste do infundíbulo, é responsável pela conexão da hipófise ao hipotálamo, anatômica e funcionalmente

- A glândula pineal é composta por pinealócitos, capilares fenestrados, células astrocitárias e axônios mielínicos. A secreção hormonal – a melatonina – controla os estados de vigília-sono, nos ciclos de 24 h, além das reações orgânicas aos ciclos sazonais. Sua síntese (por conversão enzimática da serotonina) é controlada pela iluminação ambiente

- A adrenal é dividida em região cortical, externamente, e região medular, internamente. O córtex é dividido em três camadas: glomerulosa, fasciculada e reticulada, todas com atividade sintética de esteroides, particulares em cada camada; a medula, ativa na síntese de catecolaminas (epinefrina e norepinefrina) é microscópica e fisiologicamente semelhante a um gânglio do sistema nervoso simpático

- A tireoide é o melhor exemplo de glândula folicular no organismo humano. Seus folículos são circundados por células foliculares, tendo no centro da estrutura folicular o coloide. Além das células foliculares, as células parafoliculares ou células "C" podem estar circundando o folículo, ou no estroma

- O coloide é composto por tireoglobulina, tri-iodotironina (T3), tiroxina (T4), monoiodotirosina (MIT) e di-iodotirosina (DIT). As células "C" secretam e armazenam a calcitonina

- As paratireoides são formadas por dois tipos celulares: as células principais (secretam paratormônio) e as células oxifílicas (secreção desconhecida)

- As ilhotas de Langerhans representam a porção endócrina do pâncreas, constituída por cordões celulares circundados pela porção acinar exócrina. As células que compõem a ilhota são as células alfa (α) – 75% das células endócrinas pancreáticas, células beta (β) – 20% das células endócrinas pancreáticas, e em menor quantidade as células delta (δ), células PP, células G, células EC e células D_1.

AUTOAVALIAÇÃO

13.1 Descreva a organização histológica e funcional da hipófise.

13.2 Quais são os critérios para a classificação das células da adeno-hipófise?

13.3 Cite a secreção hormonal das células cromófilas basófilas e acidófilas. Escolha uma das células e diga qual é a célula-alvo da secreção e funções hormonais.

13.4 Como diferenciamos, ao microscópio óptico, as regiões da adeno-hipófise?

13.5 Descreva microscopicamente o arranjo celular das camadas corticais da adrenal; cite a produção hormonal de cada camada.

13.6 Fale sobre os elementos histológicos da neuro-hipófise.

13.7 Descreva o folículo tireoidiano e seu estroma circundante ao microscópio óptico.

13.8 Como diferenciamos, ao microscópio óptico, a porção endócrina do pâncreas dos elementos exócrinos? Descreva a função das células alfa, beta e delta.

13.9 Quais os elementos histológicos da glândula pineal? Quais as funções da melatonina?

13.10 Descreva a medula adrenal ao microscópio óptico e a função das catecolaminas.

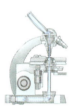

14

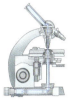

Sistema Respiratório

Objetivos de estudo, *252*
Palavras-chave, *252*
Introdução, *252*
Caracterização histofisiológica do sistema respiratório, *253*
Resumo, *272*
Autoavaliação, *273*

Objetivos de estudo

Identificar os órgãos do sistema respiratório que formam a porção condutora e a porção respiratória

Reconhecer as estruturas extra e intrapulmonares

Compreender o que é o condicionamento do ar e como é realizado

Identificar, ao microscópio, o epitélio respiratório típico e descrevê-lo

Reconhecer os diferentes órgãos do sistema respiratório ao microscópio óptico e saber as particularidades que possibilitam sua identificação

Identificar e compreender as modificações graduais pelas quais o sistema respiratório passa da cavidade nasal ao alvéolo pulmonar

Reconhecer as células que compõem a parede do alvéolo e a função de cada uma

Compreender o conceito de ácino pulmonar, lóbulo pulmonar, segmentação broncopulmonar, septo alveolar, ducto alveolar e átrio alveolar

Compreender a estrutura das pregas vocais falsas e verdadeiras

Compreender a estrutura e a função da epiglote

Descrever microscopicamente e saber a função das células de Clara

Descrever microscopicamente e saber a função das células de poeira

Correlacionar as características histológicas do sistema respiratório à histofisiologia

Correlacionar o conhecimento histológico com as principais associações clínicas respiratórias

Palavras-chave

Alvéolo pulmonar	Condicionamento	Pneumócito tipo II
Átrio alveolar	Ducto alveolar	Poro de Kohn
Brônquio	Fonação	Pregas vocais
Bronquíolo respiratório	Laringe	Pulmão
Bronquíolo terminal	Membrana de Schneider	Respiração gasosa
Cavidade nasal	Nasofaringe	Septo alveolar
Célula de Clara	Pleura	Traqueia
Célula de poeira	Pneumócito tipo I	Turbilhonamento

Introdução

O sistema respiratório realiza, por meio da inspiração, a obtenção de oxigênio (O_2), que se difunde para o sangue e daí para os tecidos, os quais liberam o dióxido de carbono (CO_2) pela mesma via, para ser eliminado pela expiração. Os movimentos mecânicos para a inspiração e para a expiração constituem um fenômeno chamado respiração ou ventilação mecânica; a troca propriamente dita de O_2 e de CO_2 entre tecido respiratório e vaso sanguíneo ocorre por difusão, na respiração interna ou respiração gasosa.

O fluxo sanguíneo disponível para a troca gasosa é denominado perfusão pulmonar.

Os órgãos do sistema respiratório são divididos em dois compartimentos histofisiológicos, representados esquematicamente na Figura 14.1:

- *Porção condutora*: conduz o ar inspirado e o prepara para a difusão; é formada pela cavidade nasal, nasofaringe, laringe, traqueia, brônquios e porção proximal dos bronquíolos

- *Porção respiratória*: região na qual ocorre a troca entre o O_2 e o CO_2, composta pela porção mais distal dos bronquíolos e pelos alvéolos.

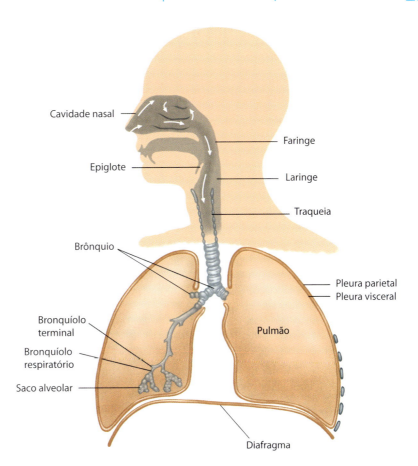

Figura 14.1 Órgãos do sistema respiratório. Organização em porções condutora e respiratória.

O pulmão é formado pelas ramificações finais dos brônquios, pelos bronquíolos e pelos alvéolos, ou seja, os elementos distais da porção condutora e toda a porção respiratória encontram-se intrapulmonares.

Anatomicamente, observamos que a estrutura do sistema respiratório – da cavidade nasal aos alvéolos – apresenta aumento da ramificação e diminuição do diâmetro da luz, com ganho considerável de área. Tal arquitetura é comparada a uma árvore – daí a denominação de "árvore respiratória". Esse arranjo permite a diminuição da velocidade de condução do ar, além de favorecer seu maior contato com o revestimento epitelial.

> A organização da estrutura do sistema arboriforme faz com que os cortes – principalmente das porções terminais, extremamente ramificadas – sejam interpretados com cuidado para que, ao ver a imagem microscópica, tenhamos em mente a tridimensionalidade dos órgãos.

■ Caracterização histofisiológica do sistema respiratório

A porção condutora do sistema respiratório leva o ar inspirado, captado pelas narinas, até a porção respiratória. Nesse trajeto, o ar também é preparado para a difusão em um processo chamado condicionamento. Ainda, as próprias estruturas têm que ser estáveis nos movimentos de inspiração e expiração, evitando distensão exagerada ou colabamento da luz, respectivamente.

Assim, de maneira interessante, o funcionamento normal dos órgãos do sistema respiratório depende diretamente da estrutura microscópica, e, por meio do estudo de sua histofisiologia, compreendemos como é possível o desempenho de suas funções para atingir o objetivo final – a passagem do O_2 do ar inspirado para a luz do capilar sanguíneo e, no caminho inverso, do CO_2 do capilar sanguíneo para o ar a ser expirado.

Cavidade nasal

Estrutura geral

A cavidade nasal é dividida em três regiões: o vestíbulo, na porção anterior, e as áreas olfatória e respiratória, na porção posterior.

O epitélio de revestimento de todo o órgão é classificado como pseudoestratificado ciliado.

Segundo as características microscópicas básicas, esses epitélios têm apenas uma camada de células sem polarização nuclear e com formato geral tortuoso. Porém, passemos a outro nível de compreensão: as células não são distribuídas aleatoriamente e não são todas iguais; existem tipos celulares específicos, com particularidades segundo a região, sendo chamados de epitélio olfatório e de epitélio respiratório típico.

O epitélio é apoiado por lâmina própria, formada por tecido conjuntivo frouxo e o suporte dos tecidos moles, que compõem a mucosa nasal, pode ser ósseo ou cartilaginoso, de acordo com a região anatômica.

O suporte ósseo origina projeções em direção à luz formando as cóanas; trata-se de 3 estruturas nomeadas como superior, média e inferior, de acordo com a posição dentro da cavidade. São responsáveis pelo aumento da superfície de contato entre a mucosa e o ar, e pelo seu turbilhonamento mecânico, o que possibilita o condicionamento de ar.

O condicionamento do ar envolve a limpeza, o controle da velocidade de turbilhonamento e de circulação, o controle da temperatura e da umidade.

As lâminas histológicas geralmente trazem a cavidade nasal obtida a partir de amostra animal, cortada em plano frontal.

Em aumento panorâmico, a melhor maneira de começar a estudar o órgão é localizar o septo nasal – ao centro e destacado devido ao suporte de cartilagem hialina, com matriz extracelular basofílica. Anatomicamente, abaixo está a área vestibular, que pode ou não ser atingida pelo corte. Em direção à luz, observam-se as projeções das cóanas, que podem estar irregularmente cortadas e, assim, vistas sem continuidade.

No suporte ósseo, são identificados espaços revestidos também por epitélio – os seios paranasais e, dependendo da amostra, germes dentários estarão em desenvolvimento em lojas ósseas laterais à cavidade propriamente dita.

Identifique a estrutura geral do órgão na Figura 14.2.

Cóanas
Conchas nasais, ossos turbinados; projeções ósseas em direção à luz da cavidade nasal; revestidas por mucosa

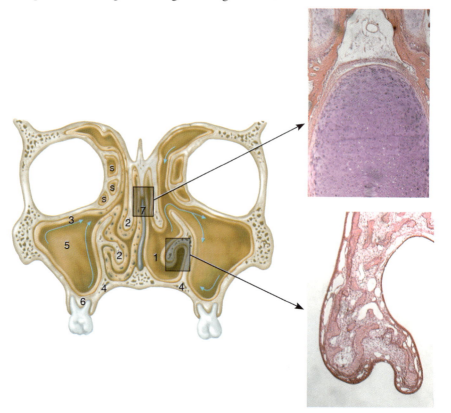

Figura 14.2 Cavidade nasal. Luz (1). Cóanas (2). Teto (3). Assoalho (4). Seio da face (5). Germe dentário (6). Septo (7).

Vestíbulo

O vestíbulo está na porção anterior da cavidade e apresenta transição histológica entre pele e mucosa respiratória.

Na região de pele, a epiderme é típica; na derme estão presentes alguns dos anexos epidérmicos – os folículos pilosos e as glândulas sebáceas. Os folículos dão origem a pelos espessos e curtos chamados vibrissas. Apesar de esteticamente questionáveis, as vibrissas são importantes no início do condicionamento do ar, visto que são responsáveis pela limpeza grosseira do ar assim que ele passa pelas narinas.

Na mucosa, a queratinização epitelial desaparece e, gradualmente, o epitélio pavimentoso estratificado se torna pseudoestratificado, espesso. Os anexos não estão presentes na lâmina própria, que se torna mais frouxa e intensamente vascularizada.

Assim como na cavidade nasal, as características de transição entre pele e mucosa são observadas histologicamente em todas as áreas anatômicas de contato entre meio interno e meio ambiente externo, como nos sistemas digestivo e geniturinário e no ouvido.

Como as camadas histológicas da pele são as mesmas nas diversas áreas, observamos sempre mudança gradual do epitélio que faz o revestimento do órgão em questão para o epitélio pavimentoso estratificado queratinizado.

Área olfatória

A área olfatória da cavidade nasal corresponde anatomicamente ao terço posterior superior da cavidade nasal, mais especificamente ao teto da cavidade, às cóanas superiores e ao terço superior do septo nasal, estendendo-se discretamente para as áreas limites com a cóana média.

As características específicas do epitélio olfatório e da lâmina própria foram descritos anteriormente no Capítulo 10, *Sistema Nervoso*, quando foi tratada a olfação.

Área respiratória

Área que corresponde anatomicamente ao terço posterior inferior, englobando a cóana inferior, uma pequena porção superior da cóana média, o assoalho da cavidade nasal e a região inferior do septo.

A superfície da área é recoberta por mucosa denominada membrana de Schneider, formada por epitélio pseudoestratificado ciliado – o epitélio respiratório típico –, e por lâmina própria.

> **Conrad Victoris Schneider (1614-1680)**
> Anatomista alemão; descreveu o epitélio da mucosa respiratória

▶ **Epitélio respiratório típico**

Apesar de passar por mudanças graduais à medida que se aproxima da porção respiratória, o epitélio respiratório típico constitui o revestimento de toda a porção condutora, com exceção dos bronquíolos terminais.

O epitélio, pseudoestratificado, é formado por diversos tipos celulares que, além de exercerem a função básica de revestimento, participam da condução e do condicionamento do ar de modos diferentes:

- *Células cilíndricas ciliadas*: a membrana apical é especializada, com cílios que movimentam o fluido seroso e o muco superficial
- *Células cilíndricas com microvilos*: também chamadas células serosas, têm microvilos na região apical para aumento da superfície celular em contato com o ar. A visualização dessa especialização é encoberta pelos cílios das células circundantes, mais longos. Alguns trabalhos sugerem que essas células são células caliciformes cujo conteúdo foi liberado na luz, encontrando-se, então, vazias
- *Células caliciformes*: responsáveis pela produção de secreção de muco rico em glicoproteínas hidrofílicas. A água confere consistência viscosa ao produto, que funciona como um adesivo na superfície ciliada; a água ainda faz com que o muco seja capaz de absorver gases hidrossolúveis, como o ozônio, por exemplo
- *Linfócitos intraepiteliais*: esses leucócitos migram do tecido conjuntivo da lâmina própria para a intimidade do epitélio, onde faz captação de antígenos que ficaram aprisionados na superfície ou que conseguiram se infiltrar entre as células pseudoestratificadas

Nikolai Kulchitsky Konstantinovich (1856-1925)
Anatomista russo, descreveu as terminações nervosas musculares e, em 1897, identificou as células enterocromafins criando a base para o conhecimento do sistema neuroendócrino difuso

Bombesina
Hormônio secretado pelas células K que estimulam, na mucosa gástrica, a secreção de gastrina (estimuladora da produção de ácido clorídrico)

- *Células basais*: células-fonte do epitélio respiratório típico, são responsáveis pela reposição desse tecido; morfologicamente, são iguais às demais células tronco-adultas nas diversas áreas
- Células K: também chamadas de células de Kulchitsky, são NDES (do inglês *diffuse neuroendocrine system*), ou seja, são glândulas endócrinas unicelulares e fazem parte do sistema neuroendócrino difuso (antigo sistema de captação e descarboxilação de precursores de amina [APUD]). Em meio ao epitélio de revestimento, agem como quimiorreceptores, liberando epinefrina, serotonina, calcitonina e bombesina. Seu núcleo e quase todo o volume citoplasmático ficam próximos à região basal, porém, só podem ser identificadas por imuno-histoquímica.

A presença de células cilíndricas ciliadas e com microvilos no revestimento faz com que esse epitélio seja, muitas vezes, classificado como epitélio pseudoestratificado cilíndrico. Essa denominação gera dúvidas pois confunde a classificação geral dos epitélios de revestimento, além de ignorar as demais células.

Entre as células epiteliais estão inseridas terminações nervosas livres, sensibilizadas por partículas aderidas na superfície ou por outros estímulos mecânicos.

Compare, na Figura 14.3, o desenho esquemático e a fotomicrografia do epitélio respiratório típico, histologicamente classificado como pseudoestratificado; procure identificar as células evidenciadas pela coloração de rotina: células cilíndricas ciliadas, linfócitos intraepiteliais, células caliciformes e células basais.

▸ **Lâmina própria.** A lâmina própria é formada por tecido conjuntivo frouxo rico em plasmócitos, produtores de imunoglobulina A (IgA), imunoglobulina E (IgE) e imunoglobulina G (IgG), que formam complexos com antígenos captados pelos linfócitos intraepiteliais.

Ocasionalmente, glândulas acinares serosas e mucosas são observadas, porém, são menos numerosas do que na região olfatória. Uma extensa rede venosa forma o plexo erétil nasal.

Plexo erétil nasal
Plexo cavernoso nasal; plexo com vasos superficiais e amplos, com parede delgada, situados na lâmina própria da cavidade nasal; mais destacado na área respiratória e vestibular desse órgão

Lesões hemorrágicas nesse plexo são denominadas epistaxe.

Identifique as características microscópicas que permitem a identificação do órgão na Figura 14.4.

Condicionamento do ar

O condicionamento do ar compreende uma série de procedimentos para tratamento do ar inspirado, preparando-o para a troca gasosa nas porções mais distais do sistema respiratório. Essa função é mais evidente na cavidade nasal, diminuindo gradualmente à medida que o ar percorre

Condicionamento do ar
Limpeza e controle da temperatura, da velocidade e da umidificação do ar inspirado, preparando-o para a troca gasosa

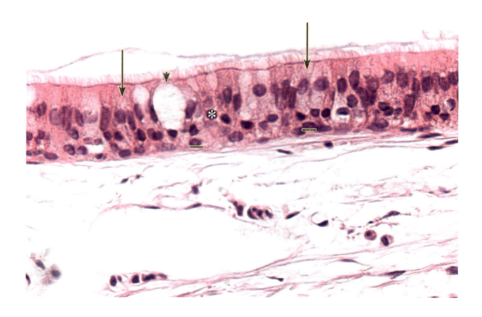

Figura 14.3 Epitélio respiratório típico. Células cilíndricas ciliadas (setas). Linfócitos intraepiteliais (asterisco). Células caliciformes (cabeça de seta). Células basais (traços). Aumento original 1.000×. Coloração HE.

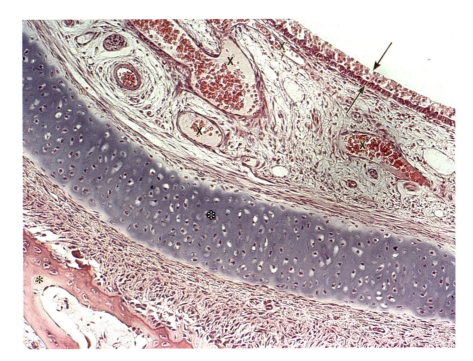

Figura 14.4 Cavidade nasal. Suporte ósseo (asterisco preto). Suporte cartilaginoso hialino (asterisco branco). Plexo erétil (X). Epitélio respiratório típico (setas). Aumento original 250×. Coloração HE.

os órgãos condutores. Note que as mudanças graduais no epitélio respiratório típico, conforme citado anteriormente, estão diretamente associadas a essa diminuição funcional.

Basicamente, o condicionamento envolve a limpeza e o controle da temperatura, da velocidade e da umidificação.

Limpeza do ar

A limpeza é realizada pela secreção de muco e pela movimentação ciliar.

O muco produzido pelas células caliciformes e pelas glândulas acinares – mucosas da lâmina própria é denso e viscoso, e quando liberado na superfície, é disperso e movimentado pelos cílios das células cilíndricas.

As partículas aderidas e a movimentação ciliar intensa estimulam as terminações nervosas livres, desencadeando o reflexo do espirro. Outra possibilidade de eliminação é pelo próprio batimento dos cílios em direção ao vestíbulo, onde a camada de muco com as partículas resseca, ou à faringe, onde a secreção é deglutida.

Controle da temperatura e da velocidade

O controle da temperatura indiretamente determina a velocidade de circulação do ar na cavidade nasal.

O plexo erétil nasal tem circulação contracorrente, ou seja, o ar entra em uma direção e o sangue flui no sentido oposto; além disso, é uma rede venosa. Tais características, somadas à sua localização superficial e às paredes finas, permitem que a circulação sanguínea modifique o ar em contato com o epitélio por meio de sua vasodilatação ou vasoconstrição.

Quando inspiramos ar frio ou rico em partículas, há necessidade de maior contato com o epitélio para aumentar a limpeza, assim como diminuir a velocidade de circulação para que o contato seja efetivo. Nessas situações, pequenas artérias sofrem vasoconstrição, levando ao efeito rebote vasodilatador nas veias do plexo, proporcionando circulação mais lenta com aquecimento e diminuição da velocidade do turbilhonamento, aumentando a limpeza por contato.

Efeito rebote
Congestão; ingurgitamento com preenchimento do lúmen vascular por sangue

H·F Histologia em Foco

O "nariz entupido"

Congestão é um termo empregado para designar menor escoamento sanguíneo venoso, associado à vasodilatação. A congestão nasal ou "nariz entupido" ocorre quando o ar inspirado tem baixa temperatura ou excesso de partículas. Clinicamente, o fenômeno reflete na sensação de não ter ar circulante, porém, há circulação demasiadamente lenta.

Opções farmacológicas para essa reação são descongestionantes nasais com vasoconstritores. Porém, a utilização crônica indiscriminada desses medicamentos potencializa o efeito rebote, levando à atrofia da mucosa, com sensação de queimação pelo ar frio durante a inspiração. Ainda, a adaptação também atinge a área olfatória, na qual, gradualmente, há diminuição da olfação.

A sensação de ausência de ar na cavidade também pode ser observada quando circuladores de ar domésticos ou automotivos são regulados para aquecer o ambiente, fazendo com que o ar entre excessivamente quente no vestíbulo.

Controle da umidificação

A umidificação é determinada pela produção serosa das glândulas acinares presentes na lâmina própria. A secreção é fluida e liberada na superfície epitelial, ficando situada entre os cílios e camada de muco. A umidificação evita a desidratação da superfície, principalmente na região vestibular, pois há uma tendência natural do ar ressecar o epitélio.

O estímulo secretório seroso caracteriza clinicamente a coriza.

Seios paranasais
Cavidades aéreas intraósseas; são pareados e nomeados anatomicamente frontal, etmoidal, esfenoidal e maxilar

Os seios paranasais são revestidos pelo epitélio respiratório típico, que é mais fino e tem menos células caliciformes em relação ao revestimento da cavidade nasal.

Particularidades microscópicas da porção respiratória da cavidade nasal (Tabela 14.1) permitem o diagnóstico diferencial microscópico.

■ **Tabela 14.1** Particularidades microscópicas da cavidade nasal – porção respiratória.

- Suporte de tecido ósseo
- Cóanas projetadas em direção à luz
- Plexo erétil nasal

Faringe

A faringe está localizada entre a cóana inferior e a laringe; divide-se em três porções – nasofaringe, orofaringe e laringofaringe –, de acordo com suas inter-relações anatômicas.

Microscopicamente, o epitélio respiratório tem alturas variáveis e, nas áreas de atrito com o ar e próximas à orofaringe, pode apresentar-se pavimentoso estratificado.

A lâmina própria é formada por tecido conjuntivo frouxo com áreas focais densas e glândulas acinares mistas ocasionais. As fibras colágenas se fundem, gradualmente, ao epimísio da musculatura estriada esquelética, que circunda o órgão externamente.

A mucosa da região posterior da nasofaringe envolve a tonsila faríngea.

As tonsilas faríngeas são órgãos linfoides que participam da defesa contra antígenos inspirados que passaram pelo condicionamento do ar na mucosa.

Para identificação microscópica específica da nasofaringe, veja a Tabela 14.2.

Capítulo 14 ■ Sistema Respiratório

■ Tabela 14.2 Particularidade microscópica da nasofaringe.

• Suporte de tecido muscular estriado esquelético, fundido à lâmina própria

Laringe

A laringe dá início à conformação tubular da árvore respiratória.

Funções

Fonação
Emissão de fonemas por meio de movimentação muscular e vibrações de membranas mucosas; função associada ao sistema digestivo e ao sistema respiratório

A laringe, como parte do sistema respiratório, realiza a condução e o condicionamento do ar, porém, o órgão tem estruturas que lhe conferem outras funções.

A laringe é responsável também pela fonação devido à presença de dobras teciduais chamadas pregas vocais. O órgão também bloqueia fisicamente, por meio da epiglote, a entrada de partículas na luz respiratória no ato da deglutição, e desempenha função imunológica antigênica.

Características histológicas gerais

O epitélio de revestimento da laringe é variável em regiões específicas. Na porção da epiglote voltada para a luz respiratória e nas pregas vocais, o tecido é pavimentoso estratificado; nas demais superfícies, o epitélio é respiratório típico com batimento ciliar em direção à cavidade bucal. Nessa região, quando as terminações nervosas livres intraepiteliais são estimuladas, há desencadeamento do reflexo da tosse.

A lâmina própria de tecido conjuntivo frouxo apresenta ácinos mistos ocasionais e é rica em mastócitos.

H·F Histologia em Foco

Sentinela imunológica

A lâmina própria da laringe é uma das regiões no organismo com maior concentração de mastócitos, o que faz com que o órgão seja considerado uma "sentinela imunológica". A degranulação dessas células libera agentes responsáveis pela vasodilatação no início das reações inflamatórias. Porém, a degranulação maciça pode levar a consequências negativas caracterizando as reações anafiláticas. Dentre essas reações, destaca-se a atopia, uma alergia com predisposição familiar; desencadeada pelo contato com a partícula alérgena, que desencadeia aumento dos níveis séricos de IgE; os altos níveis de IgE culminam com a liberação de histamina e outros vasodilatadores, levando a edema intenso, aumento do volume do tecido e, consequentemente, constrição da luz disponível para o trânsito de ar.

O suporte é formado por peças de cartilagens hialinas e elásticas, anatomicamente nomeadas; dessas, a tireoide e a cricoide mantêm a luz regular estruturando firmemente a parede. As cartilagens são unidas por ligamentos e estão associadas intimamente por tecido muscular estriado esquelético.

Epiglote

Epiglote
Projeção da parede da laringe em direção à luz; uma superfície se volta para o sistema respiratório e a outra para o sistema digestivo

A epiglote é uma projeção da parede do órgão em direção à luz, com uma face voltada para o sistema respiratório e a outra para o sistema digestivo. Sua função é bloquear a entrada de partículas sólidas e líquidos no tubo respiratório a partir da mudança de posicionamento, como uma "cancela", no ato da deglutição. O desempenho é possível devido ao suporte de cartilagem

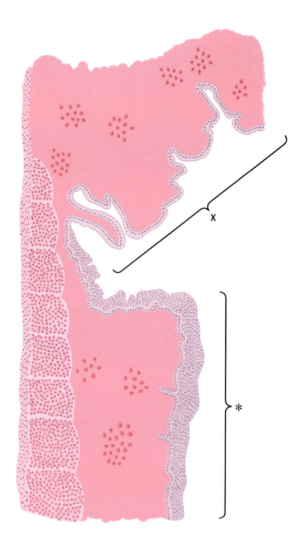

Figura 14.5 Epiglote. Luz do sistema respiratório (X). Luz do sistema digestivo (asterisco).

elástico associado à musculatura, que permite movimentação da epiglote em sentido vertical, na inspiração, e horizontal, na deglutição.

O revestimento epitelial da epiglote na porção voltada para a luz respiratória é típico, enquanto a área voltada para o tubo digestivo é revestida por epitélio pavimentoso estratificado. A lâmina própria não apresenta particularidades.

Identifique, no desenho esquemático da Figura 14.5, as características da mucosa da epiglote nas áreas voltadas para a luz do sistema respiratório e para a luz do sistema digestivo.

Pregas vocais

A laringe apresenta dois pares de dobras pregueadas, em direção à luz, denominadas **pregas vocais**, representadas na Figura 14.6.

O par superior representa as falsas pregas vocais e são dobras da mucosa, ou seja, do epitélio e da lâmina própria, enquanto o par inferior são as pregas vocais verdadeiras, suportadas por músculo estriado esquelético internamente à mucosa. Essas últimas, cujo movimento é voluntário devido à sua musculatura, controlam a frequência e a modulação do som, enquanto as falsas apenas tremulam com a passagem do ar, sendo intensamente movimentadas e distendidas em grandes esforços vocais.

Durante a inspiração, as pregas se encontram retraídas contra a parede e ficam totalmente separadas entre si; ao contrário, na expiração, o ar passa por elas e sai pela cavidade bucal, gerando sons.

Pregas vocais
Cordas vocais; evaginações da mucosa em direção à luz da laringe; podem ou não ter suporte de músculo estriado esquelético

Capítulo 14 ■ Sistema Respiratório   **261**

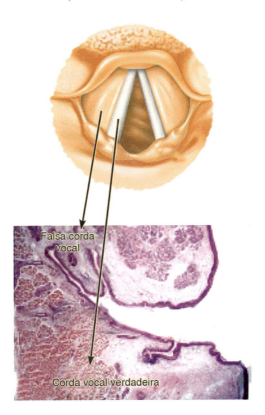

Figura 14.6 Pregas vocais. Falsas pregas vocais. Pregas vocais verdadeiras.

H·F   Histologia em Foco

Alterações nas cordas vocais

O revestimento das pregas vocais é epitelial pavimentoso estratificado não queratinizado. Em situações crônicas de esforço vocal, pode ocorrer hiperplasia epitelial com metaplasia, e surgimento de queratinização. Essa condição é conhecida como "calo" nas cordas vocais e torna o timbre de voz mais grave, "rouco".

Para identificação microscópica diferencial, veja na Tabela 14.3 as particularidades microscópicas da laringe.

■ **Tabela 14.3** Particularidades microscópicas da laringe.

- Presença de cartilagem elástica
- Cartilagens unidas por ligamentos formados por tecido conjuntivo denso modelado, o qual se funde ao epimísio de fibras musculares esqueléticas, que não chegam a formar camadas definidas, mas circundam intimamente as peças cartilaginosas

Traqueia

Caracterização histológica

A mucosa da traqueia não apresenta particularidades. Seu revestimento é formado por epitélio respiratório típico e a lâmina própria, de tecido conjuntivo frouxo, contém glândulas acinares mistas, menos numerosas à medida que nos aprofundamos na árvore respiratória.

Entre a lâmina própria e os tecidos submucosos, observa-se uma camada de tecido conjuntivo rica em fibras elásticas que forma a lâmina elástica. Como as fibras elásticas são irregulares e

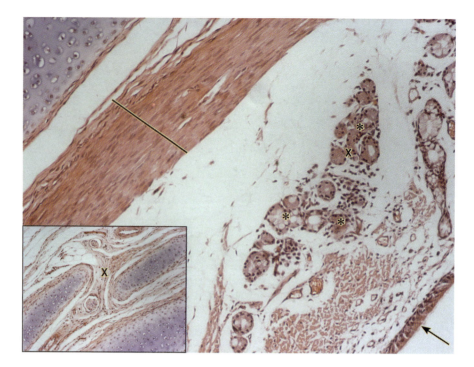

Figura 14.7 Traqueia. Epitélio respiratório típico (seta). Glândulas acinares (asteriscos). Musculatura lisa contínua (barra). Aumento original 400×. Coloração HE. Detalhe: músculo traqueal (X). Aumento original 250×. Coloração HE.

se coram pobremente em tom eosinofílico, em muitos cortes tem-se a falsa impressão de que essa camada não foi corada.

A submucosa exibe tecido conjuntivo denso não modelado, discreto, também com glândulas acinares mistas.

O suporte é formado por anéis de cartilagem hialina em forma de C ou ferradura, que podem ser palpados clinicamente na região cervical anterior. Esses anéis são unidos uns aos outros verticalmente pelo pericôndrio e, posteriormente, suas extremidades livres são estabilizadas por um feixe uniforme de tecido muscular liso, anatomicamente nomeado músculo traqueal. Ainda, externamente, é observado feixe contínuo de músculo liso, que acompanha externamente o órgão, bem como tecido fibroadiposo de sustentação, com feixes vasculonervosos, formando a adventícia de união ao esôfago e a outros tecidos adjacentes.

Tais características são mostradas na Figura 14.7. O epitélio respiratório típico é apoiado em lâmina própria com glândulas acinares. A lâmina elástica limita a mucosa e a submucosa e é apoiada por conjuntivo e musculatura lisa contínua. Observe, no detalhe, dobras do músculo traqueal que, às vezes, impedem a visualização do "C", fazendo com que as extremidades da cartilagem fiquem superpostas.

A Tabela 14.4 mostra, para identificação microscópica diferencial, as particularidades microscópicas da traqueia.

■ **Tabela 14.4** Particularidades microscópicas da traqueia.

- Presença da lâmina elástica
- Peças de cartilagem hialina em forma de "C" ou ferradura
- Camada de tecido muscular liso contínuo, envolvendo externamente o suporte cartilaginoso
- Menos evidente que as características de suporte, o epitélio tem diferenças discretas em comparação com o epitélio da cavidade nasal: os cílios são menos numerosos e, proporcionalmente, as células caliciformes acompanham essa redução

Brônquio extrapulmonar

O brônquio extrapulmonar também é caracterizado anatomicamente como brônquio primário. Histologicamente, é semelhante à traqueia, com diferenças extremamente discretas, como exemplos, a menor espessura do epitélio, menor diâmetro da luz e anéis de cartilagem mais estreitos, porém, ainda em formato de "C". Essas características começam a ficar mais evidentes quanto mais as estruturas se aproximam da porção respiratória e o observador consegue identificar essas nuances com o tempo de observação criteriosa.

H·F Histologia em Foco

Metaplasia associada ao tabagismo

O epitélio da porção mais distal da traqueia e da superfície dos brônquios sofre metaplasia quando agredido cronicamente. O agente etiológico mais comumente associado ao fenômeno é o cigarro. Pacientes tabagistas expõem o epitélio a agressões químicas e físicas, levando ao estímulo hiperplásico das células caliciformes, em uma boa intenção de aumentar a produção de muco para aumentar a limpeza, no condicionamento. Porém, a propriedade vasoconstritora do tabaco leva à atrofia dos cílios, inviabilizando a movimentação do muco, que ainda se encontra em excesso. A estagnação de muco desencadeia o reflexo espasmódico muscular com tosse crônica, além de gerar o hábito do pigarro, na tentativa de expulsar a secreção.

Pulmão

Lóbulo pulmonar
Segmento correspondente a toda a porção distal do bronquíolo terminal

Ácino pulmonar
Região correspondente a cada porção menor, associada individualmente a um bronquíolo respiratório

As estruturas tubulares que formam a segmentação intrapulmonar da árvore respiratória são as porções distais dos brônquios, os bronquíolos terminais e respiratórios e os alvéolos pulmonares. Esses últimos constituem o parênquima do órgão.

A compreensão da segmentação da árvore respiratória dentro do pulmão é de grande importância para o entendimento do conceito de lóbulo pulmonar e ácino pulmonar, ilustrados esquematicamente na Figura 14.8. O lóbulo é formado por uma porção suprida por um bronquíolo terminal, enquanto o ácino pulmonar compreende o parênquima suprido por um bronquíolo respiratório.

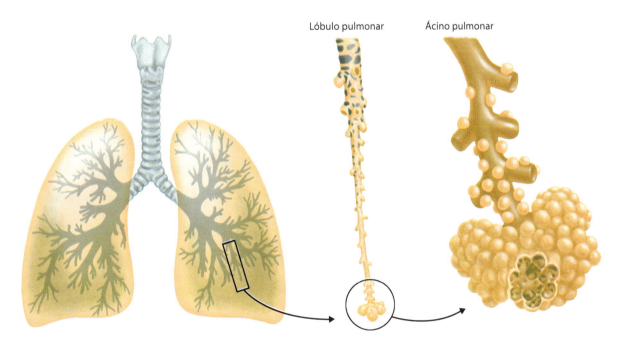

Figura 14.8 Lóbulo pulmonar composto pela porção distal do bronquíolo terminal e ácino pulmonar, correspondente a apenas um bronquíolo respiratório.

Histologia em Foco

Compreensão dos conceitos de lóbulo e ácino pulmonares

A caracterização da segmentação entre lóbulo pulmonar e ácino pulmonar, ilustrada na Figura 14.8, é utilizada como critério de referência fisiopatológica para doenças pulmonares, como o enfisema e a pneumonia, dentre outras.

Brônquio intrapulmonar

O brônquio intrapulmonar ou brônquio menor é dividido nas porções secundárias e terciárias. Cada ramificação secundária dá origem a um lobo pulmonar e se ramifica em terciária, formando segmentos broncopulmonares, separados uns dos outros por tecido conjuntivo frouxo.

O epitélio respiratório típico apresenta modificações graduais, com áreas de epitélio cilíndrico ciliado, alternando áreas estratificadas e simples.

A lâmina própria fica cada vez mais discreta à medida que a árvore se ramifica e as glândulas acinares mistas passam a ser encontradas espaçadamente, sendo bem menos numerosas do que na traqueia.

O suporte de cartilagem hialina, formado por peças em forma de "C", é substituído por peças isoladas; o tecido muscular liso está representado por feixes dispostos em espiral dupla. Essa organização faz com que os cortes, a cartilagem e o músculo sejam vistos intercalados e descontínuos.

Nos pontos de bifurcação dos brônquios, pode ser identificado tecido linfoide associado aos brônquios (BALT, do inglês *bronchus-associated lymphoid tissue*).

Observe as características da segmentação brônquica na Figura 14.9. Note que a luz dessa região é mais estreito em relação à traqueia, além de o epitélio e a lâmina própria serem mais discretos. Os feixes musculares são descontínuos, assim como as peças de cartilagem. O epitélio apresenta áreas pseudoestratificadas e cilíndricas simples.

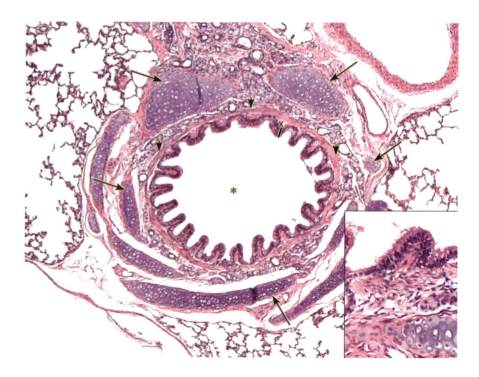

Figura 14.9 Brônquio intrapulmonar. Luz (asterisco). Epitélio (barra). Lâmina própria (X). Feixes musculares (cabeças de seta). Cartilagem hialina (setas). Aumento original 400×. Coloração HE. Detalhe: Epitélio brônquico. Aumento original 1.000×. Coloração HE.

H·F Histologia em Foco

Histopatologia brônquica na asma

Na asma, o epitélio brônquico pode sofrer metaplasia, com numerosas células cilíndricas produtoras de muco e diferenciação em células caliciformes. Ainda, o sarcolema das fibras musculares lisas apresenta receptores para neurotransmissores do sistema nervoso autônomo, que levam à contração patológica e estreitamento da luz.

Particularidades microscópicas do brônquio intrapulmonar (Tabela 14.5) permitem o diagnóstico diferencial microscópico.

■ **Tabela 14.5** Particularidades microscópicas do brônquio intrapulmonar.

- O epitélio começa a se modificar, passando de respiratório típico – pseudoestratificado – para cilíndrico estratificado e cilíndrico simples. Essa mudança é gradual, e os tipos epiteliais são encontrados intercalados
- O suporte de cartilagem diminui, sendo visto aqui como pedaços isolados e descontínuos
- A musculatura lisa é representada por feixes discretos que envolvem a estrutura tubular em espiral, e não em camada contínua, como na traqueia

Vale ressaltar que o epitélio se torna cada vez mais fino, dentro do próprio brônquio, e há uma tendência à diminuição do suporte de tecido duro cartilaginoso, assim como da musculatura.

Essas diferenças vêm ocorrendo gradualmente desde a cavidade nasal – em que a luz é ampla, com suporte ósseo e área inicial formada por epitélio pavimentoso estratificado – e se tornam bastante evidentes quando comparamos com o início das estruturas ramificadas intrapulmonares – com luz mais estreita e adelgaçamento geral das camadas teciduais, associada à diminuição dos tecidos de suporte.

As mudanças microscópicas remetem à função final do sistema respiratório, à troca gasosa por difusão, que jamais ocorreria através de camadas de secreção, epitélios espessos e suportes volumosos.

Bronquíolo terminal

Os bronquíolos terminais são a última porção da região condutora, daí a denominação "terminal".

Características histológicas

O epitélio é extremamente diversificado, não só ao longo do revestimento, mas entre amostras de indivíduos diferentes. Varia do cilíndrico estratificado ao cilíndrico simples, tornando-se gradualmente cúbico à medida que se aproxima da porção respiratória. Os cílios podem surgir ocasionalmente na membrana apical das células cilíndricas.

A lâmina própria, sem glândulas, é formada por duas camadas de fibras musculares lisas entrelaçadas a fibras elásticas. Como essas fibras são irregulares e pouco coradas em HE, tem-se a impressão de que há apenas fibras musculares, as quais se sobressaem. Não há suporte cartilaginoso.

Identifique as características histológicas da estrutura do bronquíolo terminal na Figura 14.10. A luz é estreita, e a estrutura geral da parede é delicada, sem suporte cartilaginoso. No detalhe, observe o epitélio de revestimento, com áreas intermediárias entre células altas e baixas, com cílios ocasionais.

266 Histologia Essencial

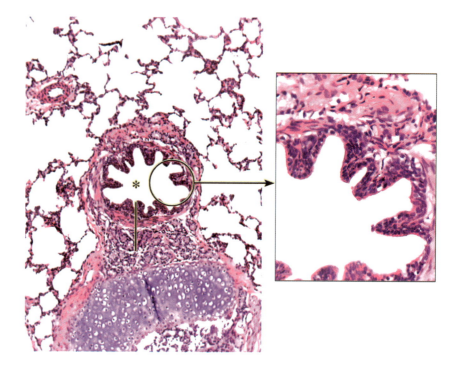

Figura 14.10 Bronquíolo terminal. Luz (asterisco). Parede bronquiolar (barra) Aumento original 250×. Coloração HE. Detalhe: Epitélio bronquiolar. Aumento original 1.000×. Coloração HE.

À medida que se ramifica, o bronquíolo perde a cartilagem hialina de suporte, até então responsável pela manutenção da luz. Ainda, os elementos responsáveis pela limpeza e umidificação – glândulas acinares mistas, células caliciformes e cílios – não estão mais presentes, pois desapareceram gradualmente.

> Tanto nos bronquíolos terminais quanto nos respiratórios, as funções de manutenção da luz e limpeza do ar – até então desempenhadas pela cartilagem e pelos cílios e células caliciformes – são substituídas pela presença de células de Clara e pelas células de poeira, respectivamente.

Células de Clara

As células de Clara localizam-se em meio às células cilíndricas ou cúbicas de revestimento. Sua visualização ideal deve ser feita em aumentos maiores, pois a célula se mistura às circunjacentes, de revestimento.

Essas células sintetizam, liberam e dispersam uma camada complexa de proteínas e fosfolipídios na superfície da mucosa – o surfactante; disperso na superfície epitelial, o surfactante reduz a tensão superficial na parede do tubo impedindo o colabamento da luz na expiração, diminui a força na inspiração, além de apresentar propriedades bactericidas.

Max Clara (1899 -1966)
Médico alemão que descreveu as células especializadas do epitélio respiratório

Surfactante
Complexo proteico formado por colesterol 50%, fosfolipídios 40% e proteínas diversas que estabilizam os fosfolipídios

H-F Histologia em Foco

Células de Clara e fibrose cística

Atualmente, o transporte de cloro pelas células de Clara vem sendo pesquisado e tem recebido atenção por sua possível influência na evolução clínica da fibrose cística.

Células de poeira

As células de poeira ou, do termo em inglês, *dust cell,* são macrófagos alveolares, derivados do sistema fagocitário mononuclear (SFM).

Capítulo 14 ■ Sistema Respiratório

Realizam a fagocitose de partículas, apresentam antígenos, sintetizam e liberam fatores de crescimento em lesões teciduais. Também por atividade fagocitária, removem a camada de surfactante para que ele seja renovado.

Quando repletos de partículas antigênicas inertes indigeríveis, essas células podem se fixar na lâmina própria cumulativamente, caracterizando o pulmão citadino. Ainda, podem ser transportadas para a luz e eliminadas por batimentos ciliares ou migrar para a luz dos vasos linfáticos e serem drenadas pela corrente linfática.

Pulmão citadino
Pulmão com níveis fisiológicos de impregnação por células de poeira, repletas de partículas intracitoplasmáticas de pigmentação enegrecida

H·F Histologia em Foco

Antracose pulmonar

Ao contrário do pulmão citadino, considerado fisiológico, a antracose é uma doença causada por níveis patológicos de impregnação parenquimatosa de células de poeira contendo partículas poluentes em seu citoplasma – fuligem, carvão, por exemplo.

As células de Clara e as células de poeira podem ser identificadas na Figura 14.11. As células de Clara são cúbicas altas, sem cílios e com microvilos discretos, dificilmente visualizáveis no preparo de rotina; o citoplasma é menos eosinofílico em relação às demais. As células de poeira são volumosas, irregulares e com citoplasma pouco corado; após atividade fagocitária, os grãos de poeira são observados como pontilhado negro intracitoplasmático.

H·F Histologia em Foco

Células de poeira e enfisema pulmonar

As células de poeira produzem elastase, com boa intenção de digerir partículas englobadas. Porém, no enfisema pulmonar, a proteína alfa-1-antitripsina que protege o suporte conjuntivo elástico da digestão enzimática, diminui significativamente, levando à distensão patológica das paredes bronquiolares e, mais profundamente, dos alvéolos, impedindo a respiração mecânica e, consequentemente, a renovação do ar presente na luz.

Elastase
Protease que quebra enzimaticamente a proteína elastina

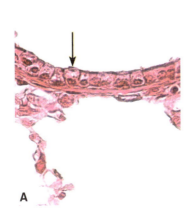 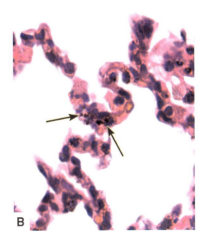

Figura 14.11 Células de Clara (A). Células de poeira (B). Aumento original 1.000×. Coloração HE.

Histologia em Foco

Bloqueadores colinérgicos

Nos bronquíolos terminais podem ser encontrados aglomerados celulares – os corpos neuroepiteliais, formados por fibras colinérgicas com receptores para acetilcolina, estimulador da contração muscular – essas estruturas são importantes na asma, pois o uso de bloqueadores colinérgicos inibe o mecanismo contrátil.

Para identificação microscópica diferencial, veja na Tabela 14.6 as particularidades microscópicas do bronquíolo terminal.

■ **Tabela 14.6** Particularidades microscópicas do bronquíolo terminal.

- O epitélio de revestimento varia entre o cilíndrico e o cúbico
- Os cílios são ocasionais
- Em meio às células de revestimento, estão presentes as células de Clara e as células de poeira
- Não são encontradas glândulas
- Os tecidos de suporte epitelial são formados por fibras elásticas e duas camadas de músculo liso
- Não há suporte cartilaginoso

Bronquíolos respiratórios

Esses bronquíolos estão presentes no início da porção respiratória; as ramificações ficam cada vez mais numerosas e a luz mais estreita – o que permite, funcionalmente, menor velocidade de circulação do ar e maior superfície de contato.

O epitélio continua seguindo a tendência já observada nas segmentações anteriores, ficando cada vez mais baixo. O revestimento apresenta áreas de células cúbicas baixas em maioria, entremeadas a algumas ainda altas, com células de Clara entre elas. Não são encontrados cílios na superfície apical.

A lâmina própria, composta anteriormente por fibras elásticas escassas, desaparece nas porções distais.

Fibras musculares lisas permanecem apenas ao redor dos capilares, extremamente abundantes, quanto mais ramificada a estrutura respiratória.

As características do bronquíolo respiratório podem ser observadas na Figura 14.12: revestimento de epitélio cúbico baixo, sem cílios, e suporte constituído por fibras musculares isoladas.

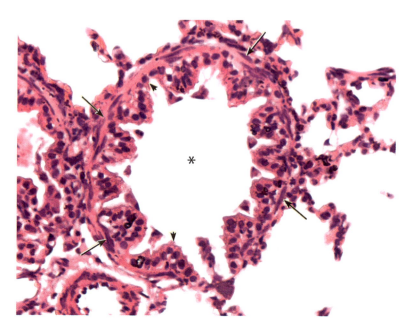

Figura 14.12 Bronquíolo respiratório. Luz (asterisco). Epitélio (cabeças de seta). Fibras musculares (setas). Aumento original 400×. Coloração original HE.

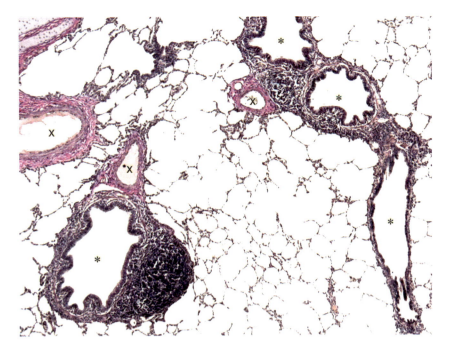

Figura 14.13 Pulmão. Inter-relação entre árvore respiratória (asterisco) e sistema circulatório (X). Aumento original 250×. Coloração histoquímica reticulina contracorada com eosina.

O sistema circulatório acompanha toda a ramificação respiratória, como pode ser observado na Figura 14.13. Como o calibre vascular acompanha o diâmetro dos tubos respiratórios, deve-se observar o tipo de epitélio de revestimento para diferenciação correta das estruturas.

Para identificação microscópica diferencial, veja na Tabela 14.7 as particularidades microscópicas do bronquíolo respiratório.

■ **Tabela 14.7** Particularidades microscópicas do bronquíolo respiratório.

- O epitélio de revestimento varia entre o cúbico alto e baixo
- Não são identificados cílios
- Não há suporte evidente de fibras elásticas
- As fibras musculares persistem apenas ao redor dos capilares, que acompanham a estrutura respiratória
- Nas porções distais, em cortes longitudinais, podem ser identificadas as aberturas que marcam a entrada para os alvéolos, em fundo cego.

Ducto alveolar, saco alveolar e alvéolos

Cada bronquíolo respiratório, com estrutura tubular redonda, é interrompido espaçadamente, sempre nas porções distais, por aberturas semelhantes a corredores (os ductos alveolares) com diversas portas (sacos alveolares) que se abrem para quartos sem janela (alvéolos).

Compreenda a disposição e organização dessas estruturas na Figura 14.14. O ducto alveolar é contínuo à luz do bronquíolo respiratório e termina no átrio. Os alvéolos terminam em fundo cego, únicos ou sacos alveolares.

Ducto alveolar

O ducto é contínuo com a luz do bronquíolo respiratório. O epitélio que reveste essa região é, alternadamente, cúbico baixo e pavimentoso simples. O suporte de feixes de músculo liso ao redor dos capilares sanguíneos, semelhante ao arranjo bronquiolar, está presente apenas nas áreas mais proximais.

Os ductos se abrem nos sacos alveolares ou em alvéolo único.

Saco alveolar e átrio alveolar

Os sacos alveolares são o conjunto de alvéolos, que se abrem em uma área ampla em comum, ao fim do duto. Esse espaço no qual as luzes individuais de cada alvéolo se encontram é o átrio alveolar.

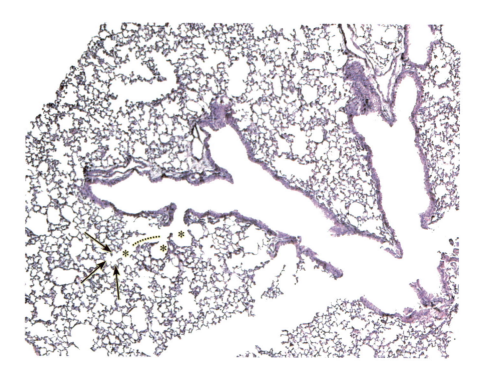

Figura 14.14 Ducto alveolar, saco alveolar e alvéolos. Ducto alveolar (linha tracejada). Átrio (asterisco). Saco alveolar (setas). Aumento original 250×. Coloração HE.

Alvéolos e septos alveolares

Os alvéolos são as unidades funcionais do pulmão e formam a massa estrutural acinar; em conjunto, formam o parênquima do órgão e são responsáveis pela consistência esponjosa do pulmão, clinicamente.

A estrutura histológica do alvéolo pulmonar envolve:

- *Pneumócitos tipo I*: ocupam 96% da superfície alveolar; são células de revestimento pavimentoso simples, também chamadas de células alveolares tipo I ou células pavimentosas alveolares; essa célula, apesar da origem epitelial, não é capaz de atividade mitótica. Além de revestimento, tem a função de participar da barreira hematoaérea ou membrana respiratória.

A membrana respiratória é formada por extensões citoplasmáticas do pneumócito tipo I (PI), extensões citoplasmáticas do endotélio capilar, a lâmina basal dessas duas células fundidas e, por contato, a membrana celular da hemácia. Observe, na Figura 14.15, os elementos que compõem a estrutura; o sentido das setas para compreensão da direção de passagem dos gases.

Além de possibilitar a respiração gasosa por difusão de O_2 e CO_2 em um mecanismo dependente de anidrase carbônica, a estrutura é responsável pelo equilíbrio do pH sanguíneo.

Os alvéolos são porções terminais da árvore respiratória, em fundo cego, exceto pela presença dos poros de Konh.

- *Pneumócitos tipo II*: apesar de mais numerosas do que os pneumócitos tipo I, essas células ocupam 4% da superfície epitelial; localizadas nas áreas de angulação entre os septos alveolares adjacentes, são células cúbicas simples, também chamadas de células septais ou células alveolares tipo II. Além de revestimento, sintetizam o surfactante, visto que na parede alveolar as células de Clara não estão presentes. Para dispersar o surfactante, têm microvilos curtos associados às lamelas intracitoplasmáticas que substituem a função dos cílios; além da síntese e liberação do complexo proteico, realizam fagocitose do próprio surfactante para sua renovação, além de entrar em atividade mitótica para repor a si mesmas e ao pneumócito tipo I.

Estudos recentes sugerem que existem duas populações de pneumócitos tipo II – uma responsável pela produção do surfactante e outra pela renovação celular; possivelmente, o mesmo ocorre com as células de Clara, no epitélio bronquiolar. Essas populações, no entanto, são morfologicamente indistinguíveis.

Anidrase carbônica
Enzima que participa do transporte de CO_2 e do controle do pH sanguíneo

Poros de Konh
Aberturas interalveolares que, possivelmente, proporcionam vias de condução aérea alternativas em casos de obstruções circunjacentes

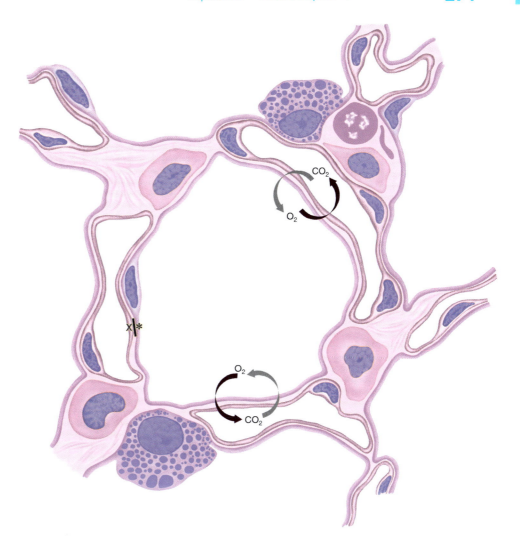

Figura 14.15 Barreira hematoaérea. Extensões citoplasmáticas do PI (asterisco). Extensões citoplasmáticas do endotélio capilar (X). Lâminas basais fundidas (barra).

O tecido de sustentação está ausente na parede alveolar ou representado por fibras reticulares e elásticas isoladas, com fibroblastos ocasionais.

Os capilares sanguíneos e linfáticos, sem conjuntivo circundante, formam um extenso plexo em torno da parede alveolar, e as células de poeira persistem.

O septo alveolar é formado por uma fibra muscular lisa interposta entre duas paredes alveolares contíguas. Veja na Figura 14.16 a parede alveolar e o septo.

H·F Histologia em Foco

Síndrome da angústia respiratória aguda (SARA)

As células de Clara e os pneumócitos tipo II se diferenciam nas últimas semanas de gestação. Em prematuros, a falta de surfactante por falta de amadurecimento dessas células pode levar à condição patológica denominada síndrome da angústia respiratória aguda (SARA), com áreas de restrição da luz e possível colabamento das paredes bronquiolares e alveolares.

As particularidades microscópicas do bronquíolo terminal, que permitem identificação microscópica diferencial, podem ser vistas na Tabela 14.8.

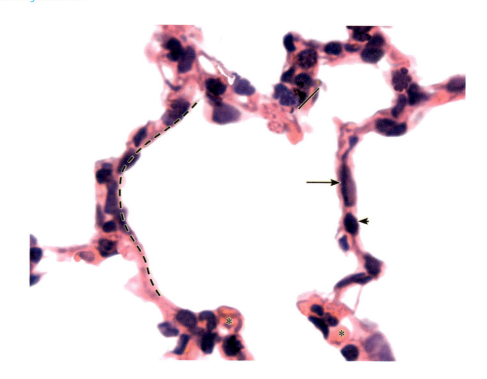

Figura 14.16 Parede e septo alveolar. Pneumócito tipo I (seta). Pneumócito tipo II (cabeça de seta). Capilar sanguíneo (asterisco). Célula de poeira (barra). Septo (linha tracejada). Aumento original 1.000×. Coloração HE.

Pleura
Serosa formada por epitélio pavimentoso simples com suporte fibroelástico

Líquido pleural
Fluido seroso produzido por células epiteliais da pleura; diminui o atrito na respiração mecânica

■ **Tabela 14.8** Particularidades microscópicas do alvéolo.

- O epitélio de revestimento tem, alternadamente, células pavimentosas (pneumócito tipo I) e cúbicas (pneumócito tipo II)
- O suporte é reduzido a uma fibra muscular lisa, ao redor dos capilares sanguíneos, que acompanham o trajeto da parede alveolar
- Terminam em fundo cego, exceto pelos poros de Kohn, de difícil identificação devido às incidências de corte.

A pleura é dividida em pleura visceral – em contato com o parênquima pulmonar, e pleura parietal – unida às estruturas da caixa torácica por feixes elásticos.

A riqueza da pleura em fibras elásticas permite que essa camada serosa seja identificada microscopicamente como estrutura discreta, pouco corada eosinofilicamente, muitas vezes associada a tecido adiposo unilocular. Além de revestir externamente o órgão, as células epiteliais pleurais secretam o líquido pleural, liberado entre as pleuras visceral e parietal.

RESUMO

- O sistema respiratório tem como objetivo a troca entre O_2 e CO_2
- Os órgãos do sistema respiratório são divididos em porção condutora (cavidade nasal, nasofaringe, laringe, traqueia, brônquios e porção proximal dos bronquíolos) e porção respiratória (porção mais distal dos bronquíolos e alvéolos)
- A porção condutora do sistema respiratório conduz e condiciona o ar inspirado, preparando-o para a troca gasosa
- A cavidade nasal é dividida em três regiões: o vestíbulo, na porção anterior, e as áreas olfatória e respiratória, na porção posterior
- As cóanas são responsáveis pelo aumento da superfície de contato e pelo turbilhonamento do ar
- O condicionamento do ar envolve a limpeza, o controle da velocidade de turbilhonamento e de circulação, o controle da temperatura e da umidade

- O epitélio respiratório típico constitui o revestimento de toda a porção condutora, com exceção dos bronquíolos terminais. Esse epitélio é pseudoestratificado, formado por diversos tipos celulares: células cilíndricas ciliadas, células cilíndricas com microvilos, células caliciformes, linfócitos intraepiteliais, células basais e células de Kulchitsky
- A lâmina própria da região respiratória da cavidade nasal guarda o plexo erétil, responsável pelo controle da temperatura e da velocidade do ar
- São particularidades microscópicas da cavidade nasal – porção respiratória: suporte de tecido ósseo, cóanas projetadas em direção à luz e presença do plexo erétil nasal
- A faringe está localizada entre a cóana inferior e a laringe; divide-se em três porções – a porção relacionada com o sistema respiratório é a nofaringe. Sua particularidade microscópica é

o suporte de tecido muscular estriado esquelético, fundido à lâmina própria

- A laringe dá início à conformação tubular da árvore respiratória. É responsável pela fonação, bloqueia a entrada de partículas na luz respiratória e é uma sentinela imunológica. Suas particularidades microscópicas são a presença de peãs de cartilagem elástica e cartilagens unidas por ligamentos formados por tecido conjuntivo denso modelado, que se funde ao epimísio de fibras musculares esqueléticas

- A traqueia tem como particularidades microscópicas a presença da lâmina elástica, peças de cartilagem hialina em forma de "C" e tecido muscular liso contínuo. O epitélio respiratório, em comparação com o epitélio da cavidade nasal, tem cílios menos numerosos e, proporcionalmente, menos células caliciformes

- O brônquio extrapulmonar (brônquio primário) é histologicamente semelhante à traqueia

- As estruturas intrapulmonares são representadas pelas ramificações distais dos brônquios, os bronquíolos terminais e respiratórios e os alvéolos pulmonares, que formam o parênquima do órgão

- O brônquio intrapulmonar (brônquio menor) tem como particularidades microscópicas mudanças epiteliais (passando do epitélio respiratório típico para o cilíndrico estratificado e o cilíndrico simples), suporte de cartilagem em pedaços isolados e descontínuos, feixes de músculo liso em dupla espiral ao redor do tubo

- Os bronquíolos terminais são a última porção da região condutora. Suas particularidades envolvem epitélio variável entre o cilíndrico e o cúbico, com cílios ocasionais; presença de células de Clara e de células de poeira; não existem glândulas. O suporte

é formado por fibras elásticas e duas camadas de músculo liso, sem cartilagem

- As células de Clara sintetizam, liberam e dispersam o surfactante

- As células de poeira são macrófagos alveolares, derivados do SFM, que realizam fagocitose, apresentação de antígenos, síntese e liberação de fatores de crescimento

- Os bronquíolos respiratórios têm como características particulares: epitélio de revestimento variável entre o cúbico alto e baixo, sem cílios, sem suporte elástico e com fibras musculares apenas ao redor dos capilares

- Os bronquíolos respiratórios se abrem em ductos alveolares, cuja luz termina nos sacos alveolares ou em um único alvéolo

- Os alvéolos são as unidades funcionais do pulmão. Sua parede é formada pelo pneumócito tipo I, pneumócito tipo II, capilar sanguíneo e células de poeira

- O pneumócito tipo I é uma célula pavimentosa simples que participa da barreira hematoaérea ou membrana respiratória

- A barreira hematoaérea é formada por extensões citoplasmáticas do PI, extensões citoplasmáticas do endotélio capilar, a lâmina basal dessas duas células fundidas e, por contato, a membrana celular da hemácia

- O pneumócito tipo II é uma célula cúbica simples, que sintetiza o surfactante, faz fagocitose e é responsável pela renovação celular

- São particularidades microscópicas dos alvéolos pulmonares: o epitélio de revestimento formado por células pavimentosas (pneumócito tipo I) e cúbicas (pneumócito tipo II); suporte reduzido a uma fibra muscular lisa; e porção distal em fundo cego.

AUTOAVALIAÇÃO

14.1 Cite as modificações pelas quais o sistema respiratório passa da cavidade nasal aos alvéolos, com relação aos critérios: tipo de epitélio, presença de glândulas na lâmina própria, suporte de tecido duro, ramificações e diâmetro da luz.

14.2 Descreva o epitélio respiratório típico.

14.3 O que é o condicionamento de ar? Em qual área do sistema respiratório essa função é mais intensa e evidente?

14.4 Descreva a estrutura microscópica da traqueia.

14.5 Como diferenciamos, ao microscópio óptico, o brônquio intrapulmonar dos bronquíolos?

14.6 Descreva a parede alveolar.

14.7 Quais são os elementos que compõem a barreira hematoaérea?

14.8 Qual é ou quais são as funções das células de Clara?

14.9 Qual é ou quais são as diferenças microscópicas entre as pregas vocais falsas e verdadeiras? Onde essas estruturas se localizam?

14.10 O que é a epiglote? Qual é sua localização e função?

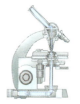

15

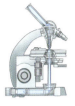

Sistema Digestivo

Objetivos de estudo, *276*
Palavras-chave, *276*
Introdução, *277*
Porção vestibular, *277*
Trato digestivo superior, *291*
Trato digestivo inferior, *300*
Órgãos anexos, *308*
Resumo, *319*
Autoavaliação, *320*

Objetivos de estudo

Conhecer a divisão anatômica e os componentes do sistema digestivo

Saber quais são os elementos histológicos da cavidade bucal propriamente dita e diferenciar a mucosa bucal nas diversas regiões

Identificar e saber descrever histologicamente as regiões labiais ao microscópio

Conhecer a estrutura histológica da mucosa especializada do dorso da língua e do ventre lingual e saber descrevê-las histologicamente

Conhecer as bases morfológicas da odontogênese e os elementos histológicos que formam os dentes

Reconhcer os elementos que compõem a estrutura geral do tubo digestivo

Identificar histologicamente o esôfago e saber sua função

Identificar o estômago, saber diferenciar e descrever histologicamente cárdia, corpo/fundo e piloro

Caracterizar histofisiologicamente as glândulas cárdicas, fúndicas e piloricas

Identificar e descrever histologicamente o intestino e diferenciar duodeno, jejuno-íleo, reto, apêndice e canal anal

Caracterizar histofisiologicamente as glândulas de Lieberkühn

Caracterizar histologicamente as glândulas salivares maiores

Reconhecer histologicamente o fígado e compreender a estrutura do lóbulo hepático e seus componentes. Compreender sua função

Compreender a estrutura do ácino pancreático e reconhecer o órgão ao microscópio

Identificar microscopicamente a vesícula biliar e compreender sua função

Correlacionar o conhecimento histológico básico com suas principais associações clínicas

Palavras-chave

Ácino pancreático	Ducto estriado	Intestino grosso
Ameloblasto	Ducto intercalar	Lábio
Apêndice cecal	Enterócitos	Língua
Assoalho bucal	Esmalte	Lóbulo hepático
Borda vermelha do lábio	Espaço de Disse	Mucosa bucal
Canal anal	Espaço de Kiernan	Odontoblasto
Canal de Hering	Espaço porta	Odontogênese
Canalículo biliar	Estômago	Palato
Cápsula de Glisson	Fossetas gástricas	Papila dentária
Cavidade bucal	Glândula cárdica	Papila lingual
Célula acinar	Glândula de Brünner	Parótida
Célula centroacinar	Glândula de Lieberkühn	Periodonto
Célula de Ito	Glândula fúndica	Plexo de Auerbach
Célula de Kupffer	Glândula pilórica	Plexo de Meissner
Célula M	Glândula sublingual	Polpa
Célula parietal	Glândula submandibular	Rizogênese
Células de Paneth	Glândulas salivares maiores	Seio de Rokitansky-Aschoff
Células principais	Glândulas salivares menores	Sinusoide hepático
Cemento	Grânulos de zimogênio	Trabéculas de Remak
Cementoblasto	Hepatócito	Tríade hepática
Dente	Hiato esofágico	Tríade porta
Dentina	Hiato pilórico	Ventre lingual
Dorso da língua	Intestino delgado	Vilosidades intestinais

Introdução

O sistema digestivo começa seu desenvolvimento por volta da terceira semana embrionária, a partir de proliferações celulares endodérmicas, mesodérmicas e ectodérmicas, separadas, a princípio, por membranas. Posteriormente, essas membranas sofrem apoptose, permitindo que os diversos órgãos terminem seu amadurecimento comunicando-se por meio de luz em comum. Esses segmentos distintos primordiais, representados na Figura 15.1, dão origem à divisão anatômica do sistema digestivo.

Os órgãos que constituem o sistema digestivo (Figura 15.2) são separados anatomicamente em:

- *Porção vestibular*: cavidade bucal propriamente dita; mucosa bucal; dentes; periodonto; língua; e orofaringe
- *Porção superior*: esôfago e estômago
- *Porção inferior*: intestinos (delgado e grosso).

Ainda fazem parte do trato digestivo órgãos anexos associados anatomicamente e funcionalmente ao tubo: glândulas salivares, pâncreas, fígado e vesícula biliar.

Os órgãos que formam o sistema digestivo encontram-se representados esquematicamente na Figura 15.2.

Porção vestibular

Lábio

Embora haja uma associação errônea do lábio como sendo apenas a região avermelhada que caracteriza o órgão de maneira mais marcante, o lábio envolve toda a região apoiada internamente pelo músculo nomeado anatomicamente orbicular do lábio.

Estruturalmente, o lábio é dividido em uma região de pele labial, externamente, a borda vermelha do lábio, que destaca o aspecto anatômico do órgão, e a mucosa bucal labial, internamente.

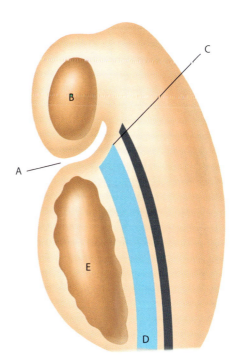

Figura 15.1 Segmentos primordiais do sistema digestivo. Estomódio (A). Placa neural (B). Membrana bucofaríngea (C). Intestino anterior (D). Eminência cardíaca (E).

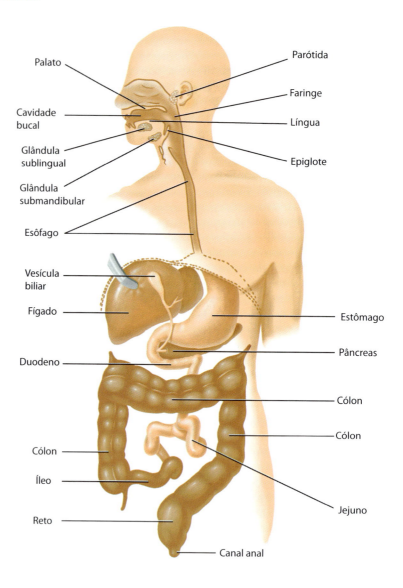

Figura 15.2 Órgãos do sistema digestivo.

A pele labial apresenta características histológicas típicas, sem particularidades em relação à pele das demais regiões anatômicas.

A epiderme é formada por epitélio de revestimento do tipo estratificado pavimentoso com queratina delgada, apoiada sobre derme papilar de tecido conjuntivo propriamente dito frouxo e derme reticular, cujo tecido se torna gradualmente denso não modelado. A hipoderme é discreta; na derme e na hipoderme são encontrados os anexos epidérmicos típicos – glândulas sebáceas, glândulas sudoríparas e folículos pilosos.

H·F Histologia em Foco

Folículos pilosos da face masculina

Os folículos pilosos da pele labial e áreas circunjacentes se tornam especialmente bem desenvolvidos – mais volumosos e mais numerosos – em indivíduos do sexo masculino, após a puberdade, por ação da testosterona. Esses anexos dão origem aos pelos faciais que caracterizam o bigode e a barba.

Capítulo 15 ■ Sistema Digestivo **279**

A borda vermelha do lábio é revestida por epitélio mais celular em relação à pele, porém a queratina é mais delgada e compacta, refletindo menor descamação. O conjuntivo subjacente não apresenta anexos ou outras glândulas e é intensamente irrigado e inervado; os vasos sanguíneos são superficiais e apresentam luz ampla, conferindo a coloração avermelhada dessa região observada clinicamente; a inervação é constituída por rede de terminações nervosas livres que conferem extrema sensibilidade à região.

Borda vermelha do lábio
Região de transição entre pele, externamente, e mucosa, internamente

H·F   Histologia em Foco

A borda vermelha do lábio

Visto que não há suor, sebo, muco nem presença de pelos na borda vermelha, essa região se torna mais exposta a agressões do meio externo. A área é especialmente sensível a baixas temperaturas quando, na tentativa de aumentar a proteção, há aumento da produção de queratina. A presença dessa camada córnea, porém, resulta em menor distensão e maleabilidade dessa borda durante a movimentação labial, provocando as fissuras conhecidas popularmente como "rachaduras de frio".

Ainda, a exposição à radiação solar, principalmente no lábio inferior, é uma das principais causas de distúrbios de diferenciação celular, fazendo com que a borda vermelha do lábio inferior seja uma das áreas anatômicas de maior incidência de carcinoma nos países tropicais.

Grânulos de Fordyce
Glândulas sebáceas ectópicas, identificadas clinicamente como pápulas amarelas de alguns milímetros de diâmetro ou menos, sem significado clínico

John Addison Fordyce (1858-1925)
Dermatologista americano, exerceu medicina na Europa. Descreveu diversas síndromes com manifestações dermatológicas, bem como alterações e lesões epidérmicas

A mucosa labial, na porção interna do lábio, está em contato com a superfície denominada vestibular dos dentes anteriores. O revestimento epitelial é do tipo estratificado pavimentoso não queratinizado. A lâmina própria apresenta glândulas salivares menores, denominadas glândulas labiais; ocasionalmente pode exibir grânulos de Fordyce.

Todo o órgão é apoiado estruturalmente por músculo estriado esquelético anatomicamente nomeado orbicular do lábio, que, por meio da movimentação voluntária, participa da apreensão alimentar e da fonação.

A transição entre pele e mucosa observada nesta região é identificada e compreendida mais facilmente em amostras cortadas no sentido sagital, como na Figura 15.3.

Para identificação microscópica diferencial, apresentamos na Tabela 15.1 as particularidades microscópicas do lábio.

Mucosa bucal

A cavidade bucal propriamente dita é revestida, em todas as regiões, por mucosa constituída por revestimento epitelial do tipo pavimentoso estratificado e lâmina própria formada por tecido conjuntivo frouxo intensamente vascularizado; porém, conforme a localização anatômica, essa estrutura básica pode apresentar particularidades.

Particularidades da mucosa bucal

Apesar de as mucosas serem superfícies úmidas, geralmente não queratinizadas, as áreas da mucosa bucal que entram em contato direto com o alimento ingerido – mucosa gengival alveolar, palato duro e dorso da língua – apresentam fisiologicamente revestimento epitelial queratinizado.

Essa característica excepcional – superfície mucosa queratinizada – se deve ao contato contínuo dessas regiões com agentes térmicos, mecânicos, físicos e químicos, fazendo com que o epitélio realmente necessite de proteção extra.

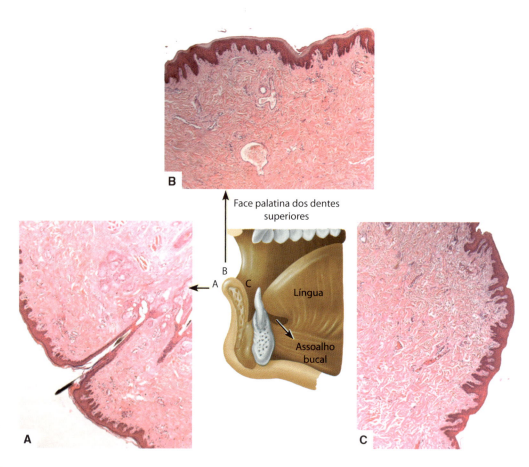

Figura 15.3 Lábio. Pele labial (A). Borda vermelha do lábio (B). Mucosa labial (C). Corte sagital. Coloração HE. Aumento original 250×.

Mucosa jugal
Mucosa de revestimento da área cujo apoio anatômico inclui o coxim adiposo das bochechas e que se encontra em contato com a superfície vestibular dos dentes posteriores

Linha alba
Linha de queratinização reacional, observada na área de oclusão dentária, na mucosa jugal; macroscopicamente como faixa branca e estreita, sem significado clínico

Mucosa alveolar
Mucosa que reveste a região óssea alveolar da mandíbula e da maxila, no qual estão localizados os alvéolos dentários

Mucosa jugal

A mucosa jugal é revestida por epitélio não queratinizado e a sua lâmina própria é repleta de glândulas salivares menores, além de, ocasionalmente, glândulas sebáceas ectópicas.

Ocasionalmente, a linha alba pode ser observada na superfície correspondente à oclusão dentária.

Mucosa alveolar

A mucosa alveolar é constituída por epitélio de revestimento queratinizado. A lâmina própria é menos vascularizada e contém quantidade menor de glândulas salivares em relação à mucosa jugal e labial. Ainda, a mucosa se apoia sobre periósteo do osso alveolar.

Palato

O palato duro é contínuo à mucosa alveolar maxilar e apresenta características em comum com essa região, como a queratinização epitelial e o suporte ósseo. Porém, o volume de lâ-

■ **Tabela 15.1** Particularidades microscópicas do lábio.

- *Características microscópicas*
  ° Em aumentos panorâmicos, o corte exibe a transição de pele e mucosa em que deve ser identificada a mudança do epitélio pavimentoso estratificado quanto à queratinização e modificação nos componentes do tecido conjuntivo subjacente
  ° A mucosa labial apresenta glândulas labiais na lâmina própria
  ° A borda vermelha, que não apresenta anexos epidérmicos nem glândulas, tem epitélio queratinizado, cujo padrão de deposição é diferente do da pele
  ° O suporte do órgão é formado por músculo estriado esquelético
- *Principais identificações diferenciais*
  ° Esôfago
  ° Mucosa vaginal
  ° Palato
  ° Vestíbulo nasal

mina própria no local é destacadamente menor do que nas demais regiões mucosas, estando o epitélio quase que apoiado diretamente sobre o periósteo fibroso.

O palato mole, que limita a cavidade bucal em sua porção superior posterior, não tem revestimento queratinizado e, ao contrário do palato duro, tem lâmina própria abundante e intensamente vascularizada. O suporte dessa área palatal é formado por tecidos moles que contêm feixes isolados de músculo estriado esquelético, contínuos até a orofaringe, o que permite movimentação voluntária dessa região.

Assoalho bucal

Assoalho bucal
Região situada abaixo da língua, em contato direto com a região ventral desse órgão

O assoalho bucal exibe epitélio de revestimento não queratinizado e a lâmina própria, apoiada sobre o osso mandibular, intensamente irrigada por plexos venosos.

H·F **Histologia em Foco**

Vascularização do assoalho bucal

A vascularização do assoalho bucal é importante na difusão rápida de fármacos administrados por via sublingual; por outro lado, neoplasias malignas que surgem primariamente nessa região têm nutrientes disponíveis para seu crescimento, além de as células malignas terem à disposição fácil acesso a vias de disseminação sistêmica.

Língua

Anatomicamente, a língua é dividida em corpo, dorso, base e ventre. Histologicamente, o dorso e o ventre lingual merecem destaque por serem caracteristicamente diferentes.

Dorso da língua

O dorso da língua apresenta mucosa denominada mucosa especializada do dorso da língua. O epitélio de revestimento e a porção superficial da lâmina própria dessa camada formam projeções chamadas, em conjunto, de papilas linguais.

Existem quatro tipos de papilas linguais – filiformes, fungiformes, foliáceas e circunvaladas, nomeadas de acordo com seu formato; no entanto, exibem também diferenças microscópicas e funcionais entre si.

Papilas filiformes

Papila filiforme
Papila lingual com formato de 'filete' ou chama de vela

A papila filiforme é a mais numerosa e mistura, mecanicamente, a saliva com o alimento durante a mastigação, auxiliando a diluição das partículas para desencadear o estímulo gustativo. Como sofre atrito no desempenho de sua função, toda sua superfície é queratinizada.

H·F **Histologia em Foco**

Modificações nas papilas filiformes

As papilas filiformes podem sofrer hiperqueratinização quando mal higienizadas, em processos infecciosos febris ou quando agredidas cronicamente, levando a um quadro denominado saburrose. Ainda, em idosos na fase senil, podem sofrer atrofia, conferindo à superfície lingual um aspecto liso e homogêneo.

Papilas fungiformes

Papilas fungiformes
Papilas linguais que têm forma de cogumelo, sendo mais estreitas na base e largas na região apical

As **papilas fungiformes** têm função predominantemente mecânica e participam ocasionalmente da gustação, pois podem apresentar botões gustativos ao longo da faixa epitelial. O epitélio de revestimento dessas papilas apresenta queratinização, exceto naquelas áreas que contêm botões gustativos, visto que a queratina seria uma barreira ao estímulo nervoso sensorial.

Papilas foliáceas

Papilas foliáceas
Papilas linguais que têm forma de folha; em sua base é observada invaginação do epitélio em direção à lâmina própria

As **papilas foliáceas** são pouco desenvolvidas em mamíferos; apresentam função gustativa, sendo, portanto, queratinizadas apenas em sua superfície apical.

Papilas circunvaladas

Papilas circunvaladas
São papilas linguais que, ao contrário das demais, são totalmente formadas por invaginação epitelial em direção à lâmina própria; a invaginação origina um sulco que circunda toda a estrutura e dá a sua denominação

As **papilas circunvaladas** são as mais significativas para a gustação e, assim como as papilas foliáceas, são queratinizadas apenas em sua superfície apical.

A localização anatômica e a caracterização histológica das papilas linguais estão representadas na Figura 15.4. Além do formato típico de cada papila, observe a estrutura geral composta por epitélio de revestimento e lâmina própria escassa apoiada sobre volumosa camada de músculo estriado esquelético, com feixes orientados em várias direções.

As regiões das papilas linguais com função gustativa são revestidas por neuroepitélio rico em receptores nervosos – os botões gustativos.

Microscopicamente, o botão gustativo é oval e, por ser pouco corado, destaca-se em meio ao epitélio de revestimento típico, no qual a estrutura se insere.

Por se tratar de estruturas neuroepiteliais, os botões gustativos foram descritos no Capítulo 10, *Sistema Nervoso*, assim como a histofisiologia da gustação.

A lâmina própria que apoia as papilas linguais é escassa e penetra os feixes de músculo estriado esquelético que formam o corpo da língua.

A musculatura estrutural da língua é bastante típica, formada por feixes musculares orientados em um padrão repetitivo em todo o volume do músculo, o que permite que o órgão se movimente nas diferentes direções, auxiliando a mistura e diluição alimentar, além da fonação. Comumente, o tecido adiposo unilocular é encontrado no perimísio lingual, associado ao tecido conjuntivo propriamente dito dessa membrana.

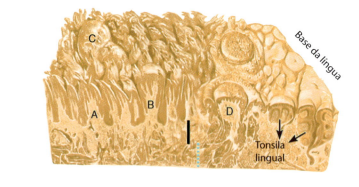

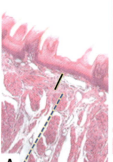 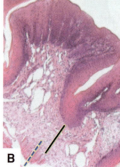 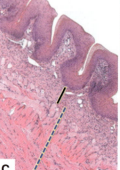 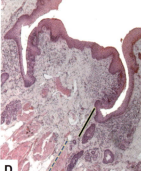

Figura 15.4 Mucosa especializada do dorso da língua. Papila filiforme (A). Papila fungiforme (B). Papila foliácea (C). Papila circunvalada (D).

Capítulo 15 ■ Sistema Digestivo

Glândulas de von Ebner
Glândulas exócrinas acinares cujos ductos desembocam nos sulcos das papilas circunvaladas e proximidades das papilas fungiformes, quando estas exibem botões gustativos

Anton Gilbert Victor von Ebner (1842–1925)
Anatomista e histologista austríaco. Descreveu as glândulas associadas às papilas circunvaladas, as linhas incrementais da dentina e do cemento e o retículo que envolve as células do túbulo seminífero

Ventre lingual
Região inferior da língua que repousa sobre o assoalho bucal

Em meio à lâmina própria e aos feixes musculares, podem ser observadas as glândulas de von Ebner.

Essas características podem ser identificadas nas fotomicrografias da Figura 15.4.

Ventre lingual

Microscopicamente, o ventre lingual não apresenta papilas. A mucosa, regular, tem cristas epiteliais e papilas conjuntivas discretas e apresenta revestimento de epitélio pavimentoso estratificado não queratinizado sobre lâmina própria de tecido conjuntivo propriamente dito frouxo, com vascularização intensa.

As principais características dessa região da língua estão representadas na Figura 15.5: epitélio pavimentoso não queratinizado delgado apoiado sobre lâmina própria rica em vasos amplos e superficiais.

H·F Histologia em Foco

A vascularização do ventre lingual

A vascularização do ventre lingual auxilia a absorção de medicamentos administrados por via sublingual, juntamente com a vascularização do assoalho bucal. Ainda, a rede vascular venosa presente nessa região pode originar varizes sublinguais na fase senil.

Dentes

Os dentes são órgãos que surgem precocemente no embrião, a partir da 6ª semana de desenvolvimento. Têm função mastigatória, porém, o efeito exercido sobre o material apreendido varia conforme o grupo dentário – incisivos, caninos, pré-molares e molares.

Os incisivos têm localização anatômica e formato apropriado para apreensão e corte de alimentos; os caninos cortam e perfuram; os pré-molares (sem correspondentes na dentição decídua, presentes apenas na dentição permanente) cortam e trituram; os molares são especializados em macerar, amassar os alimentos.

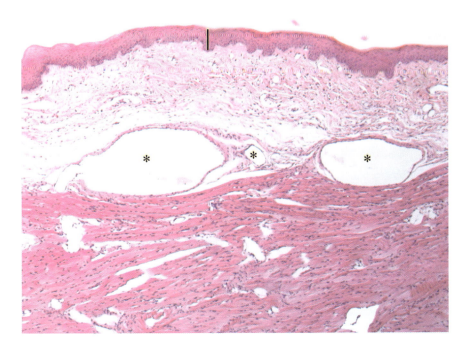

Figura 15.5 Ventre da língua. Epitélio (barra). Luz vascular (asteriscos). Coloração HE. Aumento original 250×.

Capuz
Evolução do botão na odontogênese; a intensa atividade proliferativa origina estrutura dilatada com extremidades afiladas em formato de carapuça ou capuz

Rizogênese
Fase da odontogênese na qual as raízes dentárias se desenvolvem

Lâmina vestibular
Faixa de tecido que, no desenvolvimento embrionário, sofrerá apoptose e dará lugar ao vestíbulo bucal

Lâmina dentária
Faixa de tecido que, em seu processo de diferenciação, dará origem aos dentes

As caracterizações quantitativa e macroscópica dos dentes são tópicos específicos, abordados mais coerentemente na anatomia.

Odontogênese

O processo de formação dos dentes e seus tecidos é denominado odontogênese e envolve fenômenos de proliferação e diferenciação celular, mais especificamente caracterizados na embriologia como histogênese, morfogênese e maturação.

A odontogênese é dividida nas fases: lâmina dentária; botão; capuz; campânula precoce; campânula avançada e rizogênese.

As fases e as modificações histológicas que envolvem o fenômeno da odontogênese são as mesmas, independentemente do elemento dentário.

Lâmina dentária

Por volta de 30 a 40 dias de desenvolvimento embrionário, surge uma faixa espessa no epitélio de revestimento da cavidade bucal primitiva – o estomódio. A faixa espessa é denominada banda epitelial primária e, a partir de mitoses contínuas, subdivide-se em lâmina vestibular e em lâmina dentária.

A lâmina dentária, em intensa atividade proliferativa, origina projeções exatamente em direção a áreas subjacentes de condensações mesenquimais, fazendo com que a odontogênese seja desencadeada por um mecanismo de indução recíproca, também observada em outras etapas do processo. Cada uma das projeções surgidas nessa fase se desenvolverá gradualmente em um dente decíduo.

Além dos dentes, outros órgãos em desenvolvimento no mesmo período embrionário como os rins e os anexos epidérmicos, dentre outros, passam pelo mesmo processo de reciprocidade.

Essas transformações iniciais na lâmina dentária estão representadas na Figura 15.6. A partir da banda epitelial na superfície do estomódio, há surgimento da lâmina vestibular e da lâmina dentária. Essa estrutura evolui para o estágio de botão, no qual a proliferação ectodérmica ganha volume e é envolvida por condensação mesenquimal. No passo seguinte, o capuz

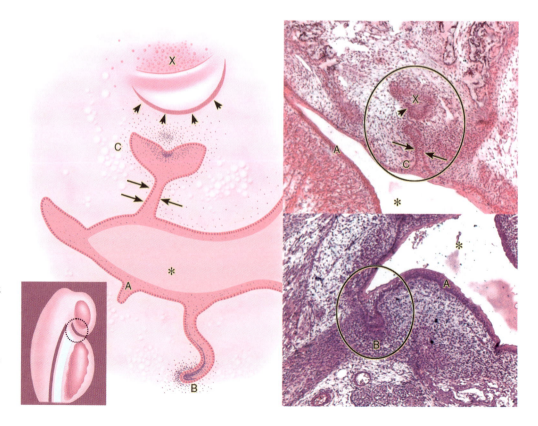

Figura 15.6 Odontogênese. Banda epitelial (detalhe). Lâmina vestibular (asterisco). Lâmina dentária (A). Botão (B). Capuz (C). Manutenção do contato com a superfície pela lâmina dentária (setas). Papila (asteriscos e X). Folículo (cabeças de seta). Desenho esquemático correspondente a embrião humano de aproximadamente 35 dias.

ainda permanece em contato com a superfície pela lâmina dentária e apresenta diferenciação da papila e do folículo.

Botão

A fase de botão começa com o surgimento de um aglomerado epitelial sólido, sem diferenciação morfológica ou funcional entre seus componentes celulares. A porção mais profunda desse grupamento celular se torna mais volumosa e permanece em contato com a superfície por meio da lâmina dentária original. Toda a estrutura, conforme indicado na Figura 15.6, é envolvida por lâmina basal e apresenta o mesênquima condensado a seu redor – essas células mesenquimais se originam primariamente no mesoderma da crista neural.

A proporção entre células e material extracelular observada ao redor da estrutura epitelial é causada por fenômeno bastante peculiar: a condensação mesenquimal ocorre por reabsorção da substância fundamental amorfa, e não por proliferação das células indiferenciadas encontradas ali.

Capuz

As células epiteliais que compõem o botão continuam em proliferação, originando maior dilatação da região, que passa a exibir projeções em suas extremidades laterais. Essa dilatação epitelial mais profunda recebe o nome de órgão dentário, e suas projeções laterais envolvem parcialmente o ectomesênquima condensado, formando assim a papila dentária. A condensação ectomesenquimal que permanece externamente ao órgão dentário é, então, denominada folículo dentário.

O conjunto formado pelo órgão dentário, papila e folículo forma o germe dentário.

Observando o capuz na Figura 15.6 já é possível vislumbrar que, ao final da odontogênese, a papila formará a polpa dentária, enquanto o órgão dentário dará origem à coroa e as projeções, às raízes.

O término da fase do capuz é caracterizado pelo início da diferenciação das células do órgão dentário.

Campânula precoce

Na fase em campânula precoce, o epitélio que compõe o órgão dentário origina tipos celulares diferentes, passando gradualmente pelas seguintes transformações:

- As células da região central da estrutura começam a produzir glicosaminoglicanas que, conforme visto no Capítulo 4, *Tecido Conjuntivo Propriamente Dito*, são hidrofílicas, fazendo com que essa região tenha cada vez mais material intercelular rico em água, afastando as células entre si. Como tais células permanecem unidas por desmossomos, assumem aspecto estrelado, e essa característica nomeia tal tecido de retículo estrelado

- As células em contato com o retículo estrelado tornam-se cúbicas e constituem o epitélio dentário externo, enquanto a camada epitelial subjacente, em contato com a papila dentária, constitui o epitélio dentário interno. Note que os epitélios interno e externo permanecem em contato – essa é uma importante informação para a compreensão dos próximos passos da odontogênese

- O ponto de junção entre o epitélio externo e o epitélio interno coincide com a projeção profunda inicial do órgão dentário; esse ponto passa a ser denominado alça cervical (em etapas subsequentes, desencadeará a rizogênese)

- Entre o epitélio dentário externo e o retículo estrelado surge um grupo de células epiteliais pavimentosas denominado estrato intermediário

- As células do epitélio dentário interno passam a acumular glicogênio, adquirindo depósitos intracitoplasmáticos não corados nos preparos de rotina

- A lâmina dentária – que, até aqui, mantinha o órgão dentário em contato com a superfície – entra em apoptose, deixando o germe dentário em meio ao tecido ósseo, também passando pela osteogênese nesse momento.

Botão
Estrutura inicial da odontogênese que surge a partir de intensa atividade proliferativa da banda epitelial primária em direção ao tecido conjuntivo embrionário

Campânula
Estrutura que se segue ao capuz na odontogênese; caracterizada por intensa morfodiferenciação, evolui de precoce para avançada com o início da mineralização tecidual

Desmossomos
Especialização de membrana constituída por proteínas que unem duas células contíguas; sua ultraestrutura é identificada por meio de microscopia eletrônica

Rizogênese
Fase da odontogênese na qual as raízes dentárias se desenvolvem

Estrato intermediário
Tecido odontogênico constituído por grupo de células epiteliais pavimentosas, localizado entre o epitélio dentário externo e o retículo estrelado

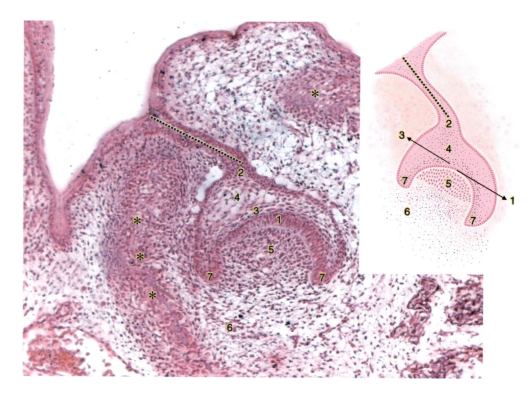

Figura 15.7 Odontogênese. Campânula precoce. Lâmina dentária (pontilhado). Epitélio dentário interno (1). Epitélio dentário externo (2). Extrato intermediário (3). Retículo estrelado (4). Papila (5). Saco dentário (6). Alça cervical (7). Tecido ósseo (asteriscos).

Na fase da campânula precoce, demonstrada na Figura 15.7, o epitélio dentário interno sofre modificações morfológicas, assumindo a forma da coroa dentária. A lâmina dentária começa a entrar em apoptose. Há diferenciação dos epitélios dentários interno e externo, estrato intermediário, retículo estrelado, papila, folículo dentário e alça cervical. O germe dentário começa a ser envolvido por osso também em desenvolvimento.

H·F Histologia em Foco

Isolamento de células-tronco em dentes decíduos

As células mesenquimais indiferenciadas presentes no cordão umbilical, componentes da geleia de Wharton formam também o parênquima da papila dentária, precursora embrionária da polpa dentária. Em 1999, essas células-tronco foram isoladas em dentes decíduos, levando à conclusão clinicamente significativa de que esses elementos celulares persistem na polpa após o nascimento.

Tal descoberta permitiu o isolamento dessas células, o que possibilitou a construção laboratorial de tecidos dentários isolados e dentes totalmente formados, além de órgãos diversos.

Apesar de ainda não ter havido tempo suficiente para se saber a durabilidade de conservação das células-tronco pulpares, sua acessibilidade, baixo índice de perda celular por degeneração, plasticidade e interação com biomateriais têm estimulando cada vez mais experimentos com esse material celular.

Ao final dessa fase, os componentes da campânula precoce são assim caracterizados microscopicamente:
- Epitélio dentário externo formado por células cúbicas
- Epitélio dentário interno formado por células cúbicas altas com acúmulo intracelular de glicogênio

Capítulo 15 ■ Sistema Digestivo — 287

- Células do retículo estrelado com material extracelular abundante e células unidas umas às outras, conferindo seu aspecto típico (estrelado)
- Células do folículo se diferenciam em fibroblastos
- Células da papila dentária permanecem, ainda, como células mesenquimais indiferenciadas.

Campânula avançada

Na fase da campânula avançada, inicia-se a síntese de tecidos duros dentários.

As células do epitélio dentário interno das porções extremas e mais pontiagudas da estrutura cessam a atividade mitótica e adquirem formato cilíndrico, com seus núcleos voltados para o estrato intermediário, mais afastados da papila dentária. Quando essa polaridade celular é definida, as células mais externas da papila dentária entram em hipertrofia e se transformam em odontoblastos, que iniciam a síntese de matriz orgânica. Esse produto inicial secretado é a pré-dentina que, ao se mineralizar, forma a dentina.

A pré-dentina é liberada pelos odontoblastos na superfície de contato com a polpa; após sua deposição, o material orgânico sofre mineralização por agregação de íons e se transforma em dentina. Após a conclusão da dentinogênese, sua síntese e deposição permanecem, porém de maneira lenta.

Com a deposição da primeira camada de pré-dentina, as células cilíndricas do epitélio interno – até então, apenas polarizadas –, diferenciam-se em ameloblastos, os quais iniciam a síntese de matriz orgânica que, ao sofrer agregação iônica, origina o esmalte.

Odontoblasto
Célula de origem mesenquimal, derivada da camada superficial da papila dentária; sintetiza o material orgânico da dentina

Pré-dentina
Matriz orgânica dentinária, composta basicamente por fibras colágenas e substância amorfa interfibrilar

Dentinogênese
Processo de síntese, liberação e mineralização da dentina

Ameloblasto
Célula de origem ectodérmica, derivada do epitélio dentário interno; sintetiza o material orgânico do esmalte

---

H·F Histologia em Foco

Ameloblastomas

A inversão de polaridade dos ameloblastos é um dos critérios histopatológicos para diagnóstico do ameloblastoma, uma neoplasia benigna odontogênica. De crescimento lento e progressivo, é considerado localmente agressivo e, consequentemente, de prognóstico reservado.

Assim como na diferenciação inicial da lâmina dentária, observa-se o fenômeno da indução recíproca: os odontoblastos apenas sofrem diferenciação após a polarização das células do epitélio dentário interno, que só se transformam em ameloblastos após a síntese da primeira camada de pré-dentina.

Identifique a evolução da campânula na Figura 15.8, em dois momentos: diferenciação celular odontoblástica, deposição inicial de matriz e, sequencialmente, amadurecimento da estrutura por indução recíproca. Observe a morfologia dos odontoblastos e ameloblastos, bem como os prolongamentos celulares aprisionados nos tecidos mineralizados.

Como visto anteriormente, as células do epitélio dentário interno armazenam glicogênio em seu citoplasma. Com a síntese dos tecidos mineralizados, há interrupção da difusão de nutrientes da papila dentária para os ameloblastos, que utilizam, então, o glicogênio intracitoplasmático como fonte energética.

Outro detalhe histofisiológico bastante interessante é que, ao contrário do que é observado no osso e na cartilagem hialina, os ameloblastos e os odontoblastos não ficam aprisionados na matriz mineralizada. Essas células permanecem formando uma monocamada na superfície externa; porém, ambos os tipos celulares têm prolongamentos citoplasmáticos delgados – estes sim são envolvidos e aprisionados pelas matrizes, formando uma rede de túbulos dentinários e canalículos de esmalte, fazendo com que a observação do dente preparado por desgaste tenha um arcabouço mineral característico.

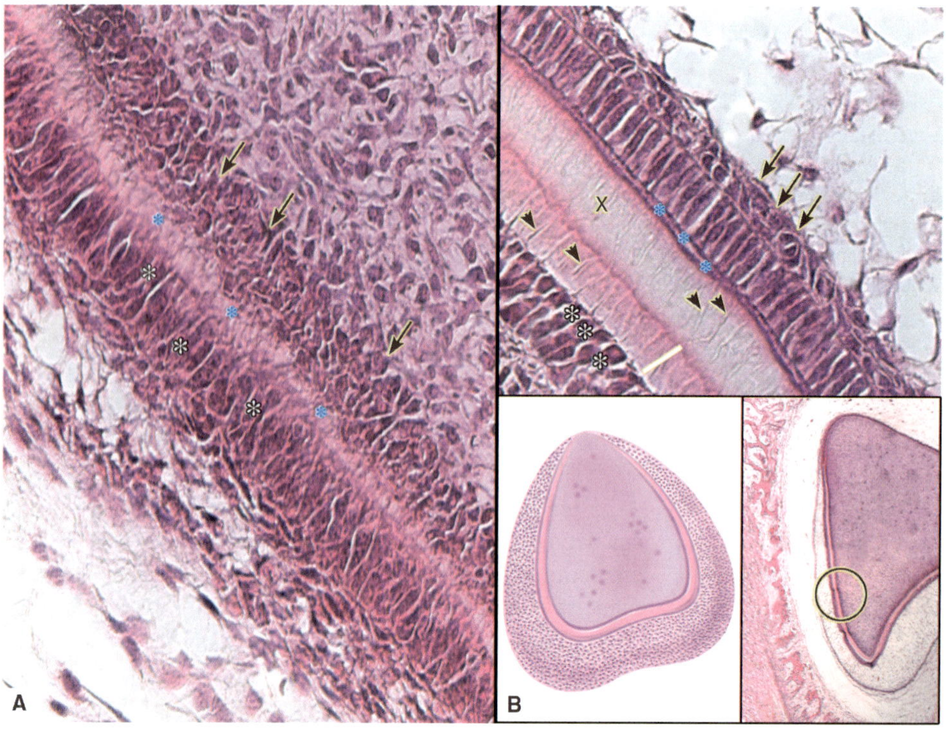

Figura 15.8 Odontogênese. Campânula avançada. Diferenciação de odontoblastos e deposição de pré-dentina (A). Amadurecimento da campânula avançada (B). Odontoblastos (setas). Pré-dentina (asteriscos azuis). Dentina (X). Ameloblastos (asteriscos brancos). Esmalte (barra). Prolongamentos celulares (cabeças de seta). Coloração HE. Aumento original 250×. Detalhe: Coloração HE. Aumento original 400×.

Oskar Hertwig (1849-1922)
Zoólogo alemão; além da bainha epitelial, descreveu o processo de fertilização, a meiose e a transmissão de herança pelo núcleo celular

---

Cementoblastos
Células cementárias jovens com atividade de síntese proteica; após amadurecimento, são denominados cementócitos

---

Cemento
Tecido duro que reveste a dentina radicular

Louis-Charles Malassez (1842-1909)
Médico anatomista e histologista francês; além dos remanescentes epiteliais, descreveu os fungos do gênero *Malassezia* e desenvolveu o hemocitômetro

Rizogênese

A diferenciação das raízes dentárias começa a partir da proliferação das extremidades da alça cervical em direção à profundidade, originando uma estrutura linear que se interpõe entre a papila dentária e o folículo, denominada, a partir de então, bainha epitelial de Hertwig, que descreveu essa estrutura epitelial que origina as raízes dentárias, em 1874.

Na bainha, à medida que os odontoblastos produzem a dentina, há degeneração da lâmina basal e as células do folículo em contato com a superfície se tornam cúbicas, sofrendo diferenciação para cementoblastos.

Os cementoblastos são células cúbicas grandes, bem coradas e ricas em prolongamentos citoplasmáticos; dispostos inicialmente entre os feixes colágenos do ligamento periodontal, terminam por ficar aprisionados na própria matriz, quando amadurecem, perdem a capacidade de síntese, passando a ser denominados cementócitos.

A síntese de cemento faz com que a dentina fique recoberta por esse tecido duro, impedindo a nutrição por difusão das células formadoras do periodonto, que se degeneram de maneira irregular, deixando resquícios aprisionados e dispersos nas adjacências radiculares, formando os restos epiteliais de Malassez, persistentes no trajeto radicular.

Ao termo da gestação, o feto tem uma dentição decídua completa e uma dentição permanente incompleta, cuja conclusão ocorre após a esfoliação dos antecessores correspondentes. Os germes dentários permanecem intraósseos até o momento da erupção, que ocorre ao final do desenvolvimento da rizogênese.

H·F Histologia em Foco

Cistos e tumores odontogênicos

Os restos epiteliais de Hertwig e de Malassez, assim como os tecidos particulares que participam da odontogênese, são possíveis focos de proliferação cística e tumoral, de etiologia primária desconhecida. Essas lesões são denominadas cistos odontogênicos e tumores odontogênicos.

Erupção dentária

Com o início da rizogênese, começa a erupção dentária. Nessa fase, o esmalte ainda se encontra recoberto pelos tecidos remanescentes do órgão dentário – estrato intermediário e retículo estrelado –, que passam a compor o epitélio reduzido.

Com o crescimento da raiz, há compressão da coroa no osso suprajacente, que tem sua vascularização também comprimida e é reabsorvido, formando o canal gubernacular.

À medida que a coroa irrompe, atravessa a lâmina própria da mucosa bucal e alcança o revestimento epitelial bucal, ao qual o epitélio reduzido se funde, formando o epitélio juncional. Com o término do processo, o epitélio juncional persiste no revestimento interno da papila dentária – área clinicamente corresponde à região onde se passa o fio dental.

Os ameloblastos são perdidos no processo de formação do epitélio reduzido, sendo eliminados durante a fusão deste com o epitélio de revestimento bucal. Assim, temos a reconstituição restrita da dentina, mas nunca do esmalte.

Canal gubernacular
Trajeto que direciona a passagem do dente durante a erupção; formado pela reabsorção das células privadas de nutrientes e oxigenação

---

H·F Histologia em Foco

Conceito de cárie

De acordo com a Organização Mundial da Saúde (OMS), a cárie é uma doença infecciosa resultante do desequilíbrio entre os componentes do ambiente bucal normal que se apresenta clinicamente como alteração na mineralização dos tecidos duros dos dentes. Sua etiologia é multifatorial e envolve:

- *Fatores intrínsecos*: qualidade dos tecidos mineralizados; quantidade e qualidade de saliva; atividade imunológica bucal

- *Fatores extrínsecos*: quantidade; tempo de deposição e composição da placa bacteriana; tipo de bactérias e seus produtos bacterianos; presença ou não de fatores de proteção, como fluoretação.

Note que, devido ao mecanismo de compressão isquêmica, não há inflamação nem hemorragia durante a erupção dos dentes, porém, como filetes nervosos também são afetados, há parestesia e prurido, sintomas que geram incômodo às crianças nesse período.

H·F Histologia em Foco

Consequências da erupção dentária… Ou não?

A febre e os possíveis episódios diarreicos que acompanham a fase de erupção dos primeiros dentes não se dão em decorrência da odontogênese. Essa fase apenas coincide com o início do processo de aprendizagem da deambulação – ou seja – a criança está começando a engatinhar e a ter contato com antígenos do meio de maneira mais intensa e variada.

O periodonto

Durante a erupção, os dentes são envolvidos por tecidos originados no folículo dentário que lhe conferem estabilidade e suporte. Esses tecidos são denominados, em conjunto, periodonto.

O periodonto, representado esquematicamente na Figura 15.9, corresponde ao conjunto de fixação dentária. É constituído por gengiva, ligamento periodontal, cemento e osso alveolar.

Periodonto
Estrutura de fixação dentária constituída por gengiva, ligamento periodontal, cemento e osso alveolar

---

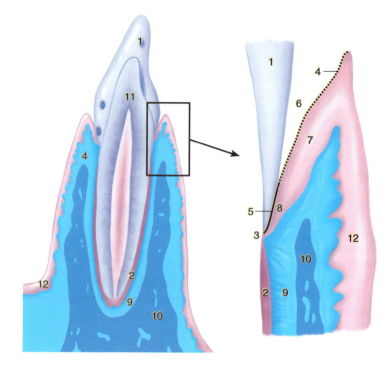

Figura 15.9 Periodonto e interações circunjacentes. Esmalte (1). Cemento (2). Junção amelocementária (3). Gengiva livre (4). Gengiva inserida (5). Sulco gengival (6). Epitélio do sulco gengival (7). Epitélio juncional (8). Ligamento periodontal (9). Osso alveolar (10). Dentina (11). Mucosa alveolar (12).

Epitélio juncional
Epitélio que reveste a base do sulco gengival

Grupamentos de Black
Organização dos feixes e fibras de colágeno segundo sua disposição anatômica

---

Greene Vardiman Black (1836-1915)
Médico norte-americano, atuou na área da odontologia; desenvolveu o motor de baixa rotação e estabeleceu os princípios do preparo cavitário; foi um dos pioneiros da utilização clínica do óxido nitroso

---

William Sharpey (1802-1880)
Médico anatomista e fisiologista escocês que descreveu, em 1846, as fibras que têm seu nome

Gengiva

Clinicamente, a gengiva é dividida em gengiva livre e gengiva inserida, ambas revestidas por epitélio pavimentoso estratificado. Entre a gengiva livre e a superfície do dente existe um espaço virtual, em forma de "V", denominado sulco gengival. O epitélio de revestimento dessa região é extremamente delgado e, em sua porção mais profunda, é denominado epitélio juncional.

> O epitélio juncional de revestimento apresenta características microscópicas particulares: a estratificação celular diminui na medida em que se aproxima da junção amelocementária, no qual é composto apenas por camada basal e a camada suprabasal.

Ligamento periodontal

O ligamento periodontal, por sua vez, é composto por tecido conjuntivo propriamente dito, rico em colágeno organizado em feixes e fibrilas, que são associados aos elementos celulares e intersticiais típicos do tecido conjuntivo. Os feixes e fibrilas – organizados nos chamados grupamentos de Black em ligamentos gengivais e ligamentos alveolares – são orientados de maneira a absorver forças leves e intensas, bem como promover a sustentação e estabilidade do dente no alvéolo.

Destaca-se que os ligamentos alveolares compõem cinco grupos de feixes principais: da crista alveolar, horizontal, oblíquo, apical e inter-radicular. Por sua vez, as porções terminais dos feixes periodontais principais, que se entrelaçam a fibras colágenas do periósteo fibroso do osso alveolar e, circunferencialmente, inserem-se no cemento, são denominadas fibras de Sharpey.

Cemento

O cemento, produzido pelos cementoblastos durante a rizogênese, é um tecido mineralizado especializado, sem nervos, sem vasos sanguíneos e sem vasos linfáticos, que reveste a dentina em sua porção radicular. Suas características são diferentes de acordo com a localização dentária, apresentando variações na estrutura, no ritmo de deposição, na proporção de componentes e, consequentemente, nas funções.

Dentre as funções gerais do cemento, destacam-se a ancoragem para as fibras de Sharpey, o reparo de pequenas perdas cementárias, a adaptação à oclusão dentária e a proteção da polpa.

Sua composição, variável quanto à proporção de células, colágeno, água e íons, faz com que diversos tipos de cemento sejam descritos: o cemento acelular afibrilar, que recobre uma discreta área cervical de superfície dentinária; o cemento acelular com fibras extrínsecas, localizado na região cervical e média da raiz; o cemento celular com fibras intrínsecas, comumente observado em áreas de reparo radicular; o cemento acelular com fibras intrínsecas e o cemento celular misto, que recobre a região apical e áreas de furca radicular.

A denominação intrínseca e extrínseca refere-se à origem das fibras colágenas que se inserem e compõem a matriz orgânica cementária: as fibras extrínsecas mantêm contato com o osso alveolar e com o ligamento periodontal, além de estarem contidas na matriz cementária, enquanto as intrínsecas não ultrapassam os limites da matriz cementária.

H·F **H**istologia em Foco

Gengivite e periodontite

Além de revestir uma área morfologicamente retentiva, o epitélio do sulco gengival é mais permeável do que os circunjacentes, facilitando retenção bacteriana, predominantemente daquelas Gram–.

A periodontite é uma doença periodontal infecciosa bacteriana, que faz parte do quadro das doenças inflamatórias do periodonto. Enquanto a gengivite afeta o tecido gengival sem acometimento das fibras conjuntivas do ligamento e dos tecidos duros, a periodontite é caracterizada pela destruição destes, com consequente mobilidade dentária e possível perda do elemento. Apesar de sempre precedente, nem sempre há evolução da gengivite para a periodontite.

Faringe

A faringe está anatomicamente localizada entre a coana inferior da cavidade nasal e a laringe. Divide-se em nasofaringe, orofaringe e laringofaringe. Funcionalmente, a orofaringe permite a condução do alimento deglutido da cavidade bucal para o esôfago, não modificando quimicamente o material que percorre sua luz.

Microscopicamente, o órgão tem o revestimento formado por áreas de epitélio pavimentoso estratificado com e sem queratina, conforme o atrito do bolo alimentar durante a condução. A lâmina própria de tecido conjuntivo frouxo e a submucosa, discretamente mais densa, não têm particularidades.

O tecido muscular de suporte intercala áreas de músculo estriado esquelético e músculo liso.

■ Trato digestivo superior

Estrutura geral do tubo digestivo

A partir do esôfago, o sistema digestivo mantém estrutura geral tubular, bem dividida histologicamente em camadas. A delimitação das camadas e a identificação de seus componentes gerais, assim como as particularidades que ocasionalmente estão presentes em cada uma delas, permitem a caracterização de cada órgão do trato digestivo superior e inferior.

Camada mucosa

A camada mucosa, em contato com a luz, é constituída por epitélio de revestimento variável sobre lâmina própria de tecido conjuntivo propriamente dito frouxo, com seus componentes

---

Cemento acelular afibrilar
Cemento cujo aspecto microscópico evidencia apenas material interfibrilar

Cemento acelular com fibras extrínsecas
Cemento sem cementócitos, rico em volumosas fibras de Sharpey

Cemento celular com fibras intrínsecas
Composto por poucas células envolvidas por fibrilas colágenas em padrão semelhante àquele observado nas lamelas ósseas

Cemento acelular com fibras intrínsecas
Matriz cementária sem cementócitos

Cemento celular misto
Deposições concêntricas das diversas variedades de cemento

Hans Christian Joachim Gram (1853-1938)
Médico dinamarquês que desenvolveu a coloração para identificação diferencial de bactérias segundo propriedades de sua parede

Orofaringe
Porção da faringe que pertence ao trato digestivo

típicos; a lâmina própria se apoia em uma camada de músculo liso denominada "muscular da mucosa"; o formato da superfície mucosa deve ser observado na identificação microscópica dos diversos órgãos digestivos das porções superior e inferior.

Camada submucosa

A camada submucosa é formada por tecido conjuntivo denso não modelado, contendo seus elementos típicos. Nela situa-se um plexo nervoso ganglionar denominado plexo de Meissner, responsável pela inervação da mucosa.

Camada muscular

A camada muscular é subdividida em dois conjuntos de feixes com orientação sempre contrária entre si: camada circular interna (mais próxima à luz) e camada longitudinal externa (mais próxima à superfície externa do órgão). Entre essas camadas musculares situa-se um plexo nervoso ganglionar denominado plexo de Auerbach ou plexo mioentérico, responsável pelos movimentos peristálticos.

> O plexo de Meissner e o plexo de Auerbach têm quimiorreceptores e mecanorreceptores e compõem a inervação intrínseca do trato digestivo; a inervação extrínseca é constituída por fibras simpáticas e parassimpáticas do sistema nervoso autônomo.

Leopold Auerbach (1828 -1897)
Anatomista e neuropatologista alemão que descreveu o plexo nervoso mioentérico e a doença de Friedreich-Auerbach

Esôfago

O esôfago é delimitado anatomicamente pela orofaringe e pela região inicial do estômago, o cárdia.

Caracterização microscópica

A mucosa do esôfago é formada por epitélio de revestimento pavimentoso estratificado não queratinizado apoiado em lâmina própria sem particularidades. A camada muscular da mucosa, inicialmente discreta e disposta em orientação transversal, torna-se mais espessa quanto mais próxima do estômago, com fibras orientadas longitudinalmente.

A submucosa apresenta glândulas acinares mucosas, denominadas glândulas esofágicas. No terço inferior do órgão, está localizado o plexo venoso submucoso.

H·F Histologia em Foco

Plexo venoso submucoso

O plexo venoso submucoso drena para o sistema porta-hepático; essa associação anatômica faz com que, ocasionalmente, doenças hepáticas crônicas hipertensivas levem ao surgimento de varicosidades esofágicas.

A camada muscular do esôfago apresenta transição entre musculatura estriada esquelética e lisa. No terço superior, ambas as camadas – circular e longitudinal – são estriadas esqueléticas; no terço médio, os dois tipos musculares estão presentes; no terço inferior, as camadas são formadas apenas por músculo liso.

A partir desse ponto, o peristaltismo é controlado por contrações involuntárias da musculatura lisa, e a musculatura estriada esquelética só voltará a compor a camada muscular no esfíncter anal externo.

Capítulo 15 ■ Sistema Digestivo   293

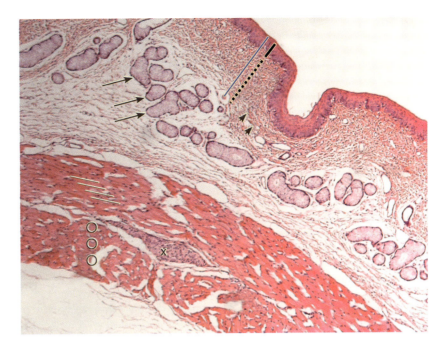

Figura 15.10 Esôfago. Mucosa (linha azul). Epitélio (barra). Lâmina própria (pontilhado). Muscular da mucosa (cabeças de seta). Glândulas esofágicas (setas). Camadas musculares (traços/círculos). Plexo nervoso (X). Coloração HE. Aumento 250×.

As características esofágicas podem ser identificadas na Figura 15.10: superfície lisa da mucosa constituída por epitélio pavimentoso estratificado, lâmina própria e muscular da mucosa; submucosa com glândulas esofágicas apoiada sobre as camadas musculares de orientações sempre invertidas, separadas pelo plexo nervoso dessa região. Note que a amostra é proveniente do terço superior do órgão, visto que ambas as camadas musculares são formadas por fibras esqueléticas.

Funções

O esôfago tem função básica de condução do material deglutido da orofaringe para o estômago.

A secreção mucosa das glândulas esofágicas lubrifica a luz, auxiliando a condução do material deglutido ao estômago; ainda, juntamente com o muco, há secreção de lisozima.

Para identificação microscópica específica do esôfago apresentamos, na Tabela 15.2, suas particularidades microscópicas.

Lisozima
Enzima que, ao quebrar a parede bacteriana, exerce ação bactericida, eliminando microrganismos presentes no conteúdo alimentar

Na área de transição entre esôfago e estômago há uma série de modificações histológicas que caracterizam, em conjunto, o hiato esofágico.

As características microscópicas a serem identificadas estão presentes na Figura 15.11, e envolvem: modificação no formato da superfície da mucosa, tipo de epitélio de revestimento, tipo e localização de glândulas, quantidade e espessura da camada muscular.

■ **Tabela 15.2** Particularidades microscópicas do esôfago.

- *Características microscópicas*
  - Em aumentos panorâmicos, deve-se observar a superfície mucosa lisa ou com pregueamento longitudinal discreto
  - O epitélio é do tipo pavimentoso estratificado não queratinizado
  - A lâmina própria não apresenta glândulas
  - A submucosa apresenta glândulas acinares mucosas (glândulas esofágicas)
  - A camada muscular apresenta, conforme o segmento observado, feixes musculares estriados esqueléticos, lisos ou ambos
- *Principais identificações diferenciais*
  - Mucosa bucal
  - Mucosa vaginal
  - Palato

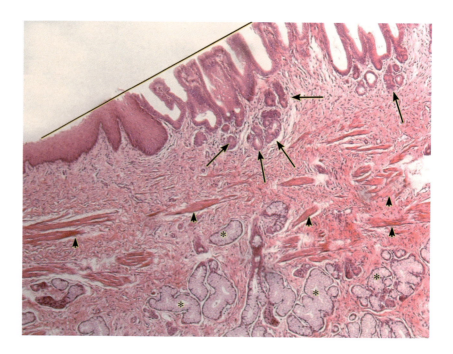

Figura 15.11 Transição esôfago-cárdia. Superfície da mucosa (linha). Muscular da mucosa (cabeças de seta). Glândulas esofágicas (asteriscos). Glândulas cárdicas (setas).

No sentido da seta, entra-se no estômago. São observadas mudanças na superfície da mucosa, tipo de epitélio de revestimento, presença ainda discreta de glândulas na lâmina própria, espessamento da muscular da mucosa. Note que na porção proximal do cárdia ainda podem ser encontradas glândulas esofágicas, as quais desaparecem na medida em que as glândulas cárdicas predominam na lâmina própria acima.

Estômago

O estômago é uma dilatação muscular do tubo digestivo, anatomicamente dividido em cárdia, corpo, fundo e piloro. Funcionalmente, o cárdia, o fundo e a porção superior do corpo constituem a região oral – cuja musculatura relaxa durante a deglutição – e a porção inferior do corpo e o piloro constituem a região caudal – cujos movimentos musculares controlam o esvaziamento gástrico. Histologicamente, são caracterizadas três regiões: cárdia, corpo e fundo – idênticos –, e piloro.

Nesse órgão, há formação do quimo.

Funções

Dentre as funções gerais do estômago estão a digestão física (por meio de movimentos musculares intensos), a digestão química (que permite a formação do quimo) e a liberação de hormônios e de produtos exócrinos.

Caracterização microscópica

O estômago apresenta as seguintes características microscópicas em comum, em suas três regiões:

- *Superfície mucosa com fossetas*: as fossetas são invaginações do epitélio em direção à lâmina própria
- *Revestimento epitelial do tipo cilíndrico simples, sem nenhuma especialização apical*: essas células cilíndricas – chamadas células mucosas superficiais – são capazes de secretar muco, o que faz com que a região apical do citoplasma seja pouco corada eosinofilicamente em amostras processadas na rotina.

> O muco secretado pelas células de revestimento mucosas superficiais é alcalino e liberado juntamente com bicarbonato. A liberação dessa secreção é um dos fatores que protege a superfície gástrica dos ácidos produzidos por outras células do órgão.

Quimo
Material deglutido que adquire, no estômago, consistência semissólida por ação química maciça

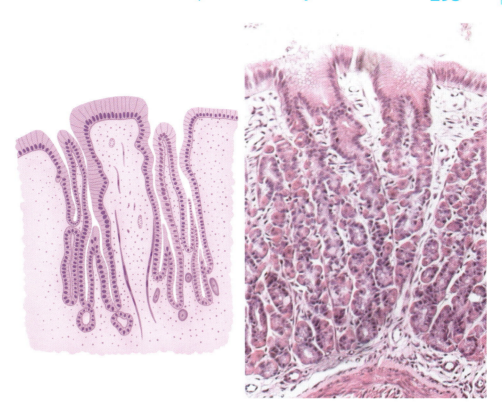

Figura 15.12 Fosseta gástrica e morfologia glandular. Coloração HE. Aumento original 400×.

- *Lâmina própria repleta de glândulas tubulares*: na medida em que o epitélio de revestimento se aprofunda na lâmina própria, diferencia-se em glândulas tubulares, discretamente ramificadas em sua porção mais profunda, que preenchem todo o conjuntivo dessa camada; tais glândulas liberam o produto de secreção na luz na própria fosseta e, daí, para a luz do estômago. Essa organização pode ser vista na Figura 15.12.

Note que o epitélio de revestimento se aprofunda em direção à lâmina própria, formando as fossetas e se diferenciando nas glândulas gástricas, as quais são tubulosas e seus produtos são liberados na luz da fosseta, sem área ductal específica.

- *Camada muscular da mucosa bem desenvolvida em relação ao esôfago e ao intestino*
- *Submucosa sem particularidades*: a camada submucosa apresenta os elementos básicos descritos no item *Camada submucosa*
- *Camada muscular com três faixas de fibras*. A camada muscular do estômago apresenta, além das faixas circular interna e da longitudinal externa mais espessas em comparação às do esôfago e do intestino, uma terceira camada situada entre estas – a camada média helicoidal.

Após a compreensão da estrutura geral do estômago, a caracterização de cada região gástrica – cárdia, corpo e fundo, e piloro, deve ser feita a partir das particularidades na profundidade e no formato das fossetas e na histomorfologia das glândulas da lâmina própria.

Cárdia

Cárdia
Região em faixa, situada na junção entre o estômago e o esôfago

Microscopicamente, essa região gástrica apresenta a profundidade das fossetas proporcional ao comprimento das glândulas, quando comparada às demais áreas. Ainda, as glândulas, denominadas glândulas cárdicas, ramificam-se na porção mais próxima à camada muscular da mucosa, exibem luz ampla e são formadas por células pouco coradas eosinofilicamente.

Conforme visualizado na Figura 15.13, o tamanho das fossetas e o comprimento das glândulas são proporcionais nessa região do estômago.

Funcionalmente, as glândulas cárdicas secretam muco constituído por mucina, com pH neutro, e lisozima; quanto mais próximas do corpo e fundo, surgem células parietais, que se destacam pela afinidade tintorial.

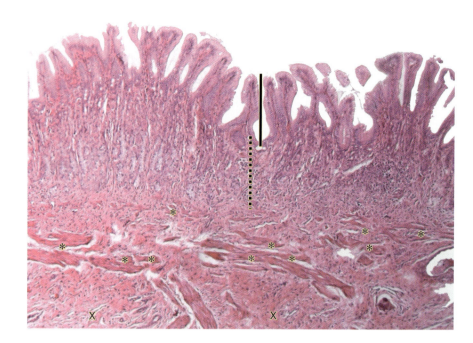

Figura 15.13 Estômago: cárdia. Profundidade das fossetas (barra). Glândulas (linha pontilhada). Muscular da mucosa (asteriscos). Submucosa (X). Coloração HE. Aumento original 250×.

Corpo e fundo

A região predominante anatomicamente exibe fossetas curtas e glândulas longas denominadas glândulas fúndicas. Tão proporcionalmente longas são as estruturas glandulares, que se dividem em três regiões, a partir da luz: istmo, colo e base. Cada uma dessas regiões tem células características, seja em tipo ou em quantidade, assim como o produto de secreção é particular em cada uma delas.

A identificação morfológica das porções glandulares fúndicas, bem como a caracterização celular de cada região, encontram-se representadas na Figura 15.14. Observe que as fossetas são curtas em relação ao tamanho das glândulas. A camada muscular da mucosa é mais organizada quando comparada ao cárdia.

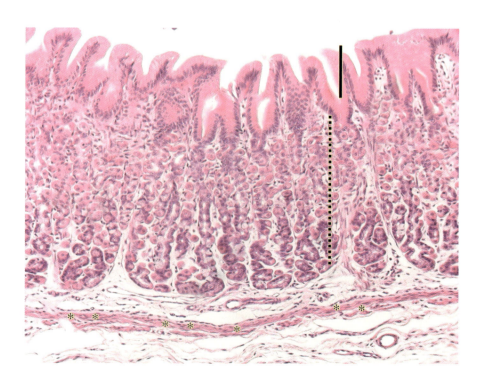

Figura 15.14 Estômago: fundo e corpo. Profundidade das fossetas (barra). Glândulas (linha pontilhada). Muscular da mucosa (asteriscos). Coloração HE. Aumento original 250×.

Na caracterização histofisiológica e histomorfológica das células glandulares fúndicas, destacamos:

- *Células-tronco*: são células-fonte, de morfologia característica desse tipo funcional – cúbicas, com citoplasma escasso, núcleo redondo intensamente basofílico. Repõem as demais células glandulares na medida em que estas atingem seu tempo de vida útil e entram em apoptose na superfície luminal
- *Células mucosas*: quando no istmo, são células-fonte para reposição das células mucosas superficiais; localizadas no colo, secretam mucina com propriedades protetoras e antimicrobianas. O muco secretado por essas células tem propriedades características: a camada que se deposita diretamente em contato com a membrana celular apresenta maior adesão e tem pH = 7, enquanto o muco superficial é menos aderido e tem pH = 1
- *Células parietais*: de fácil identificação microscópica, essas células são triangulares e intensamente eosinofílicas. Funcionalmente, secretam H^+, Cl^-, cloreto de potássio e o fator antianêmico intrínseco (FAI).

Ultraestruturalmente, essas células apresentam canalículos intracitoplasmáticos formados por estruturas tubulovesiculares que se fundem para formar microvilos, os quais preenchem a luz dos próprios canalículos e se abrem na superfície, tirando elementos de pH muito elevado ou muito baixo do contato direto com os constituintes citoplasmáticos.

O citoplasma da célula parietal é rico em anidrase carbônica, cuja dissociação origina bicarbonato e ácido clorídrico.

Compreenda os mecanismos e as consequências dessa dissociação na Figura 15.15.

H·F Histologia em Foco

Anemia perniciosa

O fator antianêmico intrínseco (FAI) se liga à vitamina B_{12} e participa ativamente da eritropoese. Pacientes com erosões ou ulcerações gástricas no corpo ou fundo do estômago podem – devido à perda de células produtoras do FAI – evoluir para quadro de anemia perniciosa.

- *Células principais*: intensamente basofílicas, destacam-se em meio às células parietais, de afinidade tintorial oposta. Apresentam grânulos que, além de conter lipase, contêm pepsinogênio, que, em meio ácido, são convertidos em pepsina.
- *Células enteroendócrinas*: componentes do sistema de células neuroendócrinas difusas (DNES, do inglês *diffuse neuroendocrine system*), distinguíveis apenas por técnica imuno-histoquímica, são ainda funcionalmente subdivididas em células DNES que secretam serotonina, controlando a motilidade muscular gástrica, e células D – secretoras de somatostatina, responsáveis pelo *feedback* negativo para a gastrina.

A glândula fúndica está caracterizada esquematicamente na Figura 15.16.

Lipase
Enzima hidrossolúvel responsável pela lise de lipídios, possibilitando sua absorção intestinal

Pepsinogênio
Forma enzimática inativa da pepsina, potente enzima digestiva, a ativação ocorre no estômago em presença de ácido clorídrico

DNES
Grupo de células neuroendócrinas, dispersas em meio ao epitélio de revestimento de alguns órgãos do tubo digestivo e do sistema respiratório

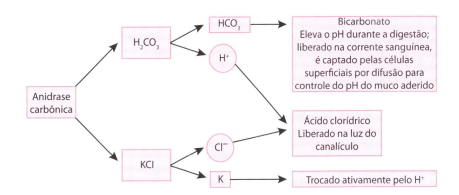

Figura 15.15 Dissociação da anidrase carbônica.

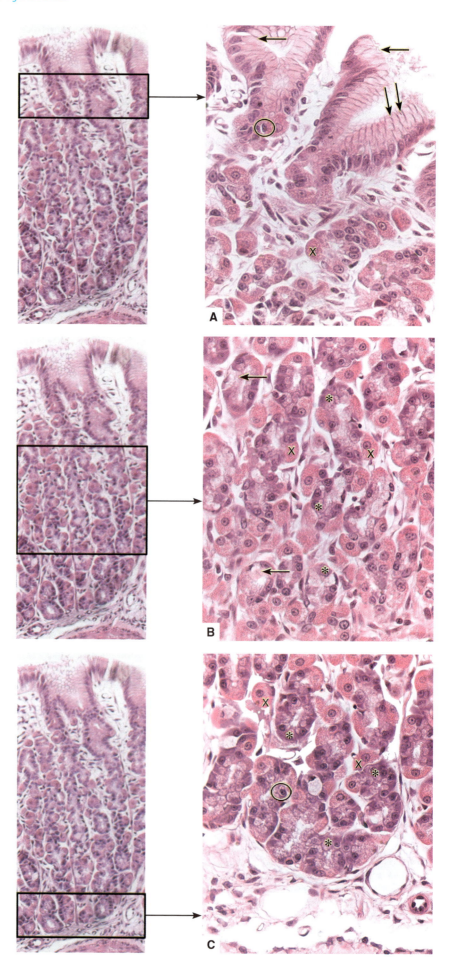

Figura 15.16 Glândulas fúndicas. Istmo (A). Colo (B). Base (C). Célula-tronco (círculo). Célula mucosa (setas). Célula parietal (X). Célula principal (asteriscos). Coloração HE. Aumento original 250×. Detalhe: Coloração HE. Aumento original 400×.

Capítulo 15 ■ Sistema Digestivo

O longo comprimento glandular permite a divisão em três regiões: istmo, colo e base. Identifique os tipos celulares passíveis de identificação em rotina: célula-tronco, células mucosas, células parietais e células principais. Cada área exibe caracterização histofisiológica particular.

Piloro

Microscopicamente, o piloro tem fossetas curtas e largas e glândulas tubulares denominadas glândulas pilóricas, curtas.

As glândulas pilóricas são pouco coradas pela eosina e exibem luz ampla; suas células mucosas secretam muco associado à lisozima. Em meio às células secretoras de muco, estão presentes células enteroendócrinas (distinguíveis apenas por técnicas imuno-histoquímicas), células G (secretoras de gastrina) e células D – idênticas àquelas presentes na base das glândulas fúndicas.

As características particulares do piloro podem ser identificadas na Figura 15.17. A área exibe fossetas longas e glândulas curtas, pouco coradas. Quanto mais próximo ao duodeno, mais volumosa é a muscular da mucosa.

Piloro
Derivação grega que significa "porteiro", em referência à função de controle da passagem do quimo da porção superior do trato digestivo para o duodeno

Gastrina
Hormônio que estimula liberação de ácido clorídrico pelas células parietais

H·F Histologia em Foco

Úlceras gástricas

A mucosa pilórica é a principal área anatômica acometida por ulcerações gástricas e, consequentemente, carcinoma gástrico.

As lesões nessa região estão comumente associadas à infecção bacteriana cujo agente etiológico, *Helicobacter pylori*, produz amônia sobre a superfície celular de revestimento, destruindo o epitélio e atingindo, para colonização, a mucosa, na qual entra em proliferação.

Outros fatores que afetam diretamente a mucosa gástrica – não só pilórica, mas também do corpo e fundo – são o uso crônico ou indiscriminado de anti-inflamatórios não esteroidais (AINE), inibidores de prostaglandinas, os quais levam à vasoconstrição e subsequente isquemia com degeneração celular, além do etanol, devido às suas propriedades químicas irritantes locais.

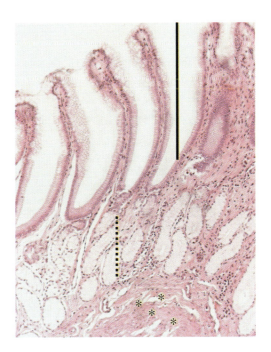

Figura 15.17 Piloro. Profundidade das fossetas (barra). Glândulas (pontilhado). Muscular da mucosa (asteriscos). Coloração HE. Aumento original 250×.

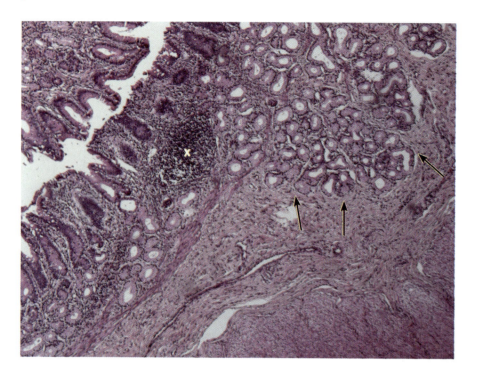

Figura 15.18 Transição piloroduodenal. Glândulas de Brünner (setas). Tecido linfoide associado à mucosa (MALT) (X). Coloração HE. Aumento original 250×.

Hiato pilórico
Área de interseção entre o piloro e o duodeno

Na porção pilórica, em sua região mais próxima ao intestino delgado, há um espessamento da camada muscular média, delimitando o **hiato pilórico**.

No hiato pilórico – área de interseção entre o piloro e o duodeno – devem ser observadas mudanças morfológicas no formato da superfície da mucosa, no tipo de epitélio de revestimento, no tipo e componentes celulares das glândulas, além da estrutura muscular.

Procure identificar essas modificações na Figura 15.18. Note, na área de transição, as mudanças na superfície mucosa e na morfologia das glândulas. Surgem células caliciformes, ainda discretas nessa região.

As particularidades microscópicas do estômago, importantes para diagnóstico diferencial, podem ser vistas na Tabela 15.3.

■ Trato digestivo inferior

Intestino delgado

O intestino delgado é dividido anatomicamente em duodeno, jejuno e íleo. Apesar de apresentarem diferenças microscópicas discretas, jejuno-íleo são geralmente descritos sem distinção.

■ **Tabela 15.3** Particularidades microscópicas do estômago.

- *Identificação do órgão*
  - Presença de fossetas
  - Epitélio de revestimento cilíndrico simples
  - Presença de glândulas tubulares, ramificadas em sua porção basal, preenchendo a lâmina própria
  - Ausência de glândulas submucosas
  - Presença de três camadas musculares
  - Camada muscular da mucosa e camadas musculares – interna, média e externa – proporcionalmente espessas
- *Identificação das regiões gástricas*
  - Profundidade das fossetas
  - Tipo e comprimento das glândulas gástricas
- *Principais identificações diferenciais*
  - Intestino delgado
  - Intestino grosso

Funções

Como um todo, o intestino delgado inicia a decomposição do quimo, concluída no intestino grosso. Esse segmento do sistema digestivo é especializado em absorção de lipídios, proteínas (aminoácidos) e carboidratos (monossacarídios), além de cálcio, fósforo e magnésio. As células do intestino delgado também são capazes de sintetizar muco, enzimas e hormônios, além de receber secreções pancreáticas e biliares, cuja ação sobre o quimo gástrico possibilita a formação do quilo.

Para potencialização da atividade absortiva, existem estruturas, representadas na Figura 15.19, que promovem o aumento da superfície intestinal:

- *Plicae circularis*: também chamadas de placas circulares ou válvulas de Kerckring, são dobras da mucosa e da submucosa, vistas a olho nu
- Vilos ou vilosidades: projeções apenas da camada mucosa, observadas com o auxílio de lupa
- Microvilos ou microvilosidades: especializações da membrana apical das células epiteliais de revestimento, identificadas ao microscópio.

Ainda na Figura 15.19, nota-se que a incidência de corte pode atingir as vilosidades em alturas diferentes. Ao observar amostras de intestino delgado, tenha em mente essas possíveis interpretações, pois a orientação dos cortes pode influenciar consideravelmente a interpretação da imagem das vilosidades.

Caracterização microscópica

Características microscópicas gerais

O intestino delgado, assim como o estômago, apresenta, a despeito de particularidades em suas três regiões, características microscópicas que podem ser descritas em comum:

- *Superfície mucosa com vilosidades*. A superfície mucosa forma evaginações – projeções em direção à luz – as vilosidades intestinais
- *Revestimento epitelial do tipo cilíndrico simples, com microvilos*. Apesar da classificação geral do epitélio como do tipo cilíndrico simples, tipos celulares variados participam do revestimento interno intestinal, com histofisiologia e histomorfologia particulares:

Quimo
Líquido pastoso que deixa o estômago e entra no intestino

Quilo
Quimo associado a enzimas pancreáticas e intestinais; a partir da quebra molecular de nutrientes, vitaminas e sais ingeridos, resulta em porção a ser reabsorvida e porção a ser eliminada

Theodor Kerckring (1640-1693)
Médico e anatomista holandês; descreveu, em 1670, as dobras intestinais, previamente observadas – mas não publicadas – por Gabriele Faloppio

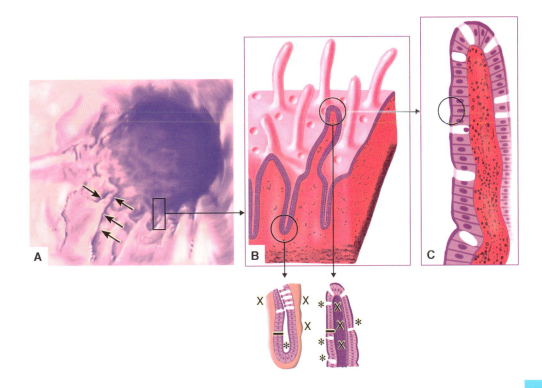

Figura 15.19 Estruturas de aumento da superfície intestinal. Placas circulares (A). Vilosidades (B). Microvilos (C). Lâmina própria (X). Luz (asteriscos). Epitélio (barras).

Joseph Paneth (1857-1890)
Fisiologista austríaco, descreveu as células intestinais com funções bactericidas

Endocitose
Processo ativo de absorção de partículas por meio da membrana celular

Johann Nathanael Lieberkühn (1711-1756)
Teólogo e médico alemão, descreveu as glândulas que compõem as criptas intestinais; desenvolveu sistemas de lentes microscópicas próprias para visualização de microrganismos e líquidos, como o sangue

- Enterócitos: também denominadas células epiteliais absortivas ou células intestinais, são cilíndricas simples com microvilos; participam ativamente do processo de absorção de monossacarídios, lipídios e aminoácidos
- Células caliciformes: de formato típico, secretam muco de consistência viscosa, rico em glicoproteínas ácidas que conferem ao produto ação protetora e lubrificante
- Células de Paneth: de morfologia cilíndrica, têm citoplasma rico em grânulos que se coram intensamente pela eosina; secretam lisozima e defensina, ambas bactericidas, eliminam bactérias presentes no material digerido e auxiliam o controle da flora intestinal
- Células enteroendócrinas: componentes do DNES, são distinguíveis apenas por técnica imuno-histoquímica; são ainda funcionalmente subdivididas em células S (produzem secretina, que estimula a secreção pancreática); células K (inibem atividade gástrica); células L (inibem a produção e liberação do ácido clorídrico e estimulam a liberação de insulina); células I (secretam colecistoquinina, que estimula a contração da vesícula biliar para liberação de seu conteúdo) e as célula Mo (produzem a motilina, que controla movimentação peristáltica)
- Células M: o "M" é uma referência ao termo inglês *microfold*, "pequena reentrância"; são distinguíveis apenas por técnica imuno-histoquímica. Essas células capturam antígenos por meio de endocitose e transportam essas partículas para a lâmina própria; para que essa função seja possível, entre a célula e o conjuntivo da lâmina própria subjacente a membrana basal é descontínua
- Células basais: são células-fonte que repõem os vários tipos celulares do revestimento intestinal
- Linfócitos: comumente são observados em localização intraepitelial, geralmente associados às proximidades das células M.

A partir do revestimento superficial, formado pelos enterócitos, há formação de glândula tubular simples em direção à lâmina própria que libera o conjunto de sua secreção na base das vilosidades intestinais, sem que haja um ducto próprio; essas glândulas, denominadas glândulas de Lieberkühn ou glândulas intestinais, são compostas pelos vários tipos celulares intestinais.

Observe na Figura 15.20 a formação das glândulas de Lieberkühn e as células presentes no revestimento do intestino delgado que são evidenciadas pela coloração HE.

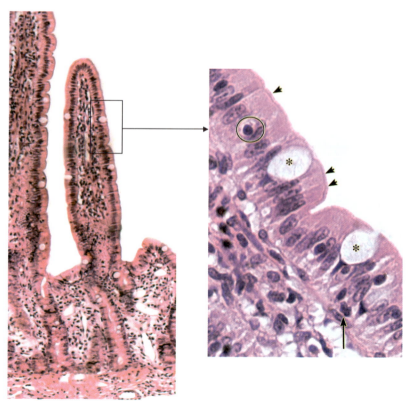

Figura 15.20 Células do revestimento do intestino delgado e morfologia das glândulas de Lieberkühn. Enterócitos (cabeças de seta). Células caliciformes (asteriscos). Células-tronco (seta). Linfócitos (círculo). Coloração HE. Aumento original 250×. Detalhe: Coloração HE. Aumento original 400×.

- *Lâmina própria com glândulas tubulares.* A lâmina própria, formada por tecido conjuntivo frouxo rico em plasmócitos e linfócitos – importantes para a manutenção da homeostase intestinal. O tecido da lâmina própria preenche e sustenta internamente cada vilosidade intestinal e, ainda, sob as vilosidades, circunda as glândulas de Lieberkühn, conferindo sustentação e fornecendo vascularização a essas estruturas.

Observe, na Figura 15.21, que a lâmina própria de cada vilosidade contém vasos sanguíneos e linfáticos, filetes nervosos e fibras musculares lisas individuais. A vascularização é fundamental para a captação das substâncias absorvidas pelo revestimento e sua redistribuição sistêmica; ainda, a inervação, derivada do plexo de Meissner, associa-se às fibras musculares lisas em disposição peculiar, permitindo que a superfície mucosa se movimente independentemente do ritmo peristáltico profundo.

- *Camada muscular da mucosa sem particularidades*
- *Camada submucosa composta por tecido conjuntivo denso não modelado.* Fornece suporte firme à mucosa e se apoia sobre a musculatura peristáltica
- *Camadas musculares com plexo de Auerbach bem desenvolvido.* As camadas musculares – circular interna e longitudinal externa – são formadas por feixes lisos mais delgados em relação ao estômago. Entre as duas camadas, o plexo de Auerbach é mais evidente do que nos demais órgãos do sistema digestivo.

Tanto a lâmina própria quanto a submucosa do intestino delgado apresentam tecido conjuntivo rico em macrófagos, linfócitos e plasmócitos. Ocasionalmente, são observados aglomerados dessas células – os MALT. Os antígenos apreendidos pelas células M são apresentados aos linfócitos, que ativam os MALT, desencadeando resposta imunológica humoral.

Considerando as características microscópicas em comum às regiões do intestino delgado, algumas particularidades devem ser observadas para sua identificação, de acordo com os seguintes critérios: morfologia das vilosidades, modificações no epitélio de revestimento, quantidade de células da lâmina própria, presença ou não de glândulas na submucosa.

Características diferenciais entre duodeno e jejuno-íleo

Comparativamente, as vilosidades do duodeno são mais longas e estreitas; o epitélio gradualmente apresenta mais células caliciformes quanto mais próximo ao intestino grosso.

O tecido linfoide na lâmina própria e na submucosa é menos significativo no duodeno e extremamente abundante no segmento final, o íleo.

Apenas no duodeno são observadas glândulas na submucosa. Essas glândulas, do tipo acinar ramificado composto, são chamadas glândulas de Brünner. Seus ácinos mucosos secretam glicoproteínas neutras, fazendo com que o muco tenha pH = 8, o que diminui a acidez carac-

Johann Conrad Brünner (1653-1727)
Médico suíço, estudioso do trato digestivo e seus órgãos anexos, descreveu aspectos fundamentais sobre o metabolismo pancreático, além de particularidades morfológicas do intestino, como as glândulas duodenais submucosas

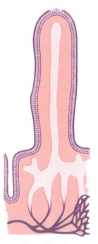
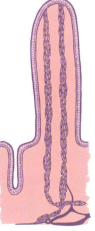
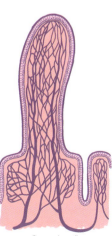
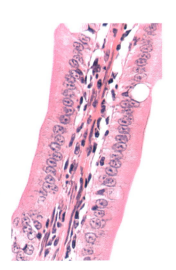

Figura 15.21 Organização vascular, muscular e nervosa da vilosidade intestinal. Na fotomicrografia todos os elementos se encontram na lâmina própria. Coloração HE. Aumento original 400×.

Organização vascular Organização muscular Organização nervosa

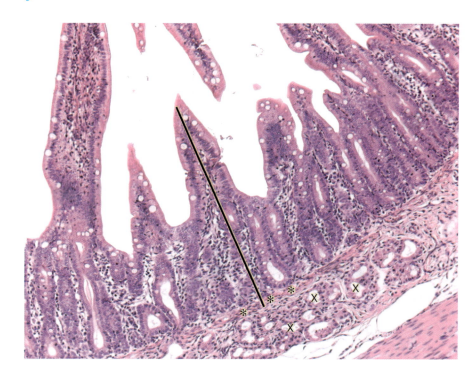

Figura 15.22 Duodeno. Mucosa (barra). Muscular da mucosa (asteriscos). Glândulas de Brünner (X). Coloração HE. Aumento original 250×.

Urogastrona
Fator de crescimento epidérmico (EGF, do inglês *epidermal growth factor*) ou fator urogastrona de crescimento epidérmico; inibe a secreção de ácido clorídrico no estômago; como o quimo deixou o estômago e encontra-se no duodeno, a liberação ácida gástrica já não é necessária

Sistema porta-hepático
Rede venosa constituída pela veia porta hepática e suas tributárias; drena o sangue do trato digestivo e do baço para o fígado

terística do quimo para que seja possível a ação de enzimas pancreáticas, além de produzir urogastrona.

Além de presente na secreção das glândulas de Brünner, a urogastrona é encontrada em glândulas salivares, glândulas lacrimais, estroma renal e precursores de plaquetas, atuando como fator de crescimento associado à diferenciação e proliferação de células mesenquimais e epiteliais. Exercendo essa função, influencia a regeneração do fígado, ao qual tem acesso por meio do duodeno via sistema porta-hepático.

Compare microscopicamente as regiões nas Figuras 15.22 e 15.23. Note a presença diferencial das glândulas de Brünner no duodeno.

Para diagnóstico diferencial, apresentamos na Tabela 15.4 as particularidades microscópicas do intestino delgado.

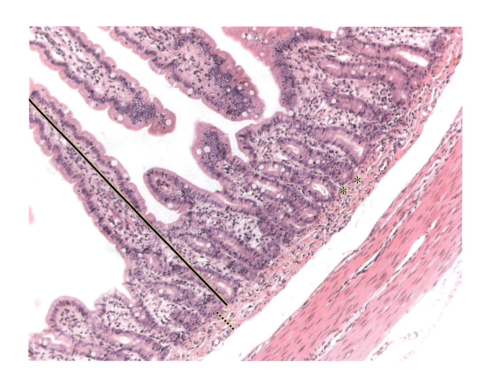

Figura 15.23 Jejuno-íleo. Mucosa (barra). Muscular da mucosa (asteriscos). Submucosa (linha pontilhada). Coloração HE. Aumento original 250×.

Capítulo 15 ■ Sistema Digestivo

■ Tabela 15.4 Particularidades microscópicas do intestino delgado.

- *Características microscópicas*
  - ° Superfície mucosa forma vilosidades
  - ° O epitélio cilíndrico apresenta microvilos e células caliciformes, facilmente identificáveis
  - ° Glândulas de Lieberkühn, na lâmina própria, são tubulosas simples
- *Identificação das regiões do intestino delgado*
  - ° Morfologia das vilosidades
  - ° Quantidade de células caliciformes em meio ao epitélio
  - ° Quantidade de leucócitos mononucleares e folículos linfoides na lâmina própria e na submucosa
  - ° Presença ou não de glândulas na submucosa
- *Principais identificações diferenciais*
  - ° Estômago
  - ° Intestino grosso

Na transição microscópica do intestino delgado para o intestino grosso, são observadas modificações histológicas representativas:

- Mudança no formato da mucosa
- Aumento da quantidade de células caliciformes
- Aumento da quantidade de nódulos linfoides
- Aumento da vascularização venosa
- Diminuição gradual, até a ausência, de células de secreção enzimática.

Intestino grosso

Funções

Bolo fecal
Após a absorção de cloreto de sódio e água e a fermentação do quilo, o material que percorre a luz do intestino grosso passa a ser assim denominado

O intestino grosso, anatomicamente dividido em cólon, ceco, reto e canal anal, é responsável pela eliminação dos resíduos da digestão e formação do bolo fecal.

Caracterização microscópica

Características microscópicas gerais

- A mucosa do intestino grosso é regular, em sua porção superficial; diferentemente do presente no intestino delgado, as glândulas de Lieberkühn são retas e alongadas, cujas luzes formam as criptas de Lieberkühn
- As células caliciformes são extremamente numerosas. O epitélio de revestimento é abundante em células caliciformes, que predominam sobre os enterócitos, comprimidos pelo citoplasma glandular repleto de muco. Células enteroendócrinas e de Paneth se tornam cada vez mais escassas, até não fazerem mais parte do revestimento
- A lâmina própria é rica em folículos linfoides. Em comparação com o intestino delgado e com o estômago, o intestino grosso tem lâmina própria rica em folículos linfoides, além de linfócitos e plasmócitos livres no tecido conjuntivo frouxo dessa camada
- A camada muscular da mucosa não apresenta particularidades

Tênias musculares
Pregas longitudinais bem desenvolvidas observadas na camada muscular externa do intestino grosso

- A camada submucosa não apresenta particularidades
- A camada muscular forma "tênias". As camadas circular interna e longitudinal externa, de músculo liso, exibem o plexo de Auerbach bem desenvolvido, assim como observado no intestino delgado, porém, formam pregas longitudinais denominadas "tênias".

Características diferenciais entre cólon, ceco e reto

No cólon, as tênias musculares são mais evidentes e chamadas especificamente de tênias do cólon.

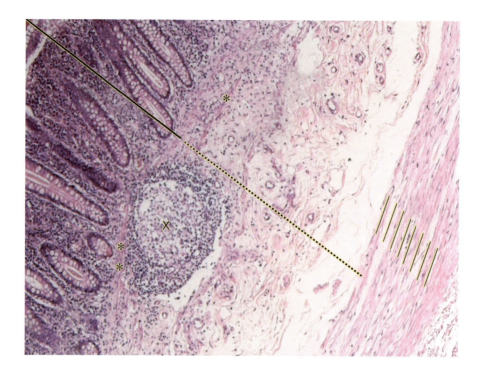

Figura 15.24 Apêndice cecal. Mucosa (barra). Muscular da mucosa (asteriscos). Submucosa (linha pontilhada). Camadas musculares (traços). MALT (X). Coloração HE. Aumento original 250×.

Apêndice cecal
Projeção em fundo cego do ceco; segmento anatômico vestigial do intestino grosso

Apêndices epiploicos
Discretas projeções de tecido adiposo, ocasionalmente observadas na serosa retal

O ceco apresenta uma projeção em fundo cego, denominada **apêndice cecal**, representado na Figura 15.24. Nessa estrutura, a superfície mucosa é irregular devido à presença maciça de grandes nódulos linfoides na lâmina própria. As glândulas de Lieberkühn são menores e mais curtas em relação às demais regiões intestinais.

Comparativamente, o reto apresenta epitélio de revestimento e glândulas de Lieberkühn com maior quantidade de células caliciformes. Essas células secretam ativamente muco que lubrifica a luz intestinal para passagem do bolo fecal. Ainda, a lâmina própria e a submucosa se tornam mais vascularizadas quanto mais próximas da porção terminal do trato. A serosa que envolve essa região apresenta, ocasionalmente no reto, **apêndices epiploicos** – pedúnculos de tecido adiposo unilocular. Veja as características na Figura 15.25.

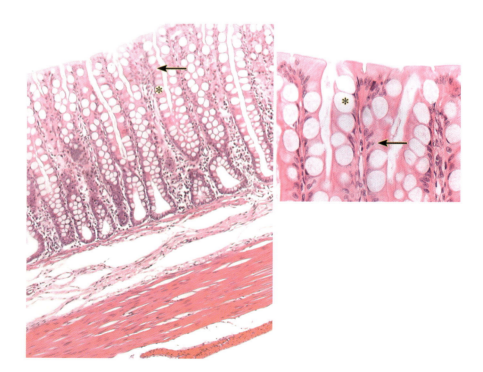

Figura 15.25 Reto. Células caliciformes (asteriscos). Enterócitos (setas). Coloração HE. Aumento original 250×. Detalhe: Coloração HE. Aumento original 400×.

Capítulo 15 ■ Sistema Digestivo

H·F Histologia em Foco

Apendicite

Como no apêndice não há trânsito luminal, a renovação celular é lenta e a parede em fundo cego favorece retenções fecais. Tais retenções, associadas à deposição de células descamadas não removidas, podem originar quadros inflamatórios infecciosos denominados apendicites. Em apendicites de evolução aguda com formação de exsudato purulento (apendicite supurativa) há risco de rompimento do apêndice com possibilidade de peritonite, o que faz com que o quadro seja de urgência cirúrgica.

Câncer colorretal

Segundo dados de 2007 do Instituto Nacional de Câncer (INCA), o câncer colorretal está entre os cinco tipos de neoplasias malignas mais incidentes no Brasil. Tem como população de risco homens e mulheres acima de 50 anos com história familiar de polipose adenomatosa. Sua etiologia está associada a dietas pobres em frutas, verduras e legumes e ricas em gordura animal. São considerados fatores secundários: obesidade, etilismo e tabagismo crônico e sedentarismo.

Dentre suas variedades histológicas, o adenocarcinoma – de origem primária na glândula de Lieberkühn, representa mais de 75% dos diagnósticos.

O canal anal é um segmento de aproximadamente 4 cm, que une a porção distal do reto aos esfíncteres anais. Essa região apresenta as seguintes particularidades microscópicas:

- A mucosa forma pregueamento longitudinal denominado colunas de Morgagni
- A submucosa, ricamente vascularizada, contém o plexo venoso hemorroidário
- A partir de sua porção distal até o ânus, o revestimento epitelial cilíndrico simples, típico da mucosa do intestino grosso, passa a estratificado pavimentoso não queratinizado, no esfíncter anal interno, cujo suporte é muscular liso, e pavimentoso estratificado queratinizado, no esfíncter anal externo, apoiado sobre músculo estriado esquelético.

H·F Histologia em Foco

Hemorroidas

As hemorroidas são varicosidades do plexo hemorroidário. De acordo com o tipo de acometimento vascular, as varicosidades podem ser classificadas como hemorroidas internas ou hemorroidas externas.

Para identificação microscópica diferencial, apresentamos na Tabela 15.5 as particularidades microscópicas do intestino grosso.

As principais características da identificação diferencial entre os órgãos do trato digestivo podem ser observadas na Figura 15.26.

■ **Tabela 15.5** Particularidades microscópicas do intestino grosso.

- *Características microscópicas*
    ◦ Presença de superfície mucosa regular, sem vilosidades
    ◦ Predomínio de células caliciformes sobre as demais células do epitélio de revestimento
    ◦ Ausência de glândulas na submucosa
    ◦ Camadas musculares formando tênias
- *Identificação das regiões do intestino grosso*
    ◦ Quantidade proporcional de células caliciformes
    ◦ Quantidade proporcional de linfócitos e folículos linfoides na lâmina própria
    ◦ Evidenciação das tênias
    ◦ Presença dos apêndices epiploicos
- *Principais identificações diferenciais*
    ◦ Estômago
    ◦ Intestino delgado

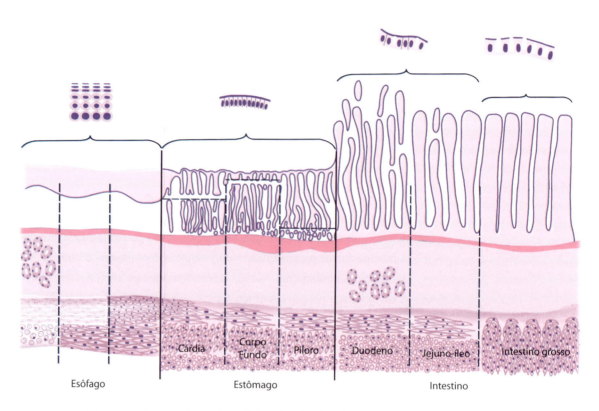

Figura 15.26 Características microscópicas do tubo digestivo.

■ Órgãos anexos

Os órgãos anexos ao sistema digestivo – glândulas salivares, vesícula biliar, pâncreas e fígado – foram, por muito tempo, denominados "glândulas" anexas. Porém, como a vesícula biliar não sintetiza o produto que armazena e secreta – não sendo, portanto, uma glândula verdadeira – a nomenclatura utilizada aqui é considerada preferencial.

Glândulas salivares

As glândulas salivares secretam a saliva total, liberada na cavidade bucal em volume de aproximadamente 500 mℓ/dia a 1.500 mℓ/dia.

As glândulas salivares são divididas em maiores ou principais – parótida, sublingual e submandibular –, e em menores – labiais, bucais, molares e de von Ebner (esta última, já descrita no item *Papilas circunvaladas*).

Saliva total
Secreção mista, cujo conteúdo seroso e mucoso predominante determina maior fluidez ou maior viscosidade na saliva

Capítulo 15 ■ Sistema Digestivo

H·F Histologia em Foco

Alterações salivares

Alterações quantitativas no fluxo salivar são denominadas xerostomia ou hipossialia (redução do fluxo) e sialorreia ou hipersialia (aumento do fluxo). Ambas as condições podem ser fisiológicas ou patológicas, associadas a condições locais ou sistêmicas.

Alterações qualitativas – maior fluidez ou maior viscosidade – são determinadas pelo sistema nervoso autônomo e por desequilíbrios hidreletrolíticos.

Glândulas salivares maiores

As glândulas salivares maiores são tubuloacinares ramificadas compostas. A parótida, a sublingual e a submandibular estão presentes em pares anatomicamente contralaterais.

A saliva tem como funções umidificação do material presente na cavidade bucal, limpeza e proteção de superfícies bucais, digestão, defesa imunológica e diluição das partículas para auxílio na gustação. Dentre seus componentes gerais, destacam-se, além de íons e água, a α-amilase (amilase salivar), imunoglobulina A (IgA, anticorpo), a lisozima (bactericida) e a lactoferrina (bacteriostática), além de glicoproteínas e enzimas que formam a película adquirida, como a mucina glicosilada, o ácido siálico e a calicreína. A película adquirida não é identificada clinicamente e se estabelece espontaneamente na superfície mineralizada exposta do dente; devido a características ultraestruturais, fornece suporte para posterior adesão bacteriana.

Película adquirida
Película acelular, composta por glicoproteínas, proteínas e lipídios

Caracterização microscópica geral

Cada uma das glândulas tem cápsula e septos de tecido conjuntivo, que dividem seu interior em lobos e lóbulos. Além da organização, irrigação e inervação glandular, esse tecido conjuntivo é sede de plasmócitos que secretam IgA, que chega à saliva por difusão pelas paredes das porções condutoras.

O sistema de condução salivar é formado, sequencialmente, pelos ductos:

- *Ducto intercalar*: diretamente em contato com as células secretoras, tem localização intralobular. É formado por epitélio de revestimento cúbico simples; além da função estrutural de condução, suas células secretam bicarbonato na luz, modificando a osmolaridade salivar

Aldosterona
Hormônio sintetizado no córtex da glândula adrenal; participa da conservação de sódio; suas células-alvo são células epiteliais de revestimento da mucosa gástrica, das glândulas salivares, lacrimais e sudoríparas, do ducto coletor renal e do túbulo contorcido distal do netron

- *Ducto estriado*: de localização intralobular, é observado aos cortes microscópicos em meio às porções secretoras. É formado por epitélio cilíndrico simples que, gradualmente, torna-se estratificado. Além da condução, as células estriadas são sensíveis à aldosterona, que ativa a reabsorção de sódio do fluido salivar e elimina potássio – tornando a saliva hipotônica; ainda, neste segmento há secreção de calicreína

- *Ducto excretor*: de localização interlobular, percorre os septos conjuntivos da glândula. É revestido por epitélio cilíndrico estratificado, contínuo com o epitélio estriado, que se torna gradualmente pseudoestratificado até se fundir ao pavimentoso estratificado não queratinizado da cavidade bucal; esse segmento ductal é responsável apenas pela condução salivar, sem alteração da secreção.

Calicreína
Protease de ação vasodilatadora; secretada por células de origem epitelial em glândulas salivares, pâncreas e rins

A porção secretora das glândulas salivares maiores é tubuloacinar, porém, a porção tubular se confunde com a porção inicial dos ductos intercalares. Por outro lado, a distinção dos ácinos é facilmente observada ao microscópio óptico e, juntamente com a disposição dos ductos, é um dos critérios úteis para identificação das diversas glândulas salivares maiores.

As células acinares mucosas contribuem para a lubrificação das superfícies moles e duras da cavidade bucal, modula a adesão de bactérias nessas superfícies e participa da composição da película adquirida; secretam, além de água e íons, mucina glicosilada e ácido siálico.

As células serosas acinares secretam amilase salivar.

Amilase salivar
Enzima salivar que converte parcialmente o amido em maltose

Particularidades da caracterização microscópica

▶ **Glândula submandibular.** Os ductos intercalares são bem desenvolvidos e, como se abrem diretamente a partir da porção secretora, são observados aos cortes nas porções mais centrais dos lóbulos.

Há predomínio de ácinos serosos e conta com ácinos mistos apenas nas porções mais distais dos lóbulos.

▶ **Glândula sublingual.** Apresenta cápsula discreta, mas septos facilmente observados. O sistema de ductos intercalares e estriados são discretos, sendo mais evidentes os ductos interlobulares, destacados em meio ao tecido conjuntivo dos septos glandulares.

Há predomínio de ácinos mucosos, e os ácinos mistos, escassos, estão presentes apenas nas porções distais dos lóbulos.

▶ **Glândula parótida.** Os ductos intralobulares são proeminentes; há significante quantidade de adipócitos uniloculares associados aos septos e, por vezes, observados em meio ao ácinos que, nessa glândula, são exclusivamente serosos.

H·F Histologia em Foco

Parotidite infecciosa endêmica

A parotidite infecciosa endêmica – a caxumba – é causada por um vírus da família Paramyxoviridae. A partir da vascularização glandular, o vírus pode se disseminar para testículos, pâncreas, ovário, tireoide, rim, meninges e glândulas mamárias.

A morfologia das glândulas salivares pode ser comparada na Figura 15.27. Observe a organização por tecido conjuntivo e a proporção entre os ácinos.

Para identificação microscópica específica das glândulas salivares maiores, observar, na Tabela 15.6, suas particularidades microscópicas.

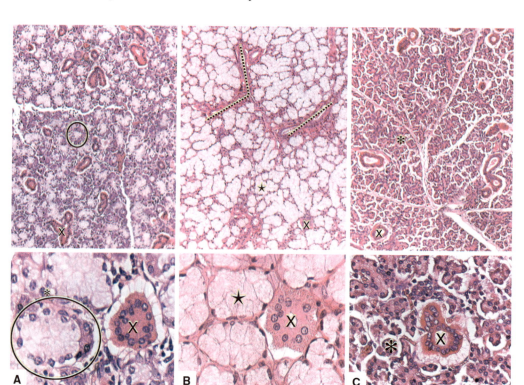

Figura 15.27 Glândulas salivares maiores. Glândula submandibular (A). Glândula sublingual (B). Glândula parótida (C). Ácinos serosos (asterisco). Ácinos mucosos (estrela). Ácinos mistos (círculo). Ductos intralobulares (X). Ductos interlobulares (contorno tracejado). Coloração HE. Aumento original 250×. Detalhes: Coloração HE. Aumento original 400×.

Capítulo 15 ■ Sistema Digestivo

■ Tabela 15.6 Particularidades microscópicas das glândulas salivares maiores.

- *Características microscópicas gerais*
  - ° Estruturalmente, são organizadas e separadas em lobos e lóbulos por septos de tecido conjuntivo, provenientes de cápsula
  - ° Os lóbulos são compostos exclusivamente por porções secretoras e condutoras
  - ° A porção secretora é tubuloacinar com porção acinar mais destacada
  - ° Os ductos adquirem maior diâmetro luminal e revestimento mais espesso sequencialmente à drenagem da secreção
- *Identificação do tipo de glândula salivar*
  - ° Caracterização do tipo de ducto predominante – observar o revestimento epitelial e sua localiza-ção (se interlobular ou intralobular)
  - ° Tipo de ácino predominante
- *Principais identificações diferenciais*
  - ° Pâncreas, glândula lacrimal

Glândulas salivares menores

As glândulas salivares menores são classificadas de acordo com sua localização anatômica: glândulas de von Ebner (associadas às papilas linguais que contêm botões gustativos), glândulas labiais, glândulas bucais e glândulas molares; todas elas são acinares compostas ramificadas, com sistema ductal extremamente curto e encontram-se dispersas na lâmina própria da cavidade bucal, sem organização por tecido conjuntivo capsular e septal.

A lâmina própria circunjacente às estruturas glandulares é rica em plasmócitos secretórios de IgA que, à semelhança com as glândulas maiores, são adicionados à secreção salivar por difusão.

> Com exceção às glândulas de von Ebner, que secretam saliva fluida para diluir as partículas gustativas, as demais glândulas menores têm ácinos mucosos.

Pâncreas

Função

O pâncreas é um órgão glandular misto – formado por uma porção exócrina e uma porção endócrina – conforme estudado no Capítulo 13, *Sistema Endócrino*. Como a porção exócrina está diretamente associada à digestão, esta será abordada aqui.

O pâncreas exócrino permite a digestão química de carboidratos, proteínas, lipídios, fosfolipídios e ácidos nucleicos, além de neutralizar a acidez do quimo. O conjunto secretório produzido pelas células exócrinas do pâncreas – ácino pancreático e células do ducto intercalar – é chamado suco pancreático, de quantidade e conteúdo variáveis de acordo com os elementos da dieta.

Suco pancreático
Produto exócrino do pâncreas constituído por formas inativas de enzimas (pro-enzimas) e enzimas ativas

---

Caracterização microscópica

> A porção exócrina do pâncreas é formada exclusivamente por ácinos serosos, tão numerosos que tornam difícil a individualização de cada estrutura secretória – o que nos remete ao "mar de ácinos" no qual as ilhas endócrinas estão inseridas.

O pâncreas é organizado em lóbulos por septos provenientes da cápsula conjuntiva discreta que envolve o órgão; os lóbulos são compostos por ácinos pancreáticos.

A luz acinar é forrada por monocamada de células centroacinares – daí seu nome – achatadas e pouco coradas; mais externamente, as células acinares têm formato triangular e núcleo típico – redondo e central. Destaca-se que, enquanto o formato celular e o núcleo não têm particularidades quando comparados a outras células acinares serosas, o citoplasma tem afinidade tintorial bastante característica: a porção apical é basofílica devido à presença de grânulos chamados "grânulos de zimogênio".

Ácinos pancreáticos
Unidades funcionais exócrinas; são compostos por dois tipos celulares: as células acinares e as células centroacinares

---

Zimogênio
Proenzima; precursor enzimático inativo

> As células acinares secretam formas inativas (pró-enzimas) de tripsina, quimiotripsina e carboxilpeptidases, além de formas enzimáticas ativas de amilase pancreática, lípase pancreática, colesterol esterase e fosfolipase.

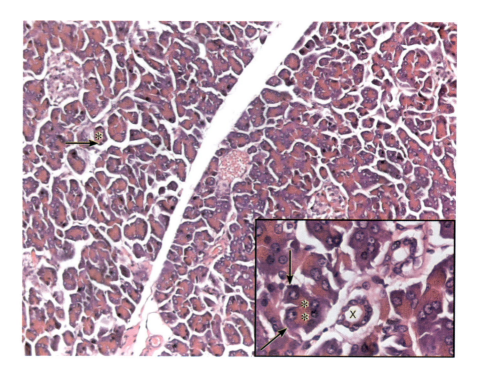

Figura 15.28 Pâncreas. Porção exócrina. Ácinos. Porção celular basal (seta). Porção celular apical (asteriscos). Ductos (X). Coloração HE. Aumento original 250×. Detalhe: Coloração HE. Aumento original 400×.

A luz de cada ácino pancreático se abre em um ducto intercalar, com revestimento cúbico simples.

Além de revestir o ducto intercalar, as células cúbicas dessa estrutura permitem a passagem de água e de bicarbonato do interstício para a luz, modificando o pH e o volume do suco pancreático. Esse transporte é controlado pela secretina, produzida por células epiteliais do duodeno.

Note que, de maneira interessante, a mesma função de controle da osmolaridade é realizada pelos ductos intercalares das glândulas salivares.

Os ductos intercalares se unem a outros do mesmo tipo, formando os ductos excretores intralobulares, que são revestidos por células epiteliais cilíndricas; estes originam os ductos interlobulares, formados por células epiteliais simples cilíndricas altas.

Os ductos interlobulares originam o ducto pancreático – ou ducto de Wirsung –, que atravessa o corpo e a cabeça do pâncreas, une-se ao ducto colédoco e chega à parede intestinal, passando pelo esfíncter de Oddi.

A porção exócrina do pâncreas está representada em destaque na Figura 15.28. A morfologia individual dos ácinos é prejudicada pela grande quantidade desses elementos. Perceba a diferença tintorial da porção celular basal para a apical, em cada célula acinar. Os ductos são discretos.

A Tabela 15.7 mostra, para identificação microscópica diferencial, as particularidades microscópicas do pâncreas.

■ **Tabela 15.7** Particularidades microscópicas do pâncreas.

- *Características microscópicas*
  - Identificação do parênquima lobular contendo porções exócrina e endócrina
  - Porção exócrina formada exclusivamente por ácinos serosos
  - Proporção de elementos ductais intralobulares e interlobulares
  - Quantidade de elementos acinares
  - Morfologia das células acinares
- *Principal identificação diferencial*
  - Parótida

Fígado

Função

O fígado é, funcionalmente, um dos órgãos mais versáteis do organismo humano. Dentre suas funções gerais, podem ser citadas:

- Síntese e liberação de proteínas (albumina, protrombina, fibrinogênio e lipoproteínas)
- Secreção e transporte da bile para armazenamento na vesícula biliar
- Captação e eliminação de bilirrubina
- Reserva de lipídios e glicídios sob a forma de glicogênio e gorduras neutras
- Armazenamento de vitamina A
- Obtenção de glicose via gliconeogênese
- Produção de ureia e sua liberação desta para o sangue, do qual é transportada via vasos do estroma para a luz dos túbulos renais e eliminada via urina
- Desintoxicação e neutralização de drogas lipossolúveis.

Caracterização microscópica

Embora o fígado seja um órgão complexo funcionalmente, sua identificação é bastante fácil ao microscópio óptico, como pode ser comprovado observando-se a Figura 15.29. A intensa rede capilar é facilmente visualizada, assim como a disposição cordonal dos hepatócitos. As marcações das zonas 1, 2 e 3, tendo como referências a tríade porta e a vênula central, fornecem sequencialmente a direção de atividade metabólica de cada unidade lobular.

Estruturalmente, é envolvido externamente pela cápsula de Glisson – formada por tecido conjuntivo fibroelástico, é pouco corada e emite septos que dividem o órgão em quatro lobos.

O parênquima hepático é formado por unidades funcionais estruturais denominadas lóbulos hepáticos.

Os lobos são subdivididos em lóbulos hepáticos. Cada lóbulo é poligonal e seus limites são mal individualizados, visto que os septos são delgados e ricos em fibras reticulares.

Bile
Secreção hepática armazenada na vesícula biliar e liberada no duodeno; contém água, sais biliares, colesterol, IgA, sódio, bicarbonato; emulsifica gorduras para reabsorção

Bilirrubina
Pigmento sem ferro originado no baço como resultado da fagocitose de hemácias; associado à albumina, segue do baço para o fígado para sua liberação na bile

Tríade porta ou tríade portal
Componente estrutural do lóbulo hepático; os três elementos que constituem a "tríade" são a artéria hepática, a veia porta hepática e o ducto biliar, porém, também estão presentes o vaso linfático e o ramo nervoso

Vênula central
Ramo venoso que recebe o sangue dos sinusoides hepáticos e o drena para a veia sublobular

Cápsula de Glisson
Cápsula fibroelástica cujos septos dividem o fígado em lobos

Francis Glisson (1597-1677)
Fisiologista e patologista inglês, publicou tratados sobre a anatomia, a fisiologia e a histologia do estômago, intestino e fígado; em 1677, criou o conceito de "intestino irritável"

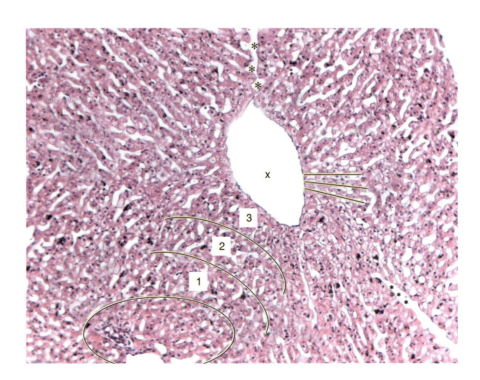

Figura 15.29 Fígado. Aspecto panorâmico. Capilares (asteriscos). Hepatócitos (linhas). Vênula central (X). Tríade porta (círculo). Coloração HE. Aumento original 250×.

Espaço de Kiernan
Espaço interlobular hepático

Francis Kiernan (1800-1874)
Médico e anatomista irlandês; descreveu, em 1833, o lóbulo hepático e seus limites

Trabéculas de Remak
Traves de Remak; fileiras de hepatócitos dispostos de maneira radial em relação à arteríola central, no lóbulo hepático

Ernst Julius Remak (1849-1911)
Médico alemão; descreveu o reflexo de Remak e publicou mais de 50 artigos científicos abordando temas médicos variados; filho do importante neuropatologista Robert Remak (1815-1865)

O espaço septal que delimita discretamente os lóbulos é chamado de **espaço de Kiernan**.

Os lóbulos são formados por cordões de hepatócitos. Os cordões são dispostos em orientação radial da periferia maldefinida do lóbulo, em direção a vênula central, ramo da veia centrolobular.

Os cordões de hepatócitos, organizados em fileiras celulares, são denominados **trabéculas de Remak**.

Individualmente, os hepatócitos são células poligonais que, aos cortes, são vistas como cúbicas; o citoplasma é intensamente eosinofílico e o núcleo redondo, fortemente basofílico. Ocasionalmente, essas células podem ser binucleadas e apresentar granulações citoplasmáticas basofílicas ou, ainda, glicogênio intracitoplasmático. Ainda, o hepatócito apresenta inúmeras projeções de membrana, visíveis apenas ao microscópio eletrônico, que fazem com que a célula tenha limites bem-definidos ao microscópio óptico.

Dentre as diversas e variadas funções específicas dessa célula, destacam-se:

- Síntese de proteínas séricas: protrombina, fibrinogênio e albumina
- Síntese e transporte de componentes biliares: os hepatócitos captam água, bilirrubina e 92% dos ácidos biliares do sangue – além de sintetizarem os 8% complementares via conjugação de precursores ácidos com aminoácidos – e os transportam para os canalículos biliares, direcionando esses elementos para a vesícula biliar, na qual serão armazenados
- Armazenamento de lipídio e glicogênio para reserva energética em períodos de jejum
- Conversão enzimática de aminoácidos e proteínas em glicose
- Produção de ureia a partir de aminoácidos e transporte desse produto para o sangue
- Neutralização enzimática de toxinas exógenas e fármacos.

Vale ressaltar que as atividades metabólicas do hepatócito estão intimamente associadas à proximidade física dessa célula com capilares sinusoides e à sua associação com os espaços perivasculares típicos do fígado – órgão que, não ao acaso, é extremamente vascularizado.

H·F Histologia em Foco

Enzimas hepáticas

A transaminase glutâmico-oxalacética (TGO) ou a aspartato aminotransferase (AST) e a transaminase glutâmico-pirúvica (TGP) ou alanina aminotransferase (ALT) são enzimas intracelulares que processam os aminoácidos. Em indivíduos saudáveis, seus níveis séricos são discretos, porém, em decorrência de lesão ou destruição celular tais níveis aumentam significativamente. Dentre as etiologias de aumento das transaminases séricas estão consumo crônico de álcool etílico, diabetes, obesidade e infecções virais.

Em cada angulação poligonal periférica do lóbulo, são observados ramos da veia porta, da artéria hepática e do ducto biliar – esses elementos caracterizam a tríade hepática ou tríade porta. Os grandes ramos da tríade – veia porta, artéria hepática e ducto biliar – são contidos no hilo hepático.

A tríade porta (veia porta, artéria hepática e ducto biliar) é envolvida pelo estroma, que contém também vasos linfáticos. Juntos, esses elementos formam o espaço porta.

H·F Histologia em Foco

Avaliação morfológica das zonas lobulares

A partir do espaço porta em direção à vênula central do lóbulo, são definidas três zonas – 1, 2 e 3 –, cuja avaliação da integridade morfológica é importante fisiopatologicamente. Essas regiões determinam o gradiente metabólico hepático, e as alterações morfológicas que refletem hepatopatias acometem as zonas em ordem crescente, fazendo com que a avaliação das zonas seja um dos critérios observados em amostras de fígado.

Observe novamente a Figura 15.29 e identifique essas três zonas.

Células de Ito
Células estreladas perissinusoidais; pericitos modificados presentes no espaço de Disse, no fígado; armazenam vitamina A. Identificadas por Kupffer, receberam posteriormente o nome do médico japonês Toshio Ito

Pit cells
Linfócitos sinusoidais, são *natural killers* hepáticos

Células de Kupffer
Células hepáticas derivadas do sistema fagocitário mononuclear

Karl Wilhelm von Kupffer (1829 -1902)
Médico e histologista, fisiologista e anatomista alemão, dedicou-se ao estudo do trato gastrintestinal e seus órgãos associados; identificou as células de Ito e as células de Kupffer

Espaço de Disse
Espaço perissinusoidal; espaço situado entre os sinusoides hepáticos e os cordões de Remak

Joseph Disse (1852-1912)
Anatomista, histologista e embriologista alemão; descreveu o espaço perissinusoidal hepático

Dentre os cordões de hepatócitos, estão os sinusoides hepáticos – capilares venosos especiais revestidos por células endoteliais fenestradas (ver Capítulo 11, *Sistema Circulatório*). Esses sinusoides são visíveis ao microscópio óptico como luzes ao redor das fileiras de hepatócitos.

O espaço de Disse é uma região subendotelial que contém as células de Ito, as *pit cells*, as células de Kupffer e, ocasionalmente, um ramo terminal de nervo mielínico.

O espaço de Disse – ou espaço perissinusoidal – é a área na qual ocorre liberação e captação de proteínas e hormônios, no transporte destas entre hepatócitos e sangue. Ainda, apresenta propriedades específicas de acordo com as funções de seus elementos celulares particulares – as células de Ito, as *pit cells* e as células de Kupffer. O espaço é preenchido por fibras reticulares e, ocasionalmente, contém terminações nervosas mielínicas.

As células de Ito, também denominadas células estreladas perissinusoidais, foram descobertas por Kupffer – que também descreveu as células que levaram seu nome, estudadas a seguir. São responsáveis pelo armazenamento intracitoplasmático de vitamina A – função por muitos anos atribuída aos hepatócitos – síntese de matriz extracelular e fatores de crescimento, além de serem capazes de apresentar antígenos e controlar o tônus dos sinusoides por contração de seu citoplasma; morfologicamente, apresentam extensas projeções citoplasmáticas que envolvem as células endoteliais capilares, porém, são de difícil individualização nas colorações de rotina.

As *pit cells*, descritas pela primeira vez em 1976, derivam de precursores na medula óssea e migram via corrente para o fígado, onde terminam seu amadurecimento. São grandes linfócitos do tipo *natural killer* (NK) residentes, com núcleo mononuclear bem corado, intimamente associados ao endotélio sinusoidal e à célula de Kupffer, da qual dependem funcionalmente. Como boas "assassinas naturais", as *pit cells* atuam na defesa antitumoral e eliminam células e microrganismos por perfuração enzimática de membrana.

As células de Kupffer se encontram em meio às células endoteliais dos sinusoides e são, comparativamente às outras, mais volumosas, irregulares e menos coradas. As células de Kupffer derivam do sistema fagocitário mononuclear e, como tais, realizam fagocitose, apresentação de antígenos, além de digerirem hemácias e secretarem mediadores inflamatórios, dentre os quais se destacam as interleucinas (IL-1 e IL-6) e o fator de necrose tumoral-alfa (TNF-α).

H·F Histologia em Foco

Mediadores inflamatórios hepáticos

Esteatose hepática
"Fígado gorduroso"; acúmulo intracelular de lipídio nos hepatócitos, representa uma lesão reversível que pode regredir, estacionar ou evoluir para lesão irreversível

Estase da bile
Redução ou interrupção total do fluxo biliar

A IL-6 induz a síntese de proteínas da fase inflamatória aguda e, clinicamente, está associada à esteatose hepática. A IL-1 e os fatores de crescimento liberados pelas células de Ito estimulam a síntese de colágeno, levando à fibrose do espaço porta e dos espaços de Kiernan. Altos níveis de liberação de TNF-α pelas células de Kupffer estão associados a infecções virais ou agressões crônicas causadas por agentes irritantes, como o álcool etílico. A longo prazo, o processo inflamatório mediado pelo excesso de TNF-α leva à colestase ou estase da bile.

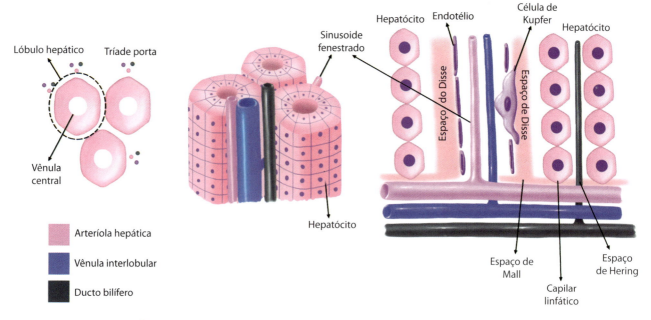

Figura 15.30 Fígado. Representação esquemática dos elementos do lóbulo hepático.

Apesar de o hepatócito ser a célula parenquimatosa do fígado e desempenhar funções extremamente versáteis, o órgão tem células de função imunológica importantes para o desempenho de suas atividades normais.

Visto que o fígado recebe sangue da circulação sistêmica e, especialmente, sangue proveniente do intestino, a população celular presente nos espaços de Disse caracteriza esse órgão como capaz de ampla atividade linfoide.

Os componentes do lóbulo e dos compartimentos hepáticos são identificados na Figura 15.30.

Identificações microscópicas específicas do fígado são apresentadas na Tabela 15.8.

H·F Histologia em Foco

Esteatose hepática

A esteatose hepática é caracterizada pelo acúmulo de lipídio intracitoplasmático. Inicialmente, é uma lesão celular reversível, porém, se não for eliminada a causa, pode evoluir para necrose gordurosa. Além do hepatócito, outras células estão suscetíveis a tais acúmulos, como as fibras musculares estriadas.

Por outro lado, a cirrose é uma lesão que apresenta a esteatose focal, associada a áreas de inflamação, necrose e fibrose. É uma lesão permanente, dada a presença de tecido necrótico e áreas de substituição hepática por tecido conjuntivo fibroso.

■ **Tabela 15.8** Particularidades microscópicas do fígado.

- Organização lobular de formato poligonal com vênula centrolobular
- Disposição dos hepatócitos em fileiras radiais, morfologicamente a partir da região central do lóbulo
- Entre as fileiras de hepatócitos, espaços sinusoidais

Vesícula biliar

Função

A vesícula biliar é um órgão sacular responsável pelo armazenamento da bile nos intervalos entre as refeições. Durante o período de armazenamento, o conteúdo é concentrado por meio de reabsorção de água de seu volume total.

A vesícula biliar recebe a bile do fígado pelo ducto cístico, e sua liberação diretamente na luz do duodeno se dá pelo ducto colédoco. Nesse processo de liberação, a musculatura lisa da vesícula sofre contração, por estímulo da colecistoquinina, e o esfíncter de Oddi, formado por espessamento muscular liso, sofre relaxamento por estímulo vagal. A relação entre duodeno e ducto colédoco está na Figura 15.31.

A luz do ducto é contínua à luz duodenal, permitindo que a bile emulsifique a gordura presente no material em digestão, para que a mesma seja reabsorvida. Observe a interação anatômica entre vesícula biliar, pâncreas e duodeno. O espessamento muscular liso na parede externa do duodeno nos fornece indicação da localização dos esfíncteres dessa região.

Tenha em mente a sequência: gorduras presentes no quilo, na luz do duodeno – colecistoquinina liberada – contração da musculatura lisa – vesícula expele a bile – emulsificação das gorduras – reabsorção lipídica pela parede intestinal.

H-F Histologia em Foco

Colelitíase

As "pedras na vesícula" caracterizam a colelitíase, na qual concrescências de cristais de colesterol formam cálculos que irritam a mucosa da vesícula, levando à coleocistite – inflamação aguda com dor intensa. Os cálculos geralmente são de cor esverdeada e requerem, na maioria das vezes, tratamento cirúrgico para remoção do órgão.

Caracterização microscópica

A vesícula biliar apresenta mucosa que se projeta em direção à luz formando evaginações tortuosas, cuja base forma os seios de Rokitansky-Aschoff. O epitélio de revestimento é do tipo cilín-

---

Esfíncter de Oddi
Esfíncter constituído por feixes de músculo liso que envolvem as porções terminais do ducto colédoco, do canal pancreático e da papila de Vater

Ruggero Oddi (1864-1913)
Fisiologista e anatomista italiano; ainda acadêmico, descreveu as características anatômicas e a importância fisiológica dos feixes musculares situados na porção distal dos ductos biliares, identificados anteriormente por Francis Glisson

Seios de Rokitansky-Aschoff
Invaginação ou divertículo na base das projeções mucosas da vesícula biliar

Karl Freiherr von Rokitansky (1804-1878)
Patologista austríaco que, além de descrever os divertículos da mucosa biliar, identificou a etiologia infecciosa da endocardite bacteriana e descreveu as diferenças entre pneumonia lobar e broncopneumonia, dentre outros trabalhos relevantes

Karl Albert Ludwig Aschoff (1866-1942)
Patologista alemão; descreveu a mucosa da vesícula biliar e a história natural das artrites e das apendicites

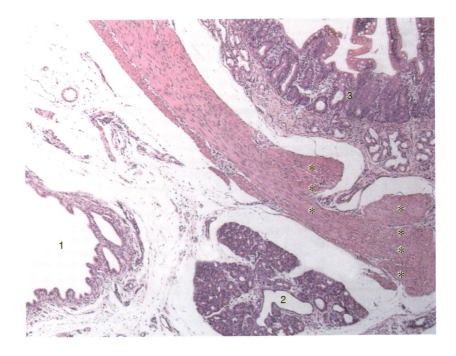

Figura 15.31 Associações anatômicas da vesícula biliar. Vesícula biliar (1). Pâncreas (2). Duodeno (3). Esfíncter muscular (asteriscos). Coloração HE. Aumento original 100×.

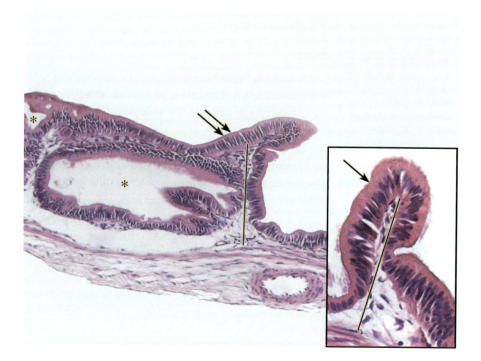

Figura 15.32 Vesícula biliar. Epitélio (setas). Lâmina própria (barra). Seios de Rokitansky-Aschoff (asteriscos). Coloração HE. Aumento original 250×. Detalhe: Coloração HE. Aumento original 400×.

drico simples com microvilos discretos, que se tornam gradualmente mais numerosos e altos quanto mais próximos do ducto colédoco.

> Note que o epitélio cilíndrico simples tem microvilos, caracterizando o revestimento desse órgão em relação ao tecido epitelial do estômago (cilíndrico simples sem especializações) e do intestino (com microvilos e dotado de tipos celulares diversos, dos quais se distinguem facilmente as células caliciformes).

A lâmina própria, que preenche e sustenta as evaginações, não apresenta particularidades.

A camada muscular lisa é discreta, em comparação ao volume da mucosa, porém extremamente relevante para a função de liberação do conteúdo biliar.

Externamente à camada muscular, é observado tecido conjuntivo denso não modelado associado à serosa.

A vesícula biliar pode ser observada em fotomicrografia na Figura 15.32. O epitélio de revestimento encontra-se apoiado sobre lâmina própria típica, formando dobras em direção à luz, que, por vezes, anastomosam-se, formando os seios de Rokitansky-Aschoff.

> A vesícula biliar não apresenta submucosa verdadeira: a lâmina própria se apoia diretamente sobre a musculatura lisa.

A vesícula biliar tem particularidades microscópicas importantes que permitem sua identificação diferencial (Tabela 15.9).

■ **Tabela 15.9** Particularidades microscópicas da vesícula biliar.

- *Características microscópicas*
    - Superfície mucosa
    - Tipo de epitélio
    - Ausência de submucosa
    - Proporção entre camada mucosa e camada muscular
- *Principais identificações diferenciais*
    - Estômago
    - Intestino
    - Tuba uterina
    - Vesícula seminal

RESUMO

- O sistema digestivo começa seu desenvolvimento por volta da terceira semana embrionária, a partir de proliferações celulares endodérmicas, mesodérmicas e ectodérmicas
- Os órgãos que constituem o sistema digestivo são separados anatomicamente em porção vestibular (cavidade bucal propriamente dita, mucosa bucal, dentes, periodonto, língua e orofaringe); porção superior (esôfago e estômago) e porção inferior (intestinos delgado e grosso)
- Os órgãos anexos do sistema digestivo são as glândulas salivares, o pâncreas, o fígado e a vesícula biliar
- O lábio é dividido em pele labial, borda vermelha do lábio e mucosa labial – diferenciado pelas características do epitélio estratificado pavimentoso e pelas estruturas presentes na lâmina própria. Todo o órgão é apoiado pelo músculo estriado esquelético orbicular do lábio
- A cavidade bucal propriamente dita é revestida por mucosa que, conforme a localização anatômica, apresenta particularidades – características do epitélio pavimentoso estratificado e tipo de suporte da lâmina própria
- O dorso da língua apresenta mucosa denominada mucosa especializada do dorso da língua, com projeções mucosas denominadas papilas linguais que, de acordo com o formato microscópico, são denominadas filiformes, fungiformes, foliáceas e circunvaladas
- O ventre lingual não apresenta papilas
- Os dentes são órgãos que surgem precocemente no embrião, a partir de um processo denominado odontogênese, separado nas fases: lâmina dentária; botão; capuz; campânula precoce; campânula avançada e rizogênese
- Os tecidos duros que formam os elementos são o esmalte, a dentina e o cemento; o tecido mole é representado pela polpa
- A porção da faringe que participa do trato digestivo é a orofaringe, com função de condução do alimento da cavidade bucal para o esôfago. O revestimento tem áreas de epitélio pavimentoso estratificado, com e sem queratina; a lâmina própria e a submucosa não têm particularidades. O suporte muscular é constituído por áreas com feixes estriados e lisos
- A estrutura geral do tubo digestivo é formada por camada mucosa (em contato com a luz, é constituída por epitélio de revestimento e lâmina própria), camada submucosa (formada por tecido conjuntivo denso não modelado), e camada muscular
- O plexo de Meissner e o plexo de Auerbach formam a inervação intrínseca do trato digestivo; a inervação extrínseca é formada por fibras do sistema nervoso autônomo
- O esôfago tem função de condução. São particularidades microscópicas dessa região: a superfície mucosa lisa, o tipo de epitélio e a presença de glândula esofágicas na submucosa, além de o suporte muscular, gradualmente, passar de músculo estriado esquelético a músculo liso
- O estômago é responsável pela formação do quimo. Todo o estômago apresenta fossetas na mucosa, epitélio cilíndrico simples, lâmina própria preenchida por glândulas tubulares e três camadas de suporte muscular. A submucosa não apresenta particularidades
- O estômago é caracterizado histologicamente por três regiões: cárdia, corpo e fundo – idênticos –, e piloro, que devem ser diferenciadas pelo formato das fossetas e histomorfologia glandular

- O intestino delgado tem como função geral a transformação do quimo gástrico em quilo
- Microscopicamente, todo o intestino delgado é formado por superfície mucosa com vilosidades, epitélio cilíndrico simples com microvilos, que forma as glândulas de Lieberkühn, as quais preenchem toda a lâmina própria. Exceto no duodeno (que contém as glândulas de Brünner), não há glândulas na submucosa. Entre as camadas musculares, o plexo de Auerbach é mais desenvolvido do que nos demais órgãos
- O intestino grosso é responsável pela eliminação dos resíduos da digestão e formação do bolo fecal
- A mucosa do intestino grosso é regular, as glândulas de Lieberkühn são retas e alongadas. O epitélio de revestimento é abundante em células caliciformes, que predominam sobre os enterócitos. A lâmina própria é rica em folículos linfoides. A submucosa não apresenta particularidades. As camadas de músculo liso formam pregas longitudinais denominadas "tênias"
- Devem ser observadas as seguintes características microscópicas no reto em relação ao cólon: epitélio de revestimento e glândulas de Lieberkühn com maior quantidade de células caliciformes, lâmina própria e a submucosa mais vascularizada, serosa com apêndices epiploicos ocasionais
- O apêndice cecal é uma porção vermiforme em fundo cego, no ceco. Seu epitélio tem menos células caliciformes e a lâmina própria é abundante em folículos linfoides
- O canal anal tem como particularidades microscópicas a mucosa formando as colunas de Morgagni e a submucosa com plexo venoso hemorroidário
- Os órgãos anexos ao sistema digestivo são as glândulas salivares, a vesícula biliar, o pâncreas e o fígado
- As glândulas salivares maiores (parótida, sublingual e submandibular) e menores secretam a saliva
- As glândulas salivares maiores apresentam cápsula e septos de tecido conjuntivo, que dividem seu interior em lobos e lóbulos. Sequencialmente, os ductos intercalar, estriado e excretor conduzem a secreção à cavidade bucal. Além da disposição e tipo de ducto, devem ser observados os tipos acinares para a diferenciação entre esses órgãos
- As glândulas salivares menores ou acessórias são classificadas de acordo com sua localização anatômica: glândula de von Ebner, glândulas labiais, glândulas bucais e glândulas molares. Não são organizadas por tecido conjuntivo capsular e septal, têm ductos curtos e, com exceção das glândulas de von Ebner, as demais apresentam ácinos mucosos
- O pâncreas exócrino produz o suco pancreático. Sua porção secretora forma unidades funcionais chamadas ácinos pancreáticos, serosos, com dois tipos celulares: as células acinares e as células centroacinares. A luz de cada ácino pancreático se abre em um ducto intercalar, com revestimento cúbico simples
- O fígado tem como funções síntese e liberação de proteínas, secreção e transporte da bile; captação e eliminação de bilirrubina; reserva de lipídios, vitamina A e glicídios; obtenção de glicose; produção de ureia e sua liberação para o sangue; desintoxicação e neutralização de drogas lipossolúveis
- Microscopicamente, a cápsula de Glisson forma septos que dividem o órgão em quatro lobos. O parênquima hepático é

formado por unidades funcionais estruturais denominadas lóbulos hepáticos

- Os lobos são subdivididos em lóbulos hepáticos, separados discretamente entre si pelo espaço de Kiernan. Os hepatócitos se dispõem em fileiras radiais chamadas trabéculas de Remak, em direção à vênula central. Na periferia do lóbulo, está a tríade hepática, com ramos da veia porta, artéria hepática e ducto biliar. A tríade porta (veia porta, artéria hepática e ducto biliar) é envolvida pelo estroma e por vasos linfáticos associados. Juntos, formam o espaço porta

- Dentre os cordões de hepatócitos, estão os sinusoides hepáticos, em cujo espaço subendotelial encontra-se o espaço de Disse

- A vesícula biliar é responsável pelo armazenamento da bile produzida no fígado e sua liberação diretamente na luz do duodeno. A mucosa tem os seios de Rokitansky-Aschoff. O epitélio de revestimento é cilíndrico simples com microvilos discretos; a lâmina própria não apresenta particularidades. A camada muscular lisa é discreta; a vesícula não apresenta submucosa verdadeira.

AUTOAVALIAÇÃO

15.1 Descreva histologicamente um corte do lábio.

15.2 Quais são os tipos de papilas linguais? Descreva a papila circunvalada.

15.3 Como é a estrutura geral do tubo digestivo?

15.4 Faça uma comparação entre o formato da superfície mucosa do estômago e do intestino.

15.5 Como diferenciamos as três regiões do estômago?

15.6 Descreva histologicamente a glândula fúndica e cite a função de suas células.

15.7 Descreva histologicamente a glândula de Lieberkühn e cite a função de suas células.

15.8 Quais são os plexos nervosos presentes no trato digestivo? Onde estão localizados?

15.9 Descreva o lóbulo hepático e seus elementos.

15.10 Descreva o ácino pancreático.

16

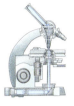

Sistema Urinário

Objetivos de estudo, *322*
Palavras-chave, *322*
Introdução, *322*
Caracterização histofisiológica dos órgãos, *324*
Resumo, *342*
Autoavaliação, *343*

Objetivos de estudo

Conhecer as funções básicas do sistema urinário

Reconhecer a estrutura geral do rim

Identificar, ao microscópio óptico, as divisões do rim e os elementos histológicos presentes em cada região

Reconhecer e descrever histologicamente, ao microscópio óptico, o corpúsculo renal e seus componentes

Conceituar e conhecer os elementos que formam a barreira de filtração glomerular

Diferenciar, microscopicamente e funcionalmente, o túbulo contorcido proximal e o túbulo contorcido distal

Reconhecer e descrever histologicamente as porções delgada e espessa da alça de Henle ao microscópio óptico, bem como a função de cada uma em suas porções ascendente e descendente

Conhecer os elementos que compõem o complexo justaglomerular e como cada um participa do controle da pressão arterial

Identificar, ao microscópio óptico, o tubo coletor e saber sua influência sobre o ultrafiltrado

Conceituar ultrafiltrado e determinar quais elementos foram conservados e os que foram excretados durante o processo de filtração

Descrever a estrutura geral do ureter e reconhecer esse órgão ao microscópio óptico

Descrever o urotélio histologicamente e conhecer suas funções

Compreender as modificações pelas quais a bexiga passa gradualmente ao acumular urina em sua luz

Descrever a estrutura geral da uretra feminina e masculina, citando suas diferenças e reconhecendo as modificações epiteliais que ocorrem nesse órgão

Correlacionar o conhecimento histológico com suas principais associações clínicas

Palavras-chave

Alça de Henle	Corpúsculo renal	Pericito
Aldosterona	Córtex renal	Podócito
Angiotensina	Espaço capsular	Renina
Arteríola eferente	Fenda de filtração glomerular	Tubo coletor
Arteríola aferente	Folheto parietal	Tubo de Bellini
Barreira de filtração glomerular	Folheto visceral	Túbulo contorcido
Bexiga	Glomérulo renal	Túbulo urinífero
Cápsula de Bowman	Hilo renal	*Umbrella cell*
Célula intercalar	Mácula densa	Ureter
Célula intersticial	Medula renal	Uretra
Célula justaglomerular	Mesângio	Urotélio
Célula principal	Néfron	
Complexo justaglomerular	Pélvis renal	

Introdução

O sistema urinário é constituído por células e por estruturas de morfologia extremamente complexa, com diversas características ultraestruturais importantes para o desempenho da função do sistema como um todo. Essa complexidade faz com que detalhes vistos apenas por meio da microscopia eletrônica sejam citados neste capítulo com frequência maior do que nos demais. Por outro lado, a caracterização dos órgãos e suas regiões ao microscópio óptico são bastante típicas, o que torna a identificação relativamente fácil.

Capítulo 16 ■ Sistema Urinário

O sistema urinário é formado pelos rins e pelas vias urinárias – cálices, pélvis renal, ureteres, bexiga e uretra.

Cordão nefrogênico
Porção da crista urogenital que origina o sistema urinário durante o desenvolvimento embrionário; sua diferenciação origina o metanefro, a massa metanéfrica e o divertículo

Metanefro
Estrutura embrionária que se diferencia no rim permanente, maduro e funcional

Massa metanéfrica
Conjunto de células mesenquimais que dará origem aos néfrons

Divertículo
Estrutura que se desenvolverá no sistema de túbulos iniciais da porção condutora de urina

Os rins e os órgãos que compõem o início das vias de condução urinária se diferenciam entre a terceira semana e o terceiro mês de desenvolvimento embrionário.

No início desse período, células mesodérmicas da porção posterior torácica e da parede aórtica se diferenciam na estrutura celular primária do sistema urogenital – uma projeção denominada crista urogenital, que, posteriormente, divide-se em crista genital – dando origem ao sistema reprodutor – e em cordão nefrogênico. Este último forma grupos celulares distintos de acordo com um mecanismo sequencial de interação e de indução recíproca entre elementos ectodérmicos e mesenquimais, dando origem ao metanefro, à massa metanéfrica e ao divertículo.

Funcionalmente, o sistema urinário é basicamente um "filtro sanguíneo", cujo desempenho funcional é complexo, pois, como filtro, os vários órgãos têm regiões histologicamente e fisiologicamente diferentes, com propriedades igualmente particulares.

O processo de filtração envolve os mecanismos de conservação e de excreção. A conservação para reaproveitamento ocorre pela passagem de elementos presentes na luz das várias regiões do sistema de filtração para o estroma, rico em vasos, e daí para a circulação sistêmica; os elementos a serem excretados permanecem no trajeto ou, ainda, podem ser catabólitos circulantes que, por meio do estroma ganham a luz, "pegando carona" no fluido em formação.

Além da conservação e da excreção, o sistema urinário tem mecanismos que influenciam direta e indiretamente a pressão sanguínea arterial, além de exercer função endócrina, secretando hormônios.

Os componentes anatômicos do sistema urinário estão representados na Figura 16.1.

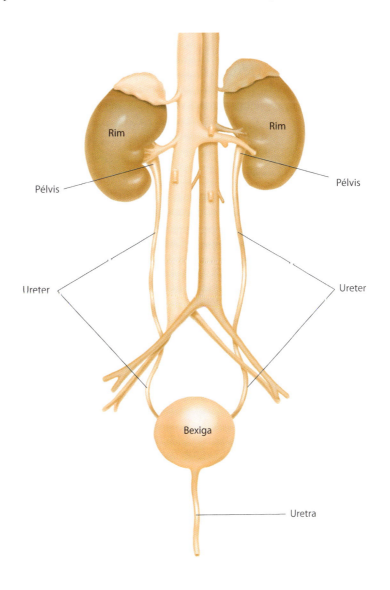

Figura 16.1 Órgãos do sistema urinário. Componentes e disposição anatômica.

Caracterização histofisiológica dos órgãos

Hilo renal
Região de entrada e saída da artéria e da veia renal, do ureter, vasos linfáticos e filamentos nervosos. Sustentado por tecido adiposo unilocular, situa-se na porção medial da concavidade renal e se abre internamente no seio renal

Rim

Estrutura geral e organização

O rim é um órgão duplo, bilateral, que tem formato de "C" ou de feijão, cuja porção côncava interna de cada órgão – em que se localiza o **hilo renal** – é voltada para a linha média anatômica.

 Histologia em Foco

Formato reniforme

O formato do rim é tão típico e marcante visualmente em estudos anatômicos que sua descrição deu origem ao termo *reniforme* – em formato de rim.

Pélvis renal
Dilatação tubular resultante da conversão dos cálices maiores; dá origem ao ureter

Colunas de Bertin
Colunas renais; extensões do córtex renal em direção à região da medula, situadas entre as pirâmides

Exupere José Bertin (1712-1781)
Anatomista francês; descreveu as colunas renais e propôs o modelo de estrutura geral do rim

Externamente, o rim é envolvido por uma camada de tecido conjuntivo propriamente dito frouxo associado a abundante tecido adiposo unilocular, que forma a cápsula do órgão. Logo abaixo, encontra-se a região cortical, subdividida em córtex superficial e córtex profundo. Internamente, a medula renal é também separada em duas porções – faixa superficial medular e faixa profunda medular.

Próximo ao hilo está a papila renal, ao redor da qual podemos observar o seio renal: uma extensão interna do hilo ainda apresentando as estruturas que penetram e deixam o órgão nessa região – artéria e veia renais, nervos, vasos linfáticos e a **pélvis renal**.

A região medular do rim é formada por áreas triangulares – as pirâmides renais, cujas bases se encontram voltadas para a superfície externa do órgão e os ápices, que formam as papilas renais, estão voltados em direção ao hilo. Entre as pirâmides, situam-se as colunas renais ou **colunas de Bertin**.

Cada pirâmide e a área do córtex suprajacente à sua base compõem um lobo renal. Essa disposição lobar é repetida como um leque aberto, ao longo de todo órgão. Microscopicamente observamos que essas estruturas são formadas por unidades menores – os lóbulos renais, limitados lateralmente pelas artérias interlobulares e tendo ao centro o raio medular.

A urina conduzida pelo raio medular – área histologicamente correspondente à luz do tubo coletor – segue para a papila, envolvida pelo cálice menor. Os cálices menores de cada pirâmide convergem para um cálice maior – mais largo e envolvido pelo tecido do seio renal; os cálices maiores, por sua vez, convergem em conjunto para a área denominada pélvis renal.

Cada papila renal, envolvida em sua base pelo cálice menor, recebe a urina produzida por um lobo renal.

A organização geral do rim, cuja compreensão é fundamental para o entendimento da fisiologia do órgão, está representada esquematicamente na Figura 16.2.

Túbulo urinífero

O parênquima renal é formado pelo túbulo urinífero, envolvido por estroma que, embora discreto à observação microscópica, tem grande volume total e alta densidade vascular.

A unidade funcional do rim é o túbulo urinífero, formado pelo néfron e pelo tubo coletor correspondente. Embora a origem embrionária ocorra a partir de grupos celulares distintos, ambas as estruturas são envolvidas por mesma lâmina basal.

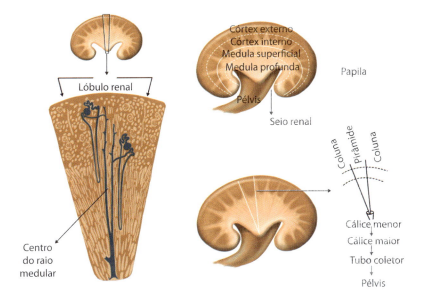

Figura 16.2 Organização geral do rim e componentes dos lóbulos renais.

Alça de Henle
Segmento do néfron em forma de alça; participa do equilíbrio hidreletrolítico via reabsorção de água, sódio, potássio, magnésio, dentre outros íons

---

Friedrich Gustav Jakob Henle (1809-1885)
Médico patologista alemão, descreveu as alças de Henle, além de estruturas anatômicas bastante variadas nos olhos, acidentes anatômicos ósseos e elementos histológicos da pele e do tecido muscular

A Figura 16.3 mostra, esquematicamente, como o túbulo urinífero está orientado no rim em relação ao córtex e à medula, e sua disposição no lóbulo renal. A visualização desse posicionamento é fundamental para a compreensão do processo fisiológico de filtração renal.

Néfron

Cada néfron é formado por um corpúsculo renal e um sistema tubular que compreende o túbulo proximal, a alça de Henle e o túbulo distal, sendo este último contínuo com o tubo coletor.

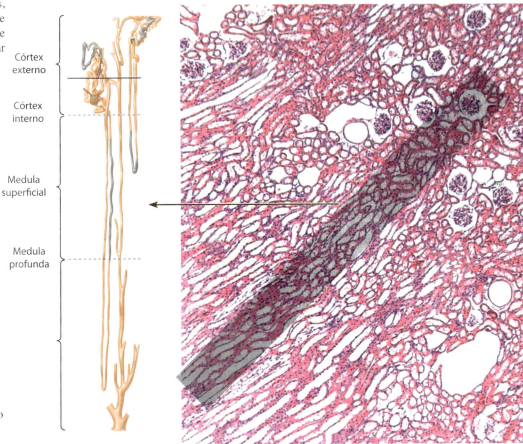

Figura 16.3 Disposição do túbulo urinífero no rim. Coloração HE. Aumento 100×.

Néfrons corticais
Néfrons com corpúsculo localizados no córtex superficial e alça de Henle curta

Néfrons justaglomerulares
Néfrons com corpúsculos situados no córtex profundo e alça de Henle longa

De acordo com a posição do corpúsculo em relação à superfície do rim e com a morfologia da alça de Henle – se mais longa ou mais curta – distinguem-se os néfrons corticais e os néfrons justaglomerulares.

Os néfrons corticais apresentam o corpúsculo no córtex superficial e a alça de Henle é curta, não atingindo a faixa profunda medular. Ainda, o segmento mais delgado da alça é pequeno e apenas descendente.

Por outro lado, os néfrons justaglomerulares têm corpúsculos localizados no córtex profundo, a alça é longa e sua porção delgada forma o *looping* na profundidade medular. Essa alça longa é envolvida por ramos de arteríolas glomerulares – os vasos retos – que formam extensa rede vascular de conservação durante o processo de filtração.

H·F # Histologia em Foco

Néfrons corticais *vs.* néfrons justaglomerulares

De todos os néfrons, apenas 1/7 (cerca de 10 a 15%) são justaglomerulares. Porém, devido à característica de sua alça, são os mais representativos fisiologicamente para a formação da urina com osmolaridade controlada pela hipertonicidade do estroma medular – apenas animais que apresentam esse "recurso" são capazes de conservar água – um detalhe importante na evolução dos mamíferos.

Glomérulo renal
Enovelado de capilares fenestrados que entram e deixam o corpúsculo renal pelo polo vascular; além de células endoteliais, células mesangiais e pericitos envolvem intimamente a estrutura

Cápsula de Bowman
Porção mais externa do corpúsculo renal constituída por dois folhetos: externo ou parietal e interno ou visceral

Sir William Bowman (1816-1892)
Histologista, cirurgião e oftalmologista inglês; além da organização do músculo estriado, descreveu estruturas que receberam seu nome como a membrana anterior da córnea, a cápsula que faz parte do corpúsculo renal e as glândulas da mucosa olfatória

Devido à sua relevância clínica, os néfrons descritos na literatura são do tipo justaglomerular.

▶ **Corpúsculo renal.** Os corpúsculos renais são microscopicamente redondos e basofílicos, circundados por luz de mesma conformação. Tais características contrastam com os elementos tubulares eosinofílicos circundantes, fazendo com que essas estruturas sejam facilmente identificadas em observações panorâmicas do rim.

Os corpúsculos renais estão situados exclusivamente na região cortical; apresentam um polo vascular e um polo urinário, e são formados pelo glomérulo renal e pela cápsula de Bowman.

Estruturalmente, cada corpúsculo tem dois polos: o vascular e o urinário.

No polo vascular há entrada e saída de arteríolas, pelas quais o sangue é levado à filtração e trazido de volta à circulação com os elementos que não necessitam ser filtrados. Esse "retorno" à circulação representa a primeira conservação que ocorre na filtração.

No polo urinário, o conteúdo a ser filtrado no sistema de túbulos inicia seu trajeto. Ao deixar essa região, os elementos seguirão um percurso no qual tanto o revestimento quanto o estroma irão determinar o que será conservado e o que será excretado por via urinária.

Os componentes microscópicos do corpúsculo e suas interações celulares estão representados esquematicamente na Figura 16.4. Procure observar os mesmos elementos na fotomicrografia da Figura 16.5.

▶ **Glomérulo renal: rede capilar glomerular, mesângio e pericitos**

A rede capilar presente no corpúsculo é basicamente arterial.

Uma arteríola, denominada arteríola aferente, entra no corpúsculo por meio do polo vascular e se enovela em seu interior, originando um aglomerado capilar arterial – o glomérulo renal. Após o enovelamento capilar, a mesma arteríola – agora denominada arteríola eferente – deixa o corpúsculo pelo mesmo polo.

Durante a passagem do sangue pelo glomérulo, a primeira conservação e a seleção inicial para filtração são determinadas pelo tamanho da partícula e por sua carga, além de influências exercidas por forças hemodinâmicas na luz capilar.

Capítulo 16 ■ Sistema Urinário

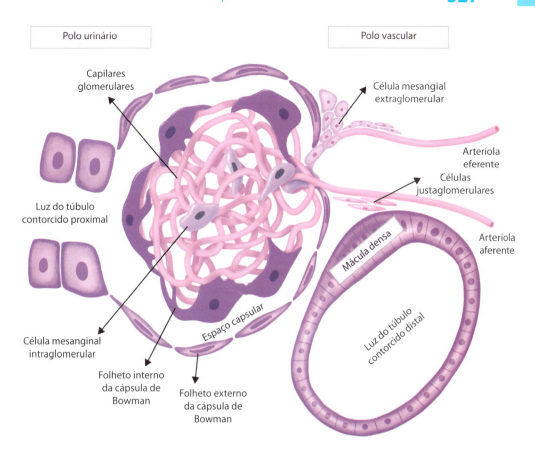

Figura 16.4 Corpúsculo renal e suas interações.

Os capilares glomerulares são do tipo fenestrado (ver Capítulo 11, *Sistema Circulatório*). Ultraestruturalmente, as fenestras desses vasos são formadas por poros sem diafragma. Sendo largas, as aberturas formam uma barreira para os elementos figurados do sangue, macromoléculas e outras partículas não deformáveis, fisicamente maiores que seu diâmetro. Ainda, o heparan-sulfato apresenta carga negativa, repelindo partículas igualmente negativas, impedindo sua passagem pelo poro.

Porém, a filtração nessa região é determinada não apenas pelo tamanho do poro e pela carga dos elementos, mas também por influência de eventos hemodinâmicos – como a pressão

Heparan-sulfato
Glicosaminoglicana da lâmina basal que apoia o endotélio capilar

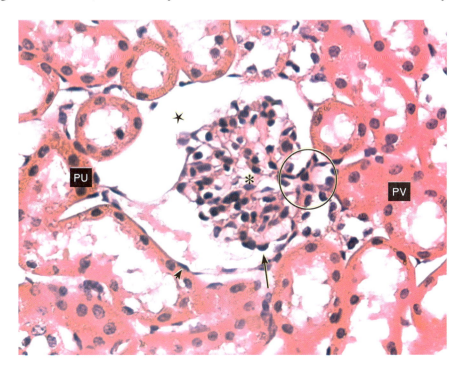

Figura 16.5 Corpúsculo renal e suas interações. Glomérulo renal (asterisco). Folheto interno da cápsula de Bowman (seta). Espaço capsular (estrela). Folheto externo da cápsula de Bowman (cabeça de seta). Complexo justaglomerular (círculo). Polo vascular (PV). Polo urinário (PU). Coloração HE. Aumento original 400×.

Pericitos
Células de origem mesodérmica, com características ultraestruturais, histológicas e funcionais comuns tanto à fibra muscular lisa quanto ao endotélio

Célula mesangial
Pericito especializado

Angiogênese
Processo de formação de novos vasos sanguíneos a partir de vasos saudáveis preexistentes; mecanismo estimulado por fatores de crescimento e citocinas

Mitose
Mecanismo de divisão celular que resulta em duas células-filhas idênticas à célula-mãe; o processo passa pelas fases prófase, metáfase, anáfase e telófase

Podócito
Célula de revestimento do folheto interno da cápsula de Bowman

Pedicelos
Extensões citoplasmáticas dos podócitos; podem ser primários ou secundários, segundo o padrão de ramificação e diâmetro

---

do sangue é maior na luz do capilar do que no espaço extravascular circunjacente, a pressão hidrostática fornece um "empurrãozinho" no fluxo do fluido, cuja liberação pelos poros dá início à filtração propriamente dita.

Dois tipos celulares estão associados – morfologicamente e funcionalmente às células endoteliais que revestem os vasos do glomérulo: os pericitos e as células mesangiais intraglomerulares.

A célula a que os termos peri/cito faz menção na denominação do pericito é a célula endotelial de vasos sanguíneos capilares.

Os pericitos são tipos celulares que se dispõem ao longo do trajeto de capilares sanguíneos, em íntimo contato com o endotélio, constituindo barreiras de permeabilidade seletiva; embora envolvido pela lâmina basal do vaso, a interação pericito-endotélio é tal que existem diversas áreas sem essa estrutura proteica entre eles. Assim, a identificação dessa célula ao microscópio óptico deve ser realizada por técnicas especiais, pois seu núcleo se confunde com os núcleos vasculares.

Funcionalmente, os pericitos exercem importante papel na angiogênese, sofrendo mitose e se diferenciando em fibra muscular lisa ou no próprio endotélio, enquanto fornece sustentação à estrutura em desenvolvimento. Essa função é exercida no período embrionário e também no remodelamento vascular. Ainda como fibra muscular e como endotélio, apresenta, respectivamente, capacidade contrátil e secreta citocinas vasoativas.

As células mesangiais, atualmente consideradas pericitos modificados com funções especializadas, têm núcleo oval pouco corado, o qual se confunde com os núcleos endoteliais devido aos cortes; o citoplasma eosinofílico é pouco corado, irregular e ramificado. Sua identificação seletiva deve ser feita por meio de técnicas especiais. Juntamente com sua matriz extracelular proteica, forma o mesângio.

O termo mesangial remete à localização desse tipo celular: em meio a vasos sanguíneos capilares (meso/angio).

As células mesangiais intraglomerulares, situadas externamente às células endoteliais dos capilares mais internos do glomérulo, dispõem-se nessa localização para o desempenho de suas funções: fagocitose de partículas retidas nos poros endoteliais; indução de proliferação endotelial compensatória após fagocitose; síntese dos elementos da lâmina basal e da matriz extracelular mesangial; e controle do calibre dos capilares glomerulares – determinando, indiretamente, a velocidade e a quantidade de fluxo sanguíneo circulante.

As células mesangiais apresentam receptores para angiotensina II, cujo estímulo desencadeia sua contração. Ainda, a secreção de mediadores químicos vasoativos, como as prostaglandinas e as endotelinas levam, respectivamente, à vasodilatação e à vasoconstrição dos capilares glomerulares.

H·F Histologia em Foco

Cápsula de Bowman

A cápsula de Bowman, conforme demonstrado no desenho (Figura 16.4) e na fotomicrografia (Figura 16.5), é formada por três elementos: o folheto interno, o espaço capsular e o folheto externo.

O folheto interno ou visceral é formado por uma fileira de células denominadas podócitos.

Histologicamente, os podócitos têm núcleo basofílico oval e citoplasma com numerosas ramificações chamadas pedicelos.

Apesar de sua morfologia plena ser identificada apenas em microscopia eletrônica, sua ultraestrutura é importante funcionalmente e merece ser destacada.

Podocalixina
Glicocálice de carga negativa que, associado ao heparan-sulfato que envolve os capilares glomerulares, repele partículas de carga negativa para a conservação

Ultrafiltrado
Fluido acelular semelhante ao plasma sanguíneo; surge a partir da passagem do sangue nos capilares glomerulares e percorre o sistema tubular do néfron no qual é filtrado

Os podócitos se localizam em contato direto com as células endoteliais dos capilares posicionados mais externamente no glomérulo. Esses vasos são intimamente envolvidos pelos pedicelos como se fossem "dedos segurando os capilares". Ao tocar a superfície endotelial, os pedicelos originam ramificações secundárias cuja membrana é revestida pela podocalixina.

Os espaços entre os pedicelos secundários apresentam diafragma que controla o diâmetro dos poros fenestrados dos capilares. Quando há coincidência entre a luz do poro e o espaço entre dois pedicelos secundários, forma-se uma abertura denominada fenda de filtração glomerular.

A barreira de filtração glomerular ou barreira hematoglomerular é formada pelo endotélio do capilar arteriolar, pela fenda de filtração entre dois pedicelos secundários e pela lâmina basal endotelial e do podócito, fundidos. Os elementos que passam pela barreira são denominados, em conjunto, ultrafiltrado.

Veja na Figura 16.6 uma representação esquemática da fenda de filtração e da barreira de filtração glomerular. Acompanhe o trajeto do ultrafiltrado, indicado pelas setas, e note que o fluido cai no espaço capsular e é contido pelo folheto externo da cápsula de Bowman.

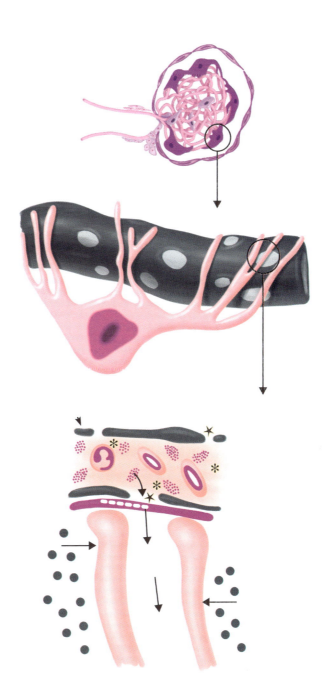

Figura 16.6 Barreira de filtração glomerular. Luz vascular (asterisco). Fendas de filtração (estrelas). Células endoteliais (cabeça de seta). Pedicelos secundários (setas). Lâminas basais fundidas (traço pontilhado). Espaço capsular (esfera).

330 Histologia Essencial

Nefrina
Proteína transmembrana situada no diafragma de fenda glomerular, no qual modula sua abertura

Proteinúria
Urina contendo proteínas; outro termo associado a esse princípio é hematúria (lesão hemorrágica na qual há eliminação de volume sanguíneo variado juntamente com a urina)

Anasarca
Edema sistêmico, no qual há maior volume de líquido – plasma ou linfa – no meio extravascular do estroma de todo o organismo

---

H·F Histologia em Foco

Nefrina e síndrome nefrótica

O diafragma do podócito é formado ultraestruturalmente por uma proteína denominada nefrina. Defeitos genéticos em sua estrutura levam à síndrome nefrótica, caracterizada clinicamente por intensa proteinúria e anasarca.

Glomerulonefrites autoimunes

Glomerulonefrites autoimunes desencadeiam reações imunológicas que levam à formação sérica de complexos antígeno-anticorpo. Quando o sangue percorre os capilares glomerulares, esses complexos obstruem as fendas. Esses complexos podem ser observados por meio da técnica de imunofluorescência em material submetido à congelação, no qual o padrão da deposição permite o diagnóstico das várias doenças glomerulares.

O espaço capsular é observado ao microscópio óptico como área luminal que acompanha a forma do glomérulo. O ultrafiltrado é liberado nesse espaço, contínuo com a luz do sistema de túbulos.

O folheto externo ou folheto parietal é constituído por uma camada única de epitélio pavimentoso que limita o espaço capsular; reveste externamente o corpúsculo e recebe o ultrafiltrado.

Próximo ao polo urinário, as células epiteliais pavimentosas gradualmente se tornam mais altas, originando, em continuidade, as células cúbicas simples que formarão o revestimento do túbulo contorcido proximal.

> Após o enovelamento capilar no glomérulo, a arteríola deixa o corpúsculo – também pelo polo vascular, como arteríola eferente.

Após a primeira conservação da filtração, o que não precisa ser filtrado retorna, nesse momento, à circulação sistêmica, e os elementos que passam pela barreira de filtração formam o ultrafiltrado, que é liberado no espaço capsular e deixa o corpúsculo pelo polo urinário, ganhando a luz do túbulo contorcido proximal.

Pars convoluta
Região dos túbulos contorcidos renais que exibe circunvolução, enovelamento

Pars recta
Porção retilínea, bastante discreta e curta, presente nos túbulos contorcidos renais

▶ **Túbulo contorcido proximal.** Classicamente denominado contorcido ou contornado, esse túbulo apresenta, além da *pars convoluta* – circunvolução contínua ao polo urinário do corpúsculo – uma pequena porção reta, a *pars recta*, contínua à alça de Henle.

O termo proximal para esse túbulo é uma referência não só morfológica, mas também fisiológica ao corpúsculo, visto que, na sequência da filtração, o ultrafiltrado percorre inicialmente esse túbulo.

O epitélio que reveste essa estrutura é cúbico simples com microvilos, com diferenças celulares discretas entre si quanto ao tamanho de microvilos e quanto ao volume citoplasmático. Tais células parecem fundidas entre si – essa difícil individualização lateral se dá pela presença de inúmeras interdigitações nos polos laterais, vistas apenas ao microscópio eletrônico. A luz do túbulo contorcido proximal é ocasionalmente observada estreita, ou mesmo colabada, devido ao processamento de rotina.

Veja na Figura 16.7 as características clássicas dessa estrutura: células cúbicas, com citoplasma bem corado eosinofilicamente, núcleo redondo basofílico e luz com pequeno diâmetro. Em algumas bordas apicais são observados microvilos que se projetam externamente.

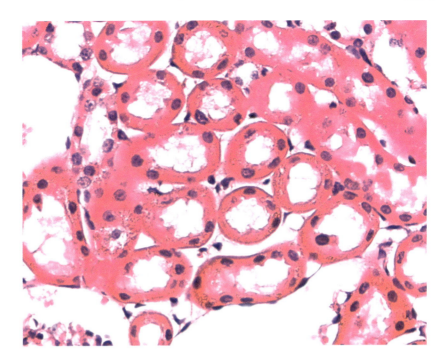

Figura 16.7 Túbulo contorcido proximal. Coloração HE. Aumento original 400×.

No túbulo contorcido proximal há conservação de 100% das proteínas, da glicose e dos aminoácidos, 90 a 95% de bicarbonato, 70% do cloreto e do sódio, e água, passivamente. Além da conservação, as células do túbulo contorcido proximal realizam remoção de creatinina, amônia e ácido úrico do estroma, para sua eliminação via urina.

Um detalhe fisiológico importante para o equilíbrio acidobásico e determinação do pH urinário: o ultrafiltrado permanece isotônico durante seu percurso por essa região do néfron.

H·F Histologia em Foco

Creatinina

A creatinina é um catabólito proveniente do metabolismo muscular estriado esquelético e cardíaco. Clinicamente, é considerada um marcador endógeno da função renal.

A redução de seus níveis urinários é um reflexo de deficiência na filtração tubular normal, assim como o retorno à normalidade é indicativo de sucesso terapêutico.

H·F Histologia em Foco

Hiperuricemia e artrite

A hiperuricemia – aumento dos níveis séricos de ácido úrico – leva à formação de cristais de urato. Os cristais podem se depositar na parede do túbulo, no interior de vasos sanguíneos, e se difundir para o fluido sinovial articular. Nessas situações, os cristais se depositam no conjuntivo propriamente dito das cápsulas articulares, desencadeando lesões inflamatórias reacionais agudas (artrite gotosa aguda), de caráter recorrente, que podem evoluir para quadro crônico de prognóstico reservado (artrite gotosa tofácea).

Artrite gotosa aguda
Reação inflamatória aguda desencadeada pela deposição de cristais de urato na cápsula articular

Artrite gotosa tofácea
Processo inflamatório crônico resultante da recorrência da artrite gotosa aguda

► Alça de Henle

> A alça de Henle é encontrada exclusivamente na medula renal.

Essa região do néfron é classificada em critérios morfológicos e funcionais diferentes.

Morfologicamente, há uma porção espessa e uma porção delgada. A porção espessa – em predomínio na faixa superficial medular – é formada por células cúbicas simples em continuidade com a porção reta dos túbulos contorcidos proximal e distal, em cada extremidade do segmento.

A porção delgada – em predomínio na faixa superficial profunda – é formada por células epiteliais pavimentosas simples e forma a curvatura da alça, ou *looping*.

As duas porções em cortes transversais e longitudinais podem ser comparadas na Figura 16.8. As porções espessas e delgadas da alça são identificadas pelo tipo celular epitelial de revestimento e pela luz. Observe a porção espessa, revestida por epitélio cúbico e, consequentemente, com luz de menor diâmetro menor; a porção delgada, forrada por epitélio pavimentoso, apresenta luz ampla.

Ainda, a alça é dividida longitudinalmente em porção descendente – em sua origem, a partir do túbulo contorcido proximal até metade do *looping*, e em porção ascendente, a partir da metade restante do *looping* até sua união com o túbulo contorcido distal.

Segundo as características de permeabilidade seletiva de seu revestimento e à osmolaridade do estroma, a alça de Henle participa do controle hidreletrolítico e cria um gradiente de concentração crescente da junção corticomedular em direção às áreas de faixa profunda da medula, na qual a concentração chega a ser quatro vezes maior que a do sangue.

> A porção delgada, em sua região permeável, participa da conservação hídrica com a passagem de água do ultrafiltrado para o estroma e, daí, para a circulação sistêmica. A porção espessa é impermeável à água em toda sua extensão e participa da recaptura de 40% do cloreto de sódio do ultrafiltrado, concentrando o interstício circunjacente. A hipertonicidade do estroma medular devido a essa concentração intersticial é fundamental para o controle da osmolaridade da urina ao passar pelo tubo coletor.

As modificações sofridas pelo ultrafiltrado em seu percurso pela alça são complexas e encontram-se representadas esquematicamente na Figura 16.9. Note que o ultrafiltrado entra na alça isotônico, torna-se hipertônico gradualmente na porção delgada descendente e deixa a estrutura, na região espessa ascendente, hipotônico.

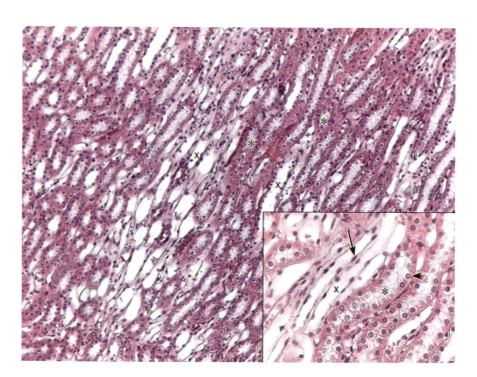

Figura 16.8 Alça de Henle. Porção espessa (asteriscos). Porção delgada (X). Coloração HE. Aumento original 250×. Em detalhe: Epitélio cúbico (cabeça de seta). Epitélio pavimentoso (seta). Coloração HE. Aumento original 400×.

Capítulo 16 ■ Sistema Urinário   333

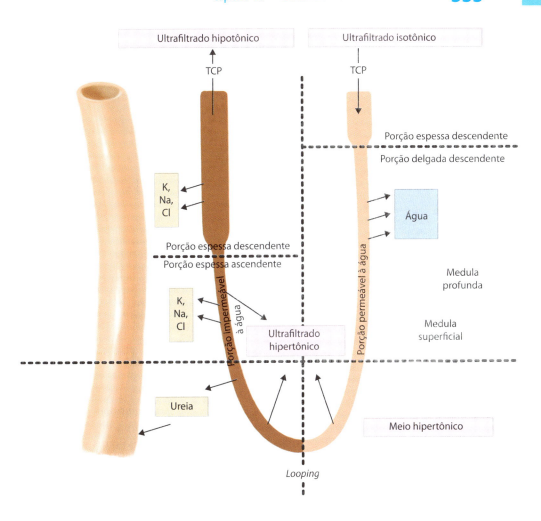

Figura 16.9 Histofisiologia da alça de Henle.

H-F Histologia em Foco

Diuréticos de alça

Os diuréticos de alça (p. ex., a furosemida) modificam seletivamente a permeabilidade dessa região tubular por meio da inibição da proteína responsável pelo transporte iônico acoplado ($1Na^+ - 1K^+ - 2 Cl^-$). Tal inibição resulta em maior excreção de água e Na^+ na urina, reduzindo a volemia e, consequentemente, a pressão arterial.

Esse recurso terapêutico é particularmente importante no controle da hipertensão arterial.

Lembrando que, em certas regiões da alça, a água é conservada passivamente de acordo com as concentrações iônicas no estroma, os pacientes hipertensos devem, também, ter ingestão de sódio controlada.

Volemia
Volume hídrico no sangue; está diretamente associada à pressão intravascular

---

▶ **Túbulo contorcido distal.** Assim como o túbulo contorcido proximal, o túbulo contorcido distal tem uma porção reta (*pars recta*), contínua com a porção ascendente da alça de Henle, e uma porção contorcida, em continuidade com o tubo coletor.

Morfologicamente, conforme demonstrado na Figura 16.10, as células são menos coradas, menores e mais numerosas em comparação com o túbulo contorcido proximal.

A *pars recta* dessa porção do néfron recebe o ultrafiltrado hipotônico da alça e, ao chegar à *pars convoluta*, a concentração do fluido estimula terminações nervosas simpáticas,

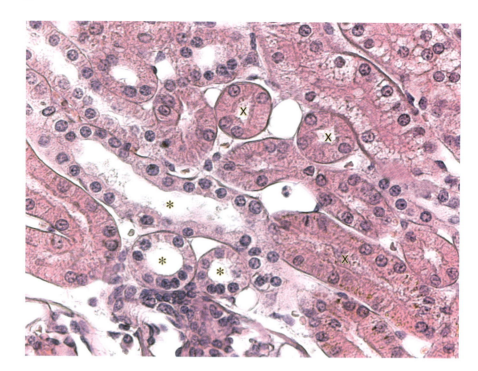

Figura 16.10 Túbulo contorcido distal. Túbulo distal (asteriscos). Túbulo proximal (X). Coloração HE. Aumento original 400×.

macanorreceptores e quimiorreceptores, principalmente via mecanismos hidrodinâmicos e pelas baixas concentrações de sódio. O ultrafiltrado sofre, dessa maneira, as ações primárias da aldosterona, conservando sódio. O túbulo distal também é responsável pela excreção de potássio e amônia.

▶ **Complexo justaglomerular sistema renina-angiotensina-aldosterona**

> O complexo justaglomerular, sempre localizado próximo ao polo vascular do corpúsculo, é formado pela mácula densa, por células mesangiais extraglomerulares e por células justaglomerulares.

O conjunto está representado na Figura 16.11. A mácula densa – na qual as células distais se tornam morfologicamente cilíndricas estreitas – está associada morfologicamente às células justaglomerulares e às células mesangiais extraglomerulares.

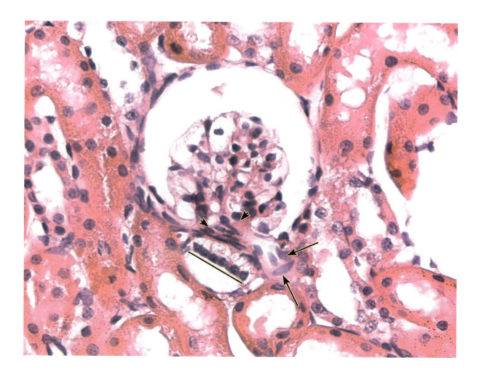

Figura 16.11 Complexo justaglomerular. Mácula densa (barra). Células justaglomerulares (setas). Células mesangiais extraglomerulares (cabeças de seta). Coloração HE. Aumento original 1.000×.

Capítulo **16** ∎ Sistema Urinário

A mácula densa é formada por um grupo de células do túbulo contorcido distal modificado morfologicamente e fisiologicamente. Na área tubular de maior proximidade com o polo vascular do corpúsculo, as células de revestimento tipicamente cúbicas se tornam cilíndricas, estreitas e intensamente coradas, com núcleo seguindo o formato celular.

As células justaglomerulares são fibras musculares lisas da parede da arteríola aferente especializadas na síntese da enzima renina. Essas células controlam indiretamente a filtração do sangue no glomérulo por meio da modificação do calibre da arteríola aferente.

As células mesangiais extraglomerulares apresentam morfologia e função correlatas àquelas intraglomerulares e situam-se na área triangular delimitada pela mácula densa e pelas células justaglomerulares. Essas células têm receptores para angiotensina II e para o hormônio atrial natriurético, sendo este um dos fatores responsáveis pelo controle extrarrenal da pressão arterial. O mesângio extraglomerular é contínuo com o intraglomerular.

Quimicamente, as células da mácula densa são estimuladas metabolicamente por níveis baixos de sódio no ultrafiltrado, respondendo com reação em cascata, a qual culmina com a dilatação da arteríola aferente – resultando em maior fluxo sanguíneo disponível no glomérulo, para ser filtrado, e liberação de renina pelas células justaglomerulares.

A renina sérica faz com que o angiotensinogênio produzido por hepatócitos seja convertido em angiotensina I – principalmente no pulmão – e esta convertida em angiotensina II.

A conversão da angiotensina I em angiotensina II se dá por via enzimática por meio da enzima conversora da angiotensina (ECA). A angiotensina II circulante ativa suas células-alvo: fibras musculares lisas de arteríolas e veias, células mesangiais, fibras musculares cardíacas, glândula adrenal, fibras do sistema nervoso simpático. Funcionalmente, a angiotensina II participa do aumento da pressão arterial, facilita a síntese e liberação de aldosterona pela adrenal, e do hormônio antidiurético (ADH, do inglês *antidiuretic hormone*) pela neuro-hipófise, inibe a liberação de renina por *feedback* negativo, libera prostaglandinas para manter a velocidade de filtração mesmo em vasoconstrição.

Hormônio atrial natriurético
Hormônio sintetizado por fibras cardíacas atriais especializadas; controla a excreção de sódio, atuando em retroalimentação negativa com a aldosterona

Angiotensina I
Peptídio derivado do angiotensinogênio, precursor da angiotensina II

Angiotensina II
Peptídio que surge a partir da ação da enzima conversora da angiotensina sobre a angiotensina I

Enzima conversora da angiotensina (ECA)
Enzima glicoproteica responsável pela conversão da angiotensina I em angiotensina II

H·F Histologia em Foco

Compensação cardiovascular

Juntamente com o ADH e o sistema nervoso simpático, a cascata renina-angiotensina-aldosterona forma o trio neuro-hormonal de compensação cardiovascular normal com aumento do débito cardíaco por aumento do volume sistólico.

Tubo coletor

O tubo coletor recebe o ultrafiltrado do túbulo contorcido distal.

Essa estrutura do túbulo urinífero tem três regiões – cortical, medular e papilar, determinadas conforme sua disposição no rim, cada uma com características microscópicas e funcionais diferentes.

Nas regiões cortical e medular as células passam gradualmente de cúbicas a cilíndricas altas, quanto mais se aproximam da papila renal.

Existem dois tipos de células na porção cortical, identificados apenas em microscopia eletrônica: as células principais e as células intercalares. As células principais sofrem ação primária da aldosterona e do ADH, conservando sódio e água; as células intercalares conservam potássio e liberam H_2, HCO_3^- e ureia.

A porção cortical do tubo coletor demarca o meio do raio medular. Existem dois tipos celulares diferentes, distinguíveis apenas em microscopia eletrônica.

Diurese
Volume do teor de água excretado na urina

Tubo de Bellini
Porção papilar do tubo coletor

Lorenzo Bellini (1643-1704)
Anatomista italiano, descreveu os ductos papilares renais, posteriormente denominados tubos de Bellini, em 1662

Como as células principais dessa região são sensíveis ao ADH, essa porção tubular participa do controle hormonal da diurese com maior conservação hídrica por controle da diurese e da volemia.

Na região papilar, o tubo coletor é denominado tubo de Bellini e as células, antes cilíndricas, tornam-se semelhantes às células globosas do epitélio de transição, que surgirá no revestimento sequencial do sistema urinário.

As características morfológicas do tubo coletor na faixa medular superficial e na área papilar podem ser observadas na Figura 16.12. O tubo coletor é revestido por epitélio com características variáveis, conforme a região. Em sua origem, as células são cúbicas altas a cilíndricas. Na porção papilar, as células assumem morfologia intermediária entre a cilíndrica e a globosa. Observe que essa estrutura tubular se destaca em meio às porções delgadas da alça de Henle, na faixa medular profunda, próxima à papila renal.

O ultrafiltrado que percorre a luz dos tubos de Bellini já é considerado, bioquimicamente, urina.

Durante a filtração – da passagem sanguínea pelo glomérulo até os tubos de Bellini – temos:
- Substâncias conservadas (reabsorvidas, reaproveitadas): parte da água e dos eletrólitos, além de macromoléculas orgânicas – proteínas, glicídios e vitaminas
- Substâncias excretadas (eliminadas): parte da água e dos eletrólitos, além de ureia, ácido úrico, amônia, creatinina, H_2 e HCO_3^-.

Na papila renal, as porções distais dos tubos de Bellini se fundem originando a porção condutora urinária – cálices menores, cálices maiores e, posteriormente, a pélvis renal, que deixa o rim por meio do hilo. Reveja a Figura 16.2.

H·F Histologia em Foco

ADH e diabetes

Em presença do hormônio antidiurético (ADH), as células de revestimento do tubo coletor, até então impermeáveis, tornam-se permeáveis à água. Em determinadas condições patológicas, como no diabetes, há inibição da síntese desse hormônio, levando ao aumento da diurese e, consequentemente, a maior ingestão de água.

Ironicamente, o paciente crê que a poliúria é decorrente da polidipsia, quando, na verdade, temos, fisiopatologicamente, a situação contrária. Durante o consumo e o metabolismo do álcool etílico também é observada a inibição da produção de ADH.

Poliúria
Aumento da eliminação urinária, em intervalos curtos; geralmente, a urina é pobremente concentrada e, consequentemente, incolor e inodora

Polidipsia
Aumento da ingestão hídrica

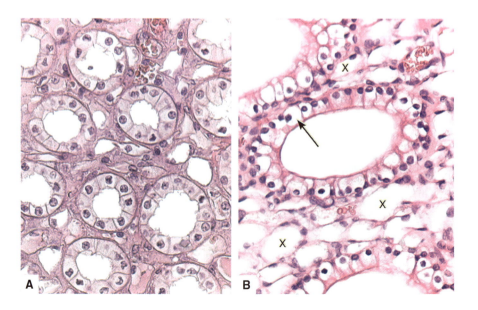

Figura 16.12 Tubo coletor. Porção proximal (A). Porção papilar (B). Células epiteliais (seta). Porção delgada da alça de Henle (X). Coloração HE. Aumento original 400×.

Estroma renal

O estroma renal é rico em vasos peritubulares, importantes para a conservação durante a filtração. Porém, além da vascularização, o tecido conjuntivo frouxo que circunda o túbulo urinífero tem, além dos fibroblastos típicos, elementos celulares denominados células intersticiais.

Morfologicamente, essas células são fusiformes, com núcleo menos corado do que os fibroblastos. Embora presentes em todo o órgão, são mais facilmente observadas na medula renal devido à maior quantidade de matriz extracelular nesta área, onde se organizam entre as alças dispostas como "degraus de escada".

As células intersticiais secretam medulipina I – com função vasoconstritora –, prostaglandina I – com função vasodilatadora – e 70 a 80% da eritropoetina sérica – uma glicoproteína que estimula, na medula óssea, a mitose e a diferenciação de precursores de hemácias na medula óssea.

H·F Histologia em Foco

Anemia em nefropatia crônica

Como visto no Capítulo 12, *Sangue*, uma das principais causas de anemia em pacientes renais crônicos é a deficiência na síntese de eritropoetina.

A eritropoetina alfa, produzida a partir de DNA recombinante, é idêntica à produzida pelas células intersticiais renais e tem os mesmos efeitos biológicos da eritropoetina endógena. Tal administração auxilia a recuperação de pacientes transplantados pós-cirurgia, além de pacientes acometidos por nefropatias crônicas diversas.

Ureter

O ureter faz parte da porção condutora de urina e é contínuo à pélvis renal.

Ao microscópio óptico, em observação panorâmica de cortes transversais, identifica-se estrutura tubular com luz estreita e pregueada; a partir da luz, a camada mucosa encontra-se apoiada por túnica muscular, a qual, externamente, apresenta membrana serosa associada às cápsulas do rim e da bexiga.

A mucosa do ureter apresenta epitélio de revestimento de transição, denominado especificamente urotélio, apoiado sobre lâmina própria. O mesmo tipo epitelial reveste todo o trajeto de condução da urina, porém suas características variam discretamente conforme o órgão em que se encontra. A lâmina própria, tipicamente composta por tecido conjuntivo propriamente dito frouxo, não apresenta particularidades.

A túnica muscular urotelial é formada por músculo liso e é relativamente espessa em relação ao diâmetro do ureter. É dividida em três camadas cujas fibras são entrelaçadas entre si – longitudinal interna, circular média e longitudinal externa; a associação entre os feixes faz com que as camadas não sejam bem delimitadas entre si.

Conforme demonstrado na Figura 16.13, são critérios úteis para a se diferenciar esse órgão da bexiga e da uretra, assim como de outros órgãos tubulares: a organização muscular, a proporção de tamanho entre diâmetro da estrutura, formato da luz e espessura das camadas.

Bexiga

A bexiga é um órgão de condução e armazenamento de urina.

A bexiga recebe ambos os ureteres em sua porção posterior inferior – sendo fisiologicamente importante um espessamento anelar de músculo liso nessa área, formando uma falsa valva que evita refluxo urinário.

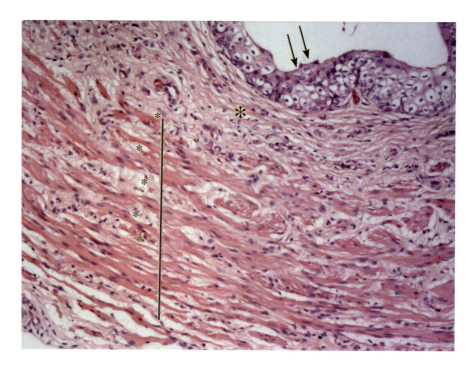

Figura 16.13 Ureter. Urotélio (setas). Lâmina própria (asteriscos). Camadas musculares (barra). Coloração HE. Aumento original 250×.

Microscopicamente, o órgão é formado por mucosa, apoiada em túnica muscular e revestida externamente por cápsula conjuntiva fibroadiposa.

A mucosa, denominada mucosa vesical, apresenta urotélio sobre lâmina própria que varia entre frouxa e densa, rica em fibras elásticas e, portanto, mal corada eosinofilicamente nos preparos de rotina.

Caracterização microscópica do urotélio vesical

O urotélio reveste todas as áreas condutoras de urina, porém, na bexiga, existem particularidades nesse epitélio devido à capacidade de distensão gradual do órgão à medida que a urina se acumula na luz.

O urotélio da bexiga é formado por três tipos de células epiteliais:

- Células basais, cúbicas ou germinativas, com morfologia típica desse tipo funcional celular, são responsáveis pela reposição das demais células
- Células intermediárias, de forma poligonal e núcleo redondo, estão localizadas na porção média do tecido
- Células de cobertura ou *umbrella cells* – "células em guarda-chuva", são superficiais e mantêm contato direto com a urina acumulada na luz do órgão, são globosas e convexas na porção apical lançando extensões sobre e por entre as células intermediárias – o que caracteriza sua denominação.

As *umbrella cells* apresentam importante expressão de queratinas e de uroplaquinas, cuja síntese forma uma camada proteica impermeabilizante sobre a superfície apical celular. Esse complexo é visto ao microscópio óptico como discreta camada eosinofílica homogênea no polo celular voltado para a luz.

A estrutura microscópica da bexiga em repouso (vazia) pode ser vista na Figura 16.14. Observe a discreta camada proteica superficial na coloração de rotina e a distinção entre o epitélio e a lâmina própria na coloração histoquímica.

Apesar de a camada proteica que recobre as *umbrella cells* ser homogênea, quando vista ao microscópio óptico, apresenta duas porções: as áreas de placa e as áreas de interplaca.

Ora, se há necessidade de distensão epitelial, acompanhando a distensão elástica e muscular, de acordo com o acúmulo urinário, a presença de uma camada proteica rígida seria "um desastre da natureza". Assim, durante a distensão gradual do órgão, as placas se distanciam, interpondo-se às áreas de interplaca.

Áreas de placa
Placas proteicas firmes e impermeabilizantes, que recobrem exatamente e exclusivamente o ápice celular

Áreas de interplaca
Regiões formadas por membrana celular convencional, que penetram as camadas de células intermediárias, posicionando-se entre elas

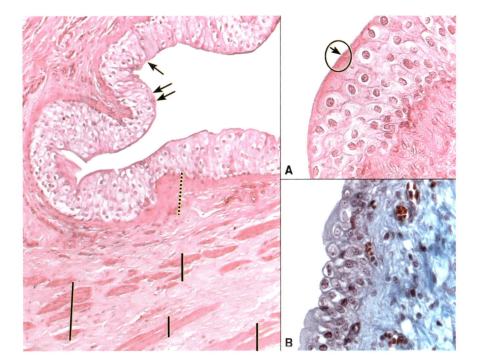

Figura 16.14 Bexiga em repouso. Urotélio (seta). Lâmina própria (barra pontilhada). Camadas musculares (barras). Camada proteica (círculo). Coloração HE. Aumento original 250×. Detalhes: (A) Coloração HE. Aumento original 400×. (B) Coloração histoquímica tricrômio de Masson. Aumento original 400×.

Veja uma representação esquemática dessa ultraestrutura na Figura 16.15. As placas, formadas por camadas de proteína impermeabilizante, são rígidas, interpostas pelas áreas de interplaca, compostas por elementos típicos da membrana celular. Compare a disposição dessas ultraestruturas no repouso e na distensão do urotélio.

Funções do urotélio vesical

Além da função de barreira física, participando da impermeabilização e proteção da superfície e das camadas suburoteliais, já classicamente descrita, o urotélio tem diversas outras funções:

- Capacidade de responder a estímulos térmicos e químicos; tais respostas resultam em mecanismos auxiliares da distensão da mucosa
- Síntese de moléculas funcionalmente associadas ao relaxamento muscular liso durante a distensão
- Atividade sensorial, devido à expressão de receptores para neurotransmissores e canais iônicos; como as diversas células epiteliais estão intimamente associadas a fibras nervosas aferentes, modificações uroteliais – estruturais e químicas – resultam em despolarização nervosa.

Camadas suburoteliais

- A lâmina própria é formada por tecido conjuntivo frouxo rico em fibras elásticas, que apresenta glândulas acinares simples na área próxima ao orifício uretral. A secreção mucosa tem função de lubrificação da mucosa

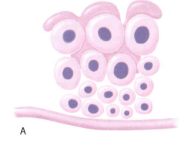
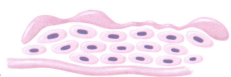

Figura 16.15 Placas e interplacas. Disposição ultraestrutural no repouso (A). Disposição ultraestrutural na distensão (B).

- As camadas musculares lisas são mal definidas e separadas em longitudinal interna e longitudinal externa. No esfíncter muscular interno da uretra, há uma terceira camada denominada circular média
- A adventícia que reveste a bexiga externamente é particularmente rica em tecido conjuntivo elástico

Durante o processo de distensão do órgão, gradualmente ocorre:
  ○ diminuição das pregas musculares
  ○ diminuição das projeções da mucosa em direção à luz
  ○ movimentação das placas e afastamento das *umbrella cells*, aumentando a superfície e diminuindo a estratificação do epitélio
  ○ achatamento das *umbrella cells* e das células intermediárias, comprimidas pelo volume urinário
  ○ distensão das fibras elásticas da lâmina própria e das fibras musculares lisas.

Observe a morfologia da bexiga cheia na Figura 16.16 e compare com as características do órgão vazio, na Figura 16.14.

O urotélio distendido exibe achatamento maciço das células antes morfologicamente variáveis conforme a camada epitelial. Essa modificação é consequente à compressão exercida pelo líquido acumulado na luz do órgão.

Uretra

A uretra é um órgão tubular delgado, responsável pela condução da urina ao meio externo.

Histologicamente, a uretra tem organização diferente em homens e mulheres devido à associação anatômica com o sistema reprodutor.

Uretra feminina

A uretra feminina tem comprimento total de aproximadamente 5 cm e sua luz é irregular e colabada, quando em repouso.

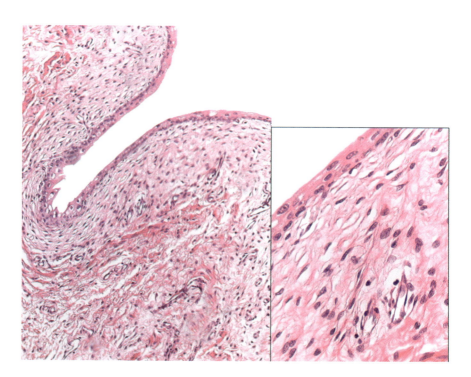

Figura 16.16 Bexiga distendida. Coloração HE. Aumento original 250×. Detalhe: Coloração HE. Aumento original 400×.

A mucosa é formada por epitélio de transição que, gradualmente, torna-se pavimentoso estratificado quando mais próximo da porção tubular distal, na qual é contínuo com o epitélio da mucosa genital. A lâmina própria, de tecido conjuntivo propriamente dito frouxo, apresenta ocasionalmente glândulas de Littré, que são glândulas acinares simples cuja secreção mucosa realiza lubrificação da superfície.

Tecido muscular liso discreto e com camadas mal individualizadas apoia a mucosa.

Uretra masculina

Na uretra masculina, a luz do órgão se mantém distendida e é compartilhada com o trato reprodutor.

O comprimento total desse tubo é de aproximadamente 15 cm, e é dividido, anatomicamente e histologicamente, em uretra prostática, uretra membranosa e uretra peniana.

Uretra prostática

Esse segmento inicial está anatomicamente localizado dentro da próstata e recebe os dutos prostáticos e ejaculatórios. Tem 3,5 cm e a mucosa é formada por epitélio de transição, contínuo à mucosa vesical.

Uretra membranosa

A porção membranosa da uretra tem 1,5 cm e o epitélio de revestimento passa gradualmente de cilíndrico estratificado a pseudoestratificado.

Uretra peniana

A porção peniana da uretra tem 15 cm e une a uretra membranosa ao orifício uretral externo na glande peniana. Seu revestimento é formado por epitélio pseudoestratificado, que passa gradativamente a estratificado pavimentoso não queratinizado até se continuar à superfície externa da glande.

A lâmina própria uretral masculina, principalmente nas porções proximais e distais, apresenta glândulas de Littré.

Observe, na Figura 16.17, o formato irregular da luz e a lâmina própria ricamente vascularizada pela irrigação do plexo erétil peniano.

Glândulas de Littré
Glândulas periuretrais situadas na lâmina própria da uretra masculina

---

Alexis Littré (1658-1726)
Médico francês, um dos pioneiros na realização de colostomias, identificou a presença das glândulas mucosas na uretra masculina posteriormente denominadas glândulas de Littré.

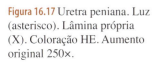

Figura 16.17 Uretra peniana. Luz (asterisco). Lâmina própria (X). Coloração HE. Aumento original 250×.

H·F Histologia em Foco

Infecção urinária

O curto comprimento da uretra feminina, com maior proximidade entre meio externo e interno, é um dos fatores que fazem com que infecções do trato urinário inferior sejam mais incidentes em mulheres.

RESUMO

- O sistema urinário é formado pelos rins e pelas vias urinárias – cálices, pélvis renal, ureteres, bexiga e uretra

- As funções básicas do sistema urinário são a filtração sanguínea por meio da conservação e de excreção, e a condução da urina ao meio externo

- O rim é envolvido externamente por cápsula rica em tecido adiposo e é dividido, da porção subcapsular para o hilo, em: córtex superficial, córtex profundo, faixa superficial medular e faixa superficial profunda

- O parênquima renal é formado pelo túbulo urinífero (néfron e tubo coletor)

- Cada néfron é formado por um corpúsculo renal e um sistema tubular que compreende o túbulo proximal, a alça de Henle e o túbulo distal, sendo este último contínuo com o tubo coletor

- Existem néfrons corticais e néfrons justaglomerulares de acordo com a posição do corpúsculo e com o tamanho da alça de Henle

- Os corpúsculos renais estão situados exclusivamente na região cortical

- Estruturalmente, cada corpúsculo apresenta o polo vascular (por onde entra a arteríola aferente e sai a arteríola eferente), o polo urinário (associado ao túbulo contorcido distal), o glomérulo (capilar associado a pericitos e células mesangiais intraglomerulares) e a cápsula de Bowman (folheto interno, espaço capsular e folheto externo)

- O folheto interno ou visceral é formado por uma fileira de células denominadas podócitos

- A barreira de filtração glomerular ou barreira hematoglomerular é formada pelo endotélio do capilar arteriolar, pela fenda de filtração entre dois pedicelos secundários e pela lâmina basal endotelial e do podócito, fundidas

- Os elementos que passam pela barreira são denominados, em conjunto, ultrafiltrado

- O túbulo contorcido proximal é revestido por epitélio cúbico simples com microvilos. Essa área é responsável pela conservação de 100% das proteínas, da glicose e dos aminoácidos, 90 a 95% de bicarbonato, 70% do cloreto e do sódio, e água, passivamente; excreção de creatinina, amônia e ácido úrico

- A alça de Henle é encontrada exclusivamente na medula renal. Há uma porção espessa (células cúbicas) e uma porção delgada (células pavimentosas). Ainda, é dividida longitudinalmente em porção descendente e em porção ascendente. A alça participa do controle hidreletrolítico e cria um gradiente de concentração crescente da junção corticomedular em direção às áreas de faixa profunda da medula

- O túbulo contorcido distal é formado por células cúbicas menos coradas, menores e mais numerosas em comparação com o túbulo contorcido proximal

- O complexo justaglomerular, sempre localizado próximo ao polo vascular do corpúsculo, é formado pela mácula densa, por células mesangiais extraglomerulares e por células justaglomerulares. Cada uma dessas estruturas participa, de maneira diferente, do controle da pressão arterial

- O tubo coletor apresenta três regiões – cortical, medular e papilar. Nas regiões cortical e medular, as células passam gradualmente de cúbicas a cilíndricas altas, quanto mais se aproximam da papila renal. Na região papilar, as células se tornam parecidas com as células superficiais do epitélio de transição

- As células principais e as células intercalares estão presentes na região cortical e só são diferenciadas em microscopia eletrônica

- Na região papilar, o tubo coletor é denominado tubo de Bellini

- O ultrafiltrado que percorre a luz dos tubos de Bellini já é considerado, bioquimicamente, urina

- Durante a filtração são conservados parte da água e dos eletrólitos, além de macromoléculas orgânicas – proteínas, glicídios e vitaminas; e são excretados parte da água e dos eletrólitos, além de ureia, ácido úrico, amônia, creatinina, H_2 e HCO_3^-

- Na papila renal, as porções distais dos tubos de Bellini se fundem, originando a porção condutora urinária – cálices menores, cálices maiores e, posteriormente, a pélvis renal, que deixa o rim pelo hilo

- O estroma renal apresenta células intersticiais que secretam medulipina I, prostaglandina I e eritropoetina

- O ureter é um órgão tubular com luz estreita e pregueada cuja mucosa é revestida por urotélio

- A bexiga é um órgão de condução e armazenamento de urina, que recebe ambos os ureteres

- A mucosa vesical é formada por urotélio sobre lâmina própria, que varia entre frouxa e densa, rica em fibras elásticas

- O urotélio reveste todas as áreas condutoras de urina, porém, na bexiga, existem particularidades nesse epitélio devido à capacidade de distensão gradual do órgão à medida que a urina se acumula na luz

- O urotélio da bexiga é formado por células basais, células intermediárias e pelas *umbrella cells*

- As *umbrella cells* secretam uroplaquinas que formam camada proteica impermeabilizante sobre a superfície apical celular

Capítulo 16 ■ Sistema Urinário

- Além da função de barreira física, o urotélio tem a capacidade de receber e responder a estímulos desencadeados por modificações físicas, mecânicas e químicas provenientes da superfície
- Durante o processo de distensão do órgão, gradualmente ocorre diminuição das pregas musculares; diminuição das projeções da mucosa em direção à luz; movimentação das placas e afastamento das *umbrella cells*, aumentando a superfície e diminuindo a estratificação do epitélio; achatamento das *umbrella cells* e das células intermediárias, comprimidas pelo volume urinário; distensão das fibras elásticas da lâmina própria e das fibras musculares lisas

- A uretra é um órgão tubular delgado, responsável pela condução da urina ao meio externo, estruturalmente diferente em homens e mulheres devido à associação anatômica com o sistema reprodutor. Em mulheres, o tubo não apresenta divisões anatômicas, enquanto a uretra masculina é dividida em uretra prostática, membranosa e peniana

AUTOAVALIAÇÃO

16.1 Quais são os elementos que compõem o corpúsculo renal? Cite os elementos histológicos presentes em cada um.

16.2 Em um corte histológico de rim, quais estruturas do túbulo urinífero podem ser visualizadas no córtex e na medula renal?

16.3 Descreva histologicamente a alça de Henle.

16.4 Faça uma comparação microscópica entre o túbulo contorcido proximal e o túbulo contorcido distal.

16.5 Fale sobre os elementos que formam a barreira de filtração glomerular.

16.6 Quais os elementos que compõem o complexo justaglomerular? Fale brevemente sobre cada um.

16.7 Caracterize morfologicamente as células do tubo coletor. Cite a função geral dessa região do túbulo urinífero.

16.8 Descreva o urotélio.

16.9 Compare microscopicamente a uretra feminina à uretra masculina.

16.10 Quando o ultrafiltrado passa a ser urina? Cite os elementos que foram conservados e eliminados durante o processo de filtração.

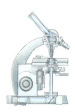

17

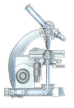

Sistema Reprodutor Feminino

Objetivos de estudo, *346*
Palavras-chave, *346*
Introdução, *346*
Caracterização histofisiológica dos órgãos, *348*
Resumo, *368*
Autoavaliação, *369*

■ Objetivos de estudo

Identificar a estrutura e os componentes histológicos do ovário

Conhecer as características microscópicas dos folículos ovarianos em suas diversas fases de desenvolvimento

Compreender as possíveis evoluções fisiológicas do folículo de Graaf, ao término de seu amadurecimento

Descrever microscopicamente a tuba uterina e compreender sua função

Identificar e descrever microscopicamente o útero

Reconhecer as diferenças histomorfológicas e histofisiológicas do endométrio em suas porções basal e funcional – esta última nas fases proliferativa e secretória

Compreender o desenvolvimento placentário, conhecer seus elementos maternos e fetais e reconhecer o órgão ao microscópio

Identificar o cordão umbilical e seus elementos ao microscópio

Identificar microscopicamente a mucosa vaginal

Conhecer os elementos que formam a junção escamocolunar e identificar essa região ao microscópio

Reconhecer as diferenças entre a glândula mamária em repouso e em lactação

Correlacionar o conhecimento histomorfológico dos componentes do sistema reprodutor feminino com sua histofisiologia

Correlacionar o conhecimento morfológico com as principais associações clínicas nos órgãos reprodutores femininos

■ Palavras-chave

Barreira placentária	Endométrio	Placa coriônica
Blastocisto	Folículos ovarianos	Placenta
Células deciduais	Glândula mamária	Sinciciotrofoblasto
Células hilares	Implantação	Trofoblasto
Citotrofoblasto	Junção escamocolunar	Tuba uterina
Colo uterino	Miométrio	Útero
Cordão umbilical	Ovário	Vagina
Corpo lúteo	Ovócito	Zigoto
Decídua placentária	Óvulo	

■ Introdução

Ducto de Müller
Estrutura embrionária mesodérmica que origina no embrião feminino as trompas, o útero e parte da vagina; no sexo masculino, o amadurecimento do ducto é interrompido

Johannes Peter Müller (1801-1858)
Fisiologista alemão; descreveu a ação do sistema nervoso sobre a fala e a audição, definiu as propriedades bioquímicas do sangue e da linfa; em 1830, caracterizou a diferenciação embrionária do sistema reprodutor humano

Testosterona
Hormônio esteroide androgênico

A determinação do sexo ocorre no momento da fecundação, por meio da combinação do cromossomo X ou do cromossomo Y, proveniente do gameta masculino, com o cromossomo X, presente no gameta feminino. Porém, o desenvolvimento morfológico dos órgãos reprodutores tem início apenas na 5ª semana – fase em que são iguais em ambos os sexos. A caracterização do sistema reprodutor masculino e feminino começa a partir da 7ª semana, sob influências hormonais, e se torna evidente entre a 8ª e a 12ª semana.

Durante esse período, aqueles embriões cuja combinação cromossômica resultou em XY apresentam células já especializadas, produtoras do hormônio antimülleriano (AMH, do inglês *anti-Müllerian hormone*) – que inibem a diferenciação do ducto de Müller e da testosterona, induzindo a diferenciação de órgãos genitais internos e externos masculinos. Como os embriões formados pelos cromossomos XX não apresentam tais células endócrinas, há livre desenvolvimento do sistema reprodutor feminino.

Capítulo 17 ■ Sistema Reprodutor Feminino

H·F Histologia em Foco

Harry Fitch Klinefelter Jr. (1912-1990)
Endocrinologista norte-americano que descreveu, em 1942, a síndrome que tem seu nome

Henry Humbertus Turner (1892-1970)
Endocrinologista americano; descreveu a síndrome de disgenesia, posteriormente síndrome de Turner, em 1938

Monossomia do cromossomo X
Ausência do corpúsculo de Barr – porção do cromossomo X nas células somáticas

Alterações no desenvolvimento dos órgãos reprodutores

Combinações errôneas entre os cromossomos X e Y no ato da fecundação podem originar distúrbios hormonais gonadotrópicos que resultam clinicamente em alterações morfológicas no desenvolvimento dos órgãos reprodutores internos e genitália externa.

Dentre as diversas síndromes, destacam-se:

- Síndrome de Klinefelter: anomalia cromossômica sexual mais comum, na qual há arranjo XXY, com desenvolvimento de sistema genital masculino incompleto, resultando em esterilidade, e ginecomastia
- Síndrome de Turner (XO – monossomia do cromossomo X), clinicamente exibem agenesia do sistema reprodutor feminino.

O sistema reprodutor tem como funções:
- Originar os gametas sexuais femininos (óvulos ou ovócitos)
- Fornecer condições físicas e hormonais para o amadurecimento dos ovócitos
- Finalizar o amadurecimento do gameta masculino (espermatozoide) por meio da promoção de sua capacitação
- Disponibilizar regularmente ovócitos maduros para possível fertilização
- Conduzir o óvulo fecundado a seu sítio de desenvolvimento
- Fornecer condições físicas e hormonais propícias ao desenvolvimento embrionário e fetal
- Promover a nutrição do embrião e do feto durante o período gestacional, bem como remover os catabólitos de seu metabolismo.

Essas funções levam ao objetivo final do sistema reprodutor – a perpetuação da espécie. Para tal, os diversos órgãos contribuem de maneiras diferentes, sendo que a compreensão do desenvolvimento embrionário e dos ciclos hormonais femininos está diretamente relacionada com a compreensão da histomorfologia de seus componentes.

> Os órgãos que compõem o sistema reprodutor feminino são os ovários, as tubas uterinas, o útero, a vagina e a genitália externa (Figura 17.1).

Ainda são estudados nesta unidade o cordão umbilical, a placenta – órgão temporário que se desenvolve durante o período gestacional – e as glândulas mamárias, que passam por modificações morfológicas e funcionais associadas diretamente ao sistema reprodutor feminino.

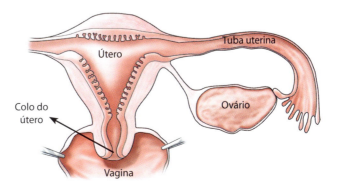

Figura 17.1 Órgãos do sistema reprodutor feminino. Componentes e disposição anatômica.

Caracterização histofisiológica dos órgãos

Ovário

Os ovários surgem no primeiro mês de vida intrauterina. Nesse período, células do saco vitelino, denominadas células primordiais, migram para os locais de futuro desenvolvimento das gônadas, onde entram em intensa atividade mitótica, originando as **ovogônias**. Estas sofrem **meiose** e passam a ser **ovócitos primários** – cada um com metade do número de cromossomos em relação às células somáticas.

O estroma conjuntivo, que sustenta os gametas recém-formados, gradualmente se condensa, envolvendo-os individualmente e formando monocamada celular ao seu redor. Essas células enfileiradas são chamadas **células foliculares**.

O gameta feminino e a camada de células foliculares são envolvidos por lâmina basal originando o folículo primordial, que assume localização nas porções externas e mais superficiais do ovário, no qual permanece estável até a puberdade.

A Figura 17.2 ilustra as modificações sofridas pelas células primordiais que resultam na formação dos folículos primordiais, cuja presença maciça é característica microscópica do ovário durante toda a infância.

Organização histológica geral do ovário

O revestimento externo do órgão é formado por fileira única de células epiteliais cúbicas baixas chamadas de **células germinativas**.

A células germinativas foram, por muito tempo, consideradas precursoras dos ovócitos, visto que os folículos primordiais encontram-se logo abaixo dessa camada; sabe-se atualmente que essas células não são germinativas, e sim derivadas do peritônio mesotelial, ficando o nome, já consagrado.

As células germinativas estão apoiadas sobre a **túnica albugínea**, camada formada por tecido conjuntivo propriamente dito denso modelado, rico em células e, consequentemente, excepcionalmente escasso em material extracelular. Esse tecido fibroso origina-se do peritônio mesotelial, associado ao órgão durante seu desenvolvimento.

Internamente à túnica albugínea e contínuo a ela situa-se o córtex ovariano. Essa região contém os folículos primordiais, que, a partir da puberdade, passam por vários estágios de desenvolvimento, distintos microscopicamente. Os diversos folículos são envolvidos por estroma de tecido conjuntivo cujos fibroblastos se organizam em redemoinho. Além da disposição peculiar, esses fibroblastos são responsivos a estímulos hormonais.

Na área subcortical, situa-se a medula ovariana, preenchida por rede capilar que deriva de grande artéria anatomicamente nomeada; o estroma perivascular, formado por tecido conjuntivo frouxo de arranjo convencional, contém, além de fibroblastos típicos, **células hilares**.

Ovogônias
Células que surgem a partir das células primordiais do saco vitelino e dão origem, por meiose, aos ovócitos primários

Meiose
Processo de divisão celular no qual a célula-mãe passa por fases duplas de prófase, metáfase, anáfase, telófase, interfase, resultando em quatro células-filhas, com metade dos cromossomos em relação à célula inicial

Ovócitos primários
Células que resultam da meiose das ovogônias

Células foliculares
Fibroblastos funcionalmente modificados com morfologia tipicamente fusiforme; circundam os gametas femininos

Células germinativas
Células epiteliais que revestem a superfície externa do ovário

Túnica albugínea
Envoltório de tecido fibroelástico que recobre externamente o ovário e o testículo

Células hilares
Essas células são consideradas glândulas endócrinas unicelulares, produtoras de testosterona

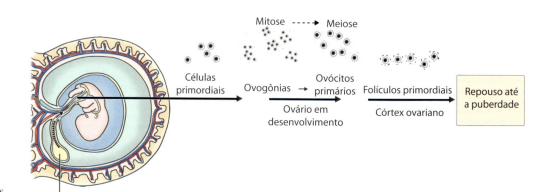

Figura 17.2 Origem dos folículos primordiais.

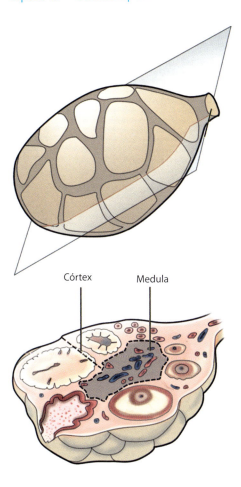

Figura 17.3 Ovário.

A estrutura geral do ovário está representada na Figura 17.3. O córtex, externamente, contém os folículos em vários estágios de amadurecimento; enquanto a medula, internamente, é intensamente vascularizada.

Córtex ovariano

Microscopicamente, a região cortical ovariana forma uma faixa na porção mais externa de todo o órgão. A área é bastante típica devido à presença de numerosos folículos em meio ao estroma caracteristicamente organizado em espiral ao seu redor.

Sob influência das variações hormonais que caracterizam o ciclo menstrual, o córtex passa pelas fases folicular, ovulatória e luteínica, representadas por folículos simultaneamente em estágios diversos de amadurecimento, com evidentes diferenças microscópicas.

Desenvolvimento dos folículos

No início da puberdade, há aumento gradual dos níveis séricos do hormônio foliculoestimulante (FSH, do inglês *follicle-stimulating hormone*), fazendo com que os ovócitos, dentro dos folículos primordiais, em repouso no córtex do ovário desde o nascimento, sofram hipertrofia.

O hormônio foliculoestimulante (FSH) é produzido na adeno-hipófise, *pars distalis*, por células cromófilas basófilas.

Paralelamente ao crescimento do ovócito, as células foliculares, antes fusiformes, tornam-se cúbicas e, logo a seguir, cilíndricas.

Estas modificações resultam na formação do folículo primordial unilaminar (Figura 17.4).

Com a continuidade da atividade mitótica no estroma, a monocamada folicular original se estratifica, passando a compor a camada granular.

Essas células secretam glicoproteínas que envolvem o ovócito, formando uma linha eosinofílica chamada zona pelúcida. Enquanto a zona pelúcida se estabiliza, as células do estroma

---

Folículo primordial unilaminar
Estrutura presente no córtex ovariano constituída pelo ovócito revestido por uma camada de células foliculares

Zona pelúcida
Camada de glicoproteína que envolve diretamente o ovócito

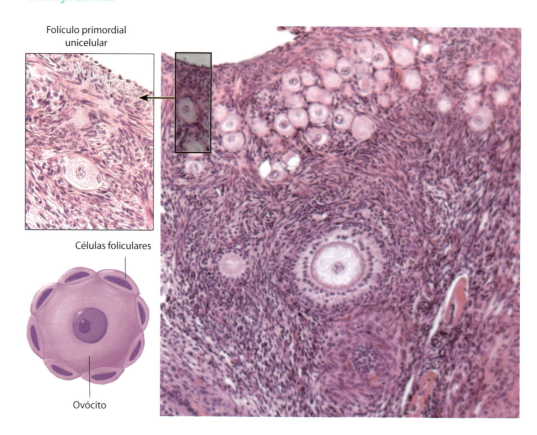

Figura 17.4 Folículo primordial unilaminar. Aumento original 400×. Coloração HE.

Tecas
Estrato celular derivado do estroma ovariano; divide-se em camadas interna e externa em relação ao ovócito

Folículo primário multilaminar
Evolução do folículo primário unilaminar, caracterizado pela zona pelúcida e desenvolvimento das tecas

conjuntivo, externamente à camada granular, organizam-se ao redor do conjunto, envolvendo-o de forma condensada. Esse posicionamento marca o início do desenvolvimento das tecas e a estrutura passa a ser um folículo primário multilaminar (Figura 17.5).

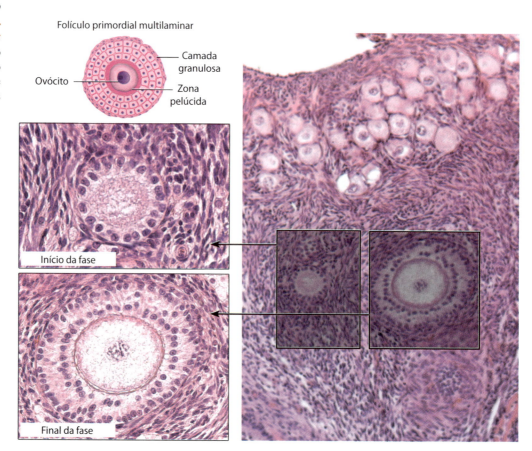

Figura 17.5 Folículo primordial multilaminar. Aumento original 400×. Coloração HE.

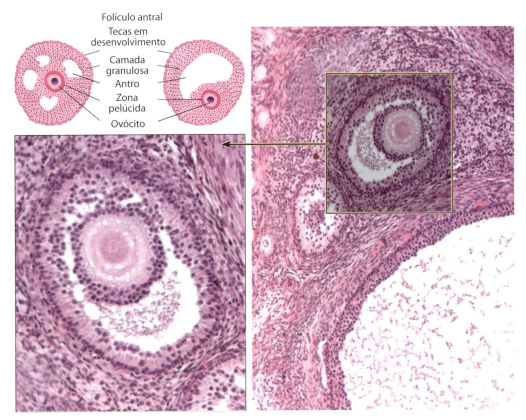

Figura 17.6 Folículo antral. Aumento original 400×. Coloração HE.

■ **Líquido folicular**
Produto das células da camada granular constituído por elementos plasmáticos e enzimas ligantes de esteroides, que fazem conversão de estrogênio e de progesterona a partir de hormônios precursores

■ **Antro**
Cavidade preenchida por líquido folicular que surge ao final da estruturação do folículo antral

■ **Folículo antral**
Evolução do folículo primário multilaminar; caracterizado pelo estabelecimento do antro

■ **Coroa radiada**
Camada de células granulares que circunda o ovócito e a zona pelúcida no folículo antral

■ **Cumulus ooforus**
Haste celular que mantém o conjunto "ovócito, zona pelúcida e coroa radiada" unido à camada granular

■ **Estrogênio**
Hormônio esteroide cujo precursor é sintetizado, predominantemente, por células da teca interna

A partir do folículo multilaminar, há aumento progressivo do número de células da camada granular, as quais, juntamente com a atividade mitótica, entram em atividade de síntese, produzindo secreção fluida chamada líquido folicular. Inicialmente, o líquido se dispersa entre as células, mas, com a continuidade de produção, formam-se cavidades – os espaços antrais – cuja presença leva ao início da reorganização da camada granular.

Com o acúmulo contínuo do líquido folicular, os espaços antrais se fundem em uma só cavidade, ainda discreta, chamada antro.

Ao final dessas modificações, a estrutura é denominada folículo antral ou folículo secundário (Figura 17.6).

O antro se torna cada vez mais volumoso e adquire formato redondo, acompanhando a forma geral do folículo. O ovócito é envolvido por células da camada granular organizadas em um arranjo denominado *corona radiata* ou coroa radiada, permanecendo ligado à camada granular, que reveste a cavidade, por um pedúnculo – o *cumulus ooforus*.

Paralelamente à organização da camada granular, o estroma conclui a diferenciação das tecas em duas camadas distintas – a teca interna e a teca externa. A teca interna mantém contato com a camada granular e suas células, antes fusiformes, tornam-se pequenas e redondas; a teca externa permanece em contato com o estroma conjuntivo circundante, e suas células permanecem fusiformes, dispostas em espiral, polarizadas em sentido horizontal, em relação às camadas mais internas.

Além de modificações morfológicas, as células da teca interna passam por mudanças fisiológicas, assumindo características endócrinas.

Essas células secretam esteroides, transportados para as células da camada granular, subjacente, nas quais, ainda estimuladas pelo FSH, originam, por conversão, o estrogênio. O estrogênio retorna, por difusão, às células da teca interna, permeia a teca externa e ganha a luz de capilares do estroma para ser distribuído sistemicamente.

352 Histologia Essencial

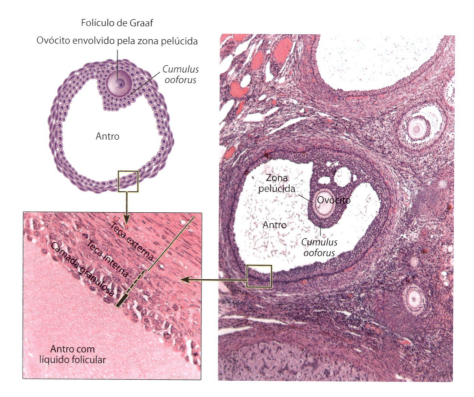

Figura 17.7 Folículo maduro. Aumento original 400×. Coloração HE.

Regnier de Graaf (1641-1673)
Médico holandês; estudioso da reprodução humana, descreveu o córtex ovariano e o testículo, identificou a natureza da bile e foi o primeiro a conceituar ejaculação feminina e zona erógena

A estrutura folicular, assim organizada, constitui o folículo maduro ou folículo de Graaf (Figura 17.7).

H·F Histologia em Foco

Amadurecimento folicular

O tempo decorrido do surgimento do folículo primário unilaminar até seu estágio maduro, o folículo de Graaf, é de 90 dias. Esse folículo, volumoso, comprime a túnica albugínea e forma uma saliência na superfície externa do ovário, detectável por ultrassonografia.

Atresia folicular
Processo de degeneração dos folículos não dominantes, a partir do folículo de Graaf

Apesar de os folículos primordiais responderem aos estímulos do FSH na puberdade, apenas um grupo numericamente restrito entra na sequência de desenvolvimento em cada ciclo menstrual, chegando às etapas foliculares finais.

Dentre os vários folículos em desenvolvimento, apenas aquele considerado fisiologicamente "dominante" no ciclo passa pela ovulação; os demais sofrem atresia.

Androstenediona
Esteroide que é convertido em estrogênio pelas células da camada granular durante todas as etapas finais de amadurecimento folicular

Folículo dominante

Progressivamente, as células da teca interna do folículo continuam secretando esteroides, predominantemente a androstenediona.

O aumento gradual dos níveis sistêmicos de estrogênio leva à liberação do hormônio luteinizante (LH, do inglês *luteinizing hormone*) pela adeno-hipófise, por células cromófilas basófilas, gonadotrópicas. Ao atingir níveis máximos na corrente sanguínea, o LH estimula a ovulação.

A presença de LH circulante aumenta o fluxo sanguíneo na rede capilar do ovário desencadeando mecanismos hemodinâmicos, como o aumento da pressão hidrostática, fenômeno potencializado pela ação vasodilatadora do estrogênio.

Capítulo 17 ■ Sistema Reprodutor Feminino

A vasodilatação associada à maior pressão hidrostática leva ao edema e liberação de histamina, prostaglandinas, vasopressina – citocinas vasoativas – e colagenase – enzima que degrada o colágeno – no meio intersticial ovariano.

Esses eventos desencadeiam consequências interessantes: o edema localizado no interstício folicular gera compressão dos capilares, antes mais calibrosos, resultando em isquemia focal; a colagenase degrada a túnica albugínea, já mais delgada devido à compressão exercida pelo folículo de Graaf. Soma-se o aumento contínuo da pressão interna no antro folicular, pelo acúmulo – ainda contínuo – do líquido.

Esses mecanismos, em conjunto, levam à ruptura da parede externa do folículo no segmento das tecas e da camada granular correspondentes à área do *cumulus ooforus*. A liberação do ovócito, envolvido pela zona pelúcida e pela *corona radiata* – é a ovulação.

No local da liberação do ovócito surge o estigma, cuja ruptura gera lesão que, após reparo, persiste como pequena cicatriz fibrosa na superfície ovariana.

Tenha em mente a sequência de eventos ocorridos até aqui: FSH – androstenediona – estrogênio – LH – ovulação.

Após a ovulação, o ovócito e seus envoltórios seguem para a luz da tuba uterina, onde pode ou não haver a fertilização e, em cada possibilidade, tanto o ovócito quanto as estruturas remanescentes do folículo que permanecem no ovário sofrem modificações. Essas possibilidades podem ser identificadas na Figura 17.8.

Ovulação
Liberação do ovócito, zona pelúcida e coroa radiada do folículo dominante; o ovócito pode ou não ser fecundado

Estigma
Área mais delgada na túnica albugínea comprimida pelo crescimento do folículo de Graaf e digerida pela colagenase

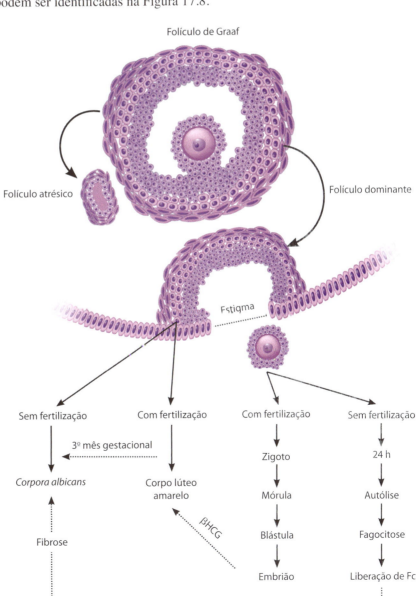

Figura 17.8 Possíveis modificações do ovócito e seus envoltórios.

H·F Histologia em Foco

Anticoncepcionais orais

Muitos anticoncepcionais femininos administrados por via oral evitam que os níveis de LH atinjam seu pico máximo na corrente sanguínea impedindo, assim, a ovulação.

Folículos atrésicos

Após a ovulação, os níveis de FSH diminuem gradualmente e os folículos maduros que permaneceram na camada cortical ovariana entram em degeneração – o fenômeno é chamado atresia folicular.

Os folículos atrésicos (Figuras 17.8 e 17.9) são aqueles que, tendo passado pelas etapas de desenvolvimento, não foram selecionados fisiologicamente para a ovulação.

Microscopicamente, esses folículos podem ser identificados no córtex do ovário como estruturas de formato oval irregular, circundadas por células cúbicas baixas que correspondem fisiologicamente às células foliculares em degeneração. Internamente, a zona pelúcida origina a **membrana vítrea**; em folículos atrésicos recentes, remanescentes do ovócito, podem ser observados como estrutura eosinofílica heterogênea.

No estroma circundante, o tecido conjuntivo ovariano encontra-se inflamado cronicamente, com infiltrado composto por leucócitos mononucleares – linfócitos e macrófagos. Com a atividade fagocitária dos elementos em degeneração e proporcional liberação dos fatores de crescimento, a estrutura sofre fibrose.

Corpo lúteo

Com o rompimento da túnica albugínea no momento da ovulação, vasos sanguíneos adjacentes são rompidos – lembre-se que essa camada é formada por conjuntivo propriamente dito, vascularizado; o evento gera influxo de sangue para dentro do antro, com posterior formação de coágulo, que é reabsorvido por fagocitose e substituído por colágeno.

Membrana vítrea
Estrutura linear irregular, intensamente eosinofílica, que circunda internamente o ovócito do folículo no início do processo de atresia

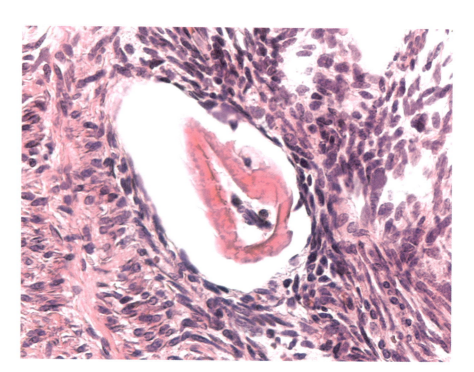

Figura 17.9 Folículo atrésico. Aumento original 400×. Coloração HE.

Capítulo 17 ■ Sistema Reprodutor Feminino

Corpo lúteo
Estrutura constituída pelos remanescentes do folículo dominante que persistem no córtex ovariano após a ovulação

Corpora albicans
Cicatriz fibrosa resultante da reabsorção das células remanescentes das tecas e da camada granular, juntamente com o coágulo do antro

Camada granulosa-luteínica
Camada interna do corpo lúteo proveniente da camada granular remanescente

Camada teca-luteínica
Camada externa do corpo lúteo proveniente da teca interna remanescente

Gonadotrofina coriônica humana
Glicoproteína hormonal produzida pelas células trofoblásticas sinciciais

Essa estrutura, considerada uma glândula endócrina temporária, é chamada corpo lúteo. É formada microscopicamente pelos elementos foliculares remanescentes da ovulação e apresenta, na região central – anteriormente preenchida pelo líquido folicular –, tecido conjuntivo denso não modelado, caracterizando a fibrose da região.

As camadas celulares que envolvem externamente a fibrose sofrem modificações diferentes caso ocorra fertilização do ovócito ou não.

Na ausência de fertilização, forma-se o *corpora albicans* (Figuras 17.8 e 17.10).

Com a fertilização, há desenvolvimento do corpo lúteo gravídico ou corpo lúteo amarelo (Figuras 17.8 e 17.11), no qual os fatores de crescimento liberados pelas células fagocitárias do coágulo estimulam, além da fibrose do antro, a hiperplasia das células da camada granular, as quais sofrem acúmulo de lipídios e aumentam o metabolismo para síntese de esteroides – morfologicamente, tornam-se menos coradas e maiores. Como o espaço interno é restrito pela fibrose e a área externa é limitada pelas tecas, essa camada é intensamente pregueada e passa a ser designada camada granulosa-luteínica.

As células da teca interna se tornam menores e mais coradas, e a camada formada, denominada agora camada teca-luteínica, acomoda-se entre as dobras da camada subjacente.

Funcionalmente, as células da camada granular-luteínica persistem na conversão da androstenediona – liberada pela camada teca-luteínica – em estrogênio; iniciam, ainda, a síntese e liberação de progesterona, que atua no útero até sua função ser substituída pelo término do desenvolvimento da placenta.

A gonadotrofina coriônica humana (βHCG) é um hormônio produzido por células trofoblásticas do embrião, para manutenção do corpo lúteo nos primeiros três a quatro meses de gestação, até completa estabilização e amadurecimento placentário.

Com o declínio dos níveis do βHCG, o corpo lúteo amarelo sofre gradualmente evolução para *corpora albicans*, conforme representado na Figura 17.8.

H·F Histologia em Foco

βHCG

A detecção desse hormônio no sangue e na urina maternos é indicativa da presença do embrião e, assim, utilizada para exames séricos de gravidez positiva.

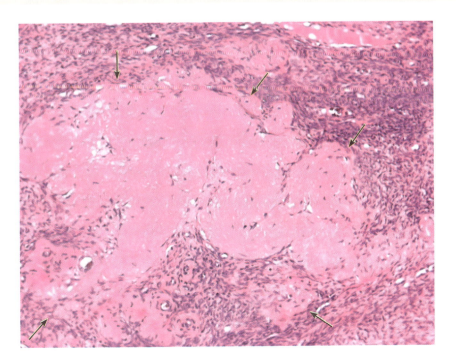

Figura 17.10 *Corpora albicans* (setas). Aumento original 400×. Coloração HE.

356   Histologia Essencial

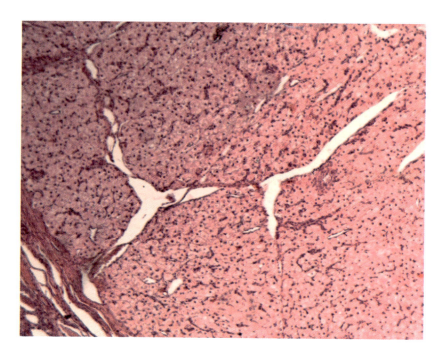

Figura 17.11 Corpo lúteo gravídico. Aumento original 400×. Coloração HE.

Medula ovariana

A medula do ovário, situada internamente ao córtex, é composta por tecido conjuntivo frouxo, intensamente vascularizado e inervado. Fisiologicamente, essa vascularização é suscetível aos estímulos variáveis do ciclo menstrual, principalmente associada aos folículos em desenvolvimento, servindo como vias de nutrição, catabolismo e difusão hormonal, bem como é fonte de angiogênese para estabelecimento do corpo lúteo amarelo.

A região do hilo medular contém as células hilares, produtoras de testosterona.

H·F Histologia em Foco

Hiperandrogenismo

O hiperandrogenismo é a síntese de testosterona em níveis elevados. As consequências clínicas são variadas e incluem acne associada a seborreia, hirsutismo, masculinização da voz e hipertrofia muscular, assim como anovulação. Dentre as etiologias, recebem destaque a hiperinsulinemia, o uso de anabolizantes esteroides de maneira indiscriminada e alguns cistos e tumores ovarianos.

Tuba uterina

Também denominadas trompas de Falópio ou ovidutos, as tubas uterinas são órgãos tubulares que unem, anatomicamente, os ovários ao útero, sendo que, em sua porção proximal (próxima ao ovário), há apenas relação de proximidade, por meio de extremidade dilatada denominada infundíbulo, enquanto na porção distal, chamada região intramural, há continuidade da estrutura com a parede uterina. A extensão tubular entre essas duas extremidades é formada sequencialmente a partir do infundíbulo, pela ampola e pelo istmo.

A compreensão da organização anatômica básica desse órgão é importante para o entendimento de sua função e morfologia. Tal correlação encontra-se na Figura 17.12.

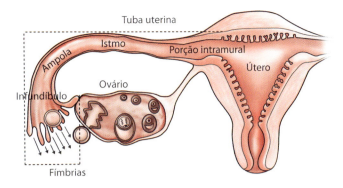

Figura 17.12 Tuba uterina. Estrutura anatômica.

Funções

As tubas uterinas captam o ovócito após a ovulação, ainda envolvido pela *corona radiata* e pela zona pelúcida; possibilita a condução do óvulo até a luz do útero, em caso de fertilização; fornece sítio para autólise do ovócito não fertilizado em sua luz; são responsáveis pela diferenciação final dos espermatozoides por meio da capacitação.

Caracterização microscópica

Em observação panorâmica de cortes transversais, identificamos a estrutura geral arredondada da tuba uterina, formada por três camadas, a partir da luz: mucosa, camada muscular e serosa. Destaca-se também, em menores aumentos, a presença de projeções da mucosa, voltadas para a luz.

Mucosa

A mucosa forma dobras pregueadas em direção à luz, chamadas fímbrias, que, vistas em cortes transversais, lembram um labirinto. Quanto mais proximais, mais afiladas e numerosas são essas pregas, que chegam a formar no infundíbulo um emaranhado nas porções apicais.

O epitélio de revestimento é simples, com três tipos celulares: células cilíndricas ciliadas, células cilíndricas secretoras e células intercalares.

▸ **Células cilíndricas ciliadas.** Células de morfologia epitelial típica.

H·F Histologia em Foco

Luteólise
Regressão do corpo lúteo sob estímulos hormonais; a estrutura residual persiste como *corpora albicans* cicatricial

Desciliação

O batimento ciliar, em direção ao útero, é controlado pelo estrogênio; durante a luteólise – fase na qual o ovócito já percorreu seu trajeto pela luz da tuba uterina – os cílios são perdidos, caracterizando a desciliação.

Lembre-se: luteólise – menores níveis de LH – menos estrogênio disponível para desenvolvimento e batimento ciliar.

▸ **Células secretoras.** De morfologia cilíndrica simples, são discretamente menores e menos coradas do que as ciliadas.

Zigoto
Ovócito fertilizado; após clivagens sucessivas, origina a mórula. Uma estrutura esférica sólida representa a primeira fase do desenvolvimento embrionário

Assim como as células ciliadas, as células secretoras também são controladas pelo estrogênio; elas capacitam os espermatozoides e secretam nutrientes para o zigoto.

▸ **Células intercalares (*peg cells*).** Morfologicamente são pequenas, basofílicas e sem especializações apicais. Surgem no final do ciclo menstrual e representam células que atingiram o fim de sua vida útil. Por estarem prestes a entrar em apoptose, não são metabolicamente ativas.

Ao deixar o ovário, o ovócito ainda se encontra envolvido pela zona pelúcida, composta por glicoproteínas de consistência aderente e pegajosa, o que favorece a captação da estrutura pelas fímbrias e sua movimentação sobre os cílios epiteliais.

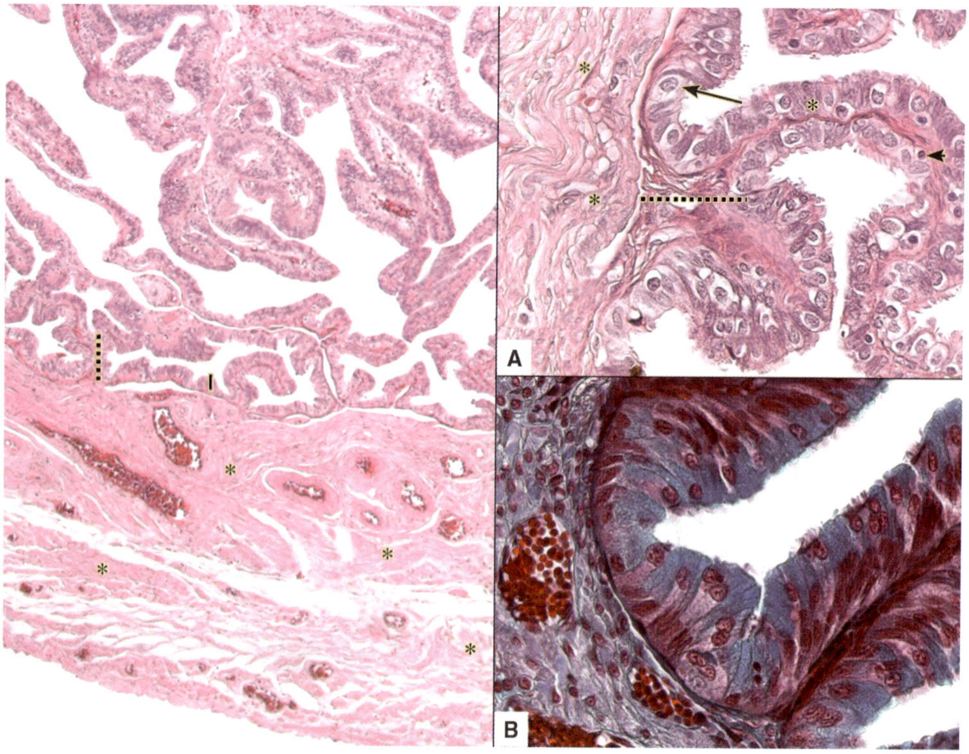

Figura 17.13 Tuba uterina. Epitélio (barra). Lâmina própria (linha tracejada). Camada muscular (asteriscos). Aumento original 250×. Coloração HE. Detalhes: (A) Epitélio com células secretoras (seta), *peg cells* (cabeça de seta) e células ciliadas (asterisco). Aumento original 400×. Coloração HE. (B) Aumento original 400×. Coloração histoquímica tricrômio de Masson.

A lâmina própria que suporta o epitélio preenche as fímbrias, é escassa e formada por tecido conjuntivo propriamente dito frouxo, sem particularidades.

Camada muscular

O suporte da mucosa é formado por duas camadas de tecido muscular liso, com feixes musculares em orientação circular transversal internamente e longitudinal na camada mais externa. Os limites entre elas não são bem definidos entre si.

Juntamente com o movimento ciliar, a contração dessas camadas propulsiona a movimentação do ovócito ou do zigoto.

Serosa

Situada externamente à tuba uterina, a serosa é formada pela camada visceral do peritônio e não apresenta particularidades microscópicas.

A estrutura microscópica geral do órgão, bem como detalhes do epitélio, pode ser identificada na Figura 17.13. A distinção celular é mais evidente na coloração histoquímica.

H·F Histologia em Foco

Gravidez ectópica tubária

A gravidez ectópica tubária ocorre quando o zigoto não completa o percurso até o útero e se implanta na mucosa da tuba uterina, principalmente na região da ampola ou do istmo.

As particularidades microscópicas da tuba uterina, importantes para identificação microscópica diferencial, são mostradas na Tabela 17.1.

Tabela 17.1 Particularidades microscópicas da tuba uterina.

- *Características microscópicas*
  - Presença das fímbrias que, aos cortes, conferem aspecto de labirinto à luz do órgão
  - Lâmina própria discreta
- *Principais identificações diferenciais*
  - Vesícula biliar

Útero

O útero recebe a porção intramural das tubas uterinas e está associado, por contiguidade, ao canal vaginal. Anatomicamente, é formado por três regiões – o fundo, o corpo e a cérvice ou colo – este último com particularidades histológicas.

Microscopicamente, a parede uterina é formada por três camadas – a mucosa, chamada de endométrio; o miométrio, camada muscular que representa camada de maior espessura e fornece suporte endometrial; e, externamente ao órgão, a serosa ou adventícia, conforme a relação anatômica circunjacente.

Endométrio

A mucosa do útero é denominada endométrio. Essa camada, mais superficial em relação à luz, é formada por epitélio de revestimento cilíndrico simples, com células ciliadas e células secretoras, à semelhança da tuba uterina. Apoiando o epitélio, a lâmina própria se torna a característica marcante para identificação microscópica do órgão: o tecido conjuntivo frouxo, rico em fibras reticulares é, portanto, palidamente corado em HE. Ainda, em meio às fibras, glândulas tubulares simples preenchem quase toda a região, e se ramificam nas áreas mais profundas, próximas ao miométrio – essas ramificações são observadas pela mudança de orientação no corte.

De acordo com critérios morfológicos e fisiológicos, o endométrio é dividido em duas porções – porção basal e porção funcional.

Porção basal do endométrio

A porção basal é mais profunda, em contato com o miométrio e, consequentemente, envolve a porção ramificada das glândulas. Nessa região, as células que compõem o epitélio glandular são germinativas e a irrigação é proveniente de artérias anatomicamente nomeadas artérias retas. A região basal é estável, independente das modificações do ciclo menstrual.

Porção funcional do endométrio

A porção funcional compreende a área mais externa da mucosa, voltada para a luz do órgão. Abrange as áreas médias e apicais das glândulas, em suas porções retilíneas simples – local irrigado por artérias nomeadas anatomicamente. Essa região sofre modificações acentuadas, influenciadas por mudanças de níveis hormonais, sendo histologicamente diferentes conforme a fase do ciclo.

▶ **Porção funcional em fase proliferativa, folicular ou estrogênica.** Na fase proliferativa, a luz das glândulas é estreita, pois a parede secretória aumenta em espessura por proliferação das células glandulares por estímulo estrogênico – essa atividade mitótica é facilmente observada ao microscópio.

O estrogênio também modifica a lâmina própria que, inicialmente compacta, torna-se edematosa pela vasodilatação – detalhe importante durante a gestação.

Essa fase coincide com a conversão de androstenediona para estrogênio pelas células da camada granulosa e, consequentemente, com o aumento dos níveis desse hormônio na corrente sanguínea.

Funcionalmente, enquanto o folículo dominante se desenvolve no ovário para que o ovócito siga seu curso pela tuba uterina, cujas células gradualmente aumentam o batimento ciliar, o útero se prepara para recebê-lo.

> ▶ **Porção funcional em fase secretora ou luteal.** Após a ovulação, o corpo lúteo libera progesterona (rever Figura 17.8), paralelamente às reações glandulares e estromais ao estrogênio. Como a progesterona induz acúmulo intracitoplasmático temporário de glicogênio intracelular e potencializa o efeito vasodilatador do estrogênio, as glândulas se tornam mais tortuosas e o estroma, mais volumoso.

Nessa fase, o estroma origina células que se modificam gradualmente, adquirindo morfologia epitelioide – surgem, assim, as células deciduais.

Células deciduais
Células do estroma da camada funcional do útero

Sob estímulo da progesterona na fase secretora, as células deciduais expressam receptores para estrogênio e para a progesterona; liberam proteínas que impedem o reinício da fase de proliferação em caso de fertilização; produzem a prolactina decidual e prostaglandinas; controlam a resposta imunológica; e fornecem nutrientes para o óvulo. Participam da porção placentária materna e impedem a invasão do trofoblasto por tecido.

Tenha em mente que as células deciduais desempenharão papel importante na formação placentária. Sabendo que a gravidez é um estado hiperestrogênico, o surgimento dessas células induzido por esse hormônio é o primeiro passo para o surgimento da porção materna desse órgão vascular.

Em situações em que não ocorre a fertilização do ovócito, essa camada sofre descamação – o que caracteriza o fluxo menstrual, no qual há reinício da fase proliferativa a partir da camada basal remanescente.

H·F Histologia em Foco

Menstruação

O útero se prepara para a implantação do zigoto a cada ciclo hormonal. Quando o ovócito sofre degeneração na tuba uterina, na ausência de fertilização, os níveis estrogênicos diminuem e a camada proliferativa do endométrio entra em descamação – menores níveis de estrogênio levam à diminuição do fluxo sanguíneo e degeneração superficial.

A perda da porção mais superficial do endométrio caracteriza o fluxo menstrual.

Tensão pré-menstrual e síndrome disfórica

As variações hormonais normais ou níveis alterados de hormônios levam mais de 75% das mulheres em fase reprodutiva a apresentarem sintomas psicológicos, gástricos, dermatológicos e neurológicos na semana que antecede a descamação endometrial. A condição é denominada síndrome pré-menstrual. Dentre as mulheres acometidas, cerca de 3% apresentam sintomatologia grave, caracterizando a síndrome disfórica.

Algumas das alterações clínicas associadas aos distúrbios pré-menstruais são flutuações de comportamento, insônia, depressão, ansiedade, baixa autoestima, náuseas, vômitos, acne, cefaleia e edema.

Na fertilização, há implantação do embrião, e as células deciduais originam a porção materna da placenta.

Compare o formato das glândulas tubulares nas duas fases endometriais na Figura 17.14.

Na região do colo uterino, a mucosa endometrial funcional não sofre descamação nem as demais modificações histofisiológicas durante o ciclo menstrual.

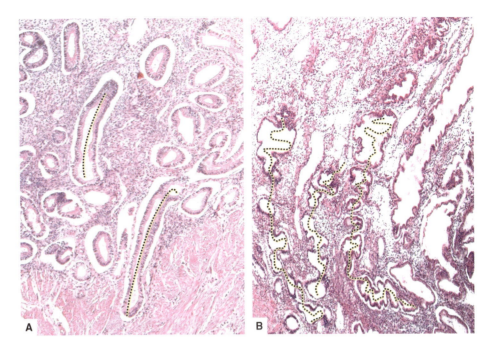

Figura 17.14 Útero. Porção funcional em fase proliferativa (A). Porção funcional em fase secretora (B). Formato das glândulas tubulares (tracejado). Aumento original 250×. Coloração HE.

Microscopicamente, o epitélio do colo é cilíndrico simples, apoiado em lâmina basal densa rica em glândulas endometriais, intensamente ramificadas, sobre escassa musculatura lisa.

H·F Histologia em Foco

Propriedades da secreção cervical

As glândulas cervicais ou endometriais do colo uterino sintetizam e liberam secreção que, por influência dos níveis de progesterona, pode ser mais fluida (favorecendo a entrada dos espermatozoides) ou mais viscosa (impedindo a entrada de microrganismos durante a gravidez).

Identifique as características histológicas do colo uterino na Figura 17.15.

Miométrio

O miométrio é formado por quatro camadas musculares lisas, dificilmente distintas, a não ser pela presença de feixes vasculonervosos entre elas, observados ocasionalmente devido às incidências de corte.

Essa musculatura apoia o endométrio e está em contato direto com sua porção basal.

H·F Histologia em Foco

Modificações musculares induzidas pelo estrogênio

Durante a gravidez, as fibras musculares lisas que compõem o miométrio entram em hiperplasia e hipertrofia sob ação estrogênica. Por influência do mesmo hormônio, as células também sintetizam colagenase. O aumento do número e do volume de células musculares, acompanhado pelo aumento do endométrio na fase secretora, permite acomodação do embrião e, posteriormente, do feto em desenvolvimento.

Embora sintetizada por células diferentes, a mesma colagenase que auxilia a ovulação, agora digere as fibras da cérvice uterina, favorecendo a dilatação pré-parto.

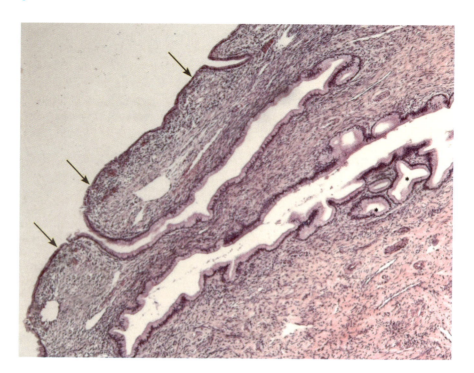

Figura 17.15 Colo do útero. Epitélio (setas). Glândulas mucosas (asteriscos). Aumento original 250×. Coloração HE.

Placenta

A placenta é um órgão temporário extremamente interessante, pois possui elementos de dois indivíduos geneticamente diferentes – a mãe, na porção decídua, e o feto, na porção coriônica.

A placenta desempenha atividades endócrinas e vasculares por meio da troca sanguínea entre o feto em desenvolvimento e o organismo materno.

Para compreender a complexidade da estrutura microscópica da placenta, é necessário entender como ocorre seu desenvolvimento.

Desenvolvimento placentário

O blastocisto é revestido externamente por uma camada simples de células denominada trofoblasto que se estratifica no momento da implantação, dando origem ao trofoblasto sincicial, externamente, e ao trofoblasto celular, internamente. O envoltório epitelial está associado a dois elementos internos – um conjunto de células indiferenciadas chamado massa celular interna, e uma cavidade, a blastocele.

A implantação é caracterizada pela erosão epitelial e penetração do blastocisto na lâmina própria do endométrio.

Quando o blastocisto entra em contato com o epitélio do endométrio, promove a erosão dessa camada e entra em contato direto com a lâmina própria, em que estão presentes, além dos elementos típicos do tecido conjuntivo, as células deciduais. A interação entre o epitélio trofoblástico e as células deciduais desencadeia a formação da placenta.

Porção coriônica

O trofoblasto sincicial, na região focal correspondente à massa celular interna, entra em atividade mitótica e origina projeções irregulares por meio do estroma. Temos, assim, uma porção do trofoblasto sincicial que permanece em contato com a superfície endometrial – o epitélio coriônico –, e uma porção formada pelas projeções que se dirigem à região basal do endométrio – as vilosidades coriônicas de fixação.

As vilosidades são numerosas e formam um padrão regular cuja identificação é perdida na visualização microscópica devido às incidências de corte.

Blastocisto
Fase sequencial à mórula no desenvolvimento embrionário; a estrutura apresenta região cavitária e um aglomerado celular indiferenciado, internamente; na superfície externa, há revestimento epitelial

Trofoblasto
Epitélio de revestimento do blastocisto. Inicialmente simples, sofre estratificação no ato da implantação no endométrio. Participa da porção fetal da placenta

Trofoblasto sincicial
Sinciciotrofoblasto; camada interna do trofoblasto; é um sincício verdadeiro, com um único citoplasma multinucleado

Trofoblasto celular
Citotrofoblasto; camada externa do trofoblasto estratificado; as células são cúbicas e, durante o desenvolvimento, sofrem dispersão, perdendo a justaposição

Capítulo 17 ■ Sistema Reprodutor Feminino

Células de Hofbauer
Macrófagos placentários derivados do sistema fagocitário mononuclear presentes no estroma das vilosidades coriônicas

Isfred J. Hofbauer (1878-1961)
Ginecologista norte-americano que descreveu os macrófagos placentários, ou células de Hofbauer

Depósitos fibrinoides de Rohr
Depósitos irregulares de material eosinofílico nos espaços vilosos

Karl Rohr (1863-1920)
Embriologista e ginecologista suíço, identificou os depósitos estriados nas vilosidades placentárias

Faixa fibrinoide de Nitabuch
Camada eosinofílica, de aspecto microscópico semelhante a depósitos de fibrina, situada sobre a placa basal

Raissa Nitabuch (séc. 19)
Médico alemão, estudou malformações vasculares placentárias e identificou a faixa ou camada fibrinoide na placa basal placentária

Âmnio
Tecido de revestimento externo do cordão umbilical constituído por epitélio pavimentoso simples apoiado em discreto conjuntivo frouxo subepitelial

Dentro das vilosidades, são encontrados ramos vasculares provenientes dos vasos sanguíneos umbilicais, sustentados por estroma, no qual se encontram as células de Hofbauer.

Ao redor das vilosidades, o estroma endometrial é denominado espaço interviloso, o qual contém ramos de vasos sanguíneos uterinos e, ocasionalmente, os depósitos fibrinoides de Rohr. Os elementos vasculares dessa região formam a barreira placentária por meio da qual ocorre a troca metabólica entre o sangue fetal e o sangue materno, por difusão.

> A barreira placentária é formada pelas células endoteliais dos vasos umbilicais, pelas células trofoblásticas e pelas células endoteliais dos vasos uterinos, cujas lâminas basais se encontram fundidas.

Porção decídua

O contato das células trofoblásticas com o estroma endometrial induz o desenvolvimento da porção materna da placenta.

Sobre a porção mais profunda do endométrio basal, denominada placa basal, surgem projeções que preenchem o espaço interviloso. Essas projeções contêm seios vasculares largos denominados lacunas e são recobertas pela faixa fibrinoide de Nitabuch.

Apesar da compreensão do desenvolvimento e da organização da placenta ser bastante complexa, sua identificação microscópica é simples, pois o aspecto é típico e particular, conforme ilustrado na Figura 17.16.

Cordão umbilical

O cordão umbilical é um anexo embrionário tubular que permite carreamento dos vasos da placenta para o embrião. Em cortes transversais desse órgão, como observado na Figura 17.17, são identificadas duas artérias e uma veia, cujos ramos percorrem as vilosidades coriônicas. Envolvendo os vasos e a geleia de Wharton, descrita anteriormente no Capítulo 4, *Tecido Conjuntivo*. A estrutura é contida por fina camada denominada âmnio.

Funções da placenta

Além de possibilitar, por meio da barreira placentária, o intercâmbio de gases, proteínas, lipídios, água e anticorpos entre sangue fetal e sangue materno, a placenta é responsável pela

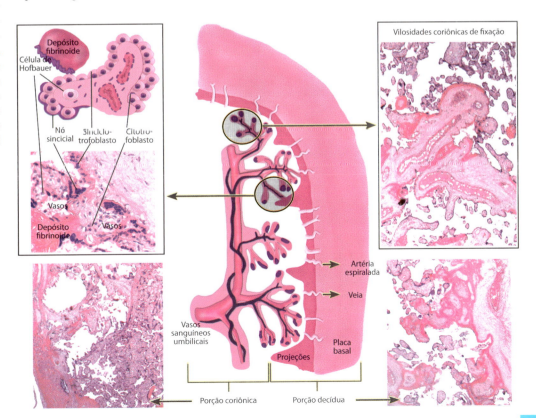

Figura 17.16 Placenta. Aumento original 250×. Coloração HE.

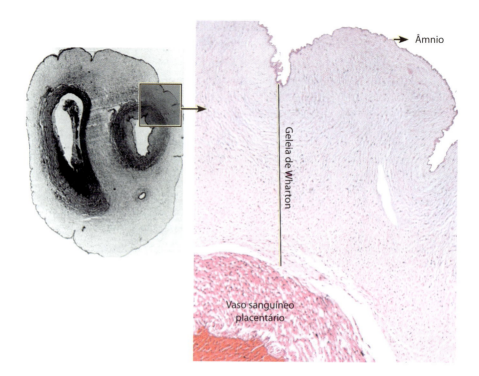

Figura 17.17 Cordão umbilical. Âmnio (seta). Aumento original 250×. Coloração HE.

síntese e liberação de hormônios. As células da porção coriônica são responsáveis pela secreção de gonadotrofina coriônica, somatotrofina coriônica, tireotrofina coriônica, progesterona e estrogênio; as células da porção decídua secretam prostaglandinas e prolactina.

Vagina

A vagina é organizada histologicamente em camada mucosa, apoiada sobre túnica muscular.

A mucosa vaginal, representada na Figura 17.18, é formada por epitélio pavimentoso estratificado não queratinizado apoiado em lâmina própria de tecido conjuntivo propriamente dito frouxo, intensamente vascularizado, rico em linfócitos e plasmócitos, em meio a predomínio de fibras elásticas, o que faz com que essa camada seja pouco corada.

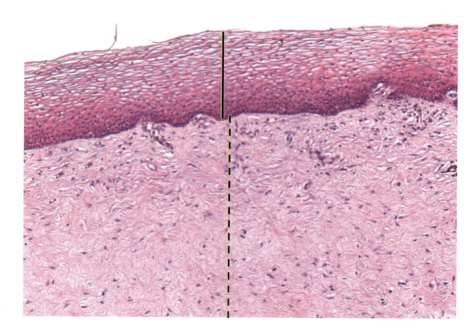

Figura 17.18 Vagina. Epitélio (barra). Lâmina própria (tracejado). Aumento original 250×. Coloração HE.

Destaca-se na mucosa vaginal a ausência de glândulas. O muco, por vezes observado disperso na superfície epitelial, é proveniente de glândulas do colo uterino.

H·F Histologia em Foco

Variações no epitélio vaginal

Funcionalmente, o epitélio vaginal sofre modificações de acordo com a idade e com a fase do ciclo menstrual. Essas mudanças são influenciadas pelos níveis de estrogênio, que induz atividade mitótica nas células de revestimento.

H·F Histologia em Foco

Importância do glicogênio intraepitelial vaginal

Em mulheres adultas, o epitélio pavimentoso estratificado não queratinizado possui a particularidade de sintetizar e acumular glicogênio, cujo depósito é identificado como áreas intracitoplasmáticas não coradas em HE. No processo apoptótico para renovação epitelial, o glicogênio é liberado e metabolizado por bactérias da flora, tornando o pH ácido. A acidez controla a proliferação de bactérias não transmissíveis sexualmente.

A alteração da flora bacteriana normal desequilibra o pH, tornando o meio propício ao desenvolvimento de infecções oportunistas, como a candidíase, por exemplo.

O suporte da mucosa é formado por duas camadas de tecido muscular liso – circular interna e longitudinal externa, mal individualizadas.

Externamente ao órgão, é observada a adventícia.

A junção escamocolunar (JEC) está localizada na região do orifício externo da cérvice em área de transição com o canal vaginal. Histologicamente, é revestida por epitélio estratificado pavimentoso (escamoso) e a cérvice uterina, revestida por epitélio cilíndrico (colunar). A área da transição epitelial entre canal vaginal e colo do útero está delimitada na Figura 17.19.

H·F Histologia em Foco

JEC

A junção escamocolunar é clinicamente relevante, pois é o principal sítio de lesões infecciosas, neoplásicas e pré-neoplásicas no trato reprodutor feminino. A região é área de coleta celular obrigatória nos exames citopatológicos de rotina (preventivos).

Para identificação microscópica específica, apresentamos na Tabela 17.2 as particularidades microscópicas da vagina.

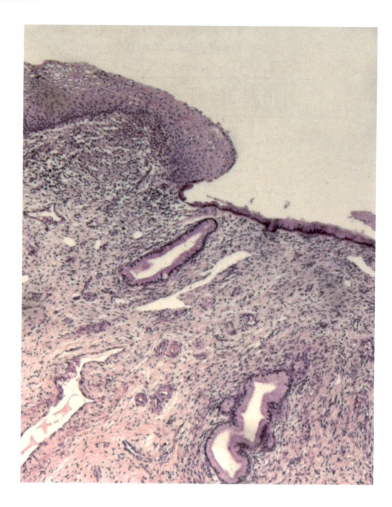

Figura 17.19 Junção escamocolunar (JEC). Aumento original 250×. Coloração HE.

■ **Tabela 17.2** Particularidades microscópicas da vagina.

- *Caracaterísticas microscópicas*
    - Epitélio pavimentoso estratificado não queratinizado
    - Depósitos intraepitelais de glicogênio
    - Lâmina própria sem glândulas e pouco corada eosinofilicamente devido à riqueza de fibras elásticas
- *Principais identificações diferenciais*
    - Mucosa labial
    - Borda vermelha do lábio
    - Esôfago

Glândula mamária

A glândula mamária é organizada por septos de tecido conjuntivo frouxo que dividem a estrutura em lobos e lóbulos mamários.

Microscopicamente, a glândula é do tipo tubuloacinar ramificada composta, à semelhança de árvore ou cacho de uva, com sistema de ductos intensamente segmentados. Em cada lobo há um ducto principal que se ramifica formando ductos terminais; todo o conjunto de ductos é sustentado por tecido conjuntivo denso, envolvido por tecido adiposo unilocular.

Quando a glândula não está em atividade de síntese, ou seja, quando se encontra em repouso, essas características histológicas estruturais são mais bem observadas.

Durante a lactação, os ácinos se distendem e o epitélio se torna achatado. O interior dos ácinos é preenchido pela secreção eosinofílica e heterogênea, cujas áreas vacuoladas correspondem aos depósitos de lipídio, removidos durante o processamento.

O estroma se torna menos evidente e se reduz a tecido interlobular composto por septos delgados, rico em plasmócitos.

Capítulo 17 ■ Sistema Reprodutor Feminino

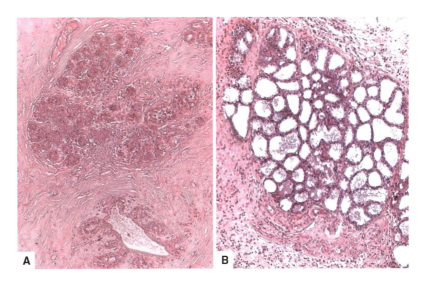

Figura 17.20 Glândula mamária. Repouso (A). Lactação (B). Aumento original 250×. Coloração HE.

O leite materno é composto por lipídios, proteínas e lactose; ainda, os plasmócitos do estroma produzem imunoglobulinas do tipo IgA, que ganha o meio interno celular por endocitose.

As características morfológicas da glândula mamária em repouso e em lactação podem ser comparadas na Figura 17.20.

O estímulo para saída do estágio em repouso e indução gradual da secreção é proveniente de duas situações, ambas hipofisárias: secreção de prolactina pela adeno-hipófise (células cromófilas acidófilas), desencadeada pela diminuição do estrogênio e da progesterona após o parto; liberação da ocitocina pela neuro-hipófise, desencadeada por reflexo neuro-hormonal gerado pela sucção do mamilo.

H·F Histologia em Foco

Câncer de mama

De acordo com as estimativas do Instituto Nacional do Câncer (INCA), no ano de 2008, a taxa bruta de incidência de câncer de mama no Brasil foi de 49.400/100.000 mulheres, ou seja, esse tumor representou 50,71% das variedades malignas, seguido pelo câncer de colo uterino. Dentre os diversos subtipos histológicos, 90% se originam no sistema de ductos (carcinomas ductais) e 10% na porção secretora tubuloacinar. As principais variedades microscópicas e sua estrutura de origem estão representadas na Figura 17.21.

Para identificação microscópica diferencial, veja na Tabela 17.3 as particularidades microscópicas da glândula mamária.

■ Tabela 17.3 Particularidades microscópicas da glândula mamária.

- *Características microscópicas*
  - Na glândula em lactação: apesar de as características estruturais não se evidenciarem, a presença da secreção eosinofílica intra-acinar é bastante característica
  - Na glândula em repouso:
    - a porção secretora tubular se destaca em meios aos ácinos, formados por células pequenas bem coradas
    - o tecido conjuntivo interlobular é denso e abundante, caracterizando visivelmente a estrutura lobular
    - há destacada presença de tecido adiposo unilocular e fibroadiposo
- *Principais identificações diferenciais*
  - Demais glândulas tubuloacinares ramificadas compostas:
    Glândulas salivares maiores – sublingual, submandibular, parótida
    Glândula lacrimal

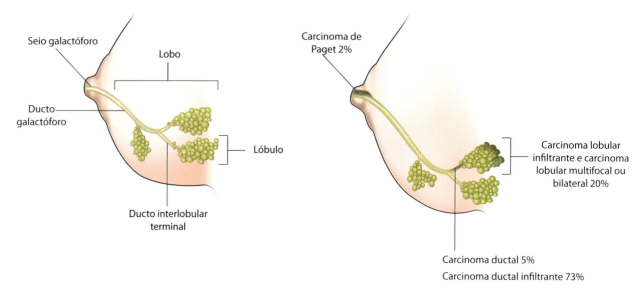

Figura 17.21 Câncer de mama. Variedades microscópicas, incidência e estrutura de origem.

RESUMO

- A caracterização do sistema reprodutor masculino e feminino começa a partir da 7ª semana de desenvolvimento
- O sistema reprodutor fornece e possibilita o amadurecimento dos gametas sexuais femininos, liberando-os para a fertilização; capacita os espermatozoides; fornece meio adequado para o desenvolvimento embrionário e fetal, possibilita a nutrição, remoção de catabólitos e trocas gasosas e hormonais do embrião e feto durante a gestação
- Os órgãos que compõem o sistema reprodutor feminino são os ovários, as tubas uterinas, o útero, a vagina e a genitália externa
- O ovário possui externamente revestimento epitelial (células germinativas) apoiado em túnica fibrosa albugínea. Subjacente, o córtex ovariano é repleto de folículos. Antes da puberdade, os folículos se encontram em repouso; após a puberdade, sob estímulo hormonal, são observados folículos em vários estágios de amadurecimento
- Internamente ao córtex, a medula do ovário é intensamente vascularizada e, em seu estroma, encontram-se as células hilares
- Sequencialmente, o desenvolvimento folicular passa pelos seguintes estágios de amadurecimento: folículo primordial, folículo primário unilaminar, folículo primário multilaminar, folículo secundário ou antral, folículo maduro ou de Graaf. Cada um desses folículos possui características microscópicas típicas, permitindo sua identificação
- O corpo lúteo surge a partir da evolução das estruturas que permaneceram no córtex ovariano após a ovulação. O corpo lúteo amarelo é uma glândula endócrina temporária que produz hormônios para manutenção endometrial até amadurecimento placentário. O *corpora albicans* pode surgir como resultado da luteólise do corpo lúteo amarelo ou diretamente a partir das estruturas foliculares remanescentes, quando não há fertilização
- Folículos atrésicos são aqueles que passaram pelos estágios de amadurecimento até seu estágio final, porém não foram selecionados para a ovulação; esses folículos de Graaf em regressão persistem no córtex como fibrose focal
- As tubas uterinas (tubas uterinas ou ovidutos) captam o ovócito fertilizado e possibilitam sua condução até a luz do útero. Se não houver fertilização, o ovócito sofre autólise em sua luz; ainda, participam do amadurecimento final dos espermatozoides. Microscopicamente, o órgão tubular é formado por mucosa – que forma fímbrias em direção à luz, túnica muscular e serosa. O epitélio cilíndrico simples é formado por tipos celulares, e seus cílios epiteliais, auxiliados pela contração da musculatura lisa, permitem que o óvulo ou ovócito se movimente em sua superfície
- O útero é formado, microscopicamente, por três camadas – mucosa (endométrio), camada muscular (miométrio) e serosa ou adventícia, conforme a área anatômica. O endométrio é dividido em porção basal – mais profunda e estável; e porção funcional – superficial e descamativa a cada ciclo hormonal. De acordo com o período do ciclo, essa camada pode se encontrar em fase secretora ou em fase proliferativa
- A placenta é um órgão temporário que se desenvolve durante o período gestacional. Possui elementos provenientes da mãe – porção decídua, que se desenvolve sobre a placa basal do endométrio –, e do feto – porção coriônica, que se desenvolve inicialmente a partir do trofoblasto. As funções da placenta envolvem a troca de nutrientes, catabólitos, gases e hormônios por meio da barreira placentária, além de ser um órgão ativo na síntese hormonal
- O cordão umbilical é formado por vasos – cujas ramificações preenchem as vilosidades coriônicas. Os vasos umbilicais são envolvidos pela geleia de Wharton (tecido conjuntivo mucoso rico em células-tronco embrionárias), contidos por revestimento delgado – o âmnio, formado por células epiteliais simples apoiadas em camada única de fibroblastos
- A estrutura histológica da vagina compreende camada mucosa, apoiada sobre túnica muscular. O epitélio é pavimentoso estra-

tificado não queratinizado, apoiado em lâmina própria intensamente vascular, rica em fibras elásticas e sem glândulas. Sob influência do estrogênio, o epitélio se apresenta mais espesso ou mais delgado – essas mudanças ocorrem de acordo com a idade e segundo a fase do ciclo menstrual
- A junção escamocolunar (JEC) está localizada na região do orifício externo da cérvice – revestido por epitélio cilíndrico (colunar), em área de transição com o canal vaginal – revestido por epitélio estratificado pavimentoso (escamoso)

- As glândulas mamárias são glândulas tubuloacinares ramificadas compostas, com estruturas secretoras e ductos envolvidos por tecido conjuntivo denso que também forma septos bem definidos. No período de lactação, os ácinos e túbulos preenchidos pelo leite materno aumentam de volume e comprimem a organização conjuntiva. A secreção, intensamente eosinofílica em colorações HE, é formada por água, proteínas, lipídios, imunoglobulinas e lactose.

AUTOAVALIAÇÃO

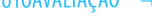

17.1 Descreva microscopicamente o aspecto geral do córtex ovariano pós-puberdade.
17.2 Qual é a origem dos folículos ovarianos?
17.3 Cite diferenças morfológicas entre as regiões endometriais basal e funcional. Nesta última, como são as características microscópicas nas fases secretora e proliferativa?
17.4 Descreva microscopicamente a tuba uterina em uma porção proximal (próxima ao ovário).
17.5 Diferencie o corpo lúteo amarelo do *corpora albicans*.
17.6 O que são os folículos atrésicos?
17.7 Quais são as funções da placenta? Cite os componentes da barreira placentária.
17.8 Descreva a glândula mamária em lactação.
17.9 Quais são as principais características microscópicas da mucosa vaginal?
17.10 Descreva microscopicamente a junção escamocolunar e fale sobre sua importância clínica.

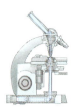

18

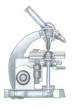

Sistema Reprodutor Masculino

Objetivos de estudo, *372*
Palavras-chave, *372*
Introdução, *372*
Caracterização histofisiológica dos órgãos, *373*
Sistema de túbulos intratesticulares, *379*
Glândulas acessórias do sistema reprodutor masculino, *381*
Pênis, *384*
Correlações entre o sistema reprodutor feminino e masculino, *386*
Resumo, *387*
Autoavaliação, *388*

■ Objetivos de estudo

Conhecer os componentes do sistema reprodutor masculino

Identificar os elementos histológicos do testículo e identificar suas características gerais ao microscópio óptico

Descrever histologicamente o epitélio seminífero e identificar suas fases

Conhecer a localização, a morfologia e a ultraestrutura das células de Sertoli, bem como suas funções

Conhecer a localização, a morfologia e a ultraestrutura das células de Leydig, bem como suas funções

Reconhecer, sequencialmente, o trajeto dos espermatozoides pelo sistema tubular intra e extratesticular

Saber descrever histologicamente e reconhecer ao microscópio os túbulos retos, a rede testicular, o ducto eferente, o epidídimo, os ductos ependimários e o ducto deferente

Conhecer as glândulas acessórias do sistema reprodutor masculino, identificá-las ao microscópio óptico e reconhecer o produto secretório particular de cada uma

Compreender a organização das glândulas prostáticas

Conhecer a estrutura histológica do pênis e saber descrevê-lo histologicamente

Correlacionar o conhecimento histológico básico com suas principais associações clínicas

■ Palavras-chave

Ampola do canal deferente	Espermátide	Meiose
Célula de Leydig	Espermatócito	Pênis
Célula de Sertoli	Espermatocitogênese	Próstata
Célula espermatogênica	Espermatogênese	Rede testicular
Cordão espermático	Espermatogônia	Sêmen
Corpo cavernoso	Espermiogênese	Tecido erétil
Corpo esponjoso	Glândula bulbouretral	Testículo
Ducto deferente	Glândula de Cowper	Testosterona
Ducto eferente	Glândula periuretral	Tubos retos
Ductos ependimários	Glândula prostática	Túnica própria
Epidídimo	Líquido testicular	Vesícula seminal
Epitélio seminífero	Mediastino testicular	

■ Introdução

Por volta da sétima semana de desenvolvimento embrionário, o aparelho reprodutor adquire características masculinas. A primeira manifestação morfológica determinante dessa definição é o surgimento das gônadas – os testículos –, bilateralmente na prega genital, juntamente com o mesonefro do sistema urinário.

Com o início da diferenciação testicular, surgem os cordões testiculares associados às células de Sertoli. Por volta do quarto ao sexto mês de desenvolvimento, os túbulos são envolvidos por estroma que contém, além de fibroblastos, as células de Leydig, também denominadas células intersticiais.

Na puberdade, as células de Leydig iniciam a síntese e a liberação de testosterona, estimulando o epitélio germinativo primitivo ao início da espermatogênese, enquanto a estrutura antes sólida dá origem a túbulos luminais nos quais os gametas serão liberados após amadurecimento.

> Durante o desenvolvimento embrionário feminino, os cordões primitivos sólidos são gradualmente envolvidos por estroma, que se torna predominante em relação ao epitélio germinativo, levando-os à degeneração. Essas estruturas

Cordões testiculares
Estruturas tubulares sólidas, bilaterais, formadas por células epiteliais germinativas primitivas

Testosterona
Hormônio esteroide, sintetizado por células testiculares de Leydig, células do folículo ovariano maduro e células do córtex da adrenal

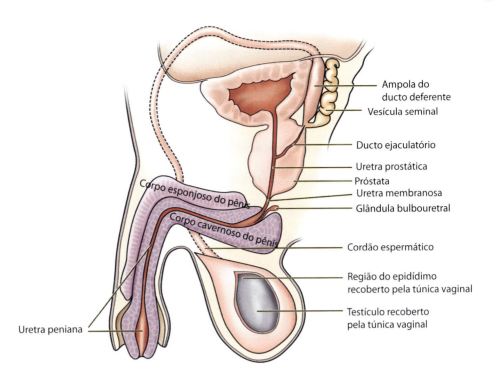

Figura 18.1 Órgãos do sistema reprodutor masculino.

darão origem, posteriormente, à medula dos ovários, que contém as células hilares, consideradas glândulas endócrinas unicelulares, produtoras de testosterona.

William Cowper (1666-1709)
Polêmico cirurgião inglês; identificou as glândulas bulbouretrais e, em 1698, publicou o livro *Anatomia Humana dos Órgãos*

O sistema reprodutor masculino é constituído por testículos, um extenso conjunto de túbulos e de condutos com duas porções anatomicamente situadas dentro e fora dos testículos (denominadas, respectivamente, túbulos ou ductos intratesticulares e extratesticulares); por glândulas acessórias (glândulas bulbouretrais ou de Cowper, a próstata e as vesículas seminais) e um pênis. A disposição desses componentes e suas interações anatômicas estão representadas na Figura 18.1.

De modo em geral, o sistema reprodutor masculino tem como funções:

- Produção e amadurecimento dos gametas – os espermatozoides, em um processo denominado espermatogênese
- Sintetizar e secretar hormônios sexuais masculinos
- Produzir meio fluido de condução dos gametas
- Fornecer nutrição aos gametas durante sua diferenciação e durante seu percurso pelo sistema de condução ao meio externo
- Liberar os gametas masculinos o mais próximo possível do gameta feminino, no ato da cópula.

■ Caracterização histofisiológica dos órgãos

Testículos

Apesar de os testículos começarem seu desenvolvimento na região abdominal dorsal do embrião, há, no período fetal, uma modificação em sua posição anatômica: esses órgãos migram em direção inferior, situando-se nas bolsas escrotais, fora do abdome, suspensos pelos cordões espermáticos.

Organização geral

H·F Histologia em Foco

Localização anatômica dos testículos

O posicionamento anatômico dos testículos – dentro da bolsa escrotal, fora do abdome – faz com que a temperatura dos testículos seja menor do que no interior do organismo, o que favorece a espermatogênese.

Os testículos são envolvidos quase em toda sua extensão pela túnica vaginal. Subjacente a ela, outra estrutura envoltória reveste externamente o órgão – a túnica albugínea, formada por tecido conjuntivo propriamente dito denso.

Na porção dorsal, em que a túnica albugínea é especialmente mais volumosa, situa-se o mediastino testicular, no qual septos descontínuos da própria túnica dividem o testículo em lóbulos, de formato triangular quando observados em cortes com incidência longitudinal.

Os lóbulos testiculares são preenchidos pelos túbulos seminíferos, envolvidos e sustentados por estroma de tecido conjuntivo propriamente dito frouxo rico em vascularização sanguínea e linfática. Esse estroma é particularmente denominado túnica própria e é composto, além dos elementos típicos do tecido conjuntivo, pelas células de Leydig.

A disposição das túnicas testiculares, a organização lobular do testículo, a disposição dos túbulos seminíferos em seu interior, bem como o sistema de túbulos intra e extratesticulares estão representados esquematicamente na Figura 18.2.

Túbulos seminíferos

Os túbulos seminíferos são estruturas tubulares extremamente enoveladas, cuja luz é revestida por um epitélio singular denominado epitélio seminífero.

O epitélio seminífero é formado por dois tipos celulares: as células de Sertoli e as células espermatogênicas, em vários níveis de diferenciação.

Basicamente, esse epitélio é pseudoestratificado, porém, seus componentes celulares são células germinativas em vários estágios de diferenciação, associadas intimamente às células de Sertoli, que participam ativamente desse processo de maturação. As particularidades desse revestimento culminam com a eliminação da célula madura viva – o espermatozoide – na luz do túbulo, que contém o meio fluido para sua condução ao meio externo.

Células de sertoli

▶ **Morfologia.** Microscopicamente, a célula de Sertoli tem limites laterais e basal indistinguíveis ao microscópio óptico, pois existem projeções citoplasmáticas e interdigitações por entre as quais se alojam os gametas masculinos em desenvolvimento. O núcleo tem polarização basal, é pouco corado, com nucléolo evidente e central. O citoplasma é constituído por cristaloides de Charcot-Böttcher.

Apesar de as células de Sertoli apresentarem características ultraestruturais vistas apenas ao microscópio eletrônico, tais aspectos merecem destaque para a compreensão de sua função: são formadas por especializações de membrana que dividem o epitélio em duas faixas isoladas entre si – uma porção voltada para a luz e outra porção próxima ao estroma.

A membrana lateral de duas células de Sertoli adjacentes forma junções de oclusão. Essas especializações de membrana criam uma faixa de isolamento que divide o epitélio em dois compartimentos separados fisicamente e fisiologicamente entre si: o compartimento adluminal e o compartimento basal.

Túnica vaginal
Em sua "descida" anatômica durante o desenvolvimento, o testículo leva consigo uma porção do peritônio que o envolve totalmente, exceto em sua porção posterior; esse envoltório mais externo, superficial à túnica albugínea, forma a túnica vaginal

Cristaloides de Charcot-Böttcher
Acúmulos intracitoplasmáticos de origem, composição e funções desconhecidas

Jean-Martin Charcot (1825-1893)
Médico francês; seus trabalhos influenciaram o desenvolvimento da neurologia moderna; descreveu diversas doenças do sistema nervoso central e periférico, como a esclerose lateral amiotrófica e a doença de Charcot-Marie-Tooth; identificou os cristaloides intracitoplasmáticos nas células de Sertoli

Jakob Ernst Arthur Böttcher (1831-1889)
Patologista alemão; além de descrever estruturas do orelha interna, dentre elas a célula de Bottcher, na cóclea, identificou os cristaloides intracitoplasmáticos nas células de Sertoli

Compartimento adluminal
Compartimento intracelular posicionado na porção apical do tecido, em contato com a luz do túbulo seminífero

Compartimento basal
Compartimento intracelular em contato com a túnica própria (estroma que circunda o túbulo)

Capítulo 18 ■ Sistema Reprodutor Masculino   375

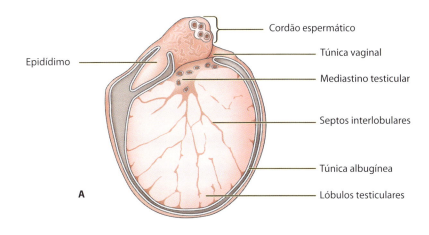

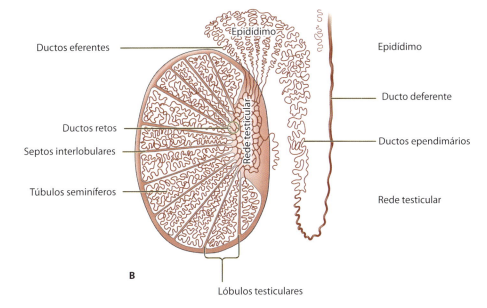

Figura 18.2 Organização geral do testículo e túbulos intra e extratesticulares. Corte transversal (A). Corte longitudinal (B).

Barreira hematotesticular
Barreira constituída pelas células de Sertoli que separa os espermatozoides em amadurecimento da corrente sanguínea, evitando reações autoimunes e infecções

A subdivisão do epitélio seminífero em dois compartimentos permite a formação da barreira hematotesticular, que isola a luz do túbulo do conjuntivo do estroma, protegendo os gametas durante o processo de maturação de reações imunológicas de rejeição.

H·F Histologia em Foco

Espermatozoides "estranhos"

Interessante o fato de que os gametas masculinos apresentam, durante suas etapas de diferenciação, receptores para fatores de crescimento e proteínas transmembrana diferentes das demais células somáticas, além de terem a metade dos cromossomos em relação a estas. Tais características "especiais" poderiam desencadear resposta imunológica celular, não fosse pela barreira hematotesticular.

Observe que a barreira hematotesticular é formada por junções oclusivas – especializações de membrana celular provenientes de células de Sertoli vizinhas; essa estrutura é uma exceção às barreiras estudadas até aqui (p. ex., as barreiras hematoaérea, hematoencefálica e de filtração glomerular), geralmente formadas por células pavimentosas fundidas por lâmina basal única, sendo que uma dessas células é o endotélio do vaso sanguíneo.

ABP
Proteína de ligação de androgênios; une-se à testosterona impedindo que ela seja eliminada para a luz do túbulo seminífero

Hormônio antimülleriano
Impede a formação do ducto de Müller – estrutura precursora do sistema reprodutor feminino

Inibina
Hormônio que inibe a produção de hormônio foliculoestimulante (FSH) pela adeno-hipófise

Frutose
Monossacarídio responsável pela nutrição e transporte dos espermatozoides, visto que a nutrição não vem do estroma devido à barreira hematotesticular

Transferrina testicular
Proteína carregadora que permite a captação de ferro do soro para se ligar aos gametas, participando de seu desenvolvimento

Líquido testicular
Liberado na luz do túbulo seminífero; é rico em potássio e glutamato e pobre em sódio, ideal para a manutenção do espermatozoide

Células espermatogênicas
Células de revestimento dos túbulos seminíferos; são precursoras dos espermatozoides e encontram-se intimamente associadas às células de Sertoli

---

A Figura 18.3 é uma representação esquemática de como a célula de Sertoli é vista em amostras preparadas na rotina e como é a estrutura celular em sua plenitude.

▶ **Função.** Além de participar da barreira hematotesticular, as células de Sertoli desempenham as seguintes funções:

- Sustentação física das células germinativas, que se apoiam em seus polos laterais durante a espermatogênese
- Fagocitose do citoplasma eliminado pelas células germinativas durante a espermatogênese
- Síntese e secreção de ABP (do inglês, *androgen-binding protein*), considerada "fixadora" da testosterona, além do hormônio antimülleriano, da inibina, da frutose e da transferrina testicular.
- Síntese do líquido testicular, responsável pela criação de um ambiente favorável à espermatogênese.

Células espermatogênicas

As células espermatogênicas predominam numericamente no epitélio seminífero, no qual se encontram em vários estágios de desenvolvimento.

A diferenciação dos espermatozoides é denominada espermatogênese e ocorre na própria espessura epitelial dos túbulos seminíferos.

Na espermatogênese, a célula precursora passa sequencialmente do polo epitelial basal para a luz do túbulo seminífero, por modificações em sua morfologia, ultraestrutura e função. De acordo com essas modificações, são caracterizadas:

- *Espermatogônias*: localizadas no polo basal, próximas ao estroma, apresentam características típicas de células-fonte – são pequenas, com núcleo oval intensamente basofílico e citoplasma escasso. Na puberdade, por estímulo da testosterona, entram em proliferação e diferenciação passando por cinco estágios – espermatogônias A1, A2, A3, A4 e espermatogônia B. Essas células apresentam diferenças morfológicas discretas entre si na observação ao microscópio óptico – quanto mais maduras dentro da categoria, tornam-se menos coradas e com núcleo mais redondo
- *Espermatócitos primários e espermatócitos secundários*: situados na porção média do epitélio seminífero, ligeiramente acima do núcleo das células de Sertoli vizinhas, têm núcleo redondo e amplo, pouco corado e com a cromatina dispersa bastante característica; o citoplasma é mais volumoso quando comparado às espermatogônias

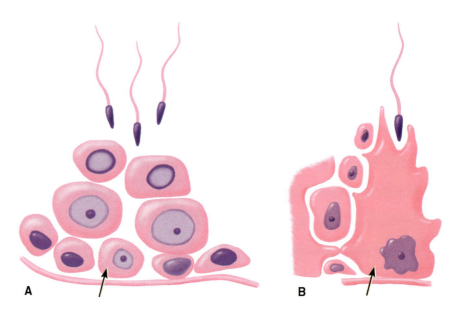

Figura 18.3 Morfologia da célula de Sertoli. Representação esquemática em observação nos preparos de rotina (A). Representação esquemática da plenitude da morfologia celular (B).

Espermatocitogênese
Fase na qual ocorre a diferenciação da espermatogônia B em espermatócito primário

Meiose
Etapa na qual há transformação de espermatócito primário em secundário, morfologicamente semelhantes, porém com cromossomos reduzidos

Espermiogênese
Fase em que espermátides, já haploides, perdem citoplasma e desenvolvem flagelo, resultando na célula madura – o espermatozoide

Onda do epitélio seminífero
Onda espermatogênica ou ciclo do epitélio seminífero; intervalo entre cada uma das fases de amadurecimento do espermatozoide e seus precursores no epitélio seminífero

Grupos endócrinos isolados
Células endócrinas simplesmente aglomeradas durante o desenvolvimento e envolvidas, em conjunto, pelo estroma circundante sem organização septal ou capsular

- *Espermátides*: localizadas na porção adluminal do epitélio seminífero, mais próximas à luz, são as célula que sofrem as mudanças morfológicas mais radicais na espermatogênese; a partir do espermatócito secundário, o maior volume do citoplasma é eliminado e fagocitado pelas células de Sertoli; o citoplasma restante se alonga envolvendo o flagelo em desenvolvimento; o núcleo deixa de ser redondo e assume forma de losango
- *Espermatozoides maduros*: após as transformações da espermátide, o espermatozoide apresenta duas regiões: a cabeça – que contém o núcleo e a inserção inicial do flagelo envolvida por citoplasma –, e a cauda, alongada e estreita, com a maior extensão do flagelo, envolvido pelo citoplasma contínuo ao da cabeça.

O epitélio seminífero pode ser observado na Figura 18.4.

As modificações epiteliais pelas quais os gametas masculinos passam durante o amadurecimento no epitélio seminífero são divididas em espermatocitogênese, meiose e espermiogênese.

Observe que, sequencialmente nessas fases, a célula precursora passa, no total, por um processo mitótico e duas meioses; morfologicamente, seu citoplasma aumenta de volume para depois ser quase todo eliminado, o núcleo passa de oval a redondo e, finalmente, losangular e, no estágio de diferenciação terminal, desenvolve um flagelo longo e estreito.

As modificações morfológicas pelas quais as células espermatogênicas passam, em associação às células de Sertoli, podem ser observadas em cortes transversais do túbulo seminífero como seis estágios diferentes. O intervalo entre cada um dos estágios de modificação no epitélio seminífero é denominado onda do epitélio seminífero.

Os estágios e as ondas do epitélio seminífero estão representados esquematicamente na Figura 18.5.

Túnica própria

O estroma da túnica própria apresenta características especiais devido à presença das células de Leydig, dispersas entre os elementos do tecido conjuntivo frouxo, as quais formam grupos endócrinos isolados. Esse arranjo das células de Leydig é diferente das células neuroendócrinas difusas (DNES) – glândulas endócrinas unicelulares em meio a células epiteliais de revestimento – e das glândulas endócrinas multicelulares organizadas.

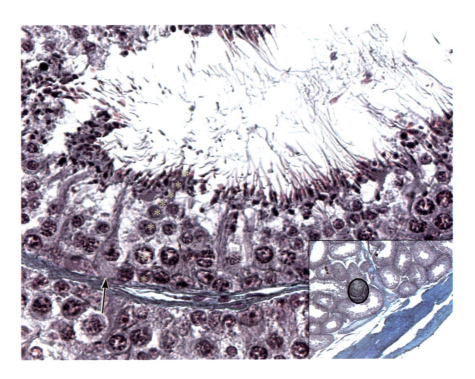

Figura 18.4 Epitélio seminífero. Epitélio (asteriscos). Célula de Sertoli (seta). Aumento original 400×. Coloração histoquímica. Tricrômio de Mallory. Detalhe: Aspecto panorâmico. Corte transversal. Aumento original 250×. Coloração histoquímica. Tricrômio de Mallory.

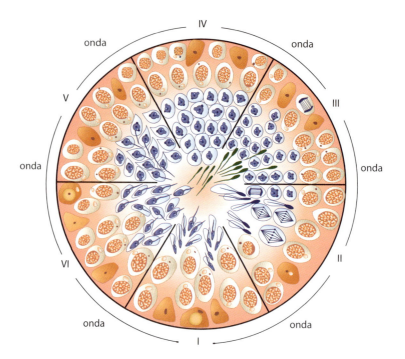

Figura 18.5 Estágios e ondas do epitélio seminífero.

Desidrotestosterona
Derivado da testosterona com maior efetividade de ação

5α-redutase
Enzima que converte a testosterona em desidrotestosterona

Individualmente, estas células, representadas na Figura 18.6, têm núcleo redondo bem corado basofilicamente, ocasionalmente podem ser binucleadas, citoplasma intensamente eosinofílico, típico de células secretoras de esteroides.

> As células de Leydig secretam testosterona, estimuladas pelo hormônio luteinizante (LH). A testosterona mantém a espermatogênese, é responsável pelo surgimento das características sexuais masculinas secundárias e determina o funcionamento das glândulas acessórias do sistema reprodutor masculino. A testosterona é transformada em desidrotestosterona pela 5α-redutase.

Após amadurecimento, os espermatozoides são liberados na luz dos túbulos seminíferos, a partir da qual percorrem um sistema de túbulos intratesticulares e, a seguir, extratesticulares. A disposição destes túbulos pode ser observada na Figura 18.2.

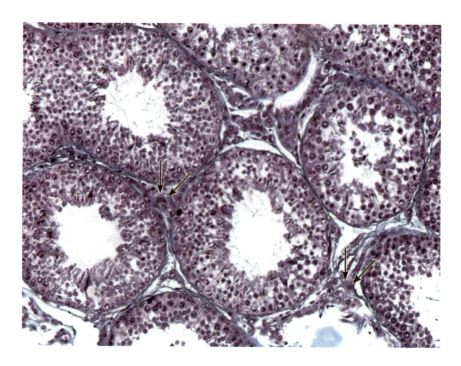

Figura 18.6 Células de Leydig. Aumento original 400×. Coloração histoquímica. Tricrômio de Mallory.

Sistema de tubulos intratesticulares

Sequencialmente, os espermatozoides passam pelos tubos retos, *rete testis* ou rede testicular e ducto eferente. Este último liga o sistema intratesticular ao epidídimo, dando continuidade ao trajeto dos gametas para fora do testículo.

Tubos retos

Os tubos retos são curtos e se associam diretamente pelo compartimento luminal aos túbulos seminíferos, dos quais recebem os espermatozoides maduros.

Apesar da pouca extensão dessa região tubular, o revestimento sofre modificações graduais, quanto mais próximo à rede testicular: as células de Sertoli deixam de estar presentes e o epitélio se torna cada vez mais baixo até ser caracteristicamente cúbico com microvilos.

Os microvilos dessa região são curtos e espessos, fazendo com que sejam, muitas vezes, confundidos com cílios.

Rede testicular

O aspecto panorâmico da rede testicular é bastante típico – uma rede labiríntica com espaços estreitos e anastomosados, angulados e irregulares. O revestimento é formado por epitélio idêntico ao dos tubos retos, ainda com microvilos bastante evidentes.

Enquanto o epitélio não apresenta particularidades, o estroma é extremamente vascularizado e é denominado *mediastinum testis*.

Ducto eferente

Também denominado canal eferente, essa estrutura tubular é contínua à rede testicular. Morfologicamente, é revestido por epitélio cúbico simples, mais alto que o dos segmentos anteriores e que se torna, gradualmente, cilíndrico.

Na porção epitelial cúbica, as células de revestimento iniciam processo de absorção do líquido testicular.

Na porção com revestimento cilíndrico, a especialização apical – antes microvilos – é substituída por cílios. Por serem móveis, os cílios auxiliam a condução dos espermatozoides – aqui, ainda imóveis – até o epidídimo.

■ Sistema de túbulos intratesticulares

Ao deixar o ducto eferente, o espermatozoide percorre o epidídimo e seus ductos ependimários e o ducto deferente.

Epidídimo e ductos ependimários

O epidídimo é um órgão formado por um enovelamento intenso de túbulos envolvidos por estroma escasso. Essa organização faz com que, aos cortes, o órgão tenha aspecto característico.

Além da organização, o revestimento epitelial pseudoestratificado também é característico dessa área – formado por células basais pequenas bem coradas –, com aspecto típico de células-fonte, e células cilíndricas altas – com núcleo basal e estereocílios longos e irregulares na porção apical. São chamadas células principais de sustentação.

Os estereocílios são, por vezes, descritos como de função desconhecida. Porém, as células cilíndricas que essas especializações apresentam reabsorvem parcialmente o líquido testicular e secretam proteínas em sua luz. Sugestivamente, essa capacidade pode estar associada à presença dos estereocílios.

As células principais secretam glicerofosfocilina, que inicia, porém inibe a conclusão, da capacitação dos espermatozoides, só finalizada na tuba uterina.

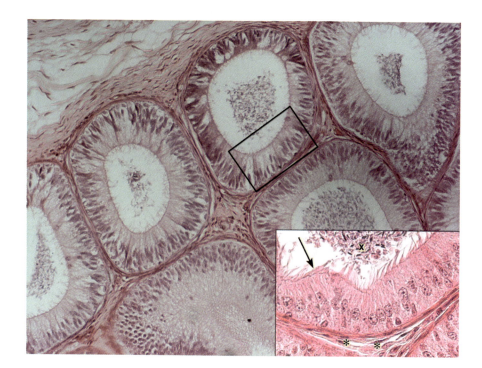

Figura 18.7 Epidídimo. Aspecto panorâmico do enovelamento típico do órgão. Aumento original 250×. Coloração HE. Detalhe: Epitélio (seta). Lâmina própria (asteriscos). Luz contendo espermatozoides (X). Aumento original 400×. Coloração HE.

O epidídimo encontra-se representado na Figura 18.7.

Os ductos ependimários associados continuamente ao epidídimo por sua luz são localizados na porção distal desse sistema tubular e têm continuidade com o ducto deferente.

Ducto deferente

O ducto deferente – ou *vas deferens* – representado na Figura 18.8, é um tubo com parede espessa, luz pequena e irregular devido ao pregueamento da mucosa em direção à superfície.

O revestimento epitelial é pseudoestratificado, com estereocílios mais discretos em comparação ao epidídimo; a lâmina própria é discreta e sem particularidades, apoiada em submucosa mal definida.

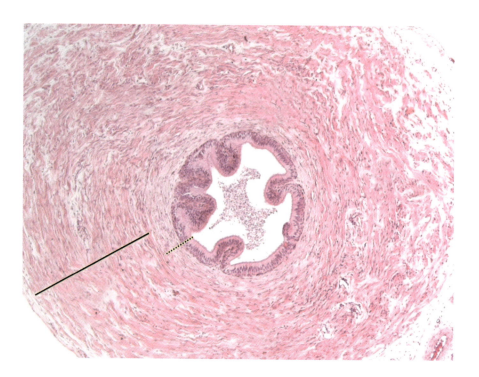

Figura 18.8 Ducto deferente. Camada muscular (fio contínuo). Mucosa (fio tracejado). Aumento original 250×. Coloração HE.

Sêmen
Secreção total das glândulas acessórias associada ao líquido testicular; fornece meio de transporte aos espermatozoides, é rico em nutrientes e permite lubrificação uretral

O suporte muscular, bastante espesso, é característico desse ponto do trajeto tubular. Composta por três conjuntos de feixes musculares, a camada muscular recebe inervação que permite sua contração durante a ejaculação, aumentando a velocidade do fluxo do líquido presente na luz – aqui, já denominado sêmen.

H·F Histologia em Foco

Vasectomia

Funcionalmente, o ducto deferente – ou *vas deferens* – conduz os espermatozoides para a luz da uretra peniana. A vasectomia é o procedimento cirúrgico de secção ou pinçamento desse canal, bloqueando o transporte dos gametas masculinos.

Como a secreção fluida seminal é proveniente das glândulas acessórias, situadas em porções mais distais a essa área, tal procedimento não afeta a liberação líquida no momento da ejaculação.

Cordão espermático
Conjunto formado pelo músculo cremaster, pelo plexo pampiniforme (artérias, veias e nervos periféricos) e o canal deferente

No canal deferente, há uma dilatação em sua porção terminal que forma a ampola do canal deferente, em sua união à vesícula seminal. Nesse ponto, o epitélio se torna mais espesso e preguado, porém, ainda idêntico ao do ducto deferente, que é uma das estruturas do cordão espermático, o qual mantém o testículo suspenso dentro da bolsa escrotal.

■ Glândulas acessórias do sistema reprodutor masculino

A vesícula seminal, a próstata e a glândula bulbouretral, anatomicamente representadas na Figura 18.1, são glândulas acessórias do sistema reprodutor masculino e sofrem ação direta da testosterona, cujos níveis influenciam sua atividade funcional secretória e sua histomorfologia.

As secreções totais das glândulas acessórias têm como objetivo fornecer meio de transporte e nutrientes aos espermatozoides, porém, cada uma apresenta particularidades funcionais e histológicas, descritas a seguir.

Vesícula seminal

A vesícula seminal é um órgão glandular anatomicamente tubular, cuja estrutura se enovela intensamente; sua secreção é liberada na luz do ducto eferente (Figura 18.9).

Microscopicamente, sua luz é estreita devido à mucosa preguada e pode conter secreção eosinofílica, preservada na maioria das amostras. O revestimento epitelial simples varia do cúbico baixo ao cilíndrico alto, de acordo com os níveis de testosterona. A lâmina própria é discreta e apoiada em camada muscular tipicamente espessa.

> A secreção da vesícula seminal é espessa e tem, macroscopicamente, cor amarela; é rica em globulinas, ácido ascórbico, frutose, citrato, inositol e prostaglandinas.

Para identificação microscópica específica, a Tabela 18.1 contém as particularidades microscópicas da vesícula seminal.

Próstata

> A próstata é um órgão glandular acessório do sistema reprodutor masculino, cuja forma anatômica se assemelha à castanha-de-caju. Envolvida externamente por cápsula fibromuscular espessa, que forma septos dividindo o parênquima em lóbulos, apresenta, na porção central, a luz da uretra prostática que recebe sua secreção.

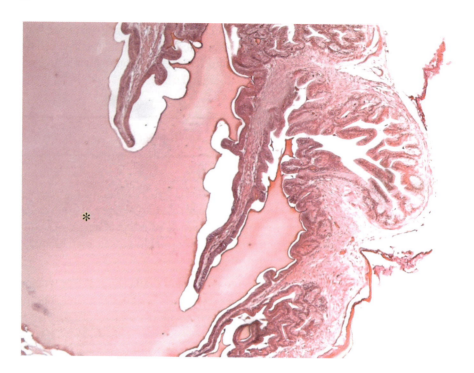

Figura 18.9 Vesícula seminal. Luz contendo secreção (asterisco). Aumento original 250×. Coloração HE.

A próstata é uma glândula cuja porção secretora do tipo tubuloacinar ramificada é envolvida por tecido conjuntivo excepcionalmente fibroso, apoiado por camada muscular significativa. Esse suporte fibromuscular divide o órgão em lobos, por meio de septos facilmente observados entre os elementos glandulares.

A porção secretora tubuloacinar é formada por epitélio que varia entre o cúbico, o cilíndrico ou o pseudoestratificado, de acordo com os níveis de testosterona. Os ductos formam um sistema de condução que desemboca na porção prostática da uretra e ocasionalmente podem conter secreção eosinofílica com depósitos minerais em sua luz.

Os elementos glandulares que compõem a próstata são constituídos por três regiões, sequencialmente nomeadas a partir do ducto excretor que se une à uretra, conforme representado na Figura 18.10.

- *Glândulas mucosas periuretrais*: localizadas na área central; são as menos volumosas e têm ductos curtos que desembocam na luz uretral em toda sua extensão
- *Glândulas submucosas*: localizadas na área de transição entre a luz da uretra e a superfície externa do órgão, são unidas à uretra por um sistema ductal mais longo quando comparado às glândulas mucosas, porém, ainda considerados curtos, esses ductos desembocam acima do seio uretral
- *Glândulas principais*: na área periférica da próstata, existe o sistema de ductos mais longos que conduzem a secreção até o seio uretral.

■ **Tabela 18.1** Particularidades microscópicas da vesícula seminal.

- *Características microscópicas*
  ° Em aumentos panorâmicos, deve-se observar a mucosa pregueada em direção à luz
  ° Possível preservação da secreção, corada pela eosina, preenchendo a luz
  ° Proporção entre a espessura da lâmina própria e da camada de suporte muscular
- *Principais identificações diferenciais*
  ° Vesícula biliar
  ° Tuba uterina

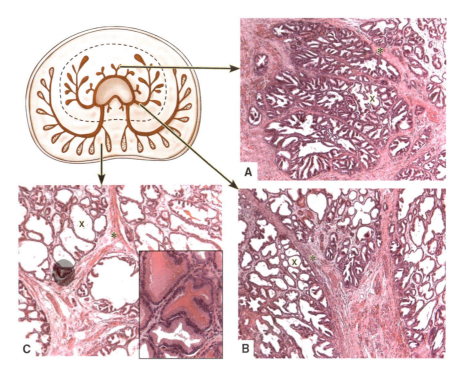

Figura 18.10 Próstata. Corte transversal esquemático. Detalhe: Componente glandular (X). Glândulas mucosas (A). Glândulas submucosas (B). Glândulas principais (C). Componente septal fibroso (asteriscos). Aumento original 250×. Coloração HE. Detalhe: luz glandular contendo secreção. Aumento original 400×. Coloração HE.

H·F Histologia em Foco

Hiperplasia prostática e câncer de próstata

As glândulas submucosas são as mais acometidas por hiperplasias prostáticas – condição reacional, geralmente associada a hormônios; as glândulas principais, por outro lado, apresentam maior incidência de câncer de próstata.

Observe que, como a próstata envolve a uretra, aumentos de volume causados por reações inflamatórias, hiperplasias, tumores benignos ou malignos, têm como consequência a compressão da uretra, estreitando sua luz, o que se reflete clinicamente em retenção álgica da urina.

A secreção prostática, controlada pela testosterona, tem pH ácido. Contém fosfatase ácida, frutose, diástase, ácido cítrico, antígeno prostático específico (PSA, do inglês, *prostatic specific antigen*), β-glicuronidase, enzimas proteolíticas e fibrolisina, esses dois últimos responsáveis pela fluidez do sêmen.

PSA
Antígeno prostático específico; enzima que, por sua especificidade, é o marcador tumoral ideal para determinação do prognóstico e para acompanhamento de pacientes com câncer de próstata

H·F Histologia em Foco

PSA

O nível sérico da fosfatase ácida é considerado marcador endógeno do câncer de próstata; o PSA – antígeno prostático específico – é o antígeno de escolha para marcação imuno-histoquímica de lesões suspeitas de origem prostática, bem como um dos marcadores prognósticos para câncer primário nesse órgão.

H·F Histologia em Foco

Administração de inibidores do receptor da 5α-redutase

Lembre-se: a ação da testosterona ocorre via ação da 5α-redutase.

Essa conversão enzimática aumenta a atividade secretória da glândula, levando fisiologicamente à hipertrofia e à hiperplasia da próstata.

Em condições patológicas, hiperplasias glandulares prostáticas e proliferações benignas podem ser terapeuticamente tratadas com inibidores do receptor da 5α-redutase.

Particularidades microscópicas da próstata, importantes para identificação microscópica diferencial, são mostradas na Tabela 18.2.

Glândula bulbouretral

Sialoproteína
Glicoproteína presente em diversos tecidos; como componente da secreção bulbouretral participa da lubrificação da luz da uretra e, possivelmente, impede a aglutinação dos espermatozoides

A glândula bulbouretral é envolvida por cápsula de tecido fibroelástico que envia septos a seu interior, dividindo o parênquima em lóbulos. A porção secretora é tubuloalveolar composta cujo epitélio apresenta altura variável de acordo com os níveis de testosterona. Particularmente, a lâmina própria que envolve os elementos glandulares é apoiada por fibras musculares lisas e estriadas esqueléticas.

A secreção da glândula bulbouretral é viscosa e transparente, composta por muco e **sialoproteínas**; sua liberação ocorre na porção peniana da uretra e precede o fluxo seminal em seu maior volume, com finalidade de lubrificação.

■ Pênis

Organização geral

O pênis é o órgão do sistema reprodutor masculino responsável pela cópula e tem como função primária depositar os espermatozoides o mais próximo possível do gameta feminino.

Edward Tyson (1650-1708)
Médico inglês, estudioso da anatomia comparada; identificou as glândulas prepuciais que, posteriormente, foram denominadas, por William Cowper, glândulas de Tyson

O pênis é revestido externamente por pele, em cuja derme não são observados anexos, exceto por ocasionais glândulas sebáceas modificadas, denominadas glândulas de Tyson.

Internamente, apresenta três regiões de formato triangular – dois corpos cavernosos e um corpo esponjoso, que apresenta em seu interior a uretra em sua porção peniana e no qual a

■ Tabela 18.2 Particularidades microscópicas da próstata.

- *Características microscópicas*
  - ° Em aumentos panorâmicos, deve-se observar a clara divisão do órgão em lóbulos, com os elementos glandulares formando o parênquima, envolvidos por tecido fibromuscular
  - ° Possível presença de secreção corada pela eosina, com focos minerais, na luz ductal
  - ° Ao contrário das glândulas tubuloacinares ramificadas estudadas até então, a próstata tem sua estrutura tubular destacada em relação aos ácinos, difíceis de serem individualizados; por serem dilatados, os túbulos perdem o formato típico que os faz serem confundidos com os ductos
  - ° De acordo com a incidência do corte, a uretra prostática é observada
- *Principais identificações diferenciais*
  - ° Glândulas salivares maiores
  - ° Glândula mamária
  - ° Glândula lacrimal

Capítulo 18 ■ Sistema Reprodutor Masculino   385

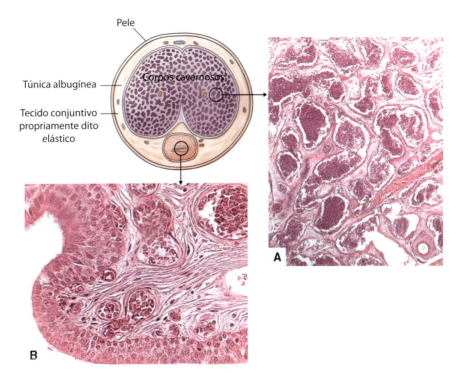

Figura 18.11 Pênis. Representação esquemática da organização histológica. Corte transversal. Plexo erétil (A). Aumento original 250×. Coloração HE. Uretra peniana (B) envolvida por tecido erétil. Aumento original 400×. Coloração HE.

porção distal forma a glande. Os corpos cavernosos são separados pelo septo peniano e, individualmente, cada corpo é envolvido pela túnica albugínea.

A estrutura geral do pênis encontra-se representada na Figura 18.11.

Os corpos cavernosos e o corpo esponjoso são formados por tecido erétil.

O tecido erétil, identificado na Figura 18.11, é ricamente vascularizado, repleto de capilares sinusoides de luz ampla, anastomosados entre si, apoiados por lâmina própria e fibras isoladas de músculo liso. Essa estrutura microvascular anastomosada apoiada por músculo liso é fundamental para o mecanismo da ereção.

H·F Histologia em Foco

Ereção peniana

A ereção é estimulada por mecanismo nervoso autônomo, a partir da liberação de óxido nítrico (NO). O NO se difunde pelas fibras musculares lisas que rodeiam os sinusoides do tecido erétil, provocando relaxamento das fibras – a luz vascular sofre dilatação, aumentando o volume sanguíneo e, consequentemente, o volume total do tecido erétil. Como esse mecanismo ocorre nos sinusoides arteriais, eles comprimem pequenos ramos venosos que drenam sangue peniano e levam o órgão ao estado erétil.

Perceba que mecanismo semelhante é observado no efeito rebote no plexo erétil nasal. A denominação desse plexo na cavidade nasal não é ao acaso.

O mecanismo vascular da ereção e da flacidez peniana está representado esquematicamente na Figura 18.12. As mudanças só são possíveis devido às intensas anastomoses arteriovenosas por meio dos capilares sinusoides.

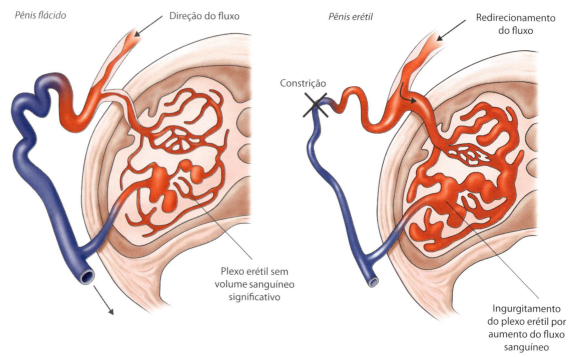

Figura 18.12 Flacidez e ereção peniana.

Histologia em Foco

Disfunção erétil

Em disfunções eréteis, existem duas principais possibilidades etiológicas: alterações vasculares, nas quais são utilizados bloqueadores da prostaglandina, e distúrbios psicossomáticos – via cortical hipotalâmica – e distúrbios espinais – via sistema nervoso autônomo (SNA), nos quais o nervo anatomicamente nomeado pudendal perde o controle da liberação de NO por mecanismos inconscientes.

■ Correlações entre o sistema reprodutor feminino e masculino

A túnica albugínea que envolve o ovário e a túnica albugínea que envolve os testículos são formadas pelo mesmo tecido conjuntivo, de mesma origem embrionária. Porém, no testículo, ela forma uma cápsula dissecável enquanto no ovário é mal definida e contínua à porção superficial do córtex.

O folículo primordial é estimulado pelo FSH e LH no início da puberdade, assim como as espermatogônias. Ambos os tipos celulares começam um processo de amadurecimento com modificações morfológicas e funcionais extremas, culminando, respectivamente com o surgimento do óvulo e do espermatozoide. Porém, observe que, enquanto a mulher nasce com o número de folículos primordiais estável, as espermatogônias – em sua forma mais imatura – são células-fonte.

À semelhança do ciclo menstrual, o epitélio seminífero apresenta ciclos, os quais têm duração de 16 dias, que representam o intervalo entre um estágio celular e outro; como existem quatro tipos celulares no processo de amadurecimento – espermatogônia, espermatócito, espermátide e espermatozoide –, a cada quatro ciclos (64 dias), há uma espermatogênese completa.

Capítulo 18 ■ Sistema Reprodutor Masculino

4-androstenediona
Hormônio esteroide precursor da testosterona; sintetizado no córtex da adrenal, no testículo e no ovário

As células de Leydig presentes na túnica própria têm disposição e função correlatas às das células da teca interna que passam por mudanças fisiológicas, assumindo características endócrinas. Secretam esteroides (4-androstenediona), que são transportados para as células da camada granular, subjacente, em que, ainda estimuladas pelo FSH, originam, por conversão, o estrogênio. O estrogênio retorna, por difusão, às células da teca interna, permeia a teca externa e ganha a luz de capilares do estroma para ser distribuído sistemicamente. Observe ainda que, no túbulo seminífero, as células espermatogênicas e as espermatogônias são aquelas em contato com o estroma, localização mais próxima às células produtoras de testosterona que as induz a entrar na espermatogênese.

As células hilares presentes na medula ovariana são correspondentes às células de Leydig, que circundam o epitélio seminífero. Lembre-se de que a medula é o conjuntivo que sustenta os gametas femininos em desenvolvimento, à semelhança do estroma tubular masculino. Ambas as células iniciam a secreção de testosterona sob influência do FSH na puberdade.

As células da teca interna, ao redor do gameta feminino, secretam a androstenediona, que é transportada para as células da camada granular para a conversão do estrogênio; as células de Leydig, situadas no estroma externamente ao gameta masculino, secretam testosterona, convertida em desidrotestosterona pela 5α-redutase.

RESUMO

- A primeira manifestação morfológica do sistema reprodutor masculino – o surgimento dos testículos – ocorre juntamente com o sistema urinário. Ambos os sistemas permanecem associados após amadurecimento final

- O sistema reprodutor masculino é composto pelos testículos, túbulos e condutos intratesticulares e extratesticulares, glândulas acessórias – as glândulas bulbouretrais ou glândulas de Cowper, a próstata e as vesículas seminais, e um pênis

- O testículo é dividido em lóbulos. Os lóbulos testiculares são preenchidos pelos túbulos seminíferos, envolvidos e sustentados pela túnica própria que constitui as células de Leydig

- Os túbulos seminíferos são estruturas tubulares extremamente enoveladas, cuja luz é revestida por um epitélio singular denominado epitélio seminífero e que é formado por dois tipos celulares – as células de Sertoli e as células espermatogênicas, em vários níveis de diferenciação

- Microscopicamente, a célula de Sertoli tem seus limites indistinguíveis ao microscópio óptico, o núcleo tem polarização basal, é pouco corado, com nucléolo evidente e central

- As células de Sertoli têm especializações de membrana que formam uma faixa de isolamento que divide o epitélio em dois compartimentos separados fisicamente e fisiologicamente entre si: o compartimento adluminal e o compartimento basal. Essa divisão em dois compartimentos permite a formação da barreira hematotesticular

- As células de Sertoli formam a barreira hematotesticular, sustentam as células germinativas, fagocitam o citoplasma eliminado pelas células germinativas durante a espermatogênese, sintetizam e secretam proteína de ligação de androgênios (ABP), hormônio antimülleriano, inibina, frutose, transferrina testicular e líquido testicular

- As células espermatogênicas, precursoras dos espermatozoides, predominam numericamente no epitélio seminífero, no qual se

encontram em vários estágios de desenvolvimento. A diferenciação dos espermatozoides, denominada espermatogênese, ocorre na própria espessura epitelial dos túbulos seminíferos

- As células de Leydig formam grupos endócrinos isolados; têm núcleo redondo bem corado basofilicamente, ocasionalmente podem ser binucleadas e apresentar citoplasma intensamente eosinofílico. As células de Leydig secretam testosterona, que mantém a espermatogênese, responsável pelo surgimento das características sexuais masculinas secundárias, e determinam o funcionamento das glândulas acessórias do sistema reprodutor masculino. A testosterona é transformada em desidrotestosterona pela 5α-redutase

- Após amadurecimento, os espermatozoides são liberados na luz dos túbulos seminíferos, a partir da qual percorrem um sistema de túbulos intratesticulares e, a seguir, extratesticulares

- Os tubos retos são revestidos por epitélio que sofre modificações graduais. As células inicialmente são cilíndricas e se tornam cada vez mais baixas até serem caracteristicamente epitélio cúbico com microvilos

- A rede testicular tem a mucosa projetada em sua luz, formando uma rede labiríntica com espaços estreitos e anastomosados, angulados e irregulares. O revestimento é formado por epitélio idêntico ao dos tubos retos, ainda com microvilos bastante evidentes

- O ducto eferente é morfologicamente revestido por epitélio cúbico simples, mais alto que o dos segmentos anteriores e que se torna, gradualmente, cilíndrico

- O epidídimo é revestido por epitélio pseudoestratificado característico com estereocílios longos e irregulares na porção apical. Os dutos ependimários, associados continuamente ao epidídimo por sua luz, são localizados na porção distal desse sistema tubular e se prolongam até o ducto deferente

- O ducto deferente – ou *vas deferens* –, é um tubo com parede espessa, luz pequena e irregular devido ao pregueamento da mucosa em direção à superfície. O epitélio é semelhante ao do epidídimo, porém mais baixo, a lâmina própria é discreta e sem particularidades, apoiada em submucosa mal definida. O suporte muscular, bastante espesso, é característico desse ponto do trajeto tubular. No canal deferente há uma dilatação em sua porção terminal que forma a ampola do canal deferente, em sua união à vesícula seminal

- A vesícula seminal, a próstata e a glândula bulbouretral são glândulas acessórias do sistema reprodutor masculino. Esses órgãos sofrem ação direta da testosterona, cujos níveis influenciam sua atividade funcional secretória e sua histomorfologia
- As secreções totais das glândulas acessórias têm como objetivo fornecer meio de transporte e nutrientes aos espermatozoides, porém, cada uma apresenta particularidades funcionais e histológicas
- A vesícula seminal produz secreção espessa de cor amarela, contém globulinas, ácido ascórbico, frutose, citrato, inositol e prostaglandinas; é liberada na luz do ducto eferente
- A próstata é um órgão glandular acessório do sistema reprodutor masculino, cuja forma anatômica se assemelha à castanha-de-caju. Envolvida externamente por cápsula fibromuscular espessa, que forma septos dividindo o parênquima em lóbulos, apresenta, na porção central, a luz da uretra prostática que recebe sua secreção
- A próstata é uma glândula cuja porção secretora do tipo tubulo-acinar ramificada é envolvida por tecido conjuntivo excepcionalmente fibroso, apoiado por camada muscular significativa. Esse suporte fibromuscular divide o órgão em lobos, por meio de septos facilmente observados entre os elementos glandulares
- Os elementos glandulares que compõem a próstata são formados por três regiões, sequencialmente nomeadas a partir do ducto excretor que se une à uretra – glândulas mucosas periuretrais, glândulas submucosas e glândulas principais
- A secreção prostática, controlada pela testosterona, tem pH ácido. Contém fosfatase ácida, frutose, diástase, ácido cítrico, PSA, β-glicuronidase, enzimas proteolíticas e fibrolisina
- A glândula bulbouretral produz secreção viscosa e transparente, composta por muco e sialoproteínas; sua liberação ocorre na porção peniana da uretra e precede o fluxo seminal em seu maior volume, com finalidade de lubrificação
- O pênis é o órgão do sistema reprodutor masculino responsável pela cópula e tem, como função primária, depositar os espermatozoides o mais próximo possível do gameta feminino. Apresenta três regiões – dois corpos cavernosos e um corpo esponjoso; os corpos cavernosos e o corpo esponjoso são formados por tecido erétil
- O tecido erétil é ricamente vascularizado, repleto de capilares sinusoides de luz ampla, anastomosados entre si, apoiados por lâmina própria e fibras isoladas de músculo liso

AUTOAVALIAÇÃO

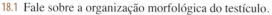

18.1 Fale sobre a organização morfológica do testículo.
18.2 Descreva histologicamente o epitélio seminífero.
18.3 Fale sobre as funções das células de Sertoli.
18.4 Qual é a localização e quais são as funções das células de Leyig?
18.5 Cite, sequencialmente, o trajeto dos espermatozoides desde sua liberação na luz dos túbulos seminíferos até sua eliminação pela uretra peniana.
18.6 Quais são as características macroscópicas, os componentes e as funções da secreção das glândulas bulbouretrais?
18.7 Descreva microscopicamente a próstata.
18.8 Quais são os componentes da secreção prostática?
18.9 Descreva microscopicamente o epidídimo.
18.10 O que é o tecido erétil? Onde está localizado?

19

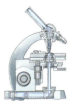

Sistema Tegumentar

Objetivos de estudo, *390*
Palavras-chave, *390*
Introdução, *390*
Pele, *391*
Anexos epidérmicos, *397*
Particularidades topográficas, *403*
Resumo, *406*
Autoavaliação, *407*

Histologia Essencial

■ Objetivos de estudo

Identificar os componentes do sistema tegumentar

Reconhecer, ao microscópio, e saber descrever histologicamente as camadas da pele

Saber como é o processo de diferenciação celular epidérmico

Saber diferenciar a derme papilar da derme reticular, ao microscópio óptico

Conceituar hipoderme

Saber descrever as células não epiteliais da epiderme e saber suas funções

Conhecer os componentes histológicos que compõem os anexos epidérmicos

Reconhecer, ao microscópio óptico, os anexos epidérmicos e descrevê-los histologicamente

Reconhecer as particularidades microscópicas da pele de acordo com a topografia

Correlacionar as características morfológicas do sistema tegumentar com as principais alterações clínicas associadas a seus componentes

■ Palavras-chave

Bainha do folículo piloso	Glândula sudorípara apócrina	Pelo
Cutícula	Glândula sudorípara merócrina	Placa ungueal
Derme papilar	Hipoderme	Queratinócito
Derme reticular	Hiponíquio	Queratinócito clonogênico
Epiderme	Leito ungueal	Sebo
Eponíquio	Matriz	Suor
Folículo piloso	Medula pilosa	Tegumento
Glândula sebácea	Pele	Unha

■ Introdução

O sistema tegumentar é composto pela pele – formada por camada epitelial de revestimento apoiada em tecido conjuntivo propriamente dito – e por estruturas acessórias de derivação ectodérmica, denominadas anexos epidérmicos – as glândulas sudoríparas, as glândulas sebáceas, os folículos pilosos e as unhas.

O sistema tegumentar tem como funções gerais a proteção física, mecânica e imunológica, impermeabilização da superfície corporal, proteção contra a desidratação, percepção e captação de estímulos do meio ambiente e participação no metabolismo. As maneiras pelas quais o tegumento exerce essas funções são variadas.

A proteção mecânica é conferida pela estratificação das células epiteliais de revestimento da pele – os queratinócitos –, e pela liberação superficial de queratina, proteína sintetizada por células epiteliais de derivação ectodérmica, que tem como funções básicas proteção e impermeabilização.

> **Queratina**
> Palavra derivada do termo grego *kéras* – corno, chifre

A deposição da proteína pode originar disposição em escamas, placas ou camadas superpostas; fisiologicamente pode ser descamativa (na pele) ou não descamativa (nas unhas, nos pelos).

A proteção imunológica ocorre pela presença de elementos celulares e produtos secretados na superfície externa, somados à espessura epitelial. As células de Langerhans, que apresentam antígenos intraepiteliais, além de leucócitos fixos e móveis na camada conjuntiva da pele, as quais participam da proteção celular e humoral. A eliminação percutânea de produtos das glândulas sudoríparas e sebáceas, como ácido lático, ácidos graxos livres e esterificados e lipoproteínas, exerce controle microbiológico. O ácido lático tem função bactericida e viricida, enquanto os ácidos graxos são fungicidas. As lipoproteínas são capazes de neutralizar toxinas estafilocócicas.

A proteção física se dá, principalmente, devido à presença de melanócitos, células intra-epiteliais que produzem melanina – proteína que confere pigmentação tecidual. Após síntese, a melanina é transferida para o citoplasma dos queratinócitos e, biologicamente, funciona como um filtro solar endógeno, bloqueando parcialmente a radiação ultravioleta proveniente do meio.

A sensibilidade da pele está associada a células especializadas em meio à camada mais superficial, as células de Merkel, e a terminações nervosas livres por toda sua extensão, possibilitando a percepção de estímulos pela superfície.

A pele ainda é capaz de absorver gases de cadeias curtas – como o O_2 e o CO_2 – ou associados ao enxofre, além de participar do metabolismo da vitamina D, fornecendo sítio de conversão enzimática de seus precursores inativos em formas séricas, quando exposta à radiação ultravioleta.

> **Melanina**
> Proteína sintetizada pelos melanócitos e transferida para o citoplasma dos queratinócitos

H·F Histologia em Foco

Pele "encharcada"

Embora impermeável, a pele pode sofrer retenção de líquido proveniente do meio. A queratina recebe produtos lipídicos das glândulas sebáceas e dos próprios queratinócitos em sua superfície, que lhe conferem flexibilidade relativa e hidrofobia. Essa capacidade de repelir água, no entanto, é relativa à espessura da camada lipídica e ao tempo de exposição à água, fazendo com que imersões prolongadas resultem em edema da camada córnea – clinicamente identificado como corrugação da pele.

■ Pele

Desde meados dos anos 1600, a pele é considerada um órgão, sendo assim, o maior de nosso organismo. É composta por duas camadas: a epiderme, que é superficial, e em contato com o meio, e a derme, em profundidade. Essas duas camadas se apoiam sobre tecido fibroadiposo associado a fibras musculares lisas isoladas, a hipoderme ou tecido subcutâneo.

A pele tem diferenças de acordo com sua localização anatômica. Como exemplo, a pele da pálpebra é diferente daquela da sola do pé e estas totalmente diversas daquela que recobre o couro cabeludo. Diante dessas variações, o sistema tegumentar será descrito inicialmente a partir de suas características histológicas gerais, representadas na Figura 19.1, para que depois sejam ressaltadas suas particularidades topográficas.

Características gerais da pele

Epiderme

A epiderme é a camada mais superficial da pele, representada por tecido epitelial de revestimento estratificado pavimentoso queratinizado. Como todo epitélio, é avascular e sua célula representativa é o queratinócito. Além dessa célula – considerada estrutural epidérmica, outros tipos não epiteliais compõem a camada: o melanócito, a célula de Merkel e a célula de Langerhans.

Queratinócitos

Os queratinócitos são células lábeis, com vida útil de 30 a 50 dias; formam camadas na epiderme de acordo com sua diferenciação, apresentando monomorfismo dentro de cada

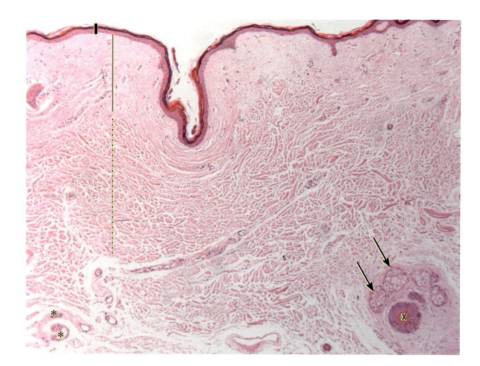

Figura 19.1 Características gerais da pele. Epiderme (barra). Derme papilar (linha). Derme reticular (linha pontilhada). Folículo piloso (X). Glândula sudorípara (asteriscos). Glândula sebácea (setas). Coloração HE. Aumento original 250×.

Corpúsculos de Odland
Grânulos lamelares repletos de produtos de origem lipídica; presentes na camada granular e também na região superficial da camada média, são também chamados de corpúsculos lamelares ou queratinossomos

George Fisher Odland (1922-1997)
Dermatologista norte-americano, pioneiro no uso da microscopia eletrônica, descobriu os corpúsculos lamelares na epiderme, atualmente denominados corpúsculos de Odland

---

camada. Essas camadas são classificadas – da profundidade à superfície – em basal, média, granular e córnea.

> A camada basal é a mais profunda da epiderme, composta por células-fonte que levam pouco mais de um mês para cumprir sua meia-vida útil e descamar na superfície externa.

A camada epidérmica mais profunda em contato com a membrana basal, sobre a derme, é a basal ou germinativa. Os queratinócitos se dispõem em monocamada de células cúbicas a cilíndricas, com citoplasma escasso e núcleo intensamente basofílico. Em observações panorâmicas, é facilmente visualizada como fileira corada em contato com o tecido conjuntivo subjacente. As características histológicas demonstram o potencial mitótico desses queratinócitos, aqui em sua fase mais precoce de diferenciação.

Assim que os queratinócitos basais sofrem mitose, seguem em direção à superfície originando a camada média, espinhosa ou Malpighiana. Aqui, os queratinócitos têm citoplasma mais volumoso em relação às células da camada basal, visivelmente eosinofílico, enquanto o núcleo vai do redondo ao oval, quanto mais superficial e menos corado. À medida que se dá o início da modificação da forma nuclear, a polarização se define cada vez mais horizontal.

> A camada granulosa corresponde à área na qual se dá o amadurecimento dos grânulos de queratina. Ao microscópio, observamos essa faixa epidérmica com células repletas de grânulos basofílicos preenchendo todo o citoplasma; sua identificação, assim como na camada basal, é uma referência para a caracterização das camadas epidérmicas, estando essa região em posição mais apical.

A quantidade de queratinócitos granulares e de grânulos em seu citoplasma é proporcional à espessura da camada de queratina da região anatômica da pele observada. Durante o amadurecimento proteico, surge no interior dos grânulos uma matriz interfibrilar, que une várias fibrilas de queratina, inicialmente maleáveis e delgadas. Na porção mais superficial da camada granular, dá-se início o processo de apoptose celular, durante o qual, por atividade enzimática, a matriz sofre dissolução, liberando as fibrilas que se dispersam na superfície corporal formando camadas de queratina livre, horizontais, seguindo a polarização epitelial.

Com a deposição superficial de queratina, surge a camada córnea ou, simplesmente, camada de queratina, a qual é visualizada como faixa intensamente eosinofílica, que pode ou não conter restos celulares aprisionados. As células da camada granular contêm, além dos grânulos de queratina, os corpúsculos de Odland. A liberação do conteúdo proteico dos corpúsculos no meio

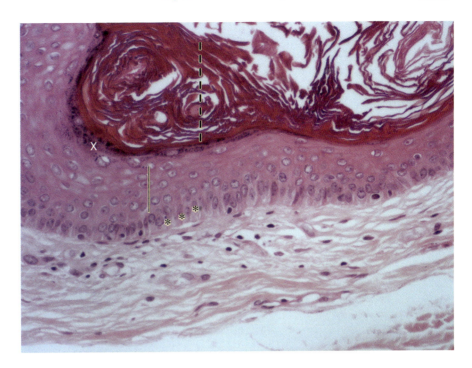

Figura 19.2 Epiderme. Camada basal (asteriscos). Camada média (barra). Camada granular (X). Camada de queratina (linha pontilhada). Coloração HE. Aumento original 400×.

intercelular proporciona adesão entre as células, mesmo próximo ao momento da apoptose, além de apresentar propriedades hidrofóbicas impermeabilizantes e protetoras contra a desidratação.

As camadas da epiderme, assim como a morfologia das células que compõem cada uma, estão representadas na Figura 19.2.

A queratina da pele é diferente daquela que constitui as unhas e o pelo.

Nesses anexos, as células epiteliais não armazenam a queratina em grânulos intracitoplasmáticos individuais; as fibrilas proteicas se encontram livres no ambiente intracelular. Com o término da diferenciação celular, há impregnação filamentosa por queratina, já com consistência rígida, durante a apoptose. A deposição se dá em escamas parcialmente superpostas, em vez de camadas paralelas, como na pele. Como as células epiteliais são lábeis e os filamentos maduros são contínuos aos fibrilares intracelulares subjacentes, há necessidade de se apararem tais crescimentos, contínuos ao ciclo de vida celular.

Melanócitos

Melanócitos
Células de origem embrionária neuroectodérmica

Os melanócitos constituem aproximadamente 10% das células da região basal epidérmica. Sua porção nuclear é visível em meio aos queratinócitos da camada basal como uma estrutura arredondada que apresenta núcleo pequeno e condensado, e citoplasma fracamente corado; em colorações histoquímicas, são observados inúmeros prolongamentos citoplasmáticos que se estendem às proximidades da camada média. A identificação dos prolongamentos melanocíticos e a forma nuclear deve ser realizada em amostras preparadas com colorações especiais.

Os melanócitos surgem a partir da diferenciação de células próximas à crista neural, que entram em proliferação e migram, guiadas pela lâmina basal, em direção aos queratinócitos basais também em amadurecimento inicial; na epiderme madura, esse tipo celular mantém essa localização profunda.

Tais células raramente têm atividade mitótica nas áreas de pele não expostas ao sol, assim como nas superfícies expostas ou estimuladas; a atividade proliferativa é apenas ocasional.

Conforme pode ser observado na Figura 19.3, o melanócito apresenta a porção citoplasmática que contém o núcleo em meio aos queratinócitos basais, enquanto os prolongamentos, de difícil visualização, percorrem o espaço por entre as células da camada média, distribuindo os grânulos de melanina. O pigmento pode ser observado no citoplasma dos queratinócitos, em posição supranuclear.

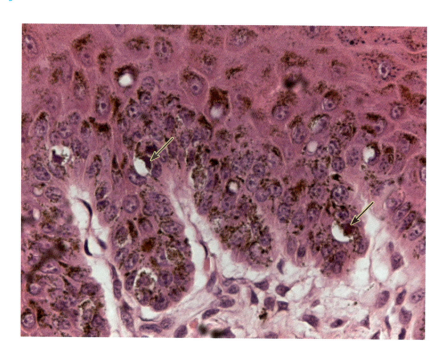

Figura 19.3 Melanócitos. Núcleo (setas). Coloração HE. Aumento original 400 ×.

Melanossomos
Grânulos intracitoplasmáticos maduros, contendo melanina; são transferidos do melanócito para o queratinócito

A síntese de melanina começa no citoplasma perinuclear dos melanócitos. Na fase inicial, há síntese proteica com armazenamento em grânulos denominados pré-melanossomos, que passam por fases subsequentes de amadurecimento e, gradualmente, percorrem o citoplasma até atingirem a borda dos prolongamentos, situados entre as células epiteliais da camada média, no qual são denominados melanossomos. Os melanossomos repletos de melanina são liberados pelo melanócito e englobados pelos queratinócitos; no citoplasma dessas células epiteliais, os grânulos são rompidos enzimaticamente, liberando a proteína.

A melanina pode ter pigmentação variável do branco amarelado ao negro, passando por todos os tons de castanho e vermelho.

Tais pigmentos podem ser facilmente observados nas amostras de pele preparadas com colorações de rotina (Figura 19.3). Observe que os pigmentos se posicionam na porção apical do núcleo, protegendo o material genético das radiações UVA e UVB. Quanto mais escuro o tom do pigmento, mais a radiação é bloqueada – assim, a proteína funciona como um filtro solar supranuclear, cujo fator de proteção é variável, de acordo com o tom da melanina.

H·F Histologia em Foco

Reação aos diferentes tipos de radiação ultravioleta

Os melanócitos reagem de maneira diferente de acordo com o tipo de radiação ultravioleta. A exposição à radiação UVA leva ao escurecimento de melanina já existente; o início da reação começa após algumas horas, o período de manutenção da pigmentação é curto; esses raios penetram profundamente na pele – cerca de 400 nm –, suficiente para tingir toda a epiderme e a porção superficial da derme; os raios UVB induzem a formação de novos pigmentos; seu efeito é latente – a mudança de cor da pele ocorre após cerca de 3 dias à exposição, e a manutenção do tom é prolongada; a penetração – por volta de 250 nm – é mais superficial em relação à UVA e atinge apenas a epiderme; a radiação UVC atinge 150 nm, penetrando até a camada granular da epiderme. Seus efeitos são discretos e induz fracamente a síntese de melanina.

A maioria dos protetores solares e bloqueadores fornecem proteção anti-UVA e anti-UVB.

H·F Histologia em Foco

Nevos e melanomas

Os nevos são proliferações benignas dos melanócitos e tais lesões, leigamente denominadas "pintas", representam a neoplasia benigna mais comum no mundo. Clinicamente, aqueles nevos que apresentam mudanças da cor original, crescimento rápido e irregular, sintomatologia de dor, prurido ou parestesia e bordas eritematosas devem ser submetidos a acompanhamento ou biopsia para avaliação histopatológica, na qual são observadas a morfologia das células e a profundidade em relação às camadas da pele. Tais modificações no comportamento clinicobiológico dos nevos não são indicativas do estabelecimento de lesão maligna – o melanoma –, a partir da lesão inicial, porém nos indicam que há "má intenção" por parte dos melanócitos neoplásicos que, no entanto, pode nunca chegar a se concretizar.

Dentre os diversos tipos de nevos, os mais comuns são os nevos melanocíticos, que apresentam rara possibilidade de transformação; os nevos displásicos são mais suscetíveis a tal evolução.

Células de Langerhans

Células de Langerhans
Células dendríticas que apresentam antígeno (APC); são responsáveis pela resposta imunológica superficial

As células de Langerhans fazem endocitose de antígenos que conseguiram penetrar as camadas superficiais da epiderme e apresentam essas partículas para linfócitos da derme. Apesar de presentes em todas as camadas epidérmicas, são mais facilmente visualizadas na camada média.

Microscopicamente, são irregulares, com núcleo tortuoso que se destaca em meio aos queratinócitos vizinhos por seu pequeno volume e citoplasma pouco corado; seus prolongamentos não são visualizados em preparos por HE, e estão situados dentre as células circundantes.

H·F Histologia em Foco

Alterações associadas às células de Langerhans

A quantidade, a morfologia e o metabolismo das células de Langerhans podem sofrer alterações após exposição à radiação UV. Uma dessas modificações é a diminuição da atividade funcional, aumentando o risco de infecções cutâneas e câncer de pele.

Células de Merkel

Células de Merkel
São associadas a especializações nervosas; esse conjunto é associado ao tato

As células de Merkel estão localizadas na camada basal. Sua morfologia é bastante semelhante à dos queratinócitos jovens, não sendo identificadas com precisão nas colorações de rotina. Seu polo basal recebe inserção de terminação nervosa aferente, que fornece ao sistema nervoso central informações táteis.

As células não queratinócitas da epiderme – melanócito, célula de Merkel e célula de Langerhans – encontram-se representadas esquematicamente na Figura 19.4. Observe a disposição das células em relação aos queratinócitos e sua morfologia. Em preparos corados por HE, a identificação dessas células deve ser considerada "sugestiva", sendo necessários preparos histoquímicos ou imuno-histoquímicos para sua identificação plena.

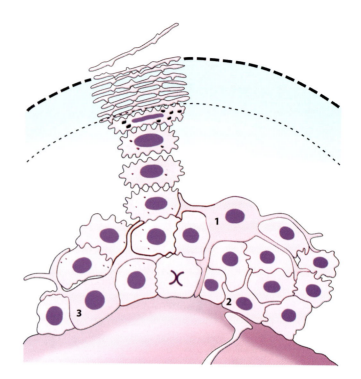

Figura 19.4 Célula de Langerhans (1). Célula de Merckel (2). Melanócito (3).

Derme

A derme encontra-se subjacente à epiderme e é constituída por tecido conjuntivo propriamente dito. O conjuntivo em contato com a lâmina basal é do tipo frouxo, formando a derme superficial ou derme papilar; gradualmente, em profundidade, há aumento da densidade colágena até predomínio de conjuntivo denso não modelado, compondo a derme profunda ou derme reticular.

Os elementos celulares e extracelulares da derme são típicos do tecido conjuntivo propriamente dito, apresentando, especialmente na derme reticular, anexos epidérmicos que variam em tipo e quantidade, de acordo com a topografia.

A derme papilar e a derme reticular podem ser identificadas na Figura 19.5. A derme papilar, representada por tecido conjuntivo frouxo, situa-se no espaço entre as cristas epiteliais e

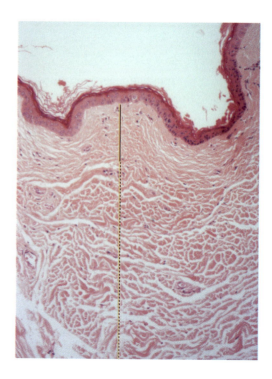

Figura 19.5 Derme. Derme papilar (barra). Derme reticular (linha pontilhada). Coloração HE. Aumento original 250×.

a caracterizam as papilas dérmicas, ricamente vascularizadas e inervadas, enquanto a derme reticular, mais profunda, composta por tecido denso não modelado, contém a maioria dos anexos da pele.

A interface epiderme-derme apresenta pregueamentos e dobras que, juntamente com as proteínas de adesão, fornecem resistência a atrito, além de aumentarem a superfície de difusão de nutrientes da derme para a epiderme. Essas dobras formam pregas primárias, representadas por grandes dobras entre esses dois tecidos, observadas com auxílio de lupa, e por pregas secundárias, observadas ao microscópio, as quais formam as cristas epiteliais e as papilas conjuntivas, conforme demonstrado na Figura 19.6.

> A hipoderme, ou tecido subcutâneo, foi considerada por muito tempo a terceira e mais profunda camada da pele, e ainda o é por diversos autores.

Porém, preferencialmente, essa região – identificada nas lâminas histológicas provenientes de amostras de pele –, é vista como um tecido de união da pele, em sua porção profunda, ao panículo adiposo ou às fáscias musculares (aponeurose ou epimísio). Seus componentes histológicos variam em quantidade, mas sempre estão presentes abundantes adipócitos unicelulares envolvidos por estroma de tecido conjuntivo frouxo, permeado por fibras musculares lisas.

H·F Histologia em Foco

Administração medicamentosa subcutânea

A hipoderme é extremamente irrigada, detalhe fisiológico importante para as vias de administração medicamentosa subcutânea ou hipodérmica.

■ Anexos epidérmicos

Os anexos epidérmicos derivam do ectoderma embrionário, a partir de proliferações sólidas que se projetam em direção à derme.

São considerados anexos os folículos pilosos, as glândulas sebáceas, as glândulas sudoríparas e as unhas.

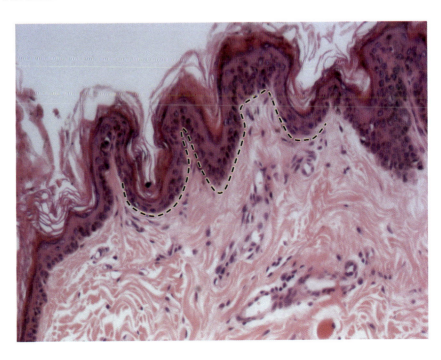

Figura 19.6 Estruturas de interface epiderme-derme.

Pelo
Produto proteico dos folículos pilosos

Suor
Líquido fluido composto por água, Na$^+$, K$^+$, Ca^{2+}, Cl$^-$, proteínas, carboidratos, lipídios e ureia. Conforme o tipo de glândula sudorípara – se merócrina ou apócrina –, há predomínio de determinados componentes sobre outros, assim como função diversa da secreção

Sebo
Produto da glândula sebácea; tem conteúdo predominantemente lipídico – triglicerídios, ácidos graxos livres e esterificados e colesterol

Com exceção das unhas, os anexos encontram-se na derme ou na porção superficial da hipoderme, envolvidos pela membrana basal e mantendo continuidade com a superfície original para liberação de seus produtos – os pelos, o suor e o sebo. Preparos histoquímicos, como o demonstrado na Figura 19.7, nos permitem identificar a origem ectodérmica dos anexos envolvidos e sustentados pelo componente dérmico mesenquimal.

Apesar de não se encontrar anatomicamente associada à pele como os demais anexos e apresentar particularidades em relação a eles, o termo "anexo epidérmico" também é utilizado para as unhas, visto que essa estrutura tem a mesma origem embrionária.

Glândulas sudoríparas

As glândulas sudoríparas são morfologicamente classificadas como tubulares enoveladas simples. A porção secretora encontra-se, geralmente, na derme reticular ou em meio à hipoderme, subjacente, enquanto o ducto é formado por epitélio cúbico simples, que se torna gradualmente estratificado.

O modo de liberação da secreção sudorípara pode ser merócrino ou apócrino.

As glândulas sudoríparas merócrinas, também denominadas écrinas, não se associam a folículos pilosos; os ductos se abrem na superfície da pele e, por vezes, são identificadas células secretoras com características mucosas e serosas.

Essas glândulas liberam suor rico em água e íons e, funcionalmente, participam da regulação térmica.

As glândulas sudoríparas apócrinas estão presentes na pele da região perianal e genital, axilas, mamilos e pálpebras; a secreção é liberada na luz dos folículos pilosos. Histologicamente, a porção secretora é formada por camada única de células granulares.

Sem função específica comprovada, provavelmente está associada à liberação de suor rico em proteínas, carboidratos e lipídios.

A comparação acerca da morfologia de ambos os tipos de glândulas sudoríparas está na Figura 19.8. Na glândula sudorípara merócrina, apenas a secreção é liberada na superfície epidérmica; na glândula sudorípara apócrina, há liberação de porção citoplasmática juntamente com o suor envolvidos por membrana.

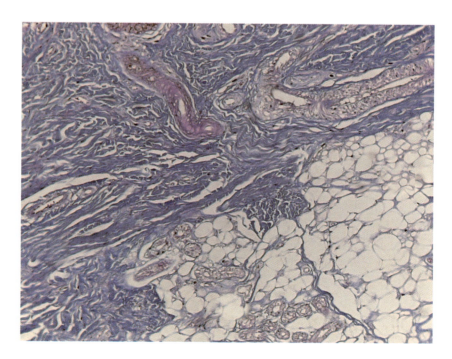

Figura 19.7 Anexos epidérmicos envolvidos pela derme. Coloração histoquímica. Tricrômio de Masson. Aumento original 250×.

Capítulo 19 ■ Sistema Tegumentar 399

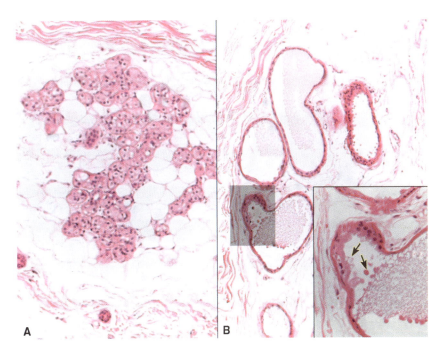

Figura 19.8 Glândulas sudoríparas. Glândula sudorípara merócrina (A). Glândula sudorípara apócrina (B). Seccreção apócrina (setas).

Folículo piloso

Os folículos pilosos surgem a partir da ectoderme por volta dos 3 meses de vida fetal e não se formam após o nascimento. Nessa fase do desenvolvimento, os folículos produzem o lanugo.

O folículo é formado por camadas de células que se diferenciam passando por um processo de amadurecimento semelhante e correlato àquele observado no epitélio da pele.

> A queratina que compõe o córtex e a cutícula dos pelos – assim como aquela que constitui a unha – é do tipo não descamativa, ao contrário da queratina descamativa, mais macia e maleável, que recobre a superfície cutânea.

A estrutura folicular é dividida em dois segmentos: o bulbo e a haste.

Bulbo

O bulbo é a porção mais profunda do folículo piloso e apresenta, em sua porção central, uma reentrância em forma de "chama de vela", preenchida por tecido conjuntivo frouxo, a papila. Essa é a região de diferenciação do folículo.

Na porção interna do bulbo, apoiada sobre lâmina basal e a papila, está a matriz, que constitui a região correspondente à camada basal da epiderme; é formada por monocamada de células-fonte, os denominados queratinócitos clonogênicos, de aspecto microscópico redondo com núcleo grande e citoplasma basofílico; o ciclo mitótico dessas células é lento, por isso o crescimento do pelo tem ritmo mais demorado do que a descamação da epiderme, em meio aos queratinócitos, melanócitos presentes nessa camada estendem seus prolongamentos em meio às células das camadas mais externas, impregnando de melanina as células mais maduras do folículo.

> Os queratinócitos clonogênicos também originam, no desenvolvimento, as glândulas sebáceas.

Haste

A partir da matriz surge, em direção à superfície, a haste do pelo, que corresponde à zona de início e término do processo de queratinização. Na haste, as células amadurecem em direção à superfície, compondo camadas paralelas ao longo eixo do folículo, formando sequencialmente: medula, córtex, cutícula, bainha interna e bainha externa.

- *Bainha interna*: contém células da matriz em processo de amadurecimento

> No disparo de luta e fuga, que envolve sensações de medo, susto ou apreensão, há liberação das catecolaminas resultando, dentre outros efeitos, na contração desse músculo liso, elevando a estrutura pilosa (Capítulo 13, *Sistema Endócrino*).

Lanugo
Lanugem; pelos finos, curtos e macios que recobrem homogeneamente a epiderme do feto a partir do quinto mês de gestação e persistem temporariamente após o nascimento

Queratinócitos clonogênicos
Células epiteliais de revestimento da camada basal da epiderme, altamente mitóticas, responsáveis pela renovação do tecido

Velos
Pelos finos e menos pigmentados encontrados em indivíduos do sexo feminino

Pelos terminais
Pelos masculinos, mais numerosos, espessos e pigmentados

- *Cutícula*: formada por células pavimentosas intimamente associadas à bainha interna; há início da síntese proteica, fazendo com que o citoplasma das células dessa região seja intensamente corado
- *Córtex*: células cúbicas constituem essa camada, cujo citoplasma já se encontra preenchido por queratina compacta
- *Medula*: as células dessa região são vacuoladas, conferindo aspecto branco, de luz, nessa região do folículo, em preparos de rotina; o processo apoptótico é desencadeado e a queratina, liberada em disposição de escamas superpostas, forma o pelo, que deixa a estrutura pela abertura epidérmica
- *Bainha externa*: é uma extensão invaginada da epiderme e envolve o folículo desde a porção externa do bulbo até a borda do poro epidérmico, no qual se funde com a camada de células de revestimento. Nessa camada, encontra-se a inserção do músculo eretor do pelo, inervado pelo sistema nervoso autônomo simpático.

Os pelos podem ser particularmente denominados velos ou pelos terminais de acordo com suas características e estrutura.

A Figura 19.9 mostra uma fotomicrografia do folículo piloso.

H·F Histologia em Foco

Desenvolvimento de folículos pilosos

O desenvolvimento de folículos pilosos preexistentes é observado na puberdade, principalmente na região genital externa e na linha média corporal, sob ação da testosterona. Em mulheres, o desenvolvimento de pelos espessos e anatomicamente distribuídos segundo padrão anatômico masculino é denominado hirsutismo.

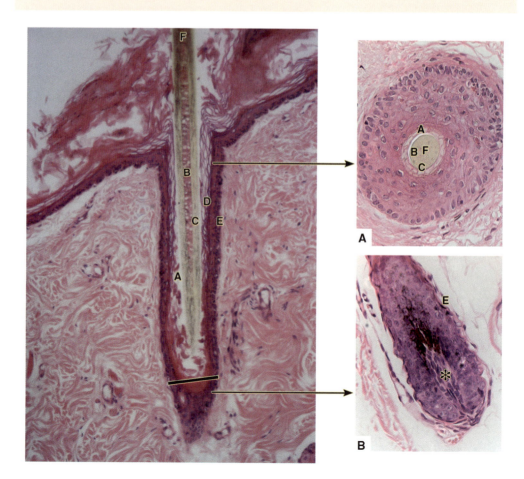

Figura 19.9 Folículo piloso: bulbo (traço). Papila (asterisco). Medula (A). Córtex (B). Cutícula (C). Bainha interna (D). Bainha externa (E). Pelo (F). Coloração HE. Aumento original 400×.

Glândula sebácea

As glândulas sebáceas são exócrinas holócrinas – cuja secreção é liberada durante processo apoptótico, ao fim da diferenciação de suas células secretoras.

Essas glândulas encontram-se associadas aos folículos pilosos, nos quais a secreção sebosa é liberada na medula, lubrificando a passagem do pelo em formação, e dispersas isoladamente na pele, à qual confere oleosidade, com o objetivo de protegê-la.

Como essas estruturas glandulares são formadas a partir das mesmas células que originam os folículos – as células da matriz –, quando esses dois anexos se encontram associados, há uma relação inversa entre seus tamanhos, facilmente observada nas lâminas histológicas.

Como demonstrado na Figura 19.10, observa-se a relação de folículo piloso volumoso associado à pequena glândula sebácea e, ao contrário, folículos finos e pequenos, glândulas sebáceas volumosas.

H·F Histologia em Foco

Seborreia

O aumento na produção de sebo caracteriza a seborreia. Clinicamente são observados eritema sob escamas e crostas descamativas amareladas ou brancas, maior oleosidade da superfície epidérmica e aumento da espessura da pele. Geralmente, a condição é resultado da síntese de andrógenos ou de situações crônicas de estresse. Os cistos ovarianos cujas células intersticiais da medula secretam testerona são uma etiologia comum de seborreia em mulheres jovens, em idade reprodutiva ou na menopausa.

Acne

A acne é uma lesão crônica pilossebácea. Sua etiologia é multifatorial e envolve hiperprodução de sebo, obstrução do folículo piloso, colonização do folículo por bactérias específicas e liberação de citocinas na derme circunjacente aos anexos acometidos.

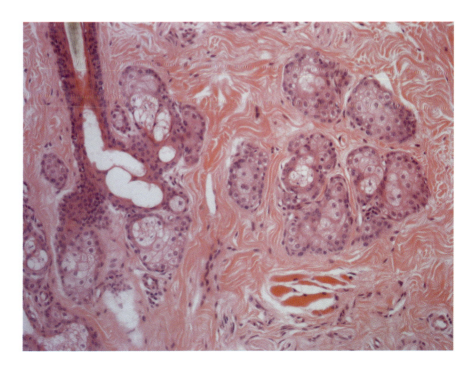

Figura 19.10 Glândula sebácea. Coloração HE. Aumento original 250×.

A secreção sebácea é denominada sebo, e a atividade secretória glandular é controlada por hormônios, como andrógenos, que ativam a secreção, e estrógenos, que inibem a síntese e liberação do produto.

Unha

> **Unha**
> As unhas são placas córneas, localizadas na falange distal dos dedos

Cada unha recobre um leito ungueal, que tem estrutura comum de pele e não participa de sua formação, servindo apenas de área de sustentação e deslizamento.

A estrutura é composta por quatro porções, representadas esquematicamente na Figura 19.11:

- *Placa ungueal*: é a porção visível da unha, formada por células pavimentosas totalmente queratinizadas, sobre as porções distais das falanges de dedos e artelhos; repousa sobre o leito ungueal
- *Leito ungueal*: formado por epitélio estratificado pavimentoso, apoiado sobre tecido conjuntivo propriamente dito, mais denso quanto mais próximo da extremidade
- *Matriz*: região de diferenciação celular, de forma similar à que acontece com os queratinócitos epidérmicos e à matriz do folículo piloso; a raiz é uma porção da matriz situada abaixo da prega ungueal
- *Prega ungueal*: a prega ungueal (ou parede ungueal) determina os limites proximais, superficiais e laterais da placa ungueal. Esses limites são:
  ◦ a lúnula: limita a porção proximal, visível ocasionalmente com meia-lua branca
  ◦ a cutícula ou eponíquio: delimita a superfície ungueal
  ◦ o eponíquio: camada córnea de queratina proveniente das células mais maduras da placa ungueal
  ◦ as pregas laterais: limites laterais da placa ungueal, que determinam a forma da unha
  ◦ o hiponíquio: limite entre a porção da unha livre em sua extremidade mais distal e a região aderida ao leito.

H·F Histologia em Foco

Onicomicoses

Onicomicoses são infecções ungueais de etiologia fúngica. Destes, cerca de 80 a 90% são representados pelos dermatófitos dos gêneros *Trichophyton* e *Epidermophyton*. A classificação das lesões tem base na localização inicial da lesão e em seu aspecto clínico em onicomicose subungueal distal e lateral, onicomicose branca superficial, onicomicose subungueal proximal e onicodistrofia total (evolução das formas anteriores com acometimento da matriz e totalidade da placa).

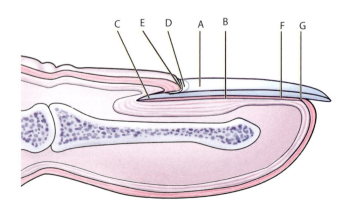

Figura 19.11 Unha. Placa ungueal (A). Leito ungueal (B). Matriz (C). Lúnula (D). Cutícula (E). Pregas laterais (F). Hiponíquio (G).

Particularidades topográficas

Pele delgada

A pele delgada ou fina encontra-se nas áreas anatômicas geralmente não expostas ao meio – face, tronco, antebraços, axilas, coxas, assim como nas pálpebras e nas áreas de pele em transição com mucosas – como no vestíbulo da cavidade nasal, nos lábios e na região genital.

Nessas regiões cutâneas, a porção média da epiderme é formada por aproximadamente cinco camadas celulares, e a camada granular é discreta, assim como a de queratina.

Os anexos, representados pelas glândulas sudoríparas, sebáceas e pelos folículos pilosos, são proporcionais em quantidade e, apesar de situados na derme reticular, são circundados por tecido conjuntivo frouxo.

> Vale lembrar que na pele da região perianal e genital, axilas, mamilos e pálpebras as glândulas sudoríparas são do tipo apócrino, com morfologia microscópica específica.

As particularidades microscópicas dessa pele são mostradas na Figura 19.12.

Pele espessa

A pele espessa ou grossa, indicada na Figura 19.13, está presente na palma das mãos, solas dos pés e, com características histológicas mais discretas, nos cotovelos e joelhos.

Nessas áreas, a epiderme conta com uma camada particular entre as camadas granular e córnea – a camada lúcida. Esta é identificada como faixa eosinofílica brilhante, composta por células em meio ao processo de apoptose; o material proteico (filamentos de queratina) é amorfo e liberado na fragmentação celular, sendo que restos celulares podem ser encontrados em sua espessura.

Especialmente nas peles palmar e plantar, a quantidade de melanócitos, bem como de melanina, é reduzida, e a tonalidade do pouco pigmento transportado para os queratinócitos varia do branco amarelado ao castanho-claro, mesmo em indivíduos melanodermos. Essa particularidade provavelmente se dá pela ausência de exposição dessas áreas ao meio, assim como pela maior espessura das camadas suprajacentes às camadas de impregnação pigmentar,

Melanoderma
Fenótipo da cor da pele negra. Outros termos relacionados são faioderma (fenótipo da cor da pele parda e leucoderma (fenótipo da cor da pele branca)

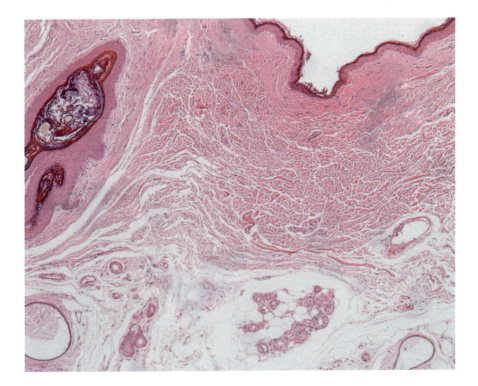

Figura 19.12 Pele delgada. Amostra: pele axilar. Coloração HE. Aumento original 250×.

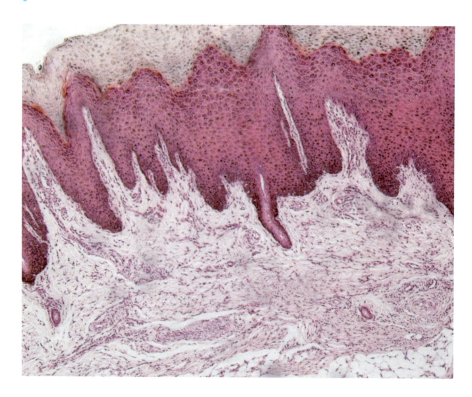

Figura 19.13 Pele espessa. Amostra: pele plantar. Coloração HE. Aumento original 250×.

Glômus
Estrutura arredondada constituída por rede capilar arteriovenosa enovelada e fibras musculares lisas, envolvida como um todo por tecido conjuntivo denso não modelado

dificultando a visualização da cor regional por transparência. Ainda, nessas regiões, os anexos são representados apenas pela glândula sudorípara do tipo merócrino, não sendo encontrados folículos pilosos nem glândulas sebáceas.

Pele da polpa digital palmar

Essa região palmar particular, correspondente à fotomicrografia da Figura 19.14, tem camadas epidérmicas mais discretas em relação ao restante da superfície da palma da mão, embora considerada ainda pele espessa.

Na derme reticular da pele de áreas expostas ao frio, na pele da borda superior da orelha e da extremidade do nariz são observadas menos glândulas sudoríparas merócrinas em meio a tecido dérmico que contém inúmeras estruturas denominadas glômus. Os glômus são constituídos por rede capilar arteriovenosa enovelada, associada a fibras musculares lisas com núcleos particularmente arredondados, envolvida por tecido conjuntivo denso não modelado, em meio ao tecido frouxo da derme papilar. Em aumentos microscópicos menores a estrutura se destaca pelo aglomerado nuclear basofílico em meio ao conjuntivo eosinofílico local.

Couro cabeludo

A pele do couro cabeludo tem epiderme com descamação intensa de queratina, porém em camadas sequenciais delicadas.

A derme papilar é pouco volumosa e a derme reticular apresenta numerosos folículos pilosos agrupados densamente, mais longos e de menor diâmetro do que em relação à pele pilosa de outras áreas anatômicas. Essa camada também apresenta glândulas sudoríparas do tipo apócrino e glândulas sebáceas, ambas associadas à luz dos folículos pilosos.

Subjacente à derme, observa-se camada considerável de adipócitos uniloculares que sustenta a pele como um todo e contém a porção basal de alguns dos anexos; esse tecido adiposo se insere sobre o periósteo fibroso da calota craniana.

Identifique essas características na Figura 19.15.

Capítulo 19 ■ Sistema Tegumentar 405

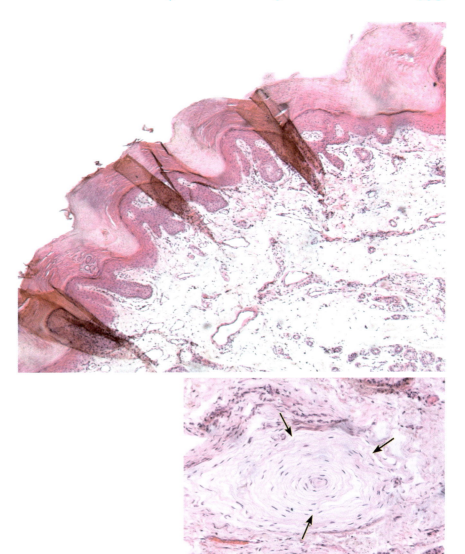

Figura 19.14 Pele da polpa digital palmar. Glômus (seta). Coloração HE. Aumento original 250×. Detalhe: Coloração HE. Aumento original 400×.

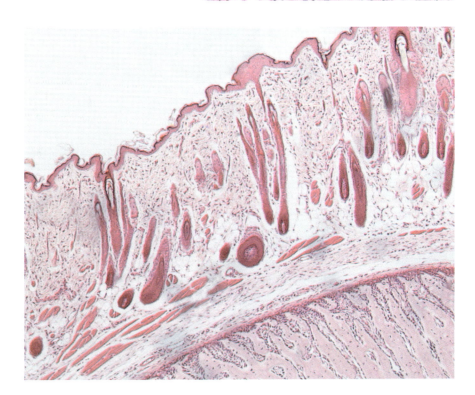

Figura 19.15 Pele do couro cabeludo. Coloração HE. Aumento original 250×.

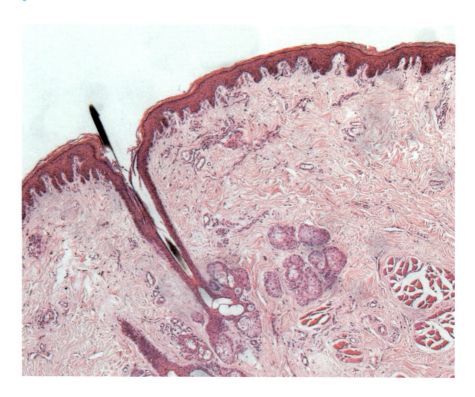

Figura 19.16 Pele do lábio. Coloração HE. Aumento original 250×.

Borda vermelha do lábio

A borda vermelha do lábio apresenta epiderme recoberta por queratina delgada, porém mais compacta em relação àquela da pele labial circunjacente (Figura 19.16). Sua descamação é menor, fazendo com que as camadas de descamação típicas da queratina da pele não estejam presentes.

A epiderme apresenta menor proporção de melanócitos em relação aos queratinócitos quando comparadas às áreas de pele delgada, e sua espessura discreta faz com que a vascularização da derme, intensa, torne a visualização macroscópica dessa área avermelhada, por transparência – daí sua denominação anatômica.

A pouca pigmentação e a ausência de anexos, associadas à queratinização compacta, apesar de fina, faz com que a região seja especialmente sensível às agressões do meio.

RESUMO

- O sistema tegumentar é composto pela pele e por anexos epidérmicos
- O tegumento tem como funções gerais a proteção física, mecânica e imunológica, impermeabilização da superfície corporal, proteção contra a desidratação, percepção e captação de estímulos do meio ambiente e participação no metabolismo
- A pele é composta por duas camadas: a epiderme, superficial, em contato com o meio, e a derme, em profundidade
- A epiderme é formada por tecido epitelial de revestimento estratificado pavimentoso queratinizado, cuja célula parenquimatosa é o queratinócito
- Os queratinócitos da epiderme formam camadas de acordo com sua diferenciação, sendo observadas, da interface com a derme em direção à superfície, as camadas basal, média, granular e córnea

- Os melanócitos são células de origem neuroectodérmica e estão situados em meio aos queratinócitos basais. Seu núcleo é redondo, pequeno e condensado, o citoplasma é fracamente corado e se estende em inúmeros prolongamentos citoplasmáticos em direção à camada média. Os prolongamentos não são observados nas colorações de rotina. O produto sintetizado pelos melanócitos é a melanina, que é transferida para o citoplasma dos queratinócitos, pigmentando a epiderme
- As células de Langerhans são dendríticas e apresentam antígeno; são responsáveis pela resposta imunológica superficial. Microscopicamente, são irregulares, com núcleo tortuoso que se destaca em meio aos queratinócitos vizinhos por seu pequeno volume e citoplasma pouco corado; seus prolongamentos não são visualizados em preparos por HE
- As células de Merkel são células a especializações nervosas sensoriais, estando o conjunto associado ao tato. Seu polo basal

recebe inserção de terminação nervosa aferente que fornece ao sistema nervoso central informações táteis

- A derme é constituída por tecido conjuntivo propriamente dito e é dividida em derme superficial ou derme papilar (conjuntivo frouxo) e derme profunda ou derme reticular (conjuntivo denso não modelado). Os elementos celulares e extracelulares da derme são típicos do tecido conjuntivo propriamente dito

- A interface epiderme-derme apresenta dobras primárias e secundárias, denominadas cristas epidérmicas, e papilas dérmicas. Esses pregueamentos aumentam a adesão entre os dois tecidos, sendo mais agudos quanto mais atrito é aplicado no local anatômico; ainda, aumentam a superfície para difusão de nutrientes da derme para a epiderme

- A hipoderme, ou tecido subcutâneo, foi considerada, por muito tempo, a camada mais profunda da pele. Hoje, preferencialmente, essa região é considerada um tecido de união da pele ao panículo adiposo ou às fáscias musculares subjacentes. É constituída por tecido adiposo unilocular, conjuntivo frouxo e fibras musculares lisas, intensamente irrigados

- Os anexos epidérmicos derivam do ectoderma embrionário. São considerados anexos os folículos pilosos, as glândulas sebáceas, as glândulas sudoríparas e as unhas

- As glândulas sudoríparas da pele podem ser merócrinas (écrinas) ou apócrinas. As merócrinas não se associam a folículos pilosos e o suor tem função de regulação térmica. As apócrinas se associam a folículos pilosos e sua função secretora específica não é comprovada

- A queratina que compõe o córtex e a cutícula dos pelos – assim como a unha – é considerada não descamativa, ao contrário da queratina descamativa, mais macia e maleável, que recobre a superfície cutânea

- A estrutura folicular é dividida em dois segmentos: o bulbo, que contém a papila, e a haste. Destaca-se que a matriz é constituída por queratinócitos clonogênicos, que também originam as glândulas sebáceas

- São elementos do folículo piloso: a matriz, a medula, o córtex, a cutícula, as bainhas interna e externa. Os queratinócitos clonogênicos formam a matriz e essas células-fonte também originam, no desenvolvimento, as glândulas sebáceas

- As glândulas sebáceas da pele podem ou não estar associadas aos folículos pilosos. A secreção sebácea – o sebo – tem conteúdo predominantemente lipídico e lubrifica a liberação do pelo em formação assim como protege a pele por meio da oleosidade consequente à liberação de seu produto

- As unhas são placas córneas, localizadas na falange distal dos dedos. A estrutura é composta por quatro porções: a placa ungueal (porção visível da unha), o leito ungueal (apoia a placa), a matriz ou raiz (com função e morfologia similares às da matriz do folículo piloso) e a parede (dividida em parede ou prega ungueal lateral, eponíquio e cutícula)

- A pele delgada ou fina é formada por camadas média e granular discretas, assim como a camada de queratina. Os anexos encontrados são as glândulas sudoríparas, sebáceas e os folículos pilosos, proporcionais entre si em quantidade

- A pele espessa conta com a camada lúcida, composta por células em meio ao processo de apoptose; a quantidade de melanócitos e de melanina é reduzida; o anexo é apenas a glândula sudorípara do tipo merócrino. A pele da polpa digital, apesar de espessa, tem camadas mais discretas e terminações nervosas associadas à sensibilidade própria do local (glômus)

- A pele do couro cabeludo apresenta epiderme com descamação intensa de queratina, porém em camadas sequenciais delicadas; a derme papilar é pouco volumosa e a derme reticular tem numerosos folículos pilosos agrupados particularmente; subjacente à derme, observa-se camada considerável de adipócitos uniloculares

- A borda vermelha do lábio apresenta epiderme recoberta por queratina delgada, porém mais compacta. Não apresenta anexos, e os melanócitos são extremamente reduzidos.

AUTOAVALIAÇÃO

19.1 Quais são as células que formam a epiderme?

19.2 Descreva a organização em camadas da epiderme.

19.3 Descreva microscopicamente o melanócito e fale sobre a função dessa célula.

19.4 Diferencie derme papilar de derme reticular.

19.5 Como é a interface entre epiderme e derme?

19.6 Descreva microscopicamente as glândulas sudoríparas merócrinas e apócrinas. Cite uma área anatômica em que cada uma é encontrada e fale sobre a diferença no tipo de suor produzido por esses anexos epidérmicos.

19.7 Fale sobre as regiões microscópicas que compõem o folículo piloso.

19.8 Descreva microscopicamente a unha.

19.9 Fale sobre as particularidades da pele palmar e plantar ao microscópio óptico, em relação à pele axilar.

19.10 Descreva a pele do couro cabeludo ao microscópio óptico; quais as diferenças dos anexos dessa região anatômica para as demais, que também contêm pelos – como a axila, por exemplo.

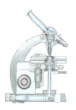

20

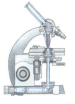

Órgãos Linfoides

Objetivos de estudo, *410*
Palavras-chave, *410*
Introdução, *410*
Caracterização dos órgãos, *410*
Resumo, *423*
Autoavaliação, *423*

■ Objetivos de estudo

Identificar os órgãos linfoides primários e secundários e compreender por que são assim considerados

Reconhecer e descrever microscopicamente o timo

Conhecer os princípios imunológicos da diferenciação terminal dos linfócitos T

Identificar as características morfológicas do timo involuído

Descrever microscopicamente a polpa branca e a polpa vermelha do baço. Conhecer suas funções

Compreender a estrutura histológica do linfonodo e reconhecer seus componentes ao microscópio óptico

Compreender a função dos linfonodos e a importância de sua disposição em cadeias sequenciais

Reconhecer e descrever as tonsilas ao microscópio óptico. Compreender sua função

Identificar os MALT ao microscópio óptico e saber suas principais localizações anatômicas

■ Palavras-chave

Anel de Valdeyer

Baço

Célula "M"

Célula epitelial reticular

Involução tímica

Linfócito B

Linfócito T CD4+

Linfócito T CD8+

Linfonodo

MALT

Memória imunológica

Placa de Peyer

Tecido linfoide difuso

Timo

Timócito

Tonsila

■ Introdução

Os órgãos linfoides fazem parte do sistema imunitário e são comumente classificados como primários e secundários.

Os órgãos linfoides primários são os que participam efetivamente do surgimento de novas células, além de desencadearem o estímulo inicial para sua diferenciação, como observado na medula óssea e no timo. Os órgãos linfoides secundários participam da diferenciação terminal de células pré-formadas, armazenando-as, já maduras – como ocorre nos linfonodos – no baço, nas tonsilas e nos tecidos linfoides associados às mucosas (MALT, do inglês *mucosa-associated lymphoid tissue*).

Apesar de a medula ser um órgão linfoide primário, dadas suas características histofisiológicas e direta associação à hematopoese, foi descrita anteriormente no Capítulo 12, *Sangue*.

A medula óssea e o fígado fetal são considerados órgãos *bursa-like*. O termo "bursa" deriva da bolsa de Fabricius, órgão linfoide presente em aves, que participa da origem e diferenciação de linfócitos B; em humanos, essa função é desempenhada pela medula óssea e, durante o desenvolvimento embrionário, pelo fígado fetal.

> Em tempo, o nome dos linfócitos B tem sido frequentemente associado à sua origem e diferenciação na medula óssea (do inglês, *bone marrow*), porém vale lembrar que a origem da denominação deriva da bolsa de Fabricius.

Bolsa de Fabricius
Órgão linfoide presente em aves, no qual a origem e a diferenciação de linfócitos B foram inicialmente descritas

Hieronymus Fabricius (1537-1619)
Anatomista italiano; pai da embriologia, identificou o órgão hematopoético em aves e idealizou o princípio da técnica de traqueotomia

■ Caracterização dos órgãos

Células nulas
Também denominadas "linfócitos *null*"; são linfócitos que não expressam marcadores de superfície de células T ou B

Os órgãos linfoides, dadas as suas funções, são repletos de leucócitos, especialmente linfócitos T, B e células nulas – indistintos ao microscópio óptico em colorações de rotina –, plasmócitos, macrófagos, além de outras células apresentadoras de antígeno (APC) e de sustentação, associados a intensa vascularização.

Capítulo 20 ■ Órgãos Linfoides

A identificação de cada um dos órgãos linfoides, bem como de suas regiões, é determinada pela organização e pela disposição dos elementos celulares, o que é mais bem visualizado em aumentos panorâmicos e médios. As lentes objetivas de maior aumento – como as de 400× ou de 1.000× – nos fornecerão informações morfológicas celulares e tal observação deve ser feita apenas com esse intuito específico.

Timo

O timo é um órgão de origem endodérmica formado por componentes linfoides e epiteliais. Seu desenvolvimento começa por volta da sexta semana embrionária e, após a oitava semana, já exerce suas funções. Assim, ao nascimento, o órgão já está totalmente diferenciado e permanece volumoso e funcionalmente ativo até a puberdade, quando começa a involuir gradualmente.

Funções

O timo, como órgão linfoide primário, fornece ambiente rico em fatores de crescimento favoráveis à diferenciação terminal dos linfócitos T, além de selecionar negativamente essas células e, em consequência à seleção, realizar destruição celular.

Durante o desenvolvimento embrionário, o timo recebe, via corrente sanguínea, precursores de linfócitos vindos do fígado fetal, do saco vitelino e, mais tardiamente – assim como após o nascimento – da medula óssea. Ao entrar em contato com fatores de crescimento tímicos, os precursores se diferenciam em linfoblastos e, finalmente, linfócitos T. Tal amadurecimento ocorre pela expressão de receptores na superfície linfocitária, criando, para essas células, uma identidade única diretamente associada à sua função.

É importante a compreensão de alguns fenômenos imunológicos que, apesar de não serem observados ao microscópio óptico, são fundamentais para a compreensão da organização histológica e da função não só do timo, mas dos demais órgãos linfoides.

Os linfócitos são células que participam da resposta imunológica adquirida, ou seja, que desempenham suas atividades imunológicas por meio do reconhecimento antigênico e da determinação de como o sistema imunitário irá reagir diante de tal antígeno.

A "identidade T" é conferida pela expressão do receptor de célula T (classicamente identificado como TCR, da sigla correlata ao termo em inglês, *T cell receptor*). O TCR se expressa ativamente em todos os linfócitos que chegaram ao timo, provenientes da medula óssea.

H·F Histologia em Foco

Síndrome de DiGeorge

Angelo DiGeorge (1921-2009)
Endocrinologista pediátrico americano, descreveu a síndrome de DiGeorge

A síndrome de DiGeorge é uma doença de caráter genético que resulta em malformação durante o desenvolvimento embrionário. Essas malformações envolvem ausência ou hipoplasia do timo e das paratireoides – resultando em perda da resposta imunológica mediada por células T, além de deficiência ou perda das funções dependentes do paratormônio – deformidades cardíacas e anomalias faciais, todas manifestadas em graus variáveis de acordo com a expressão dos genes anômalos, o que também determina o prognóstico.

Camundongos que expressam alterações genéticas e manifestam a síndrome são comumente utilizados como modelos para estudo de fármacos, neoplasias malignas, dentre inúmeras outras situações experimentais nas quais a resposta imunológica poderia vir a interferir nos resultados.

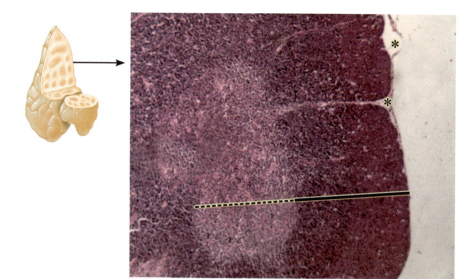

Figura 20.1 Timo. Cápsula (asterisco). Córtex (barra). Medula (linha tracejada). Coloração HE. Aumento original 400×.

Timócito
Linfócito em vários estágios de diferenciação que compõe o parênquima do timo

MHC
Sigla referente ao termo em inglês *major histocompatibility complex*, complexo de histocompatibilidade principal

Memória imunológica
Capacidade adquirida por linfócitos T e linfócitos B de reconhecer epítopos antigênicos e de passar essa propriedade com especificidade para seus clones. Tais linfócitos são denominados células de memória

Histomorfologia

O timo é envolvido por cápsula de tecido conjuntivo propriamente dito denso, responsável pela emissão de septos que dividem o órgão em dois lobos, e penetra superficialmente toda sua extensão, formando lobulação incompleta em sua superfície externa.

A região segmentada pelos septos, de posição subcapsular, é o córtex; a área interna, comum às lobulações, de posição subcortical, constitui a medula tímica.

As características gerais podem ser identificadas na Figura 20.1: córtex, intensamente basofílico, comumente descrito como "céu estrelado" e medula, menos corada, sem lobulações.

Córtex

O córtex, situado na porção mais externa do timo, circunda o órgão em toda sua extensão. Em aumentos panorâmicos, essa região é facilmente observada como uma faixa lobulada superficial, intensamente basofílica, com discretos pontos isolados menos corados. Esse aspecto é descrito classicamente como "céu estrelado". A intensa basofilia se deve à riqueza populacional de timócitos, enquanto os espaços menos corados em meio a essas estruturas são macrófagos ativados, volumosos e com pouca afinidade tintorial.

> Ao chegarem ao timo, os timócitos não têm potencial para gerar resposta imunológica; tal capacidade é adquirida após essas células passarem pelo córtex.

O processo envolve a participação de células do estroma cortical (as células epiteliais reticulares), que liberam interleucinas – IL-4 e IL-1 –, estimulando a diferenciação terminal dos linfócitos, e de macrófagos, que liberam IL-1, IL-2, IL-6 e fator de neucrose tumoral alfa (TNF-α, do inglês *tumor necrosis factor-alpha*) para indução da expansão clonal.

No córtex, sob estímulo desses produtos, os linfócitos adquirem moléculas de superfície que atuam como ligantes no reconhecimento antigênico: aqueles linfócitos com moléculas de superfície CD4 (linfócitos auxiliares ou *T helpers*) reconhecem moléculas MHC classe II, enquanto aqueles com molécula CD8 (linfócitos regulatórios) reconhecem moléculas MHC classe I.

Codificadas por genes do braço curto do cromossomo 6, as proteínas do MHC estão presentes em todas as células nucleadas e atuam diretamente no processo de reconhecimento antigênico; linfócitos T CD4+ reconhecem antígenos em presença de moléculas MHC classe II, enquanto linfócitos T CD8+ reconhecem antígenos em presença de moléculas MHC classe I.

No córtex também acontece a seleção clonal negativa, a partir da qual apenas linfócitos T funcionais maduros, que irão reconhecer e reagir apenas a antígenos não próprios (antígenos *no-self*), sejam redistribuídos para órgãos linfoides secundários, levando consigo a memória imunológica

Zonas ou áreas timo-dependentes
Áreas que recebem os linfócitos após o final de sua diferenciação no timo

Johann Conrad Peyer (1653-1712)
Anatomista suíço; descreveu as placas de Peyer em 1677; apesar de ter cursado medicina, publicou importantes trabalhos descritivos abordando a anatomia veterinária

adquirida em sua passagem pelo timo. Nesse processo, há eliminação, via indução de apoptose, de todos aqueles linfócitos reativos a antígenos próprios (*self*).

Ao final da seleção clonal, cerca de 95% do total de timócitos são perdidos, restando aproximadamente 5%, que são encaminhados à medula tímica e daí para as zonas timo-dependentes dos órgãos linfoides secundários – córtex e região paracortical dos linfonodos, placas de Peyer, folículos linfoides das tonsilas, polpa vermelha do baço e bainhas periarteriais da polpa branca do baço.

H·F Histologia em Foco

Autoimunidade

Provavelmente, falhas na seleção negativa de clones autorreativos seja um fator determinante na predisposição à autoimunidade.

Medula tímica

Internamente, a medula é observada como região não lobulada, extremamente menos corada em relação à cortical.

A pouca afinidade tintorial medular se deve às características morfológicas das células predominantes nessa região – macrófagos (com núcleo e citoplasma amplos e pouco corados) e plasmócitos (citoplasma eosinofílico e mais volumoso do que os linfócitos corticais), além da população discreta de linfócitos T.

Os linfócitos T presentes na medula tímica já se encontram totalmente diferenciados e compõem população escassa, pois correspondem àqueles 5% que "escaparam" da seleção clonal negativa.

A histofisiologia tímica e sua correlação com a divisão morfológica do órgão estão representadas esquematicamente na Figura 20.2.

Estroma tímico

O estroma do timo é formado por células epiteliais reticulares, o que caracteriza uma exceção na constituição dos estromas, geralmente representados por tecido conjuntivo frouxo. Outra exceção anatômica nesse critério é o sistema nervoso central, no qual as células da neuróglia desempenham esse papel.

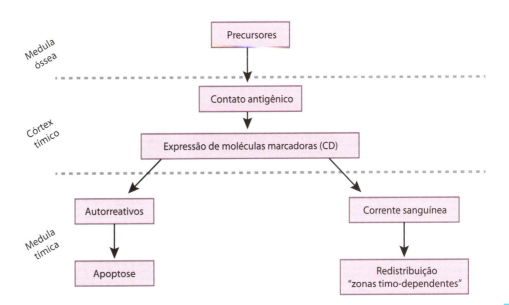

Figura 20.2 Histofisiologia do timo.

As células epiteliais reticulares apresentam citoplasma com numerosos prolongamentos e núcleo grande; as células são unidas entre si por desmossomos, porém são associadas a material intercelular relativamente abundante. Tal organização confere a essas células contorno estrelado, fazendo com que o estroma tímico seja denominado retículo (pequena rede).

O retículo desse órgão se refere à rede formada pelas células epiteliais reticulares, e não às fibras reticulares, sintetizadas e mantidas por elementos de origem conjuntiva, fartamente encontradas nos demais órgãos linfoides.

Funcionalmente, o estroma epitelial participa da diferenciação dos timócitos e da seleção clonal negativa dos linfócitos autorreativos.

Além de fornecer sustentação ao parênquima imunológico, exercem diversas outras funções fundamentais às atividades tímicas:

- Produzem fatores de crescimento e citocinas (interleucinas, timosina, timopoetina, timulina e fator tímico humoral) que estimulam a proliferação dos timócitos e a diferenciação dos linfócitos T pela expressão genética que induz a formação dos receptores de superfície
- Produzem timotaxina, que atinge altas concentrações na região subcapsular e age como molécula quimiotática para atrair os linfócitos liberados pela medula óssea
- Fazem parte da barreira hematotímica, a qual está presente apenas na região cortical do timo. Tem como principal função impedir o contato de antígenos com linfoblastos e com linfócitos T que ainda não estão suficientemente diferenciados para adquirir capacidade responsiva.

As células reticulares epiteliais formam agregados dispostos em camadas concêntricas, com queratinização mais abundante quanto mais madura a estrutura. Esses aglomerados são denominados corpúsculos de Hassal ou corpúsculos tímicos. Sua função e mecanismo de desenvolvimento são desconhecidos; suspeita-se de que sejam células epiteliais reticulares em degeneração. São exclusivos da zona medular.

Involução tímica

Fisiologicamente, a partir do início da puberdade, o timo entra em processo de involução. Tal fenômeno envolve diminuição da atividade funcional desencadeada por aumento dos níveis de hormônios sexuais, refletindo diretamente na histomorfologia do órgão.

As modificações morfológicas da involução começam lentamente e, de modo progressivo, levam à diminuição da densidade celular parenquimatosa, ou seja, linfoblastos deixam de chegar da medula óssea, fazendo com que a população imunológica do córtex e, consequentemente, da medula, diminuam gradualmente. Como estudado anteriormente, septos e cápsula de tecido conjuntivo frouxo permeiam todo o timo e, no processo de involução, a área parenquimatosa cortical perdida é preenchida por esse tecido associado a adipócitos uniloculares. A medula tímica involui em consequência da regressão cortical, no entanto, seu volume é ocupado por corpúsculos de Hassal cada vez maiores, localizados em quase toda a região sublobular.

Compare, observando a Figura 20.3, as modificações morfológicas pelas quais passa o órgão da fase infantil até a idade pré-senil.

Timotaxina
Quimiocina produzida por células epiteliais tímicas; é quimiotática para linfócitos pré-tímicos

Barreira hematotímica
Barreira composta por capilares envolvidos por células epiteliais reticulares, com numerosos pericitos e macrófagos perivasculares

Corpúsculos de Hassal
Aglomerados de células epiteliais associadas à deposição concêntrica de queratina; situados na medula do timo involuído ou em processo de involução

Arthur Hill Hassall (1817-1894)
Médico inglês; dedicado à microscopia, publicou, em 1846, o primeiro livro de histopatologia intitulado *Microscopic anatomy of the human body in health and disease*; descobriu os corpúsculos tímicos e os corpúsculos de Hassal-Henle, na córnea

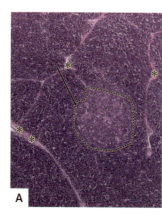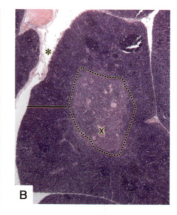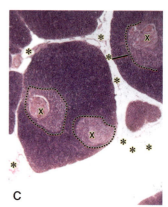

Figura 20.3 Involução do timo. Timo infantil (A). Timo de indivíduo adulto jovem (B). Timo pré-senil (C). Septos (asteriscos). Córtex (barra). Medula (linha tracejada). Corpúsculo de Hassal (X). Coloração HE. Aumento original 400×.

Após a involução do timo, as células T maduras que deixaram o órgão e foram redistribuídas para órgãos linfoides secundários permanecem "alertas". Elas constituem a progênie estável.

Assim, em situações de necessidade de resposta linfocitária adquirida – o que será constante ao longo da vida – tais células entram em expansão clonal, originando verdadeiros "exércitos" responsivos. Diante de tal situação, fica clara a relevância do desenvolvimento da memória imunológica durante o processo de diferenciação terminal dos linfócitos.

Progênie estável
Coleção de linfócitos que será mantida nos órgãos linfoides secundários após a involução tímica; a progênie será suficiente para desencadear respostas posteriores, possíveis devido à memória imunológica

H·F Histologia em Foco

Timomas malignos

Os timomas malignos são neoplasias comuns do mediastino anterior e são mais frequentes na 5ª década de vida, comumente associados a outras condições, geralmente de caráter autoimune, como a artrite reumatoide e a miastenia *gravis*, dentre outras. Clinicamente, os pacientes apresentam sinais e sintomas inespecíficos como tosse, dispneia e dor torácica. O prognóstico está diretamente associado à classificação histológica tumoral, determinada pela Organização Mundial da Saúde (OMS) no final da década de 1990, que leva em consideração as características morfológicas dos elementos tumorais epiteliais e a proporção de linfócitos em relação a essas células.

Baço

A palavra "baço" deriva do grego splén, radical que sempre remete a esse órgão linfoide secundário, como, por exemplo, em esplênico, em esplenectomia e esplenomegalia, dentre muitos outros.

Esplenectomia
Remoção cirúrgica, parcial ou total, do baço

Esplenomegalia
Aumento de volume do baço

O baço, de origem mesodérmica, encontra-se, desde o início de seu desenvolvimento, intimamente associado ao sistema circulatório, e permanece assim após seu amadurecimento. Tal característica faz com que seja rapidamente responsivo a antígenos presentes no sangue e com que participe efetivamente da destruição de hemácias após o período de vida útil dessas células.

Histomorfologia

O baço é envolvido externamente por serosa, derivada do peritônio, assim como os demais órgãos abdominais; subjacente à serosa, encontra-se cápsula própria, constituída por tecido conjuntivo fibroso, o qual penetra e percorre toda sua espessura. Esse tecido conjuntivo septal, também denominado trabécula, pode ser observado em praticamente qualquer campo microscópico da amostra, e carreia grandes vasos sanguíneos que permeiam as estruturas esplênicas. Pela própria natureza funcional do baço, tal vascularização abundante é fundamental.

Microscopicamente, o baço é composto por dois compartimentos que formam o parênquima esplênico: a polpa branca e a polpa vermelha. A polpa branca constitui estruturas arredondadas contendo, cada uma em sua região, um ramo arteriolar; a polpa vermelha envolve, sem limites distintos, a polpa branca.

Polpa branca

A polpa branca é considerada o "componente imunológico" do baço, visto que linfoblastos precursores de linfócitos B, linfócitos B já terminalmente diferenciados, plasmócitos e linfócitos T estão presentes nessa região. Para a atividade funcional ser exercida com sucesso, outras células "assessoram" a população linfocitária, como os macrófagos e as células reticulares, que atuam como células fagocitárias e APC.

Bainha linfática periarteriolar (PALS)
Região rica em linfócitos T que circunda os vasos peritrabeculares

Corona
Região ampla do folículo linfoide, rica em linfócitos B e células APC

Cordões esplênicos
Cordões de Billroth; fileiras de fibras reticulares ao longo das quais estão sustentados monócitos, macrófagos, linfócitos T e B, plasmócitos, granulócitos, plaquetas e hemácias

Hemocaterese
Destruição de hemácias frágeis ou no final da vida útil pelas células fagocitárias do baço. A quebra libera bilirrubina e hemossiderina

Hemossiderina
Pigmento derivado do ferro armazenado no citoplasma macrofágico; confere a essas células coloração intracitoplasmática castanha

Essas células se organizam em regiões específicas dentro da polpa branca – a **bainha linfática periarteriolar** (PALS, do inglês *periarteriolar lymphatic sheath*) –, a qual apresentou-se intensamente basofílica ao ser observada nos aumentos microscópicos menores devido à morfologia dos linfócitos, e o folículo linfoide esplênico, nos quais as células se encontram em proporções diferentes e cuja disposição está diretamente relacionada com a histofisiologia do compartimento.

De maneira contínua, tanto a bainha quanto o vaso envolvido estendem-se e originam o folículo, no qual o vaso sanguíneo – caracteristicamente reconhecido como arteríola central – tem sua luz delimitada por maior concentração de linfócitos T, além de se distinguir a **corona**. Diante de estímulos antigênicos, um centro germinativo pode ser identificado entre a corona e a bainha linfocitária, menos corado devido à presença de linfócitos B e plasmócitos.

A correlação entre organização microscópica e função é bastante interessante: o "caminho" percorrido pelo antígeno – visto que este chega por via sanguínea – começa na luz da arteríola central e alcança aos limites da polpa branca com a vermelha. Assim, sequencialmente, passa por: linfócitos T CD4+, células APC, linfócitos B, linfócitos T CD4+ novamente, plasmócitos e linfócitos T CD8+ e células fagocitárias.

O contato inicial com os linfócitos T desencadeia o reconhecimento e a sinalização para a necessidade de uma resposta imunológica humoral. Há formação do centro germinativo, no qual o antígeno – já reconhecido e apresentado na PALS – leva os linfócitos T a estimularem a diferenciação de linfócitos B em plasmócitos (sintetizando e liberando anticorpos). Forma-se, então, o complexo antígeno-anticorpo (Ag-Ac) fagocitado, deixando a memória imunológica de sua passagem.

Polpa vermelha

A polpa vermelha é responsável pelo armazenamento e pela eliminação de hemácias. Nessa região também ocorre o reconhecimento rápido de bactérias e vírus via sangue.

Seus componentes são os **cordões esplênicos** circundados por inúmeros capilares sinusoides, de luz ampla, revestidos por endotélio particularmente cúbico.

Os macrófagos, presentes em grande quantidade na área perissinusoidal, são responsáveis pela fagocitose de hemácias e plaquetas, que, ao fim da vida útil, seguem por via sanguínea para a polpa vermelha. Durante a **hemocaterese**, a hemoglobina é quebrada, há armazenado permanente de ferro no citoplasma dos macrófagos sob a forma de **hemossiderina**, bem como liberação de bilirrubina.

Entre as polpas branca e vermelha, encontra-se a zona marginal, muitas vezes indistinta nos preparos de rotina. O tecido dessa área é rico em linfócitos, macrófagos e células dendríticas APC.

Os compartimentos do baço estão na Figura 20.4.

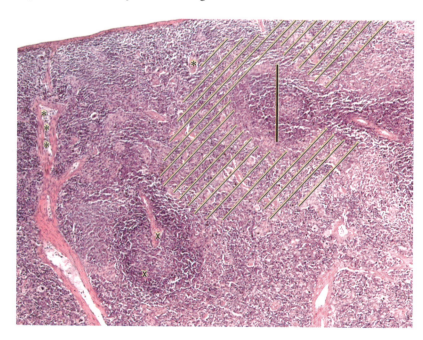

Figura 20.4 Baço. Polpa branca (barra). Arteríola central (X). Polpa vermelha (linhas). Trabéculas (asteriscos). Coloração HE. Aumento original 250×.

Irrigação esplênica

Toda a histofisiologia do baço é dependente de seu tipo de irrigação, seja para servir como via de condução antigênica à polpa branca, seja para encaminhamento de hemácias e plaquetas para serem destruídas na polpa vermelha.

A irrigação esplênica é tamanha que direciona antígenos e células senescentes a seus locais exatos, destacando-se o fato de que nos vasos sanguíneos arteriais e venosos presentes em seu parênquima passa todo o sangue proveniente da circulação sistêmica. Também está diretamente relacionada com o sistema porta hepático.

Ainda, os largos sinusoides presentes na polpa vermelha formam, juntamente com muitos macrófagos perivasculares, uma barreira hematorreticular, controlando de maneira semipermissiva o contato entre parênquima esplênico e corrente sanguínea sistêmica.

H·F Histologia em Foco

Esplenectomia

Em esplenectomias, os linfonodos – e, parcialmente, o fígado – suprem suas funções. Os linfonodos assumem a funcionalidade da polpa branca, enquanto o fígado repõe, em parte, a função da polpa vermelha.

Linfonodos (gânglios linfáticos)

Funções

Os linfonodos são pequenos órgãos linfoides secundários associados ao trajeto dos vasos linfáticos; seu formato varia do redondo ao reniforme. Esses vasos captam e drenam a linfa do meio intersticial para seu retorno ao fluxo venoso.

Por sua disposição anatômica e organização histológica, durante o percurso da drenagem, a linfa é filtrada, percorrendo seus seios capilares linfonodais. Imunologicamente, os linfonodos mantêm e produzem clones de linfócitos B via expansão clonal, além de receber e armazenar linfócitos T provenientes do timo.

H·F Histologia em Foco

Linfonodo sentinela

Linfonodo locorregional é aquele mais próximo do local primário de determinada condição patológica. Geralmente, as primeiras metástases surgem em linfonodo locorregional – por isso são também denominados linfonodos sentinelas.

Metástases

As metástases são tumores malignos secundários, derivados de um tumor primário, porém sem limite de continuidade entre eles. Tais tumores podem ser linfonodais – em linfonodos locorregionais ou acometendo linfonodos mais distantes na cadeia ou de cadeias distantes. O padrão das metástases linfonodais é um dos critérios que determinam o prognóstico tumoral.

Histomorfologia

Microscopicamente, o linfonodo é envolvido por cápsula conjuntiva que emite trabéculas à porção interna. Abaixo da cápsula está situada a área subcapsular e, sequencialmente, região cortical, que rodeia toda a estrutura, exceto em sua porção próxima ao hilo. Internamente, encontra-se a medula.

Cápsula

A cápsula do linfonodo é formada por tecido conjuntivo frouxo associado a adipócitos uniloculares ocasionais. Esse conjuntivo é rico em capilares linfáticos, cujas valvas impedem o refluxo de linfa para linfonodos proximais da cadeia – assim, a linfa flui unidirecionalmente, entrando no órgão linfoide por capilar linfático aferente, percorrendo seu parênquima e deixando a estrutura pelo hilo, como vaso eferente.

O vaso eferente de um linfonodo será o aferente do próximo linfonodo em sequência na cadeia. Dessa forma, quanto mais a linfa percorre a cadeia, mais é filtrada – por isso os linfonodos mais acometidos em reações patológicas são aqueles próximos à área da lesão primária.

H·F Histologia em Foco

Sentinelas imunológicos

Os linfonodos são considerados "sentinelas imunológicos". Devido à sua disposição ao longo das cadeias linfáticas e capacidade de filtragem, a natureza da partícula retida pode desencadear reações diversas que alertam o paciente ou o clínico de tal presença. Dentre essas situações patológicas, destacam-se as inflamações e as neoplasias malignas.

Nas reações inflamatórias, o linfonodo sofre linfadenite secundária, aumentando seu volume em decorrência da própria retenção de microrganismos, leucócitos e ação de mediadores químicos, bem como passa por hiperplasia reacional, devido à sua população linfocitária.

Em neoplasias malignas com potencial metastático, os linfonodos mais próximos do sítio primário do câncer são altamente suscetíveis à retenção de células malignas migratórias pela corrente linfática, as quais se implantam no parênquima linfonodal, originando tumores secundários ou metástases.

O seio subcapsular é identificado ao microscópio óptico como área esparsa em células e pouco corada, porém, observação mais cuidadosa mostra que a região é rica em APC e linfócitos. Esse seio segue continuamente os vasos linfáticos que entram no córtex, ao redor dos quais passa a ser denominado seio peritrabecular.

Córtex

Vênulas de endotélio alto
Vênulas cujo endotélio é cúbico, apoiado por lâmina basal descontínua, a qual facilita a recirculação linfocitária e o trânsito de moléculas entre corrente sanguínea e parênquima linfoide

A região cortical dos linfonodos é situada abaixo do seio subcapsular. De acordo com a organização celular, é subdividido em córtex externo e córtex interno ou região paracortical.

O córtex externo é representado por uma faixa de folículos linfoides que pode ou não estar sob estímulo antigênico. Esses folículos contêm em seu contorno a área do manto, mais basofílica e, se estimulados, centro germinativo. O córtex interno não apresenta folículos e é extremamente rico em linfócitos T CD4+ e **vênulas de endotélio alto**, cuja visibilidade ocasionalmente é obscurecida pela grande densidade celular.

Medula

A medula se dispõe internamente ao córtex e, ao microscópio óptico, seus componentes – cordões medulares e seios medulares – se organizam formando um padrão morfológico semelhante a ideogramas chineses. Os cordões celulares são contínuos às células do córtex interno, e o seio medular é menos povoado em células e com grande quantidade de ramificações capilares sinusoidais. O seio medular tem como elementos linfócitos B, plasmócitos e macrófagos.

Os seios medulares são verdadeiros canais pelos quais o fluxo de linfa passa, após deixar o córtex, em direção ao hilo. São formados por ramificações contínuas aos vários capilares aferentes que perfuram a cápsula e, próximo ao hilo, unem-se formando o vaso eferente. Porém, ressalta-se que o fluxo não é livre e veloz. Uma rica rede de fibras reticulares e células suportadas por essa rede se projetam da borda sinusal em direção à luz, tornando o fluxo mais lento e consequentemente, aumentando o contato do líquido com a parede, favorecendo sua filtração.

Na porção mais côncava do linfonodo, a medula se continua com o hilo, por onde saem vaso linfático eferente, pequenas artérias e veias.

O linfonodo está representado na Figura 20.5.

Histofisiologia

Assim como observado no baço e no timo, a disposição dos componentes tem correlação direta com a histofisiologia do linfonodo.

A drenagem da linfa e os antígenos que ganham o linfonodo por essa via percorrem o órgão, passando, sequencialmente a partir da entrada, pelo vaso linfático aferente, por: linfócitos T e APC do seio subcapsular e peritrabecular, centro germinativo e manto dos folículos linfoides, linfócitos T e B do córtex interno e continuamente daí para os cordões celulares da medula, linfócitos e células APC do seio medular e vaso linfático eferente.

Além da rede linfática linfonodal e da cadeia correspondente, a circulação sanguínea da estrutura participa de atividades imunológicas, pois serve de importante via para recirculação de linfócitos.

> As funções do baço e do linfonodo são correlatas. O que muda na histofisiologia desses dois órgãos é a via antigênica: sangue, no baço; linfa, no linfonodo.

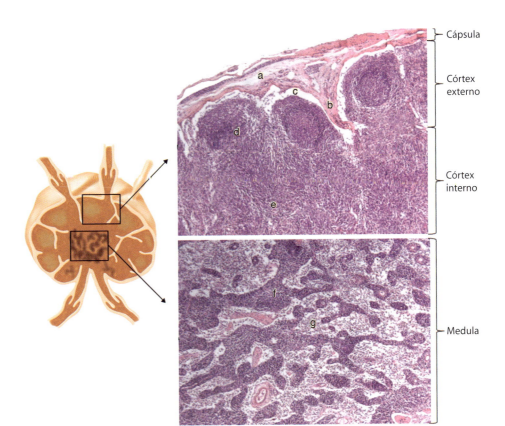

Figura 20.5 Linfonodo. Cápsula (a). Trabécula (b), Seio subcapsular (c). Córtex externo (d). Córtex interno (e). Cordão celular da medula (f). Seio medular (g). Coloração HE. Aumento original 400×.

Tonsilas

Funções

As tonsilas são órgãos linfoides secundários localizados nas proximidades das entradas do tubo digestivo e da árvore respiratória, formando o anel de Waldeyer.

Sua função é realizar defesa imunológica humoral contra antígenos ingeridos ou inalados que tenham passado pelas barreiras presentes nas cavidades bucal e nasal.

Existem três pares de tonsilas, anatomicamente bilaterais – palatinas, linguais e faríngeas, que diferem entre si pela localização anatômica e tipo de revestimento epitelial voltado para a luz.

H·F **Histologia em Foco**

Amígdalas e adenoides

Comumente, as tonsilas palatinas são denominadas amígdalas, enquanto as faríngeas, quando inflamadas e hiperplásicas, caracterizam as adenoides.

Histomorfologia

As tonsilas são aglomerados de nódulos linfoides que exibem superficialmente criptas. Como as tonsilas são órgãos linfoides voltados para uma superfície luminal (no caso, a orofaringe) são revestidas por epitélio nessa face; tal revestimento é intensamente infiltrado por linfócitos, o que pode, por vezes, dificultar a caracterização típica epitelial.

Os nódulos linfoides das tonsilas seguem as mesmas características daqueles observados no córtex externo dos linfonodos, podendo ser classificados em nódulos linfoides primários ou nódulos secundários.

Histofisiologia

A presença das criptas na face voltada para a luz do trato digestivo ou respiratório, de acordo com o tipo de tonsila, tem como objetivo o aumento da superfície para captação de antígenos.

Anel de Waldeyer
Anel constituído por três pares de tonsilas, localizadas na entrada dos tubos digestivo e respiratório

Heinrich Wilhelm Gottfried von Waldeyer-Hartz (1836-1921)
Anatomista alemão, descreveu o anel tonsilar ou anel de Waldeyer

Criptas tonsilares
Dobras invaginadas da mucosa revestidas por tecido epitelial pavimentoso estratificado não queratinizado nas tonsilas palatina e lingual, e pseudoestratificado ciliado na tonsila faríngea

Nódulo linfoide primário
Nódulo não estimulado antigenicamente, cujos linfócitos se encontram em repouso funcional

Nódulo linfoide secundário
Nódulo estimulado antigenicamente que exibe centro germinativo, área correspondente a estímulo para expansão clonal de linfócitos B e sua diferenciação em plasmócitos

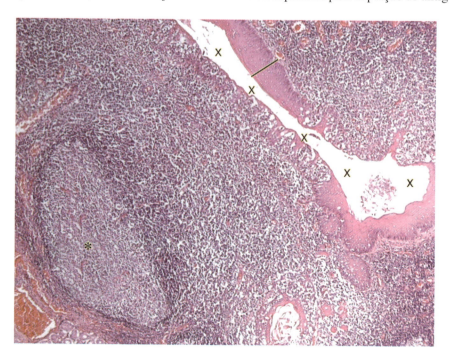

Figura 20.6 Tonsila. Amostra: tonsila palatina. Criptas (X). Epitélio (barra). Folículos linfoides (asterisco). Coloração HE. Aumento original 250×.

Após endocitose das partículas apreendidas, os nódulos linfoides – estrategicamente situados logo abaixo do epitélio – são estimulados, e é desencadeada resposta humoral que resulta em produção de imunoglobulina A (IgA).

H·F Histologia em Foco

Amigdalites

A presença das criptas tem uma finalidade funcional, porém, são altamente retentivas. Na tonsila lingual, ocasionalmente são observadas glândulas salivares menores cujos ductos liberam secreção no fundo das invaginações, limpando essa região, o que não ocorre nas tonsilas palatinas e faríngeas.

Alimentos e bactérias retidas nas criptas podem levar às tonsilites, sendo a mais comum a amigdalite.

Tecido linfoide difuso associado à mucosa

O tecido linfoide difuso associado à mucosa (MALT, do inglês *mucosa-associated lymphoid tissue*) é constituído por aglomerados linfoides sem organização e não encapsulados. O tecido que envolve o acúmulo celular é o próprio tecido circunjacente do órgão em que se encontra.

É localizado em regiões com ampla flora bacteriana e nas quais se encontram áreas de transição entre meio externo e interno, como uretra, mucosa bucal e genital, mucosa respiratória e mucosa do tubo digestivo. De acordo com o local, recebe denominações específicas: GALT, no intestino (G, *gut*, intestino), BALT, nos brônquios.

No intestino, especialmente no íleo, os GALT se aglomeram, por vezes se estruturando em folículos linfoides. Esses acúmulos formam as placas de Peyer.

Funções

Os MALT são responsáveis pela resposta humoral contra antígenos captados da superfície mucosa associada a eles.

Histomorfologia e histofisiologia

Os MALT são acúmulos de linfócitos T e B – esses, quando estimulados, diferenciam-se em plasmócitos.

Células "M"

"M" refere-se ao termo microdobras – em inglês, *microfold* – em referência à superfície apical cujas reentrâncias são pregueadas; é considerada uma APC

O epitélio correspondente à localização dessas estruturas linfoides contém, em meio às células de revestimento, as células"M", as quais só podem ser individualizadas por técnicas especiais. Essas células capturam antígenos apreendidos de superfície por endocitose e os transportam por meio de seu citoplasma para seu polo basal e, em seguida, para a lâmina própria circundante, na qual linfócitos se encarregam de carrear a proteína ao MALT subjacente.

As características microscópicas do MALT podem ser observadas na Figura 20.6, e uma representação esquemática de sua histofisiologia, bastante semelhante à das tonsilas, encontra-se na Figura 20.7.

Como já visto neste capítulo, os nódulos linfoides são a unidade estrutural e funcional dos tecidos e órgãos linfoides. Essas estruturas surgem em todos os órgãos linfoides secundários e, quando estimuladas, exibindo um centro germinativo, indicam resposta imunológica humoral – assim, o córtex do timo não exibe essas estruturas, visto que é um órgão associado a linfócitos T, exclusivamente.

Para diferenciar os folículos nos diversos órgãos, observe as características microscópicas particulares na Tabela 20.1.

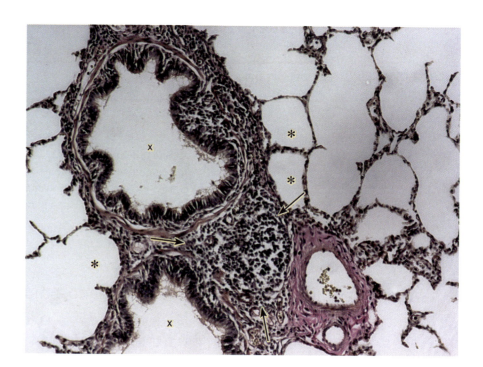

Figura 20.7 MALT. Amostra: BALT. Luz do brônquio (X). Alvéolos (asteriscos). BALT (setas). Coloração HE. Aumento original 250×.

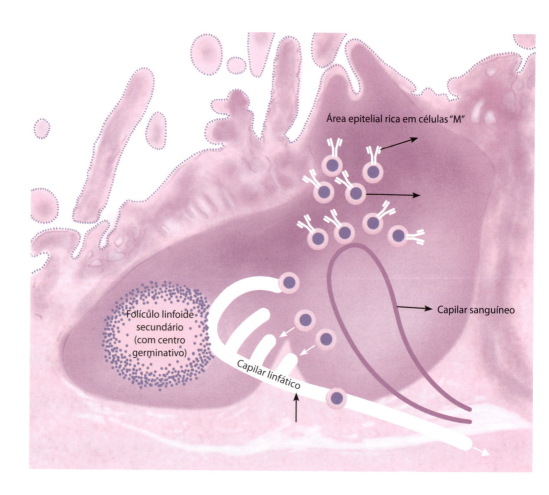

Figura 20.8 Histofisiologia dos MALT.

Capítulo 20 ■ Órgãos Linfoides   **423**

■ **Tabela 20.1** Particularidades microscópicas dos folículos linfoides.

- Baço: a polpa branca é a unidade correspondente ao folículo; apresenta a arteríola central, está envolvido pela polpa vermelha e trabéculas espessas contendo vasos sanguíneos, típicas desse órgão, podem ser encontradas em quase todos os campos
- Linfonodo: os folículos se organizam no córtex externo em faixa, subjacente à cápsula e ao seio subcapsular, e apoiados sobre uma área concentrada em linfócitos sem organização, correspondente ao córtex interno. Não há arteríola no folículo, visto que o antígeno, aqui, chega por via linfática
- Tonsilas: há que se observar o revestimento epitelial e a presença das cristas; os folículos encontram-se logo abaixo do tecido de revestimento e não se organizam em faixa, como no linfonodo, estando dispersos na lâmina própria superficial
- MALT: geralmente não exibem organização folicular, sendo mais caracterizados como aglomerados de linfócitos; porém, quando cronicamente estimulados, os MALT, assim como as placas de Peyer, podem exibir centros germinativos. São totalmente envolvidos pelo tecido conjuntivo no qual se encontram

RESUMO

- Os órgãos linfoides primários (timo e medula óssea) participam efetivamente do surgimento de novas células e desencadeiam estímulo para sua diferenciação; os órgãos secundários (baço, linfonodos, tonsilas, e os MALT) participam da diferenciação terminal de células pré-formadas e armazenam essas células já maduras

- Os linfócitos, em vários estágios de diferenciação que compõem o parênquima do timo, são denominados timócitos

- O timo é envolvido por cápsula de tecido conjuntivo, córtex, situado na porção mais externa do timo e, internamente, a medula. O córtex é mais densamente povoado por linfócitos e, consequentemente, é intensamente basofílico, enquanto a medula é menos celular e menos corada em relação à cortical

- No córtex tímico ocorre o final da diferenciação dos linfócitos e a seleção clonal; da medula tímica, os linfócitos T são redistribuídos para os órgãos linfoides secundários. As áreas que recebem os linfócitos após o final de sua diferenciação no timo são denominadas áreas timo-dependentes

- O estroma tímico é formado por um epitélio modificado composto por células epiteliais reticulares. Funcionalmente, participam da diferenciação dos timócitos, da seleção clonal negativa dos linfócitos autorreativos e fazem parte da barreira hematotímica

- Fisiologicamente, a partir do início da puberdade, o timo entra em processo de involução, a qual se reflete diretamente na histomorfologia do órgão: o córtex diminui seu volume e o espaço é ocupado por tecido fibroadiposo, enquanto corpúsculos de Hassal preenchem a medula

- Microscopicamente, o baço é composto por dois compartimentos que formam o parênquima esplênico: a polpa branca e a polpa vermelha. A polpa branca constitui estruturas arredondadas, contendo, cada uma em sua região, um ramo arteriolar; a polpa vermelha envolve, sem limites distintos, a polpa branca

- A polpa branca é considerada o "componente imunológico" do baço, e suas células se organizam em bainha linfática periarteriolar (PALS) e no folículo linfoide esplênico, nos quais as células se encontram em proporções diferentes e cuja disposição está diretamente relacionada com a histofisiologia do compartimento

- A polpa vermelha realiza armazenamento e eliminação de hemácias; seus componentes são os cordões esplênicos ou cordões de Billroth, envolvidos por inúmeros capilares sinusoides

- Entre as polpas branca e vermelha, encontra-se a zona marginal

- Os linfonodos mantêm e produzem clones de linfócitos B via expansão clonal, além de receberem e armazenarem linfócitos T provenientes do timo. Microscopicamente, o linfonodo é envolvido por cápsula que emite trabéculas à porção interna. Abaixo da cápsula está a área subcapsular e, sequencialmente, a região cortical, que rodeia toda a estrutura, exceto em sua porção próxima ao hilo. Internamente, situa-se a medula

- As tonsilas palatina, lingual e faríngea realizam defesa imunológica humoral contra antígenos ingeridos ou inalados; esses aglomerados de nódulos linfoides exibem criptas em sua superfície mucosa que são revestidas por tecido epitelial pavimentoso estratificado não queratinizado nas tonsilas palatina e lingual, e pseudoestratificado ciliado, na tonsila faríngea

- O tecido linfoide difuso associado à mucosa (MALT) é constituído por aglomerados linfoides sem organização e não encapsulados. O tecido que envolve o acúmulo celular é o próprio tecido circunjacente do órgão em que se encontra. Localiza-se em áreas com ampla flora bacteriana e apresenta áreas de transição entre meio externo e interno. Esses aglomerados desenvolvem resposta humoral contra antígenos captados da superfície mucosa associada a eles.

AUTOAVALIAÇÃO

20.1 Descreva as características microscópicas do timo e o que muda no aspecto típico com a involução do órgão.

20.2 Disserte sobre a diferença de densidade linfoide observada entre córtex e medula tímica.

20.3 Descreva microscopicamente a polpa branca do baço.

20.4 Quais são os componentes histológicos da polpa vermelha do baço? Qual é a função dessa região esplênica?

20.5 Conceitue MALT e cite exemplos de localização.

20.6 Descreva microscopicamente o linfonodo.

20.7 O que são as criptas tonsilares? Qual é seu revestimento nas diferentes tonsilas?

20.8 O que são as placas de Peyer?

20.9 Conceitue folículo linfoide.

20.10 Como diferenciamos histologicamente a polpa branca do baço do córtex externo do linfonodo?

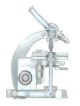

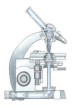

Apêndice

■ Prefixos e sufixos

Muitas das palavras utilizadas rotineiramente na área da saúde são formadas por radicais – a maioria, latinos ou gregos – associados a sufixos ou prefixos de mesma origem. Para que a memorização e a compreensão desses termos médicos não sejam mera decoreba, conhecer seu significado é bastante útil e interessante. Apresentam-se, a seguir, alguns dos termos mais utilizados na histologia.

a, an, in – ausência, negação
adeno – glândula
algia, odynia – dor
anér, andrós – homem
angio – vaso (sanguíneos, linfáticos)
ante – antes, precedente, anterior
antí – contra
arthro – articulação
auto – próprio, por si mesmo
bio – vida
condros – cartilagem
desectio – corte
dys – alterado, impróprio
égkhyma, enchyma – infusão, preencher, encher, verter
endemos – originário de um país ou região
endo – dentro de, no interior de
entero – intestino
epi, ad, supra – sobre, acima, por cima
erytro – vermelho
ex – exteriormente, por fora
gen – originar, produzir
gyné, gynaikós – mulher
haima, hem, emya – sangue
hydro – água
hyper – excessivo
hypo – insuficiente, abaixo, sob
infra – abaixo
inter – entre
intra – dentro de, internamente
iysis, ase, asis – dissolução, dissolver, digerir
kephalé – cabeça
leuko – branco
logos – estudo, tratado
macro – grande
mega – grande
melan – negro
mesós – meio
micro – pequeno
myo – músculo
necro – morte
neo – novo
nephr – rim
oestrus, estro – fertilidade, cio
oid – semelhante
oligo – menor quantidade, pouco
osis, ose – aumento de produção
osteo – osso
pan – totalidade
para, ipse – ao lado, juntamente a, do mesmo lado
pathos, morbus – doença
penia – falta, diminuição

peri – ao redor, em volta

phago – comer

phila, philia – afinidade, atração química

plasia – formar, crescer

poiesis – criar, produzir, fazer

poly – muitos, muita quantidade

post – após, posteriormente, depois

pro – para a frente, adiante, antes, anteriormente

pseudo – falso

syn – conjunto, grupamento

tissu – tecido

trofia – nutrição, metabolismo

■ Abreviaturas

AAS – ácido acetilsalicílico

ABP – proteína de ligação de androgênios

AC – anticorpo

ACTH – hormônio adrenocorticotrófico

AD – átrio direito

ADH – hormônio antidiurético

AE – átrio esquerdo

AG – antígenos

Ag-Ac – complexo antígeno-anticorpo

AINE – anti-inflamatórios não esteroidais

AMH – hormônio anti-mülleriano

APC – célula apresentadora de antígenos

APUD – captação e descarboxilação de precursores de amina

ASC – células-tronco de derivação adiposa

ATP – adenosina trifosfato

ATPase – adenosina trifosfatase dependente de Ca^{2+} e Mg^{2+}

AVE – acidente vascular encefálico

BALT – tecido linfoide associado aos brônquios

BAAR – bactérias álcool-acidorresistentes

BMP – proteínas morfogenéticas osteoindutoras

Ca – cálcio

CCL2 – quimiocina CC *motif* ligante 2

CD – cornos dorsais; grupo de diferenciação

CO_2 – dióxido de carbono

COX2 – ciclo-oxigenase

CV – cornos ventrais

DBA – dimetilbenzantraceno

DIT – diiodotirosina

DNA – ácido desoxirribonucleico

DNES – células neuroendócrinas difusas

EC – células enterocromafins

ECA – enzima conversora da angiotensina

EGF – fator de crescimento endotelial

ET – endotelina

FAI – fator antianêmico intrínseco

Fc – fator de crescimento

FSH – hormônio foliculoestimulante

G – gastrina

GAG – glicosaminoglicanos

GCF – fatores estimuladores de colônias

GpP – glicoproteína P

H – hidrogênio

HCG – gonadotrofina coriônica humana

HCI – ácido clorídrico

HDL – lipoproteínas de alta densidade

HE – hematoxilina-eosina

HPV – vírus do papiloma humano

IDL – lipoproteínas de densidade intermediária

IGA – imunoglobulina A

IgE – imunoglobulina E

IgG – imunoglobulina G

IL-1 – interleucina 1

IL-3 – interleucina 3

IL-6 – interleucina 6

INCA – Instituto Nacional de Câncer

JEC – junção escamocolunar

LCR – líquido cefalorraquidiano

LDL – lipoproteína de baixa densidade

LEE – limitante elástica externa

LEI – limitante elástica interna

LH – hormônio luteinizante

LPH – lipotropina

MALT – tecidos linfoides associados às mucosas

ME – microscópio eletrônico

MEC – matriz extracelular

MET – microscópio eletrônico de transmissão

MEV – microscópio eletrônico de varredura

Mg – magnésio

MHC – complexo de histocompatibilidade principal

MIT – monoiodotirosina

MSH – hormônio melanócito estimulante

NDES – sistema neuroendócrino difuso

NK – células assassinas naturais

NO – óxido nítrico

NOS – óxido nítrico sintetase

O_2 – oxigênio

OMS – Organização Mundial de Saúde

PAF – fator ativador plaquetário

PALS – bainha linfática periarteriolar

PAS – ácido periódico-Schiff

PGE_2 – prostaglandina

PGI_2 – prostaciclina

pH – acidez gástrica

PI – pneumócito tipo I

PLO – proteínas ligantes de odores

PP – polipeptídio pancreático

ppd – propriamente dito

PTH – paratormônio

RANKL – ligante do receptor ativador do fator nuclear κB

RNA – ácido ribonucleico

SARA – síndrome da angústia respiratória aguda

SFA – substância fundamental amorfa

SFM – sistema fagocitário mononuclear

TCR – receptor de célula T

TGF-β – fator de crescimento transformador beta

TGO – transaminase glutâmico oxalacética

TGP – transaminase glutâmico pirúvica

TNF-α – fator de necrose tumoral alfa

T3 – tri-iodotironina

T4 – tiroxina

TI – túnica íntima

TM – túnica média

TSH – tireotropina ou hormônio tireoestimulante

UV – radiações ultravioleta

VD – ventrículo direito

VE – ventrículo esquerdo

VIP – peptídio intestinal vasoativo

VLDL – lipoproteínas de densidade muito baixa

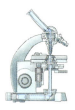

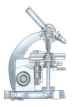

Glossário

■ A

ABP – Proteína de ligação de androgênios; une-se à testosterona impedindo que ela seja eliminada para a luz do túbulo seminífero

Acantose (*acantos* = espinho/*ose* = aumento) – Hiperplasia da camada média nos epitélios de revestimento estratificados pavimentosos

Acetilcolina – Neurotransmissor que leva à contração da fibra muscular estriada esquelética

Ácido graxo – Ácidos carboxílicos saturados ou insaturados, de acordo com a ligação entre seus carbonos; no metabolismo lipídico, liga-se à albumina para ser redistribuído

Ácino pulmonar – Região correspondente a cada porção menor, associada individualmente a um bronquíolo respiratório

Ácinos pancreáticos – Unidades funcionais exócrinas; são compostos por dois tipos celulares: as células acinares e as células centroacinares

Adipocitocinas – Hormônios produzidos por adipócitos; são exemplos interleucina 6 (IL-6), fator de necrose tumoral alfa (TNF-α), quimiocina CC *motif* ligante 2 (CCL2), angiotensinogênio e adipocinas (leptina, resistina, adiponectina, visfatina e apelina)

Afinidade tintorial – Afinidade química entre elementos celulares e corantes

Agrecano – Macromolécula associada a glicosaminoglicanos (GAG) que se une quimicamente às fibras do material extracelular no qual esses elementos se encontram

Alça de Henle – Segmento do néfron em forma de alça; participa do equilíbrio hidreletrolítico via reabsorção de água, sódio, potássio, magnésio, dentre outros íons

Aldosterona – Hormônio sintetizado no córtex da glândula adrenal; participa da conservação de sódio; suas células-alvo são células epiteliais de revestimento da mucosa gástrica, das glândulas salivares, lacrimais e sudoríparas, do ducto coletor renal e do túbulo contorcido distal do néfron

Alexis Littré (1658-1726) – Médico francês, um dos pioneiros na realização de colostomias, identificou a presença das glândulas mucosas na uretra masculina posteriormente denominadas glândulas de Littré

Aloysius Alzheimer (1864-1915) – Neurologista alemão, descreveu em 1901 a doença degenerativa que recebeu seu sobrenome; em cooperação com o também médico Emil Kraepelim, classificou clinicamente as doenças psiquiátricas

Ameloblasto – Célula de origem ectodérmica, derivada do epitélio dentário interno; sintetiza o material orgânico do esmalte

Amilase salivar – Enzima salivar que converte parcialmente o amido em maltose

Âmnio – Tecido de revestimento externo do cordão umbilical constituído por epitélio pavimentoso simples apoiado em discreto conjuntivo frouxo subepitelial

Amostra emblocada – Amostra submetida ao processamento histológico de rotina, a partir do qual é obtido o bloco

Anafilaxia – Termo criado em 1902 como um antônimo para profilaxia; reação de hipersensibilidade tipo I imediata e aguda, mediada por imunoglobulina E ou G a partir da exposição a determinado alergênio; as células efetoras da reação são os mastócitos e os basófilos

Anasarca – Edema sistêmico, no qual há maior volume de líquido – plasma ou linfa – no meio extravascular do estroma de todo o organismo

Androstenediona – Esteroide que é convertido em estrogênio pelas células da camada granular durante todas as etapas finais de amadurecimento folicular

4-androstenediona – Hormônio esteroide precursor da testosterona; sintetizado no córtex da adrenal, no testículo e no ovário

Anel de Waldeyer – Anel constituído por três pares de tonsilas, localizadas na entrada dos tubos digestivo e respiratório

Angelo DiGeorge (1921-2009) – Endocrinologista pediátrico americano, descreveu a síndrome de DiGeorge

Angelo Ruffini (1864-1929) – Histologista e embriologista italiano; além de identificar os mecanorreceptores, descreveu a gástrula

Angiogênese – Processo de formação de novos vasos sanguíneos a partir de vasos saudáveis preexistentes; mecanismo estimulado por fatores de crescimento e citocinas

Angiotensina I – Peptídio derivado do angiotensinogênio, precursor da angiotensina II

Angiotensina II – Peptídio que surge a partir da ação da enzima conversora da angiotensina sobre a angiotensina I

Anidrase carbônica – Enzima que participa do transporte de CO_2 e do controle do pH sanguíneo

Anisotropia – Propriedade óptica na qual a disposição fibrilar dispersa a luz em direções variáveis; a banda A do sarcômero é anisotrópica

Anquilose – Bloqueio total ou parcial da movimentação articular por soldadura fibrosa ou óssea

Anticorpo – Imunoglobulina; glicoproteína efetora da resposta imunológica adquirida do tipo humoral; são sintetizadas e liberadas por plasmócitos

Antígeno – Qualquer molécula capaz de desencadear resposta imunológica

Antoine Marfan (1858-1942) – Pediatra francês, descreveu a síndrome homônima em 1896

Anton Gilbert Victor von Ebner (1842-1925) – Anatomista e histologista austríaco. Descreveu as glândulas associadas às papilas circunvaladas, as linhas incrementais da dentina e do cemento e o retículo que envolve as células do túbulo seminífero

Anton Van Leeuwenhoek (1632-1723) – Comerciante holandês; considerado o "pai da histologia", idealizou e desenvolveu o microscópio óptico. Foi o primeiro a observar o fluxo sanguíneo e os microrganismos e a identificar as primeiras células

Antro – Cavidade preenchida por líquido folicular que surge ao final da estruturação do folículo antral

Apêndice cecal – Projeção em fundo cego do ceco; segmento anatômico vestigial do intestino grosso

Apêndices epiploicos – Discretas projeções de tecido adiposo, ocasionalmente observadas na serosa retal

Apoptose – Morte celular programada, suicídio celular; fenômeno programado geneticamente que induz à morte fisiológica da célula ao fim de seu tempo de vida útil

Área de acesso indireto – Local sem acesso visual direto ou distante de superfície diretamente acessível

Áreas de interplaca – Regiões formadas por membrana celular convencional, que penetram as camadas de células intermediárias, posicionando-se entre elas

Áreas de placa – Placas proteicas firmes e impermeabilizantes, que recobrem exatamente e exclusivamente o ápice celular

Argirofilia – Afinidade química por sais de prata e ósmio

Artefatos – Defeitos que podem surgir em qualquer etapa do processamento histológico; são exemplos comuns: bolhas, depósitos de poeira, corrugações, manchas de corante, entre outros. Suas consequências sobre a identificação microscópica do corte são variáveis

Arthur Cecil Alport (1872-1959) – Médico sul-africano, descreveu a síndrome que recebeu seu nome em 1927

Arthur Hill Hassall (1817-1894) – Médico inglês; dedicado à microscopia, publicou, em 1846, o primeiro livro de histopatologia intitulado *Microscopic anatomy of the human body in health and disease*; descobriu os corpúsculos tímicos e os corpúsculos de Hassal-Henle, na córnea

Artrite gotosa aguda – Reação inflamatória aguda desencadeada pela deposição de cristais de urato na cápsula articular

Artrite gotosa tofácea – Processo inflamatório crônico resultante da recorrência da artrite gotosa aguda

Assoalho bucal – Região situada abaixo da língua, em contato direto com a região ventral desse órgão

Astrócitos fibrosos – Têm prolongamentos longos, mais finos e mais numerosos em comparação aos astrócitos protoplasmáticos, porém com pouquíssimas ramificações; a região citoplasmática que envolve o núcleo é mais compacta e, proporcionalmente, pouco volumosa

Astrócitos protoplasmáticos – Têm prolongamentos curtos, porém muito ramificados, e, proporcionalmente, a região do citoplasma que contém o núcleo parece mais volumosa

Ateromas – Placas de lipídio depositadas nos elementos da parede vascular que desencadeiam inflamação e outras complicações

Ativação macrofágica – Mudança morfológica que reflete aumento da atividade metabólica, com produção de variado conjunto de ácidos e enzimas digestivas

ATPase – Adenosina trifosfatase dependente de cálcio e magnésio; enzima que hidrolisa o ATP, liberando ADP e fosfato inorgânico

ATPsintase – Grupo de enzimas responsável pela síntese de ATP

Atresia folicular – Processo de degeneração dos folículos não dominantes, a partir do folículo de Graaf

Átrios – Câmaras que recebem o sangue no lado direito, vindo da circulação sistêmica, e no lado esquerdo, da circulação pulmonar

Autólise – Destruição enzimática de tecidos após sua remoção do organismo; em contrapartida, a necrose é a morte do tecido no organismo, também sob ação enzimática e sempre associada a processos patológicos

Axônio – Prolongamento neuronal único que parte do pericário; responsável pela condução unidirecional do impulso

B

Bainha linfática periarteriolar (PALS) – Região rica em linfócitos T que circunda os vasos peritrabeculares

Bálsamo do Canadá – Líquido de origem vegetal ou sintética; é viscoso, amarelo ou fracamente castanho, insolúvel em água e miscível em substâncias alcoólicas

Barreira hematencefálica – Fáscia contígua ao tecido nervoso e às células endoteliais dos capilares da pia-máter

Barreira hematotesticular – Barreira constituída pelas células de Sertoli que separa os espermatozoides em amadurecimento da corrente sanguínea, evitando reações autoimunes e infecções

Barreira hematotímica – Barreira composta por capilares envolvidos por células epiteliais reticulares, com numerosos pericitos e macrófagos perivasculares

Basófilo – Tem o citoplasma repleto de grânulos, que se coram com intensa basofilia

Bidimensionalidade – Estruturas ou imagens que exibem duas dimensões: a largura e a altura

Bile – Secreção hepática armazenada na vesícula biliar e liberada no duodeno; contém água, sais biliares, colesterol, IgA, sódio, bicarbonato; emulsifica gorduras para reabsorção

Bilirrubina – Pigmento sem ferro originado no baço como resultado da fagocitose de hemácias; associado à albumina, segue do baço para o fígado para sua liberação na bile

Biópsia – Procedimento cirúrgico realizado em organismo vivo com o objetivo de obtenção de fragmento, segmento ou peça cirúrgica

Biópsia a céu aberto – Obtenção de peça cirúrgica, ou seja, grandes amostras, membros ou órgãos inteiros ou em quase totalidade

Biópsia excisional – Procedimento em que todo um segmento ou uma lesão é removida

Biópsia incisional – Biópsia em que parte do tecido ou do órgão é removida

Glossário

431

Blastocisto – Fase sequencial à mórula no desenvolvimento embrionário; a estrutura apresenta região cavitária e um aglomerado celular indiferenciado, internamente; na superfície externa, há revestimento epitelial

Bolo fecal – Após a absorção de cloreto de sódio e água e a fermentação do quilo, o material que percorre a luz do intestino grosso passa a ser assim denominado

Bolsa de Fabricius – Órgão linfoide presente em aves, no qual a origem e a diferenciação de linfócitos B foram inicialmente descritas

Bombesina – Hormônio secretado pelas células K que estimulam, na mucosa gástrica, a secreção de gastrina (estimuladora da produção de ácido clorídrico)

Borda vermelha do lábio – Região de transição entre pele, externamente, e mucosa, internamente

Botão – Estrutura inicial da odontogênese que surge a partir de intensa atividade proliferativa da banda epitelial primária em direção ao tecido conjuntivo embrionário

Botão terminal – Dilatação na extremidade distal de axônios motores; região repleta de vesículas com neurotransmissores, não possui envoltório formado por bainha de mielina

Botões gustativos – Regiões em que se encontram os receptores neuronais específicos para a gustação

■ C

Calicreína – Protease de ação vasodilatadora; secretada por células de origem epitelial em glândulas salivares, pâncreas e rins

Camada granulosa-luteínica – Camada interna do corpo lúteo proveniente da camada granular remanescente

Camada teca-luteínica – Camada externa do corpo lúteo proveniente da teca interna remanescente

Camillo Golgi (1843-1926) – Neurologista italiano. Identificou, além do órgão tendinoso na musculatura esquelética, o complexo de Golgi (organela) e pelo menos três tipos de neurônios; também desenvolveu os princípios de uma técnica histoquímica para estudo do tecido nervoso

Campânula – Estrutura que se segue ao capuz na odontogênese; caracterizada por Intensa morfodiferenciação, evolui de precoce para avançada com o início da mineralização tecidual

Canal de Havers – Canal vascular microscópico, orientado longitudinalmente em relação ao longo eixo do osso; situa-se no centro de um ósteon e é envolvido por deposições lamelares concêntricas de matriz extracelular

Canal de Volkmann – Canal vascular microscópico, orientado perpendicularmente em relação ao longo eixo do osso; une dois ou mais canais de Havers entre si e aos vasos mais calibrosos do periósteo

Canal gubernacular – Trajeto que direciona a passagem do dente durante a erupção; formado pela reabsorção das células privadas de nutrientes e oxigenação

Cápsula de Bowman – Porção mais externa do corpúsculo renal constituí-da por dois folhetos: externo ou parietal e interno ou visceral

Cápsula de Glisson – Cápsula fibroelástica cujos septos dividem o fígado em lobos

Capuz – Evolução do botão na odontogênese; a intensa atividade proliferativa origina estrutura dilatada com extremidades afiladas em formato de carapuça ou capuz

Cárdia – Região em faixa, situada na junção entre o estômago e o esôfago

Carlos Justiniano Ribeiro Chagas (1878 -1934) – Médico sanitarista brasileiro, destacou-se mundialmente pela carreira acadêmica e científica; foi o primeiro pesquisador a descrever a epidemiologia e a história natural completa de uma doença infecciosa – a tripanossomíase americana (doença de Chagas)

Cassete – Recipiente plástico resistente que servirá de invólucro para o fragmento de tecido durante as próximas etapas do processamento

Catecolaminas – Hormônios hidrossolúveis sintetizados a partir da fenilalanina e da tirosina

Célula de Merkel – Célula especializada que faz contato com fibras nervosas sensoriais em seu polo basal e bordos laterais

Célula foliculoestrelada – Célula estromal exclusiva da *pars distalis* da região hipofisária

Célula mesangial – Pericito especializado

Célula miossatélite – Precursor miogênico pós-natal; deriva de um grupo de células multipotentes denominadas células laterais

Célula quiescente – Célula em estado de latência metabólica, em repouso

Célula-fonte – Células-tronco presentes no organismo adulto; têm alta capacidade mitótica e são autorrenováveis

Células "M" – "M" refere-se ao termo microdobras – em inglês, *microfold* – em referência à superfície apical cujas reentrâncias são pregueadas; é considerada uma APC

Células apresentadoras de antígenos – Células APC (do inglês *antigen-presenting cell*) que expõem porções antigênicas ligadas a receptores transmembrana para que outros tipos celulares os eliminem

Células cromófilas – Células do parênquima da adeno-hipófise com afinidade tintorial pela eosina ou pela hematoxilina, sendo subdivididas em acidófilas e basófilas, respectivamente

Células cromófobas – Células do parênquima da adeno-hipófise sem afinidade tintorial pela eosina ou pela hematoxilina; sua função endócrina é obscura

Células de Hofbauer – Macrófagos placentários derivados do sistema fagocitário mononuclear presentes no estroma das vilosidades coriônicas

Células de Ito – Células estreladas perissinusoidais; pericitos modificados presentes no espaço de Disse, no fígado; armazenam vitamina A. Identificadas por Kupffer, receberam posteriormente o nome do médico japonês Toshio Ito

Células de Kupffer – Células hepáticas derivadas do sistema fagocitário mononuclear

Células de Langerhans – Células dendríticas que apresentam antígeno (APC); são responsáveis pela resposta imunológica superficial

Células de Martinotti – Podem ter sido descobertas por Giovanni Martinotti (anatomopatologista italiano, 1857-1928) ou por Carlo Martinotti (histologista italiano, 1859-1918), aluno de Camillo Golgi

Células de Merkel – São associadas a especializações nervosas; esse conjunto é associado ao tato

Células de Purkinje – Fibras cujos feixes são denominados nódulos; recebem inervação autônoma direta, desencadeando despolarização do sarcolema e transmitindo o impulso contrátil às demais fibras

Células de Schwann – Responsáveis pela produção e manutenção da mielina

Células deciduais – Células do estroma da camada funcional do útero

Células espermatogênicas – Células de revestimento dos túbulos seminíferos; são precursoras dos espermatozoides e encontram-se intimamente associadas às células de Sertoli

Células foliculares – Células de revestimento dos folículos tireoidianos; fibroblastos funcionalmente modificados com morfologia tipicamente fusiforme; circundam os gametas femininos

Células germinativas – Células epiteliais que revestem a superfície externa do ovário

Células hilares – Essas células são consideradas glândulas endócrinas unicelulares, produtoras de testosterona

Células mesenquimais indiferenciadas – Células-tronco embrionárias, multipotentes, altamente mitóticas e com grande potencial de diferenciação

Células NK – *Natural killer* (assassinas naturais); linfócitos não T e não B; matam células infectadas por vírus ou células tumorais por perfuração de membrana

Células nulas – Também denominadas "linfócitos *null*"; são linfócitos que não expressam marcadores de superfície de células T ou B

Células oxifílicas – Célula parenquimatosa das glândulas paratireoides

Células-tronco fontes de derivação adiposa – Células identificadas em meio ao tecido adiposo no organismo adulto

Cemento – Tecido duro que reveste a dentina radicular

Cemento acelular afibrilar – Cemento cujo aspecto microscópico evidencia apenas material interfibrilar

Cemento acelular com fibras extrínsecas – Cemento sem cementócitos, rico em volumosas fibras de Sharpey

Cemento acelular com fibras intrínsecas – Matriz cementária sem cementócitos

Cemento celular com fibras intrínsecas – Composto por poucas células envolvidas por fibrilas colágenas em padrão semelhante àquele observado nas lamelas ósseas

Cemento celular misto – Deposições concêntricas das diversas variedades de cemento

Cementoblastos – Células cementárias jovens com atividade de síntese proteica; após amadurecimento, são denominados cementócitos

Cerebelo – Do latim *cerebellum*, pequeno cérebro; origina-se a partir do metencéfalo e dispõe-se lateralmente ao tronco encefálico

Choque – Hipoperfusão sistêmica com evolução aguda; apresenta etiologia e tipos clínicos variados

Cicatrização – Hiperplasia compensatória tecidual; visa à reposição de tecido perdido em lesões ou em decorrência da inflamação

Ciclo circadiano – Ciclo de 24 h, ou seja, o período de um dia; a melatonina, nessa circunstância, é responsável pelos estados de sono e vigília

Ciclos sazonais – Ciclos relacionados com as estações do ano – verão, primavera, outono e inverno

Cílios – Promovem movimentação de fluidos, partículas e células na superfície epitelial

Clarificação – Método de remoção de matéria orgânica (que, no caso das amostras teciduais submetidas ao processamento histológico, são as gorduras emulsionadas) mediante exposição de compartimentos que se tornam, então, livres e vazios

Clivagem – Procedimento de secção da amostra por meio de instrumentos cortantes; a clivagem expõe regiões internas, e sua orientação determina o ângulo básico da visualização da amostra

Cóanas – Conchas nasais, ossos turbinados; projeções ósseas em direção à luz da cavidade nasal; revestidas por mucosa

Coilocitose – Aspecto citológico sugestivo de infecções virais; o citoplasma, pouco corado, exibe um halo branco ao redor do núcleo condensado e hipercorado

Coloide – Substância situada no interior dos folículos da tireoide na qual estão dispersos os hormônios produzidos pelas células foliculares

Coloração – Tingimento do corte a partir da adição de pigmentos hidrofílicos que coram – segundo o princípio ácido-base – o núcleo, o citoplasma e o material extracelular. Possibilita a caracterização morfológica das diversas células e tecidos

Coloração ideal – Aquela que torna possível o contraste entre núcleo, citoplasma e material extracelular

Colunas de Bertin – Colunas renais; extensões do córtex renal em direção à região da medula, situadas entre as pirâmides

Comensalismo – Convivência equilibrada entre duas espécies diferentes, sendo que uma delas é beneficiada sem que a outra seja prejudicada

Compartimento adluminal – Compartimento intracelular posicionado na porção apical do tecido, em contato com a luz do túbulo seminífero

Compartimento basal – Compartimento intracelular em contato com a túnica própria (estroma que circunda o túbulo)

Complexo antígeno-anticorpo – Complexo imunológico solúvel formado pela união química específica entre antígeno e anticorpo

Complexo PLO-odorante – Proteínas ligantes de odores – secreção serosa da glândula de Bowman cujos elementos se ligam quimicamente às partículas odoríferas

Concreções cerebrais – Acérvulos ou areia cerebral; depósitos de fosfato e carbonato de cálcio que surgem na infância e aumentam progressivamente sem interferência no funcionamento glandular

Condicionamento do ar – Limpeza e controle da temperatura, da velocidade e da umidificação do ar inspirado, preparando-o para a troca gasosa

Condroblasto – Célula de derivação mesenquimal, precursora da célula cartilaginosa madura

Condrócitos – Condroblastos em estágio final de diferenciação; constituem o parênquima dos tecidos cartilaginosos

Cone de implantação – Prolongamento citoplasmático do pericário, de formato triangular, que dá origem ao axônio

Conexônios – Proteínas transmembrana de formato tubular presentes em junções tipo *gap* (junções em hiato; junções comunicantes) na membrana pré-sináptica e na membrana pós-sináptica; são identificados apenas em microscopia eletrônica

Conrad Victoris Schneider (1614-1680) – Anatomista alemão; descreveu o epitélio da mucosa respiratória

Cordão espermático – Conjunto formado pelo músculo cremaster, pelo plexo pampiniforme (artérias, veias e nervos periféricos) e o canal deferente

Cordão nefrogênico – Porção da crista urogenital que origina o sistema urinário durante o desenvolvimento embrionário; sua diferenciação origina o metanefro, a massa metanéfrica e o divertículo

Cordões esplênicos – Cordões de Billroth; fileiras de fibras reticulares ao longo das quais estão sustentados monócitos, macrófagos, linfócitos T e B, plasmócitos, granulócitos, plaquetas e hemácias

Cordões testiculares – Estruturas tubulares sólidas, bilaterais, formadas por células epiteliais germinativas primitivas

Coroa radiada – Camada de células granulares que circunda o ovócito e a zona pelúcida no folículo antral

Corona – Região ampla do folículo linfoide, rica em linfócitos B e células APC

Corpo lúteo – Estrutura constituída pelos remanescentes do folículo dominante que persistem no córtex ovariano após a ovulação

Glossário

Corpora albicans – Cicatriz fibrosa resultante da reabsorção das células remanescentes das tecas e da camada granular, juntamente com o coágulo do antro

Corpos de Herring – Depósitos intracitoplasmáticos de neurossecreções hormonais (neurotransmissores)

Corpos densos – São estruturas de inserção de actina filamentosa e formam estruturas aglomeradas e condensadas; as porções livres da proteína ficam dispersas pelo citoplasma em orientação longitudinal

Corpúsculo de Nissl – Correspondem a regiões ricas em retículo endoplasmático rugoso

Corpúsculos de Hassal – Aglomerados de células epiteliais associadas à deposição concêntrica de queratina; situados na medula do timo involuído ou em processo de involução

Corpúsculos de Odland – Grânulos lamelares repletos de produtos de origem lipídica; presentes na camada granular e também na região superficial da camada média, são também chamados de corpúsculos lamelares ou queratinossomos

Corte histológico – Amostra tecidual obtida após a microtomia; em processamentos de rotina, sua espessura ideal varia de 4 a 6 μm

Coto distal – Segmento axônico seccionado que perde continuidade com o restante do neurônio, estando na extremidade terminal da célula

Coto proximal – Segmento axônico seccionado mais próximo do sistema nervoso central, ligado ao pericário

Coxim – Camada de tecido adiposo isolado que forma acúmulo almofadado em regiões anatômicas restritas

Crescimento aposicional – Atividade mitótica a partir da qual os condroblastos do pericôndrio celular amadurecem, dando origem aos condrócitos. Possibilita o crescimento da peça cartilaginosa em tamanho durante o desenvolvimento

Crescimento intersticial – Atividade mitótica que sucede o crescimento aposicional; não aumenta o tamanho da peça de cartilagem, propiciando crescimento populacional e amadurecimento do tecido

Criptas tonsilares – Dobras invaginadas da mucosa revestidas por tecido epitelial pavimentoso estratificado não queratinizado nas tonsilas palatina e lingual, e pseudoestratificado ciliado na tonsila faríngea

Cristaloides de Charcot-Böttcher – Acúmulos intracitoplasmáticos de origem, composição e funções desconhecidas

Cromógenos fluorescentes – Marcadores exógenos que emitem luz quando incididos por luz ultravioleta

Cumulus ooforus – Haste celular que mantém o conjunto "ovócito, zona pelúcida e coroa radiada" unido à camada granular

Desidrotestosterona – Derivado da testosterona com maior efetividade de ação

Desmossomos – Especialização de membrana constituída por proteínas que unem duas células contíguas; sua ultraestrutura é identificada por meio de microscopia eletrônica

Díade sarcoplasmática – Complexo formado pelo túbulo T e pela cisterna do retículo sarcoplasmático em que se insere; está presente na fibra muscular estriada cardíaca

Diáfano – Parcialmente transparente, que se deixa atravessar de modo parcial pela luz

Diáfise – Região longa e mediana dos ossos longos; delimita o canal medular

Diagnóstico – Conclusão acerca da situação em que se encontra um paciente; resultado final do exame físico e da análise dos exames complementares

Diapedese leucocitária – Processo de migração de leucócitos a partir da corrente sanguínea em direção às áreas de lesão tecidual; é coordenado quimicamente

Diferenciação celular – Trata-se do amadurecimento celular, ou seja, de sua especialização, que se inicia após o processo mitótico e culmina com a morte celular

Díploe – Disposição do tecido ósseo na calota craniana: a região central esponjosa é envolvida por duas lâminas de osso compacto; a superfície externa da díploe apoia o couro cabeludo, enquanto a porção interna repousa sobre o córtex encefálico

Disco intervertebral – Estrutura situada na área de sobreposição de duas vértebras

Diurese – Volume do teor de água excretado na urina

Divertículo – Estrutura que se desenvolverá no sistema de túbulos iniciais da porção condutora de urina

DNES – Grupo de células neuroendócrinas, dispersas em meio ao epitélio de revestimento de alguns órgãos do tubo digestivo e do sistema respiratório

Doença – Resultado da falta de equilíbrio do organismo com o meio, a partir de sua incapacidade ou impossibilidade de adaptação

Ducto de Müller – Estrutura embrionária mesodérmica que origina no embrião feminino as trompas, o útero e parte da vagina; no sexo masculino, o amadurecimento do ducto é interrompido

Dura-meníngea – Porção mais profunda da dura-máter

Dura-periosteal – Região da dura-máter mais próxima ao osso que exibe características microscópicas semelhantes àquelas do periósteo celular

■ D

Defesa imunológica inata – Mecanismo imunológico de resposta independente de estímulo antigênico prévio e memória imunológica

Degeneração walleriana – Processo que envolve a degeneração axônica e da bainha proteica correspondente, resultando em reação inflamatória e reparo na área do coto distal

Degranulação – Liberação tecidual do conteúdo de grânulos intracitoplasmáticos mediante fusão da membrana destes com a da célula que os contém

Dendrito – Ramificação citoplasmática proximal do pericário

Dentinogênese – Processo de síntese, liberação e mineralização da dentina

Depósitos fibrinoides de Rohr – Depósitos irregulares de material eosinofílico nos espaços vilosos

■ E

Edvard Lauritz Ehlers (1863-1937) – Dermatologista dinamarquês, e Henri-Alexander Danlos (1844-1912), dermatologista francês, descreveram (isoladamente, mas em data bastante próxima) a síndrome inicialmente denominada "síndrome da pele hiperelástica"

Edward Tyson (1650-1708) – Médico inglês, estudioso da anatomia comparada; identificou as glândulas prepuciais que, posteriormente, foram denominadas, por William Cowper, glândulas de Tyson

Efeito rebote – Congestão; ingurgitamento com preenchimento do lúmen vascular por sangue

Elastase – Protease que quebra enzimaticamente a proteína elastina

Endocitose – Processo ativo de absorção de partículas por meio da membrana célular

Endomísio – Membrana conjuntiva mais interna na organização muscular; composta predominantemente por fibras reticulares, envolve diretamente a fibra

Endoneuro – Membrana conjuntiva situada externamente ao envoltório de mielina. Como são identificadas apenas por meio de colorações histoquímicas, a região ao redor das fibras parece vazia nas colorações HE

Endósteo – Membrana delicada de tecido conjuntivo propriamente dito frouxo rico em fibras reticulares; intensamente vascularizada e celular

Endotelina (ET) – Peptídio vasoconstritor. Existem três tipos: ET-1, produzida pelo endotélio; ET-2, produzida pelas células glomerulares renais; e ET-3, sintetizada no sistema nervoso central

Energia eólica – Do latim *aeolicus*, relativo ao vento; energia cinética obtida a partir do movimento das correntes aéreas (movimento dos ventos)

Engenharia de tecidos ou bioengenharia – Conjunto de "atitudes terapêuticas que visam à reparação de tecidos/órgãos mediante utilização de componentes teciduais, mediadores químicos e biológicos, matrizes biodegradáveis e células em cultura"

Enzima conversora da angiotensina (ECA) – Enzima glicoproteica responsável pela conversão da angiotensina I em angiotensina II

Eosina – Pigmento com pH ácido, cora em diferentes tons de rosa avermelhado estruturas que têm pH básico ou neutro

Eosinófilos – São bilobulados e seus grânulos, intensamente eosinofílicos, brilhantes, em tom vermelho-claro

Epicárdio visceral – Camada de tecido conjuntivo fibroso rico em fibras elásticas e colágenas densas

Epífises – Extremidades dos ossos longos, entre as quais está a diáfise

Epiglote – Projeção da parede da laringe em direção à luz; uma superfície se volta para o sistema respiratório e a outra para o sistema digestivo

Epimísio – Fáscia identificada anatomicamente; é fisicamente resistente e tem cor branco-azulada, por causa do colágeno

Epineuro – Membrana conjuntiva que confere a coloração esbranquiçada aos nervos em nível macroscópico

Epitélio de revestimento estratificado – Dispõe de mais de uma camada, podendo ser: pavimentoso, cúbico, cilíndrico ou de transição

Epitélio de revestimento simples – Apresenta apenas uma fileira celular, podendo ser: pavimentoso, cúbico, cilíndrico ou pseudoestratificado

Epitélio juncional – Epitélio que reveste a base do sulco gengival

Eritropoetina – Glicoproteína sintetizada em quase sua totalidade no estroma peritubular renal, pelas células intersticiais e, em menor quantidade, pelo fígado

Ernst Julius Remak (1849-1911) – Médico alemão; descreveu o reflexo de Remak e publicou mais de 50 artigos científicos abordando temas médicos variados; filho do importante neuropatologista Robert Remak (1815-1865)

Esfíncter de Oddi – Esfíncter constituído por feixes de músculo liso que envolvem as porções terminais do ducto colédoco, do canal pancreático e da papila de Vater

Esfíncteres vasculares – Espessamentos musculares lisos especializados, sensíveis ao estímulo da norepinefrina e citocinas vasoativas

Esfregaço – Técnica citológica na qual a amostra é representada por células isoladas, dispostas criteriosamente sobre a lâmina, fixadas e coradas para observação microscópica

Espaço de Disse – Espaço perissinusoidal; espaço situado entre os sinusoides hepáticos e os cordões de Remak

Espaço de Kiernan – Espaço interlobular hepático

Espermatocitogênese – Fase na qual ocorre a diferenciação da espermatogônia B em espermatócito primário

Espermiogênese – Fase em que espermátides, já haploides, perdem citoplasma e desenvolvem flagelo, resultando na célula madura – o espermatozoide

Esplenectomia – Remoção cirúrgica, parcial ou total, do baço

Esplenomegalia – Aumento de volume do baço

Espongiócitos – Células da camada fasciculada do córtex adrenal; a denominação se dá pelo depósito intracelular lipídico, numeroso em relação às células das demais camadas, conferindo ao citoplasma aspecto de "esponja vegetal"

Estase da bile – Redução ou interrupção total do fluxo biliar

Esteatose hepática – "Fígado gorduroso"; acúmulo intracelular de lipídio nos hepatócitos, representa uma lesão reversível que pode regredir, estacionar ou evoluir para lesão irreversível

Estereocílios – Aumentam a superfície celular, possibilitando o intercâmbio de moléculas entre os meios extra e intercelular

Estigma – Área mais delgada na túnica albugínea comprimida pelo crescimento do folículo de Graaf e digerida pela colagenase

Estomódio – Cavidade bucal primitiva

Estrato intermediário – Tecido odontogênico constituído por grupo de células epiteliais pavimentosas, localizado entre o epitélio dentário externo e o retículo estrelado

Estrogênio – Hormônio esteroide cujo precursor é sintetizado, predominantemente, por células da teca interna

Estroma – Tecido de sustentação e preenchimento que envolve o parênquima; com raras exceções, o estroma é constituído pelo tecido conjuntivo frouxo

Estruturas elétron-densas – Estruturas que absorvem os elétrons e, portanto, são visualizadas como áreas escuras à microscopia eletrônica

Estruturas elétron-lúcidas – Estruturas que se deixam atravessar pelos elétrons, sendo identificadas como áreas claras à microscopia eletrônica

Etanol (álcool etílico) – Composto orgânico obtido a partir de açúcar, acetaldeído (etanal) ou etileno. Sua estrutura (CH_3CH_2OH), derivada da água, faz com que tal composto possa ser desidratado ou reidratado

Exupere José Bertin (1712-1781) – Anatomista francês; descreveu as colunas renais e propôs o modelo de estrutura geral do rim

F

Faixa fibrinoide de Nitabuch – Camada eosinofílica, de aspecto microscópico semelhante a depósitos de fibrina, situada sobre a placa basal

Fator de crescimento (Fc) – Proteína indutora de mitose e diferenciação celular; cada célula tem um ou mais Fc específicos; a maioria dos Fc já foi isolada e sintetizada laboratorialmente

Feixe de His – Feixe especializado de fibras cardíacas que atravessa o esqueleto fibroso juntamente com os nodos sinoatriais e atrioventriculares, sendo contínuo a estes últimos

Fenil-etanolamina-N-metil-transferase – Enzima responsável pela metilação da norepinefrina em epinefrina

Feocromócito – Neurônios do sistema nervoso autônomo simpático modificados que compõem o parênquima da medula da adrenal

Glossário 435

Fibras de Purkinje – Fibras musculares especializadas situadas nos nodos cardíacos

Fibras marca-passo – Fibras cardíacas especializadas cujos feixes recebem impulsos nervosos, resultando em despolarização autônoma transmitida às células de Purkinje e, destas, para os miócitos cardíacos típicos

Fibras musculares lisas multiunitárias – Compõem a parede das arteríolas e são inervadas pelo sistema nervoso simpático, cuja liberação de neurotransmissor desencadeia a vasoconstrição

Fibras reticulares – Proteína fibrosa fina e delicada, é organizada estruturalmente em rede com função de sustentação; não é observada nas colorações de rotina

Filamento anódio – Filamento que, por estímulo térmico, sofre oxidação, ou seja, perde elétrons

Filippo Pacini (1812-1883) – Anatomista italiano que se destacou por ter isolado, em 1854, o bacilo *Vibrio cholerae*

Fluxo anterógrado – Condução unidirecional do impulso nervoso, seguindo sempre dos dendritos para os telodendros

Folhetos embrionários – Camadas celulares embrionárias denominadas ectoderma (externo), mesoderma (intermediário) e endoderma (interno)

Folículo antral – Evolução do folículo primário multilaminar; caracterizado pelo estabelecimento do antro

Folículo primário multilaminar – Evolução do folículo primário unilaminar, caracterizado pela zona pelúcida e desenvolvimento das tecas

Folículo primordial unilaminar – Estrutura pressente no córtex ovariano constituída pelo ovócito revestido por uma camada de células foliculares

Fonação – Emissão de fonemas por meio de movimentação muscular e vibrações de membranas mucosas; função associada ao sistema digestivo e ao sistema respiratório

Formol – Formaldeído em solução, formalina; líquido para preservação, fixação, endurecimento inicial e esterilização de cadáveres, peças anatômicas e amostras para análise histopatológica

Fotomicrografia – Fotografia de imagens microscópicas

Fótons – Partículas luminosas; descritas por Albert Einstein em 1905, são partículas elementares emitidas quando elétrons retornam para órbitas mais próximas do núcleo celular

Francis Glisson (1597-16??) – Fisiologista e patologista inglês, publicou tratados sobre a anatomia, a fisiologia e a histologia do estômago, intestino e fígado; em 1677, criou o conceito de "intestino irritável"

Francis Kiernan (1800-1874) – Médico e anatomista irlandês; descreveu, em 1833, o lóbulo hepático e seus limites

Franz von Leydig (1821-1908) – Filósofo e médico alemão, dedicou sua vida acadêmica à zoologia e à anatomia. Descreveu as células intersticiais testiculares produtoras de testosterona

Friedrich Gustav Jakob Henle (1809-1885) – Médico patologista alemão, descreveu as alças de Henle, além de estruturas anatômicas bastante variadas nos olhos, acidentes anatômicos ósseos e elementos histológicos da pele e do tecido muscular

Friedrich Sigmund Merkel (1845-1919) – Anatomista e histologista alemão; descreveu as células associadas às fibras sensoriais em 1875

Frutose – Monossacarídio responsável pela nutrição e transporte dos espermatozoides, visto que a nutrição não vem do estroma devido à barreira hematotesticular

Fusiforme – Em forma de "fuso" ou agulha; morfologicamente, as estruturas são afiladas nas extremidades e mais volumosas na região média

◼ G

Gânglios nervosos – Sedes de pericários fora do sistema nervoso central; apresentam macroscopicamente coloração cinzenta

Gastrina – Hormônio que estimula liberação de ácido clorídrico pelas células parietais

Geleia de Wharton – Tecido conjuntivo mucoso que preenche o cordão umbilical, circundando e sustentando os vasos sanguíneos deste órgão

Georg Meissner (1829-1905) – Anatomista e fisiologista alemão; além dos mecanorreceptores, descreveu o plexo submucoso do tubo digestivo

George Fisher Odland (1922-1997) – Dermatologista norte-americano, pioneiro no uso da microscopia eletrônica, descobriu os corpúsculos lamelares na epiderme, atualmente denominados corpúsculos de Odland

George Huntington (1850-1916) – Médico norte-americano; aos 22 anos, já graduado médico, publicou artigo científico no qual descreveu minuciosamente a doença degenerativa posteriormente denominada doença ou coreia de Huntington

Glândulas de Littré – Glândulas periuretrais situadas na lâmina própria da uretra masculina

Glândulas de von Ebner – Glândulas exócrinas acinares cujos ductos desembocam nos sulcos das papilas circunvaladas e proximidades das papilas fungiformes, quando estas exibem botões gustativos

Glicemia – Nível de glicose sérica

Glicerol – Molécula hidrossolúvel que circula livremente no plasma sanguíneo e, em geral, é reutilizada no fígado

Glicocálice – Carboidrato que auxilia a união lateral e protege a superfície livre da célula, apresenta propriedades enzimáticas e funciona como receptor para hormônios e outras moléculas

Glicocorticoides – Hormônios esteroides que, entre outras funções, atuam como imunomoduladores

Glicogênio – Forma pela qual a glicose é armazenada no ambiente intracelular

Glicogenólise – Quebra do glicogênio, principalmente em hepatócitos, sob influência do glucagon; após esgotamento do glicogênio, ocorre gliconeogênese (obtenção de glicose por fontes "não carboidratos")

Glomérulo renal – Enovelado de capilares fenestrados que entram e deixam o corpúsculo renal pelo polo vascular; além de células endoteliais, células mesangiais e pericitos envolvem intimamente a estrutura

Glômus – Estrutura arredondada constituída por rede capilar arteriovenosa enovelada e fibras musculares lisas, envolvida como um todo por tecido conjuntivo denso não modelado

Gonadotrofina coriônica humana – Glicoproteína hormonal produzida pelas células trofoblásticas sinciciais

Grânulos de Fordyce – Glândulas sebáceas ectópicas, identificadas clinicamente como pápulas amarelas de alguns milímetros de diâmetro ou menos, sem significado clínico

Greene Vardiman Black (1836-1915) – Médico norte-americano, atuou na área da odontologia; desenvolveu o motor de baixa rotação e estabeleceu os princípios do preparo cavitário; foi um dos pioneiros da utilização clínica do óxido nitroso

Grupamentos de Black – Organização dos feixes e fibras de colágeno segundo sua disposição anatômica

Grupo isógeno axial – Grupo isógeno no qual os condrócitos formam fileiras dispostas homogeneamente entre os feixes de colágeno da matriz

Grupos endócrinos isolados – Células endócrinas simplesmente aglomeradas durante o desenvolvimento e envolvidas, em conjunto, pelo estroma circundante sem organização septal ou capsular

Guillaume Duchenne (1806-1875) – Neurologista francês. Desenvolveu estudos precursores em eletroterapia; descreveu clinicamente a distrofia muscular que leva seu nome

■ H

H medular – Substância cinzenta da medula espinal; situada internamente à substância branca, apresenta macroscopicamente formato irregular devido às intumescências cervical e lombar, bem como à origem das raízes nervosas, semelhante a uma borboleta ou à letra "H"

Halo perinuclear – Área circular sem coloração ao redor do núcleo observada em preparos de rotina; essa formação é resultante da grande concentração de microtúbulos nessa região celular

Hans Christian Joachim Gram (1853-1938) – Médico dinamarquês que desenvolveu a coloração para identificação diferencial de bactérias segundo propriedades de sua parede

Harry Fitch Klinefelter Jr. (1912-1990) – Endocrinologista norte-americano que descreveu, em 1942, a síndrome que tem seu nome

Harvey Cushing (1869-1939) – Neurocirurgião norte-americano; pioneiro em cirurgia cerebral, lançou mão de diversos exames complementares para diagnosticar e classificar os tumores do sistema nervoso central; descreveu a síndrome de Cushing

Heinrich Müller (1820-1864) – Anatomista alemão que descreveu o músculo orbital e as células que levam seu nome

Heinrich Wilhelm Gottfried von Waldeyer-Hartz (1836-1921) – Anatomista alemão, descreveu o anel tonsilar ou anel de Waldeyer

Hematopoese – Processo pelo qual as células sanguíneas surgem a partir de precursores e pelo qual os tipos celulares maduros são repostos

Hematoxilina – Pigmento com pH básico, cora em diferentes tons de roxo azulado estruturas que têm pH ácido

Hemocaterese – Destruição de hemácias frágeis ou no final da vida útil pelas células fagocitárias do baço. A quebra libera bilirrubina e hemossiderina

Hemocitoblasto – Célula-fonte pluripotencial; persiste na medula óssea e, na medida em que entra em processo de diferenciação, compromete-se com uma linhagem celular sanguínea por meio de expressões genéticas específicas

Hemorragia – Extravasamento de sangue do compartimento intravascular para o meio extravascular – seja para o interstício, para a cavidade corporal ou para o meio ambiente

Hemossiderina – Pigmento derivado do ferro armazenado no citoplasma macrofágico; confere a essas células coloração intracitoplasmática castanha

Hemostasia – Fenômeno que envolve uma sequência de eventos cujo objetivo final é interromper áreas de perda de continuidade em paredes vasculares

Henry Humbertus Turner (1892-1970) – Endocrinologista americano; descreveu a síndrome de disgenesia, posteriormente síndrome de Turner, em 1938

Heparan-sulfato – Glicosaminoglicana da lâmina basal que apoia o endotélio capilar

Hiato pilórico – Área de interseção entre o piloro e o duodeno

Hidrofilia – Propriedade física na qual determinadas moléculas apresentam afinidade por moléculas de água, às quais se unem via hidrogênio

Hidroxi-indol-O-metiltransferase – Enzima responsável pela conversão da serotonina em n-acetil-serotonina sob estímulo da norepinefrina

Hieronymus Fabricius (1537-1619) – Anatomista italiano; pai da embriologia, identificou o órgão hematopoético em aves e idealizou o princípio da técnica de traqueotomia

Hilo renal – Região de entrada e saída da artéria e da veia renal, do ureter, vasos linfáticos e filamentos nervosos. Sustentado por tecido adiposo unilocular, situa-se na porção medial da concavidade renal e se abre internamente no seio renal

Hiperplasia – Aumento da quantidade de células em um determinado tecido

Hipoderme – Camada da pele rica em tecido adiposo e músculo liso, localizada abaixo da epiderme e da derme; repousa acima do panículo adiposo

Hipoxia – Concentração tecidual de oxigênio abaixo dos níveis normais

Histologia – Estudo microscópico dos tecidos e órgãos cujo objetivo é a caracterização de seus aspectos morfológicos normais

Histoquímica – A histoquímica também é denominada coloração histoquímica ou coloração especial

História natural da doença – Estudo da causa, dos sinais e sintomas, da progressão e da evolução da doença

Histotécnico – Equipamento automático e programável que processa o tecido após a fixação

Homeostase – Equilíbrio do organismo com o meio em que se encontra; para tal, constantemente há adaptações do estado normal para manutenção da saúde

Hormônio – Palavra que deriva do grego *hormáo*; "por em movimento, estimular"

Hormônio antimülleriano – Impede a formação do ducto de Müller – estrutura precursora do sistema reprodutor feminino

Hormônio atrial natriurético – Hormônio sintetizado por fibras cardíacas atriais especializadas; controla a excreção de sódio, atuando em retroalimentação negativa com a aldosterona

Hormônios esteroides – Hormônios sintetizados a partir de colesterol, sendo, portanto, lipossolúveis

I

Incidência – Medida de frequência de ocorrência de doença na qual se avalia quantas pessoas foram acometidas em um intervalo preestabelecido

Incidência longitudinal – Corte ao longo eixo da estrutura

Incidência oblíqua – Corte tortuoso, diagonal ou irregular

Incidência transversal – Corte em 90° em relação ao longo eixo da estrutura

Inflamação – Reação imunológica localizada, direcionada pela quimiotaxia e desencadeada por lesões de etiologia variada; apresenta como sinais cardeais dor, edema, rubor, calor e perda de função

Inibina – Hormônio que inibe a produção de hormônio foliculoestimulante (FSH) pela adeno-hipófise

Isfred J. Hofbauer (1878-1961) – Ginecologista norte-americano que descreveu os macrófagos placentários, ou células de Hofbauer

Isotonicidade – Equilíbrio entre as concentrações intra e extracelulares; equilíbrio entre líquido e soluto intravascular e intersticial

Isotropia – Propriedade óptica na qual a disposição das fibrilas é a mesma, independentemente da direção de incidência de luz; a banda I do sarcômero é isotrópica

■ J

Jakob Ernst Arthur Böttcher (1831-1889) – Patologista alemão; além de descrever estruturas do orelha interna, dentre elas a célula de Bottcher, na cóclea, identificou os cristaloides intracitoplasmáticos nas células de Sertoli

Jean-Martin Charcot (1825-1893) – Médico francês; seus trabalhos influenciaram o desenvolvimento da neurologia moderna; descreveu diversas doenças do sistema nervoso central e periférico, como a esclerose lateral amiotrófica e a doença de Charcot-Marie-Tooth; identificou os cristaloides intracitoplasmáticos nas células de Sertoli

Johann Conrad Brünner (1653-1727) – Médico suíço, estudioso do trato digestivo e seus órgãos anexos, descreveu aspectos fundamentais sobre o metabolismo pancreático, além de particularidades morfológicas do intestino, como as glândulas duodenais submucosas

Johann Conrad Peyer (1653-1712) – Anatomista suíço; descreveu as placas de Peyer em 1677; apesar de ter cursado medicina, publicou importantes trabalhos descritivos abordando a anatomia veterinária

Johann Nathanael Lieberkühn (1711-1756) – Teólogo e médico alemão, descreveu as glândulas que compõem as criptas intestinais; desenvolveu sistemas de lentes microscópicas próprias para visualização de microrganismos e líquidos, como o sangue

Johannes Evangelista Purkinje (1787-1869) – Médico fisiologista e histologista checoslovaco; desenvolveu técnicas em neurofisiologia experimental que permitiram a compreensão dos órgãos dos sentidos

Johannes Peter Müller (1801-1858) – Fisiologista alemão; descreveu a ação do sistema nervoso sobre a fala e a audição, definiu as propriedades bioquímicas do sangue e da linfa; em 1830, caracterizou a diferenciação embrionária do sistema reprodutor humano

John Addison Fordyce (1858-1925) – Dermatologista americano, exerceu medicina na Europa. Descreveu diversas síndromes com manifestações dermatológicas, bem como alterações e lesões epidérmicas

John Dalton (1766-1844) – Químico inglês que desenvolveu diversos estudos sobre a visão e a "cegueira para cores", como denominou inicialmente o daltonismo

Joseph Disse (1852-1912) – Anatomista, histologista e embriologista alemão; descreveu o espaço perissinusoidal hepático

Joseph Paneth (1857-1890) – Fisiologista austríaco, descreveu as células intestinais com funções bactericidas

Junção musculotendinosa – União anatômica, histológica e funcional entre o epimísio e o tendão

■ K

Karl Albert Ludwig Aschoff (1866-1942) – Patologista alemão; descreveu a mucosa da vesícula biliar e a história natural das artrites e das apendicites

Karl Freiherr von Rokitansky (1804-1878) – Patologista austríaco que, além de descrever os divertículos da mucosa biliar, identificou a etiologia infecciosa da endocardite bacteriana e descreveu as diferenças entre pneumonia lobar e broncopneumonia, dentre outros trabalhos relevantes

Karl Rohr (1863-1920) – Embriologista e ginecologista suíço, identificou os depósitos estriados nas vilosidades placentárias

Karl Wilhelm von Kupffer (1829 -1902) – Médico e histologista, fisiologista e anatomista alemão, dedicou-se ao estudo do trato gastrintestinal e seus órgãos associados; identificou as células de Ito e as células de Kupffer

■ L

Lacuna de Howship – Depressões microscópicas na superfície óssea associadas ao polo basal do osteoclasto; entre a membrana osteoclástica polarizada e a superfície da lacuna forma-se um espaço vedado no qual a célula libera ácido e enzimas para degradação tecidual

Lâmina dentária – Faixa de tecido que, em seu processo de diferenciação, dará origem aos dentes

Lâmina histológica – Preparos permanentes realizados em laboratório histológico

Lâmina própria – Tecido conjuntivo frouxo subjacente ao epitélio de revestimento nas mucosas; também é denominada "córion"

Lâmina vestibular – Faixa de tecido que, no desenvolvimento embrionário, sofrerá apoptose e dará lugar ao vestíbulo bucal

Laminários – Armários com gavetas apropriadas utilizados para arquivar maiores quantidades de lâminas histológicas

Lanugo – Lanugem; pelos finos, curtos e macios que recobrem homogeneamente a epiderme do feto a partir do quinto mês de gestação e persistem temporariamente após o nascimento

Leopold Auerbach (1828 -1897) – Anatomista e neuropatologista alemão que descreveu o plexo nervoso mioentérico e a doença de Friedreich-Auerbach

Leptina – Peptídio hormonal codificado pelo chamado "gene da obesidade"; produzida principalmente por adipócitos viscerais, atua como proinflamatório

Ligante do receptor ativador do fator nuclear kB (RANKL) – Citocina da família do fator de necrose tumoral alfa (TNF-α, do inglês *tumor necrosis factor-alpha*), determinante da ativação de osteoclastogênese a partir de células precursoras do sistema fagocitário mononuclear

Linfócitos B – Linfócitos responsáveis pela resposta imunológica humoral, a qual funciona a partir da produção de anticorpos

Linfócitos T – Linfócitos que controlam a resposta imunológica celular mediada pela ativação ou inativação direta de outras células

Linha alba – Linha de queratinização reacional, observada na área de oclusão dentária, na mucosa jugal; macroscopicamente como faixa branca e estreita, sem significado clínico

Lipase – Enzima hidrossolúvel responsável pela lise de lipídios, possibilitando sua absorção intestinal

Lipídios – Moléculas orgânicas insolúveis em água. Estruturalmente, podem ser dos tipos triacilgliceróis, cerídeos, fosfoglicerídios, esfingolipídios e esteróis

Lipoblasto – Célula jovem em estágio de diferenciação, com linhagem já comprometida, ou seja, fisiologicamente seu destino é amadurecer originando um adipócito

Lipogênese – Síntese de lipídios a partir do ácido graxo e do glicerol, para armazenamento intracelular

Lipólise – Processo metabolicamente oposto à lipogênese, no qual há mobilização de lipídios armazenados dentro das células diante da necessidade de sua utilização

Líquido folicular – Produto das células da camada granular constituído por elementos plasmáticos e enzimas ligantes de esteroides, que fazem conversão de estrogênio e de progesterona a partir de hormônios precursores

Líquido pleural – Fluido seroso produzido por células epiteliais da pleura; diminui o atrito na respiração mecânica

Líquido sinovial – Fluido viscoso, incolor, rico em agrecanos e lubricina (proteína lubrificante), que possibilita o deslizamento entre duas ou mais superfícies articulares; é produzido pelos sinoviócitos

Líquido testicular – Liberado na luz do túbulo seminífero; é rico em potássio e glutamato e pobre em sódio, ideal para a manutenção do espermatozoide

Liquor – Líquido cefalorraquidiano (LCR); líquido produzido e circulante no sistema nervoso central que, após receber catabólitos cerebrais, é reabsorvido e renovado

Lisozima – Enzima que, ao quebrar a parede bacteriana, exerce ação bactericida, eliminando microrganismos presentes no conteúdo alimentar

Lóbulo pulmonar – Segmento correspondente a toda a porção distal do bronquíolo terminal

Lorenzo Bellini (1643-1704) – Anatomista italiano, descreveu os ductos papilares renais, posteriormente denominados tubos de Bellini, em 1662

Louis-Antoine Ranvier (1835-1922) – Histologista francês, descobriu a bainha de mielina e descreveu as regiões posteriormente denominadas nódulos ou nodos de Ranvier.

Louis-Charles Malassez (1842-1909) – Médico anatomista e histologista francês; além dos remanescentes epiteliais, descreveu os fungos do gênero *Malassezia* e desenvolveu o hemocitômetro

Luteólise – Regressão do corpo lúteo sob estímulos hormonais; a estrutura residual persiste como *corpora albicans* cicatricial

Luz – Termo usado em microscopia para se referir a áreas nos cortes histológicos que, por não terem tecido, se deixam atravessar pela luz do microscópio diretamente. Corresponde às superfícies livres e às áreas internas de órgãos e estruturas ocas

■ M

Magnificação – Aumento da imagem em relação ao seu tamanho real

Manes Kartagener (1897-1975) – Médico austríaco, descreveu, em 1930, a discinesia ciliar primária ou síndrome de Kartagener, que, além das alterações ciliares no epitélio respiratório, exibe bronquiectasia (estudada por ele desde a faculdade), sinusite e a curiosa *situs inversus* (inversão anatômica dos órgãos torácicos e abdominais)

Marcello Malpighi (1628-1694) – Médico e filósofo italiano, dedicou-se ao estudo microscópico de vísceras e descreveu histologicamente o corpúsculo renal

Marquis Alfonso Giacomo Gaspare Corti (1822-1876) – Anatomista italiano que descreveu o "órgão espiralado" ou "órgão espiral", possibilitando a compreensão da audição em mamíferos

Martin Heinrich Rathke (1793-1860) – Embriologista e anatomista alemão, foi o primeiro a descrever o desenvolvimento da hipófise em 1839

Massa metanéfrica – Conjunto de células mesenquimais que dará origem aos néfrons

Matriz extracelular – A matriz extracelular é constituída por substância fundamental amorfa (ou intercelular) e fibras

Matthias Schleiden (1804-1881) – Ex-morador de rua, cantor, advogado e professor de botânica na Universidade de Jena, Alemanha

Max Clara (1899 -1966) – Médico alemão que descreveu as células especializadas do epitélio respiratório

Medula óssea – Órgão linfoide que se aloja na cavidade medular, dentro dos ossos; é sede de precursores de células sanguíneas

Medula óssea amarela – Medula óssea metabolicamente inativa, na qual o tecido mieloide foi, a partir da puberdade, gradualmente substituído por tecido adiposo unilocular

Medula óssea vermelha – Medula metabolicamente ativa na hematopoese; o termo "vermelho" é uma referência ao seu aspecto macroscópico

Meiose – Etapa na qual há transformação de espermatócito primário em secundário, morfologicamente semelhantes, porém com cromossomos reduzidos

Meiose – Processo de divisão celular no qual a célula-mãe passa por fases duplas de prófase, metáfase, anáfase, telófase, interfase, resultando em quatro células-filhas, com metade dos cromossomos em relação à célula inicial

Melanina – Proteína sintetizada pelos melanócitos e transferida para o citoplasma dos queratinócitos

Melanócitos – Células de origem embrionária neuroectodérmica

Melanoderma – Fenótipo da cor da pele negra. Outros termos relacionados são faioderma (fenótipo da cor da pele parda) e leucoderma (fenótipo da cor da pele branca)

Melanossomos – Grânulos intracitoplasmáticos maduros, contendo melanina; são transferidos do melanócito para o queratinócito

Membrana vítrea – Estrutura linear irregular, intensamente eosinofílica, que circunda internamente o ovócito do folículo no início do processo de atresia

Memória imunológica – Capacidade adquirida por linfócitos T e linfócitos B de reconhecer epítopos antigênicos e de passar essa propriedade com especificidade para seus clones. Tais linfócitos são denominados células de memória

Meninges – Membranas que revestem externamente a superfície encefálica e medular

Mesencéfalo – Porção média, entre os hemisférios cerebrais, na qual se observa a passagem dos nervos ópticos

Mesênquima – Termo de origem grega (*mesos* = meio, intermediário; *enchyma* = envolvimento, preenchimento)

Mesentério – Extensão do peritônio que forma pregueamento e une o intestino delgado à porção posterior do abdome

Metanefro – Estrutura embrionária que se diferencia no rim permanente, maduro e funcional

MHC – Sigla referente ao termo em inglês *major histocompatibility complex*, complexo de histocompatibilidade principal

Microambiente medular – Sítio mieloide propício à hematopoese dada a abundância de fatores de crescimento fisiologicamente presentes

Microscópio confocal – Possibilita a visualização tridimensional de tecidos e segmentos de órgãos

Microscópio de fluorescência – Possibilita a visualização da luz fluorescente emitida por cromógenos ligados a proteínas da amostra

Microscópio eletrônico – Os modelos atuais apresentam resolução 100 vezes maior que a do microscópio óptico

Microscópio óptico – Também chamado de microscópio de luz ou microscópio de campo claro, possibilita a visualização do tecido por transparência do corte

Glossário **439**

Micrótomo – Equipamento utilizado para cortar o bloco em fragmentos extremamente finos; dentre os vários tipos, o rotatório é o mais empregado

Mielina – Bainha que envolve axônios dos neurônios; no sistema nervoso periférico, é sintetizada pelas células de Schwann e, no sistema nervoso central, pelos oligodendrócitos

Mielograma – Biopsia do tecido mieloide, no interior da medula óssea; geralmente, feita por punção minimamente invasiva

Miofibroblastos – Células com características funcionais e ultraestruturais de fibroblastos e fibras musculares lisas

Mitose – Mecanismo de divisão celular que resulta em duas células-filhas idênticas à célula-mãe; o processo passa pelas fases prófase, metáfase, anáfase e telófase

Modelamento – Deposição e reabsorção iniciais que desencadeiam uma reação bioquímica contínua; ocorre primariamente no desenvolvimento do esqueleto e nas neoformações ósseas

Monócito – Tem citoplasma pouco corado e núcleo volumoso

Monossomia do cromossomo X – Ausência do corpúsculo de Barr – porção do cromossomo X nas células somáticas

Muco – Glicoproteína hidrofílica de consistência viscosa que se perde no preparo de rotina

Mucosa alveolar – Mucosa que reveste a região óssea alveolar da mandíbula e da maxila, no qual estão localizados os alvéolos dentários

Mucosa jugal – Membrana úmida localizada na cavidade bucal, em contato com a face vestibular dos dentes; o coxim dessa região é anatomicamente nomeado coxim adiposo das bochechas

Mucosa jugal – Mucosa de revestimento da área cujo apoio anatômico inclui o coxim adiposo das bochechas e que se encontra em contato com a superfície vestibular dos dentes posteriores

■ N

N-acetil-serotonina – Enzima precursora direta da melatonina

Necropsia – Procedimento de avaliação anatomopatológica e histopatológica em organismo *post mortem*; a amostra para análise microscópica é proveniente de dissecação cadavérica

Nefrina – Proteína transmembrana situada no diafragma de fenda glomerular, no qual modula sua abertura

Néfrons corticais – Néfrons com corpúsculo localizados no córtex superficial e alça de Henle curta

Néfrons justaglomerulares – Néfrons com corpúsculos situados no córtex profundo e alça de Henle longa

Neoplasia – Tumor; crescimento tecidual sem finalidade biológica, autônomo e progressivo. Com base no comportamento clinicobiológico, as neoplasias podem ser malignas (câncer) ou benignas

Nervo vago – Menos comumente denominado nervo pneumogástrico, corresponde ao 10º par craniano; apresenta fibras mistas e, como os demais nervos com origem no cérebro, deixa o sistema nervoso central por forames na base do crânio

Neuróglia (células gliais) – Estroma do sistema nervoso central; o termo glia deriva do grego *glía* (cola), que remonta a suas funções básicas de sustentação e de preenchimento. Estes tipos celulares – neurônios e neuróglia – organizam-se de diversas maneiras segundo o órgão do sistema nervoso

Neurônio unipolar – Neurônio com um só prolongamento a partir do pericário; no organismo humano, é um tipo morfológico transitório

Neurônios magnicelulares – Neurônios presentes nos núcleos hipotalâmicos cujos pericários são volumosos

Neurônios parvicelulares – Neurônios presentes nos núcleos hipotalâmicos cujos pericários são destacadamente pequenos

Neurônios sensoriais – Células funcionais do sistema nervoso; aqueles denominados sensoriais ou aferentes captam e conduzem estímulos do meio ao sistema nervoso central

Neurópilo – Aglomerado de prolongamentos e ramificações dos neurônios e das células da glia, indistinguíveis individualmente, que preenchem os espaços entre as estruturas e elementos do sistema nervoso central

Neurotransmissores – Peptídios derivados de precursores proteicos, que se unem a receptores específicos na membrana pós-sináptica para gerar despolarização

Neutrófilos – São células de núcleo trilobulado; seus grânulos são pequenos, discretos e francamente corados

Nikolai Kulchitsky Konstantinovich (1856-1925) – Anatomista russo, descreveu as terminações nervosas musculares e, em 1897, identificou as células enterocromafins criando a base para o conhecimento do sistema neuroendócrino difuso

Nocicepção – Percepção sensorial à dor

Nódulo de Ranvier – Pequeno espaço entre as células que se dispõem ao longo do axônio

Nódulo linfoide primário – Nódulo não estimulado antigenicamente, cujos linfócitos se encontram em repouso funcional

Nódulo linfoide secundário – Nódulo estimulado antigenicamente que exibe centro germinativo, área correspondente a estímulo para expansão clonal de linfócitos B e sua diferenciação em plasmócitos

Normocalcemia – Níveis séricos de cálcio normais

Notocorda – Estrutura embrionária derivada do mesoderma; sustenta o embrião em desenvolvimento e origina os órgãos do sistema nervoso e do sistema digestivo

Núcleos paraventriculares e supraópticos – Núcleos hipotalâmicos com duas subpopulações neuronais

■ O

Obesidade central (visceral ou androgênica) – Deposição excessiva de tecido adiposo visceral na região abdominal; está associada a risco cardiovascular aumentado

Observação a olho nu – Observar uma amostra sem auxílio de aparatos como o microscópio ou o telescópio

Odontoblasto – Célula de origem mesenquimal, derivada da camada superficial da papila dentária; sintetiza o material orgânico da dentina

Oncologia – Especialidade que tem por alvo de estudo as neoplasias; a palavra deriva do grego *oncos*, que significa tumor, neoplasia

Onda do epitélio seminífero – Onda espermatogênica ou ciclo do epitélio seminífero; intervalo entre cada uma das fases de amadurecimento do espermatozoide e seus precursores no epitélio seminífero

Orofaringe – Porção da faringe que pertence ao trato digestivo

Oskar Hertwig (1849-1922) – Zoólogo alemão; além da bainha epitelial, descreveu o processo de fertilização, a meiose e a transmissão de herança pelo núcleo celular

Osso subcondral – Osso subjacente à peça de cartilagem hialina articular

Osteócitos – São osteoblastos que alcançaram estágio final de diferenciação

Osteogênese – Formação de tecido ósseo; pode ser endocondral ou intramembranosa

Osteoide – Material orgânico osteoblástico composto por um conjunto complexo de proteínas; sofre impregnação por íons atraídos do sangue, mineralizando a matriz óssea

Osteoporose – Doença esquelética sistêmica com baixa densidade de massa óssea total e deterioração da microarquitetura do tecido, levando a fragilidade óssea e risco de fraturas

Ovócitos primários – Células que resultam da meiose das ovogônias

Ovogônias – Células que surgem a partir das células primordiais do saco vitelino e dão origem, por meiose, aos ovócitos primários

Ovulação – Liberação do ovócito, zona pelúcida e coroa radiada do folículo dominante; o ovócito pode ou não ser fecundado

Óxido nítrico (NO) – Gás formado a partir da L-arginina pela ação da enzima NO sintetase (NOS); tem presença efêmera nos tecidos – após cinco segundos é degradado

■ P

Pancitopenia – Diminuição total do número das linhagens celulares sanguíneas

Panículo adiposo – Camada de tecido adiposo unilocular situada sob a pele

Papila filiforme – Papila lingual com formato de 'filete' ou chama de vela

Papilas circunvaladas – São papilas linguais que, ao contrário das demais, são totalmente formadas por invaginação epitelial em direção à lâmina própria; a invaginação origina um sulco que circunda toda a estrutura e dá a sua denominação

Papilas e cristas – Ondulações da interface entre epitélio e tecido conjuntivo; as dobras do epitélio em direção ao conjuntivo são cristas, enquanto as projeções do conjuntivo em direção ao epitélio constituem papilas

Papilas foliáceas – Papilas linguais que têm forma de folha; em sua base é observada invaginação do epitélio em direção à lâmina própria

Papilas fungiformes – Papilas linguais que têm forma de cogumelo, sendo mais estreitas na base e largas na região apical

Parafina – Derivado do petróleo constituído por hidrocarbonetos; é hidrofóbica e termossensível, sendo esta última propriedade de difícil controle diante de variações de temperaturas ambientes

Parênquima – Porção funcional de determinado órgão ou tecido

Pars convoluta – Região dos túbulos contorcidos renais que exibe circunvolução, enovelamento

Pars distalis – Porção predominante da adeno-hipófise localizada no lobo anterior da glândula

Pars intermedia – Menor região da adeno-hipófise situada entre os lobos anterior e posterior da glândula

Pars nervosa – Situada no lobo posterior da hipófise, é constituída por axônios amielínicos cujos corpos celulares estão no hipotálamo

Pars recta – Porção retilínea, bastante discreta e curta, presente nos túbulos contorcidos renais

Pars tuberalis – Região da adeno-hipófise associada à eminência mediana e ao infundíbulo hipofisário

Patologia – Estudo dos processos patológicos e das doenças

Paul Ehrlich (1854-1915) – Microbiologista alemão, ganhador do prêmio Nobel de Medicina em 1908

Paul Langerhans (1847-1888) – Patologista alemão, identificou o caráter secretório misto do pâncreas e descreveu a porção endócrina desse órgão

Pedicelos – Extensões citoplasmáticas dos podócitos; podem ser primários ou secundários, segundo o padrão de ramificação e diâmetro

Película adquirida – Película acelular, composta por glicoproteínas, proteínas e lipídios

Pelo – Produto proteico dos folículos pilosos

Pelos terminais – Pelos masculinos, mais numerosos, espessos e pigmentados

Pélvis renal – Dilatação tubular resultante da conversão dos cálices maiores; dá origem ao ureter

Pepsinogênio – Forma enzimática inativa da pepsina, potente enzima digestiva; a ativação ocorre no estômago em presença de ácido clorídrico

Percy Theodore Herring (1872-1967) – Fisiologista inglês, descreveu os corpos de Herring

Pericárdio – Camada envoltória externa do epicárdio, composta por tecido conjuntivo frouxo com adipócitos, circundado por mesotélio

Pericário – Corpo celular ou centro trófico neuronal; região que contém o núcleo e a maior quantidade de organelas citoplasmáticas; é o centro vital do neurônio; quando lesionado, não se regenera

Pericitos – Células de origem mesodérmica, com características ultraestruturais, histológicas e funcionais comuns tanto à fibra muscular lisa quanto ao endotélio

Pericôndrio celular – Porção do pericôndrio rica em células precursoras de condroblastos, em contato com a matriz cartilaginosa

Pericôndrio fibroso – Porção do pericôndrio rica em fibras, externa à cartilagem

Perimísio – Septos que partem do epimísio e dividem a peça muscular em feixe ou fascículo

Perineuro – Septos que organizam o nervo em feixes ou fascículos

Periodonto – Estrutura de fixação dentária constituída por gengiva, ligamento periodontal, cemento e osso alveolar

Periósteo – Membrana de tecido conjuntivo que reveste externamente o tecido ósseo

Periósteo celular – Região periosteal em contato com a superfície óssea na qual persistem células osteoprogenitoras, aqui denominadas células ósseas de revestimento

Periósteo fibroso – Região periosteal mais externa em relação à matriz, rica em colágeno denso

Peritônio – Membrana de revestimento abdominal; juntamente com a pleura e o pericárdio, recobrem órgãos e separam cavidades anatômicas

Peter Emil Becker – Geneticista alemão; descreveu a distrofia homônima em 1955; foi o primeiro a observar o caráter recessivo associado ao X nesta doença e na distrofia de Duchenne

Piloro – Derivação grega que significa "porteiro", em referência à função de controle da passagem do quimo da porção superior do trato digestivo para o duodeno

Pio del Río-Hortega (1882-1945) – Médico espanhol, trabalhou por alguns anos em cooperação com seu professor Cajal; foi o primeiro a identificar a micróglia e, posteriormente, dedicou-se ao estudo da glândula pineal e de tumores do sistema nervoso central

Glossário **441**

Pit cells – Linfócitos sinusoidais, são *natural killers* hepáticos

Pituícitos – Células parenquimatosas da neuro-hipófise

Placa epifisária – Cartilagem de crescimento localizada nas epífises (extremidade) dos ossos longos

Plasma – Líquido extracelular do sangue, composto por água, proteínas, íons, enzimas, hormônios e vitaminas; dentre as proteínas, destacam-se fibrinogênio, imunoglobulinas e albumina

Plasmócitos – Células B diferenciadas e ativadas para sintetizar e liberar anticorpos mediante estímulos antigênicos

Plasticidade – Potencial para diferenciação celular

Pleura – Serosa formada por epitélio pavimentoso simples com suporte fibroelástico

Plexo coroide – Estrutura pregueada revestida por células ependimárias produtoras de liquor

Plexo erétil nasal – Plexo cavernoso nasal; plexo com vasos superficiais e amplos, com parede delgada, situados na lâmina própria da cavidade nasal; mais destacado na área respiratória e vestibular desse órgão

Podocalixina – Glicocálice de carga negativa que, associado ao heparan-sulfato que envolve os capilares glomerulares, repele partículas de carga negativa para a conservação

Podócito – Célula de revestimento do folheto interno da cápsula de Bowman

Polidipsia – Aumento da ingestão hídrica; aumento da sensação de sede

Polifagia – Aumento de ingestão alimentar associada a aumento de apetite

Poliúria – Aumento da eliminação urinária, em intervalos curtos; geralmente, a urina é pobremente concentrada e, consequentemente, incolor e inodora

Polo apical – Superfície voltada para a luz ou em contato direto com superfícies externas

Polo basal – Superfície voltada para ou em contato com a membrana basal

Polo lateral – Superfície em contato com outras células epiteliais adjacentes

Poros de Konh – Aberturas interalveolares que, possivelmente, proporcionam vias de condução aérea alternativas em casos de obstruções circunjacentes

Pré-dentina – Matriz orgânica dentinária, composta basicamente por fibras colágenas e substância amorfa interfibrilar

Pregas vocais – Cordas vocais; evaginações da mucosa em direção à luz da laringe; podem ou não ter suporte de músculo estriado esquelético

Prevalência – Medida de frequência de ocorrência de doença na qual se avalia quantas pessoas estão doentes no momento do estudo

Principais reações – Tricrômios – como o de Masson, o de Mallory e o Weigert-van Gieson –; Sudan; Ziehl-Nielsen, Wade e Fite-Faraco; Grocott; impregnações metálicas e ácido periódico de Schiff (PAS)

Progênie estável – Coleção de linfócitos que será mantida nos órgãos linfoides secundários após a involução tímica; a progênie será suficiente para desencadear respostas posteriores, possíveis devido à memória imunológica

Prognóstico – Previsão do estado do paciente diante de sua doença; pode ser bom, reservado ou ruim, bem como variar segundo a evolução da condição patológica

Propriocepção – Reconhecimento postural e corporal em relação ao ambiente tridimensional em que o organismo se encontra

Prosencéfalo – Encéfalo frontal; constituído pelo telencéfalo (hemisférios cerebrais) e pelo diencéfalo (tálamo e hipotálamo)

Prostaciclina (PGI$_2$) – Produzida a partir do metabolismo do ácido araquidônico por ação da ciclo-oxigenase (COX2); é convertida em prostaglandina (PGE$_2$)

Proteína morfogenética osteoindutora (BMP) – Proteína óssea da família das glicoproteínas com capacidade de induzir a osteogênese

Proteínas ósseas não colagenosas – Produtos osteoblásticos que, apesar de presentes em menor quantidade em relação ao colágeno estrutural, são determinantes do metabolismo do tecido ósseo

Proteinúria – Urina contendo proteínas; outro termo associado a esse princípio é hematúria (lesão hemorrágica na qual há eliminação de volume sanguíneo variado juntamente com a urina)

PSA – Antígeno prostático específico; enzima que, por sua especificidade, é o marcador tumoral ideal para determinação do prognóstico e para acompanhamento de pacientes com câncer de próstata

Pulmão citadino – Pulmão com níveis fisiológicos de impregnação por células de poeira, repletas de partículas intracitoplasmáticas de pigmentação enegrecida

▪ Q

Quelante – Substância que fixa íons, removendo os mesmos da amostra de origem

Queratina – Palavra derivada do termo grego *kéras* – corno, chifre; proteína resistente com capacidade de impermeabilização e proteção física

Queratinócitos clonogênicos – Células epiteliais de revestimento da camada basal da epiderme, altamente mitóticas, responsáveis pela renovação do tecido

Quilo – Quimo associado a enzimas pancreáticas e intestinais; a partir da quebra molecular de nutrientes, vitaminas e sais ingeridos, resulta em porção a ser reabsorvida e porção a ser eliminada

Quimo – Líquido pastoso que deixa o estômago e entra no intestino; material deglutido que adquire, no estômago, consistência semissólida por ação química maciça

▪ R

Raissa Nitabuch (séc. 19) – Médico alemão, estudou malformações vasculares placentárias e identificou a faixa ou camada fibrinoide na placa basal placentária

Reabsorção osteoclástica – Endocitose de material orgânico e inorgânico, posteriormente reaproveitado

5α-redutase – Enzima que converte a testosterona em desidrotestosterona

Refringente – Histologicamente, é a capacidade que algumas estruturas teciduais apresentam de brilharem sob a luz do microscópio óptico; ao movimentarmos o micrométrico, o brilho torna-se mais evidente

Regnier de Graaf (1641-1673) – Médico holandês; estudioso da reprodução humana, descreveu o córtex ovariano e o testículo, identificou a natureza da bile e foi o primeiro a conceituar ejaculação feminina e zona erógena

Remodelamento – Modificação e/ou reestruturação de osso já existente, possibilitando a renovação do osso já formado

Resolução – Distância mínima entre dois pontos para que eles sejam reconhecidos individualmente em uma imagem

Rexe – Ruptura da parede vascular com dissolução de continuidade e consequente hemorragia

Rizogênese – Fase da odontogênese na qual as raízes dentárias se desenvolvem

Robert Hooke (1635-1703) – Físico inglês, professor de geometria do Greshan College, no qual se dedicava à meteorologia e à astronomia. Descreveu a rotação do planeta Júpiter e desenvolveu o microscópio, o telescópio refletor, o barômetro, além dos primeiros conceitos sobre o que hoje conhecemos como energia eólica

Rombencéfalo – Cérebro posterior; compreende o bulbo, a protuberância anular e o cerebelo

Rudolf Virchow (1821-1902) – Dadas sua formação e suas descobertas, é considerado o pai da medicina social e da patologia moderna

Ruggero Oddi (1864-1913) – Fisiologista e anatomista italiano; ainda acadêmico, descreveu as características anatômicas e a importância fisiológica dos feixes – musculares situados na porção distal dos ductos biliares, identificados anteriormente por Francis Glisson

▪ S

Saco vitelino – Anexo embrionário responsável pela nutrição fetal antes do completo amadurecimento placentário

Saliva total – Secreção mista, cujo conteúdo seroso e mucoso predominante determina maior fluidez ou maior viscosidade na saliva

Santiago Ramon y Cajal (1852-1934) – Médico espanhol, que, após vários anos trabalhando no exército espanhol, dedicou-se ao estudo da histologia; aperfeiçoou a coloração histoquímica desenvolvida por Golgi e descreveu, pela primeira vez, os elementos da neuróglia e detalhes microscópicos dos neurônios; por sua contribuição à neurociência, ganhou o prêmio Nobel de Medicina em 1906

Sarcômero – Unidade contrátil da fibra muscular estriada; a disposição organizada de seus miofilamentos fornece o aspecto estriado da célula observado ao microscópio óptico

Sebo – Produto da glândula sebácea; tem conteúdo predominantemente lipídico – triglicerídios, ácidos graxos livres e esterificados e colesterol

Secreção endócrina – A secreção endócrina é denominada hormônio (do grego *hormáo*: pôr em movimento; estimular)

Seios de Rokitansky-Aschoff – Invaginação ou divertículo na base das projeções mucosas da vesícula biliar

Seios paranasais – Cavidades aéreas intraósseas; são pareados e nomeados anatomicamente frontal, etmoidal, esfenoidal e maxilar

Sela túrcica – Do latim *sella turcica* (sela turca), tem como sinônimos *sela equestre, sela equina, sela esfenoidal ou fossa pituitária*; essa depressão do osso esfenoide foi descrita pelo anatomista belga Adrian van der Spieghel (Spigelius) (1578-1625) em sua obra *De humanis corpora fabrica*, publicada em 1627

Sêmen – Secreção total das glândulas acessórias associada ao líquido testicular; fornece meio de transporte aos espermatozoides, é rico em nutrientes e permite lubrificação uretral

Sialoproteína – Glicoproteína presente em diversos tecidos; como componente da secreção bulbouretral participa da lubrificação da luz da uretra e, possivelmente, impede a aglutinação dos espermatozoides

Sinapses – Regiões estruturais de conexão entre neurônio e célula-alvo (outros neurônios, membrana muscular, superfícies epiteliais, células glandulares, entre outras); possibilitam a recepção, condução e resposta neuronal

Sinoviócito – Fibroblasto da membrana sinovial que secreta o líquido sinovial

Sir William Bowman (1816-1892) – Histologista, cirurgião e oftalmologista inglês; além da organização do músculo estriado, descreveu estruturas que receberam seu nome como a membrana anterior da córnea, a cápsula que faz parte do corpúsculo renal e as glândulas da mucosa olfatória

Sistema fagocitário mononuclear (SFM) – De origem hematopoética, gera células morfologicamente diferentes segundo a sede anatômica na qual se instalam por diapedese, provenientes da corrente sanguínea

Sistema nervoso autônomo – Divisão funcional do sistema nervoso que participa de ações motoras involuntárias e vegetativas; sistema motor responsável pelo controle da vida vegetativa

Sistema nervoso central – Divisão anatômica do sistema nervoso que compreende a medula espinal e o encéfalo

Sistema nervoso periférico – Divisão anatômica do sistema nervoso que envolve os nervos periféricos, os gânglios nervosos e os receptores nervosos

Sistema nervoso somático – Divisão funcional do sistema nervoso que participa de ações motoras voluntárias, como o estímulo aos músculos estriados esqueléticos

Sistema porta acinoinsulinar – Rede vascular venosa associada concomitantemente às porções exócrina e endócrina do pâncreas

Sistema porta-hepático – Rede venosa constituída pela veia porta hepática e suas tributárias; drena o sangue do trato digestivo e do baço para o fígado

Sonda de DNA – Sequência de fita única que é acrescentada à amostra e que complementa uma sequência de interesse, previamente conhecida; tal complementação ou pareamento é denominado hibridização

Soro – Líquido sobrenadante que resulta da centrifugação do sangue sem adição de anticoagulantes; preserva imunoglobulinas, lipídios, hormônios e vitaminas

Suco pancreático – Produto exócrino do pâncreas constituído por formas inativas de enzimas (pro-enzimas) e enzimas ativas

Suor – Líquido fluido composto por água, Na^+, K^+, Ca^{2+}, Cl^-, proteínas, carboidratos, lipídios e ureia. Conforme o tipo de glândula sudorípara – se merócrina ou apócrina –, há predomínio de determinados componentes sobre outros, assim como função diversa da secreção

Surfactante – Complexo proteico formado por colesterol 50%, fosfolipídios 40% e proteínas diversas que estabilizam os fosfolipídios

▪ T

Tecas – Estrato celular derivado do estroma ovariano; divide-se em camadas interna e externa em relação ao ovócito

Tecido conjuntivo – Grupo de tecidos de origem mesenquimal

Tecido conjuntivo mucoso – Tecido presente durante o desenvolvimento embrionário e fetal na placenta, no cordão umbilical, no interior dos dentes e entre as camadas da pele

Tecido conjuntivo subendotelial – Camada de tecido conjuntivo que sustenta o endotélio vascular

Tecido epitelial – Exibe grande diversidade morfológica e origem embrionária variada de acordo com a localização anatômica em que se encontra

Tecido mieloide – Tecido situado no interior da medula óssea vermelha; seu parênquima é composto por células-tronco hematopoéticas, células sanguíneas diferenciadas em vários estágios e pericitos

Tecido muscular – Tecido cujas células são denominadas fibras musculares são responsáveis pela contração

Tecido nervoso – Tecido de derivação ectodérmica

Tecido ósseo – Tecido conjuntivo especializado, que apresenta matriz mineralizada

Tecidos conjuntivos – Os tecidos conjuntivos propriamente ditos distinguem-se em cinco tipos: frouxo; denso não modelado; denso modelado; elástico e reticular

Telodendro – Telodendria. Ramificações distais do axônio

Tênias musculares – Pregas longitudinais bem desenvolvidas observadas na camada muscular externa do intestino grosso

Terminação nervosa livre – Porção terminal do axônio que se insere diretamente em tecidos distantes do sistema nervoso central, dispersa em meio aos elementos da região

Termogênese – Capacidade de produção de calor

Termogenina – Proteína desacopladora (UCP, do inglês *uncoupling protein*) mitocondrial; proteína da membrana da mitocôndria de adipócitos multiloculares

Termorregulação – Propriedade de modificação da temperatura corporal

Testosterona – Hormônio esteroide androgênico; sintetizado por células testiculares de Leydig, células do folículo ovariano maduro e células do córtex da adrenal

Theodor Kerckring (1640-1693) – Médico e anatomista holandês; descreveu, em 1670, as dobras intestinais, previamente observadas – mas não publicadas – por Gabriele Faloppio

Theodor Schwann (1810-1882) – Fisiologista alemão; juntamente com Matthias Schleiden, desenvolveu a teoria de que todos os seres vivos são compostos por unidades básicas – as células. Criou o termo "metabolismo", isolou a pepsina, identificou o caráter biológico no processo da fermentação e é considerado um dos fundadores da embriologia

Thomas Wharton (1614-1673) – Médico-anatomista inglês, além de identificar o tecido mesenquimal rico em células indiferenciadas, descobriu o ducto da glândula submandilar, descreveu a função da saliva e escreveu o primeiro tratado sobre morfologia e função das glândulas humanas, com especial destaque para a tireoide

Timócito – Linfócito em vários estágios de diferenciação que compõe o parênquima do timo

Timotaxina – Quimiocina produzida por células epiteliais tímicas; é quimiotática para linfócitos pré-tímicos

Trabéculas de Remak – Traves de Remak; fileiras de hepatócitos dispostos de maneira radial em relação à arteríola central, no lóbulo hepático

Transdução – Cascata de ativação proteica que culmina com a modificação de cargas iônicas na membrana das células fotorreceptoras; desencadeada por estímulo luminoso

Transferrina – Proteína sérica com afinidade específica para captação de ferro; sua captação por receptores permite o início do carreamento de ferro e, posteriormente, da síntese de hemoglobina

Transferrina testicular – Proteína carregadora que permite a captação de ferro do soro para se ligar aos gametas, participando de seu desenvolvimento

Tríade de Virchow – São os três elementos fundamentais para a formação dos trombos: lesão endotelial, alteração no fluxo sanguíneo e ativação da coagulação sanguínea

Tríade porta ou tríade portal – Componente estrutural do lóbulo hepático; os três elementos que constituem a "tríade" são a artéria hepática, a veia porta hepática e o ducto biliar, porém, também estão presentes o vaso linfático e o ramo nervoso

Tríade sarcoplasmática – Complexo formado por duas cisternas do retículo sarcoplasmático lateralmente ao túbulo T; está presente na fibra muscular estriada esquelética

Tridimensionalidade – Estruturas ou imagens que exibem, além da altura e largura, a profundidade

Trofoblasto – Epitélio de revestimento do blastocisto. Inicialmente simples, sofre estratificação no ato da implantação no endométrio. Participa da porção fetal da placenta

Trofoblasto celular – Citotrofoblasto; camada externa do trofoblasto estratificado; as células são cúbicas e, durante o desenvolvimento, sofrem dispersão, perdendo a justaposição

Trofoblasto sincicial – Sinciciotrofoblasto; camada interna do trofoblasto; é um sincício verdadeiro, com um único citoplasma multinucleado

Trombopoetina – Glicoproteína sintetizada predominantemente no fígado

Tubo de Bellini – Porção papilar do tubo coletor

Túnica albugínea – Envoltório de tecido fibroelástico que recobre externamente o ovário e o testículo

Túnica vaginal – Em sua "descida" anatômica durante o desenvolvimento, o testículo leva consigo uma porção do peritônio que o envolve totalmente, exceto em sua porção posterior; esse envoltório mais externo, superficial à túnica albugínea, forma a túnica vaginal

U

Ultrafiltrado – Fluido acelular semelhante ao plasma sanguíneo; surge a partir da passagem do sangue nos capilares glomerulares e percorre o sistema tubular do néfron no qual é filtrado

Unha – As unhas são placas córneas, localizadas na falange distal dos dedos

Urogastrona – Fator de crescimento epidérmico (EGF, do inglês *epidermal growth factor*) ou fator urogastrona de crescimento epidérmico; inibe a secreção de ácido clorídrico no estômago; como o quimo deixou o estômago e encontra-se no duodeno, a liberação ácida gástrica já não é necessária

V

Valvas cardíacas – Projeções do endocárdio sustentadas pelo esqueleto fibroso cardíaco; orientam o fluxo do sangue

Válvulas venosas – Evaginações projetadas da camada íntima; auxiliam o direcionamento do fluxo sanguíneo e impedem o refluxo líquido pela luz vascular

Vasa nervorum – Pequenos vasos sanguíneos responsáveis pela irrigação de grandes nervos

Velos – Pelos finos e menos pigmentados encontrados em indivíduos do sexo feminino

Ventre lingual – Região inferior da língua que repousa sobre o assoalho bucal

Ventrículos – Câmaras responsáveis pela liberação do fluxo para o pulmão, no lado direito, e para a circulação sistêmica, no lado esquerdo

Vênula central – Ramo venoso que recebe o sangue dos sinusoides hepáticos e o drena para a veia sublobular

Vênulas de endotélio alto – Vênulas cujo endotélio é cúbico, apoiado por lâmina basal descontínua, a qual facilita a recirculação linfocitária e o trânsito de moléculas entre corrente sanguínea e parênquima linfoide

Vitamina D – Para que a osteogênese e todo o mecanismo de modelamento e remodelamento do tecido ósseo ocorram, os níveis de vitamina D devem estar normais

Vladimir Alekseyevich Betz (1834-1894) – Anatomista e histologista russo, professor da Universidade de Kiev; descreveu os neurônios piramidais do córtex motor primário, atualmente denominados "células de Betz"

Volemia – Volume hídrico no sangue; está diretamente associada à pressão intravascular

W

Wilhelm His Jr. (1863-1934) – Anatomista e cardiologista suíço; descreveu o grupo especializado de fibras cardíacas em 1893

Wilhelm Krause (1833-1910) – Anatomista alemão que descobriu e descreveu o corpúsculo que tem seu nome

William Cowper (1666-1709) – Polêmico cirurgião inglês; identificou as glândulas bulbouretrais e, em 1698, publicou o livro *Anatomia Humana dos Órgãos*

William Sharpey (1802-1880) – Médico anatomista e fisiologista escocês que descreveu, em 1846, as fibras que têm seu nome

Z

Zigoto – Ovócito fertilizado; após clivagens sucessivas, origina a mórula. Uma estrutura esférica sólida representa a primeira fase do desenvolvimento embrionário

Zimogênio – Proenzima; precursor enzimático inativo

Zona pelúcida – Camada de glicoproteína que envolve diretamente o ovócito

Zonas ou áreas timo-dependentes – Áreas que recebem os linfócitos após o final de sua diferenciação no timo

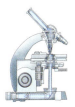

Bibliografia

Abbas AK, Lichtman AH, Pober JS. *Imunologia celular e molecular*. 4. ed. Rio de Janeiro: Revinter, 2002.

Alonso A, Ikinger U, Kartenbeck J. Staining patterns of keratins in the human urinary tract. *Histol Histopathol* 2009; 24(11):1425-37.

Armulik A, Abramsson A, Betsholtz C. Endothelial/pericyte interactions. *Circ Res* 2005; 97(6):512-23.

Barnes MJ, Powrie, F. Regulatory T cells reinforce intestinal homeostasis. *Immunity* 2009; 31(3):401-11.

Benítez-Burraco A. Huntington's disease: molecular foundations and implications in the characterisation of the neuronal mechanisms responsible for linguistic processing. *Rev Neurol* 2009; 48(2):75-84.

Birder LA, de Groat WC. Mechanisms of disease: involvement of the urothelium in bladder dysfunction. *Nat Clin Pract Urol* 2007; 4(1):46-54.

Birder LA. Role of the urothelium in bladder function. *Scand J Urol Nephrol* 2004; 4(215):48-53.

Bishop AE. Pulmonary epithelial stem cells. *Cell Prolif* 2004; 37(1):89-96.

Bracegirdle B. Microscopy and comprehension: the development of understanding of the nature of the cell. *Trends Biochem Sci* 1989; 14(11):464-8

Bracegirdle B. The history of histology: a brief survey of sources. *Hist Sci* 1977; 15:77-101.

Brendolan A, Rosado MM, Carsetti R, Selleri L, Dear TN. Development and function of the mammalian spleen. *Bioessays* 2007; 29(1):166-77.

Bueno FS. *Grande dicionário etimológico prosódico da língua portuguesa*. São Paulo: Edição Saraiva, 1967.

Callewaert B, Malfait F, Loeys B, De Paepe A. Ehlers-Danlos syndromes and Marfan syndrome. *Best Pract Res Clin Rheumatol* 2008; 22(1):165-89.

Cannon B, Nedergaard J. Brown adipose tissue: function and physiological significance. *Physiol Rev* 2004; 84(1):277-359.

Castranova V, Rabovsky J, Tucker JH, Miles PR. The alveolar type II epithelial cell: a multifunctional pneumocyte. *Toxicol Appl Pharmacol* 1988; 93(3):472-83.

Casu A, Canepa M, Nanni G. Perisinusoidal stellate cells or Ito cells and their role in hepatic fibrosis. *Pathologica* 1994; 86(5):467-99.

Cervelló I, Simón C. Somatic stem cells in the endometrium. *Reprod Sci* 2009; 16(2):200-5.

Charlton H. Hypothalamic control of anterior pituitary function: a history. *J Neuroendocrinol* 2008; 20(6):641-6.

Christo MC. Baço, cirurgia e história. *Rev Med Minas Gerais* 2001; 11(1):251-254.

Clegg PD, Strassburg S, Smith RK. Cell phenotypic variation in normal and damaged tendons. *Int J Exp Pathol* 2007; 88(4):227-35.

Conrad CH, Brooks WW, Hayes JA, Sen S, Robinson KG, Bing, OHL. Myocardial fibrosis and stiffness with hypertrophy and heart failure in the spontaneously hypertensive rat. *Circulation* 1995; 91 (2):161-70.

Cormack DH. *Essential histology*. 2. ed. Philadelphia: JB Lippincott Company, 2001.

de Carvalho Filho ET, de Carvalho, CA, de Souza RR. Changes in the elastic system fibers with aging. *Rev Assoc Med Bras* 1996; 42 (1):25-30

Devnath S, Inoue K. An insight to pituitary folliculo-stellate cells. *J Neuroendocrinol* 2008; 20 (6):687-91.

Devoto L, Kohen P, Muñoz A, Strauss JF. Human corpus luteum physiology and the luteal-phase dysfunction associated with ovarian stimulation. *Reprod Biomed* 2009; 18(2):19-24.

Doval IG, Toribio J. El histiocito: conceptos actuales. *Actas dermosifiliogr* 1997; 88(13):649-62.

Dressler GR. The cellular basis of kidney development. *Annu Rev Cell Dev Biol* 2006; 22(6):509-29.

Du H, Taylor HS. Stem cells and female reproduction. *Reprod Sci* 2009; 6(2):126-39.

Elder DE. *Lever's histopathology of the skin*. 10. ed. Baltimore: Lippincott Williams & Wilkins, 2008.

Elliott H. Premenstrual dysphoric disorder: a guide for the treating clinician. *N C Med J* 2002; 63(2):72-5.

Fehrenbach H, Schmiedl A, Wahlers T, Hirt SW, Brasch F, Riemann D, Richter J. Morphometric characterisation of the fine structure of human type II pneumocytes. *Anat Rec* 1995; 243(1):49-62.

Ferreira AG, Acar A. Olfato. *RBORL* 1975; 41(2):171-9.

Fonseca-Alaniz MH, Takada J, Alonso-Vale MI, Lima, FB. Adipose tissue as an endocrine organ: from theory to practice. *J Pediatr* 2007; 83(5):S192-203.

Gabbiani G. The myofibroblast in wound healing and fibrocontractive diseases. *J Pathol* 2003; 200(4):500-3.

Gartner PL, Hiatt JL. *Tratado de histologia*. 2. ed. Rio de Janeiro: Guanabara Koogan, 2003.

Gaspar L, Gaspar K, Ramos S. Histiocytes and non-Langerhans cell histiocytoses in dermatology. *An Bras Dermatol* 2003; 78(1):99-118.

Geerts A. History, heterogeneity, developmental biology, and functions of quiescent hepatic stellate cells. *Semin Liver Dis* 2001; (3):311-35.

Ghajar CM; Bissell MJ. Extracellular matrix control of mammary gland morphogenesis and tumorigenesis: insights from imaging. *Histochem Cell Biol* 2008; 130(6):1105-18.

Goodbrand SA, Steele RJ. An overview of colorectal cancer screening. *Scott Med J* 2008; 53(4):31-7.

Grosvenor AE, Laws ER. The evolution of extracranial approaches to the pituitary and anterior skull base. *Pituitary* 2008; 11(4):337-45.

Ham AW. *Histologia*. Rio de Janeiro: Guanabara Koogan, 1972.

Haraldsson B, Jeansson M. Glomerular filtration barrier. *Curr Opin Nephrol Hypertens* 2009; 18(4):331-5.

Hardeland R. Melatonin: signaling mechanisms of a pleiotropic agent. *Biofactors* 2009; 35(2):183-92.

Hassun KM. Acne: etiopathogenesis. *An Bras Dermatol* 2000; 75(1): 7-15.

Heidet L, Gubler MC. The renal lesions of Alport syndrome. *J Am Soc Nephrol* 2009; 20(6):1210-5.

Hofbauer KG. Molecular pathways to obesity. *Int J Obes Relat Metab Disord* 2002; 26(2):S18-27.

Hu CC, Liang FX, Zhou G, Tu L, Tang CH, Zhou J, Kreibich G, Sun TT. Assembly of urothelial plaques: tetraspanin function in membrane protein trafficking. *Mol Biol Cell* 2005; 16(9):3937-50.

James ED, Samuels PB, Pirozynski J, Webster DR. Morphology of tissue mast cells: the frequency of artifacts and the influence of certain biologic agents. *Am J Pathol* 1954; 30(2):391-401.

Jarad G, Miner JH. Update on the glomerular filtration barrier. *Curr Opin Nephrol Hypertens* 2009; 18(3):226-32.

Jiang H, Chess L. How the immune system achieves self-nonself discrimination during adaptive immunity. *Adv Immunol* 2009; 102(1):95-133.

Jobim M, Jobim LFJ. Células *natural killer* e vigilância imunológica. *J Pediatr* 2008; 84(4):58-67.

Kahn HJ, Marks A, Thom H, Baumal R. Role of antibody to S-100 protein in diagnostic pathology. *Am J Clin Pathol* 1983; 79(1):341-7.

Kandulski A, Selgrad M, Malfertheiner P. Helicobacter pylori infection: a clinical overview. *Dig Liver Dis* 2008; 40(8):619-26.

Karasuyama H, Mukai K, Tsujimura Y, Obata K. Newly discovered roles for basophils: a neglected minority gains new respect. *Nat Rev Immunol* 2009; 9(1):9-13.

Kazansky DB. MHC restriction and allogeneic immune responses. *J Immunotoxicol* 2008; 5(4):369-84.

Kessel RG. *Histologia médica básica: a biologia das células, tecidos e órgãos*. Rio de Janeiro: Guanabara Koogan, 2001.

Khandelwal P, Abraham SN; Apodaca G. Cell Biology and Physiology of the Uroepithelium. *Am J Physiol Renal Physiol* 2009; 8(1):8-17.

Khoshnoodi J, Pedchenko V, Hudson BG. Mammalian collagen IV. *Microsc Res Tech* 2008; 71(5):357-70.

Kim MY, Kim KS, McConnell F, Lane P. Lymphoid tissue inducer cells: architects of CD4 immune responses in mice and men. *Clin Exp Immunol* 2009; 157(1):20-6.

Kirk LF Jr, Hash RB, Katner HP, Jones T. Cushing's disease: clinical manifestations and diagnostic evaluation. *Am Fam Physician* 2000; 62(1):1119-27.

Kong XT, Deng FM, Hu P *et al*. Roles of uroplakins in plaque formation, umbrella cell enlargement, and urinary tract diseases. *J Cell Biol* 2004; 167(6):1195-204.

Krüger M, Linke WA. Titin-based mechanical signalling in normal and failing myocardium. *J Mol Cell Cardiol* 2009; 46(4):490-8.

Laine J, Savisto NJ, Enerbäck S, Nuutila P. Functional brown adipose tissue in healthy adults. *N Engl J Med* 2009; 360(15):1518-25.

Layton AT, Layton HE, Dantzler WH, Pannabecker TL. The mammalian urine concentrating mechanism: hypotheses and uncertainties. *Physiology* 2009; 24(8):250-6.

Lazzeri M. The physiological function of the urothelium-more than a simple barrier. *Urol Int* 2006; 76(4):289-95.

LeBien TW, Tedder TF. B lymphocytes: how they develop and function. *Blood* 2008; 112(5):1570-80.

Lefterova MI, Lazar MA. New developments in adipogenesis. *Trends Endocrinol Metab* 2009; 20(3):107-14.

Levin ER. Endothelins. *N Eng J Med* 1995; 333(6):356-64.

Liblau RS, Gressner AM, Kaufmann SH. Ito cells are liver-resident antigen-presenting cells for activating T cell responses. *Immunity* 2007; 26(1):117-29.

Lieberman DA. Screening for colorectal cancer. *N Engl J Med* 2009; 361(12):1179-87.

Lliddell HG, Scott R. *A greek-english lexicon*. 9. ed. Oxford: Claredon Press, 1983.

Locke M, Windsor J, Dunbar PR. Human adipose-derived stem cells: isolation, characterization and applications in surgery. *ANZ J Surg* 2009; 79(4):235-44.

Lynch HE, Goldberg GL, Chidgey A, Van den Brink MR, Boyd R, Sempowski GD. Thymic involution and immune reconstitution. *Trends Immunol* 2009; 30(7):366-73.

Mathieson PW. Update on the podocyte. *Curr Opin Nephrol Hypertens* 2009; 18(3):206-11.

Maximow AA, Bloom W. *Tratado de histologia*. Rio de Janeiro: Guanabara Koogan, 1950.

Mehdi U, Toto RD. Anemia, diabetes, and chronic kidney disease. *Diabetes Care* 2009; 32(7):1320-6.

Mills SE. *Histology for pathologists*. 3. ed. Baltimore: Lippincott Williams & Wilkins, 2006.

Molgó J, Colasante C, Benoit E, Poulain B. 2009. A reminder of the structure and function of the skeletal neuromuscular junction. *Ann Dermatol Venereol* 2009; 136(4):55-60.

Moncada S, Palmer RM, Higgs EA. Nitric oxide: physiology, pathophysiology, and pharmacology. *Pharmacology Rev* 1991; 43(1):109-42.

Monge AH, Hernández RE, Moscoso IE, Pineda RP, Iribe PM, Flores OD. Endometrial tissue in myometrium vessels. Two cases report and literature review. *Ginecol Obstet Mex* 2008; 76(4):228-32.

Moore KL, Persaud TVN. *Embriologia clínica*. 8. ed. São Paulo: Elsevier, 2008.

Nagata T. Techniques of radioautography for medical and biological research. *Braz J Med Biol Res* 1998; 31(2):185-95.

Nakatani K, Kaneda K, Seki S, Nakajima Y. Pit cells as liver-associated natural killer cells: morphology and function. *Med Electron Microsc* 2004; 37(1):29-36.

Nielsen JS, McNagny KM. The role of podocalyxin in health and disease. *Am Soc Nephrol* 2009; 20(8):1669-76.

Okoń K. Pathology of renal tumors in adults. Molecular biology histopathological diagnosis and prognosis. *Pol J Pathol* 2008; 59(3):129-76.

Oliveira JAA. Fisiologia da gustação. *RBORL* 1982; 48(1):10-4.

Palmer BF. Nephrotic edema-pathogenesis and treatment. *Am J Med Sci* 1993; 306(1):53-67.

Park KW, Halperin DS; Tontonoz P. 2008. Before they were fat: adipocyte progenitors. *Cell Metab* 2008; 8(6):454-7.

Patterson JM, Chapple CR. Surgical techniques in substitution urethroplasty using buccal mucosa for the treatment of anterior urethral strictures. *Eur Urol* 2008; 53(6):1162-71.

Powe DG, Keightley A, Chester M, Sisson M, Jones NS. Mucosal thickening in allergic and idiopathic rhinitis mucosa and its probable mechanism. *Ann Allergy Asthma Immunol* 2009; 103(1):14-9.

Reidy KJ, Rosenblum ND. Cell and molecular biology of kidney development. *Semin Nephrol* 2009; 29(4):321-37.

Revel FG, Masson-Pévet M, Pévet P, Mikkelsen JD, Simonneaux V. Melatonin controls seasonal breeding by a network of hypothalamic targets. *Neuroendocrinology* 2009; 90(1):1-14.

Rezende JM. *Linguagem médica*. 3. ed. Goiânia: AB Editora e Distribuidora de Livros Ltda., 2004.

Riedel I, Liang FX, Deng FM, Tu L, Kreibich G, Wu XR, Sun TT, Hergt M, Moll R. Urothelial umbrella cells of human ureter are heterogeneous with respect to their uroplakin composition: different degrees of urothelial maturity in ureter and bladder? *Eur J Cell Biol* 2005; 84(3):393-405.

Rocha Júnior AM, Vieira BJ, de Andrade LC, Aarestrup FM. 2009. Low-level laser therapy increases transforming growth factor-beta2 expression and induces apoptosis of epithelial cells during the tissue repair process. *Photomed Laser Surg* 2009; 27(2):303-7.

Rossi AB, Vergnanini AL. Cellulite: a review. *J Eur Acad Dermatol Venereol* 2000; 14(4):251-62.

Rosso L, Mienville JM. Pituicyte modulation of neurohormone output. *Glia* 2009; 57(3):235-43.

Rubanyu GM. The role of endothelium in cardiovascular homeostasis and diseases. *J Cardiovasc Pharmacol* 1993; 22(S1):14.

Rudnicki MA, Le Grand F, McKinnell I, Kuang S. The molecular regulation of muscle stem cell function. *Cold Spring Harb Symp Quant Biol* 2008; 73(3):323-31.

Saliangas K. Screening for colorectal cancer. *Tech Coloproctol* 2004; 8(S1):10-3.

Salmon AH, Neal CR, Harper SJ. New aspects of glomerular filtration barrier structure and function: five layers (at least) not three. *Curr Opin Nephrol Hypertens* 2009; 18(3):197-205.

Sanders EJ; Harvey S. 2008. Peptide hormones as developmental growth and differentiation factors. *Dev Dyn* 2008; 237(6):1537-52.

Schlöndorff D, Banas B. The mesangial cell revisited: no cell is an island. *J Am Soc Nephrol* 2009; 20(6):1179-87.

Schulz P, Steimer T. Neurobiology of circadian systems. *CNS Drugs* 2009; 23(S2):3-13.

Shapiro E. Clinical implications of genitourinary embryology. *Curr Opin Urol* 2009; 19(4):427-33.

Siqueira RC. Autologous transplantation of retinal pigment epithelium in age related macular degeneration. *Arq Bras Oftalmol* 2009; 72 (1):123-30

Sobotta J. *Atlas de histologia citologia, histologia e anatomia microscópica*. 7. ed. Rio de Janeiro: Guanabara Koogan, 2007.

Sperry K. Tattoos and tattooing. Gross pathology, histopathology, medical complications, and applications. *Am J Forensic Med Pathol* 1992; 13(1):7-17.

Srivastava D. DiGeorge syndrome: an enigma in mice and men. *Mol Med Today* 2000; 6(1):13-14.

Stappenbeck TS, Miyoshi H. The role of stromal stem cells in tissue regeneration and wound repair. *Science* 2009; 26(324):1666-9.

Sui GP, Wu C, Roosen A, Ikeda Y, Kanai AJ, Fry CH. Modulation of bladder myofibroblast activity: implications for bladder function. *Am J Physiol Renal Physiol* 2008, 29 (3):688-97.

Taylor E, Gomel V. The uterus and fertility. *Fertil Steril* 2007; 89(1):1-16.

Temussi PA. Sweet, bitter and umami receptors: a complex relationship. *Trends Biochem Sci* 2009; 34(6):296-302.

Tesfaigzi Y. Regulation of mucous cell metaplasia in bronchial asthma. *Curr Mol Med* 2008; 8(5):408-15.

Tomaszek S, Wigle DA, Keshavjee S, Fischer S. Thymomas: review of current clinical practice. *Ann Thorac Surg* 2009; 87(6):1973-80.

Turki ZM, Hamaoui RB, Ben Slama C. Molecular basis of pituitary development defects. *Tunis Med* 2007; 85(12):999-1003.

Valdés F. Vitamin C. *Actas Dermosifiliogr* 2006; 97(9):557-68.

Vercellini P, Somigliana E, Viganò P *et al*. Endometriosis: current and future medical therapies. *Best Pract Res Clin Obstet Gynaecol* 2008; 22(2):275-306.

Verde T, Shephard RJ, Corey P, Moore R. Sweat composition in exercise and in heat. *J Appl Physiol* 1982; 53(1):1540-5.

Virtanen KA, Lidell ME, Orava J *et al*. Calmodulin and its roles in skeletal muscle function. *Can Anaesth Soc J* 1983; 30(4):390-8.

Winau F, Hegasy G, Weiskirchen R *et al*. Myofibroblasts work best under stress. J Bodyw Mov Ther 2009; 13(2):121-7.

Wisse E, Luo D, Vermijlen D *et al*. On the function of pit cells, the liver-specific natural killer cells. *Semin Liver Dis* 1997; 17(4):265-86.

Witkin SS, Linhares IM, Giraldo P. Bacterial flora of the female genital tract: function and immune regulation. *Best Pract Res Clin Obstet Gynaecol* 2007; 21(3):347-54.

Wolf G. Brown adipose tissue: the molecular mechanism of its formation. *Nutr Rev* 2009; 67(3):167-71.

Woo SL. Tissue engineering, use of scaffolds for ligament and tendon healing and regeneration. *Knee Surg Sports Traumatol Arthrosc* 2009; 17(6):559-60.

Woodard TL, Diamond MP. Physiologic measures of sexual function in women: a review. *Fertil Steril* 2009; 92(1):19-34.

Workman CJ, Szymczak-Workman AL, Collison LW *et al*. The development and function of regulatory T cells. *Cell Mol Life Sci* 2009; 66(16):2603-22.

Xu X; Colecraft HM. Primary culture of adult rat heart myocytes. *J Vis Exp* 2009, 16(28):1308.

Yeowell HN, Pinnell SR. The Ehlers-Danlos syndromes. *Semin Dermatol* 1993; 12(3):229-40.

Zanardi D, Nunes DH, Pacheco AS, Tubone MQ, de Souza Filho JJ. Evaluation of the diagnostic methods of onychomycosis. *An Bras Dermato* 2008; 83(2):119-24.

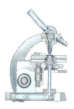

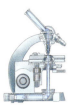

Índice Alfabético

■ A

ABP (proteína), 376
Acantose, 49
Acetilcolina, 140, 159
Acidente vascular encefálico (AVE), 173
Ácido
- graxo, 95
- periódico de Schiff, ver PAS
Ácinos
- pancreáticos, 311
- pulmonar, 263, 264
Acne, 401
Acondicionamento da amostra, 8
Acúmulo calórico, 92
Adeno-hipófise, 233
- caracterização funcional, 235
- *pars distalis*, 234
- *pars intermedia*, 236
- *pars tuberalis*, 236
Adenoides, 420
Adipocitocinas, 95
Adrenais (glândulas), 240
- córtex, 240
- medula, 242
Afinidade tintorial, 219
Agrecano, 80
Alanina aminotransferase (ALT), 314
Alça de Henle, 325, 332
Aldosterona, 309
5α-redutase, 378
- inibidores, 384
Alvéolo, particularidades microscópicas, 272
Amadurecimento folicular, 352
Ameloblasto, 287
Ameloblastomas, 287
Amígdalas, 420
Amigdalites, 421
Amilase salivar, 309
Âmnio, 363
Amostra de tecido para estudo
- acondicionamento, 8
- clivagem, 10
- emblocada, 221
- identificação, 8
- obtenção, 6
Anafilaxia, 75

Anasarca, 330
Anastomoses arteriovenosas, 198
Androstenediona, 353, 387
Anel de Waldeyer, 420
Anemia
- doença renal crônica, 215
- nefropatia crônica, 337
- perniciosa, 297
Anestésicos locais, 156
Anexos epidérmicos, 397
Angiogênese, 328
Angiotensina I e II, 335
Anidrase carbônica, 270
Anisotropia, 144
Anquilose, 111
Anticoncepcionais orais, 354
Anticorpo, 16
Antígeno, 16
Antracose pulmonar, 267
Antro, 351
Apêndice
- cecal, 306
- epiploicos, 306
Apendicite, 307
Aplasia medular, 212
Apoptose, 47
Aracnóidea, 174
Área(s)
- acesso indireto, biópsia, 7
- olfatória, 255
- respiratória, 255
- timo-dependentes, 413
Argirofilia, 83
Artefatos, 18
Artérias
- elásticas, 195
- - funções, 195
- - particularidades histológicas, 195
- musculares, 196
- - função, 196
- - particularidades histológicas, 196
Arteríolas, 197
- aferente, 326
Artrite gotosa
- aguda, 331
- tofácea, 331
Artrose, 111

Aschoff, Karl Albert Ludwig, 317
Asma, 265
Aspartato aminotransferase (AST), 314
Assoalho bucal, 281
- vascularização, 281
Astrócitos, 160
- fibrosos, 160
- protoplasmáticos, 160
Ateromas, 44
Ativação macrofágica, 76
ATPase, 145
ATPsintase, 100
Atresia folicular, 352
Átrios, 203
- alveolar, 269
Auerbach, Leopold, 292
Autoimunidade, 413
Autólise, 8
Autópsia, 8
Axônios, 39, 180

■ B

Baço, 415
- histomorfologia, 415
- irrigação esplênica, 417
- particularidades microscópicas, 423
- polpas
- - branca, 415
- - vermelha, 416
Bainha
- linfática periarteriolar (PALS), 416
- mielina, 166
Bálsamo de Canadá, 14
Barreiras
- epiteliais permeáveis, seletividade, 39
- hematencefálica, 175, 176
- hematoaérea, 271
- hematoliquórica, 176
- hematotesticular, 375
- hematotímica, 414
Basófilo, 222
- histofisiologia, 222
- histomorfologia, 222
Bellini, Lorenzo, 336
Bertin, Exupere José, 324

Bexiga, 337
Bidimensionalidade, 25
Bile, 313
Bilirrubina, 313
Bioengenharia, 126
Biópsia, 6, 7
- céu aberto, 7
- congelamento, 14
- excisional, 7
- incisional, 7
- tipos, 7
Blastocisto, 362
Bloqueadores colinérgicos, 268
Bolo fecal, 305
Bolsas
- Fabricius, 410
- Ranthke, 231
Bombesina, 256
Borda vermelha do lábio, 279, 406
Botões
- gustativos, 185
- terminal, 140
Böttcher, Jakob Ernst Arthur, 374
Bowman, Sir William, 326
Brônquio
- extrapulmonar, 253, 262
- intrapulmonar, 264
Bronquíolo, 253
- respiratório, 253, 268
- terminal, 265
Bulbo olfatório, 185

■ C

Cálculo para aumento da imagem, 23
Calicreína, 309
Calo nas cordas vocais, 261
Campânula, 285
- avançada, 287
- precoce, 285
Canal
- anal, 278, 307
- gubernacular, 289
- Havers, 126
- Volkmann, 126
Câncer
- colorretal, 307
- mama, 367
- próstata, 383
Capilares
- linfáticos, 204
- sanguíneos, 198
Cápsula
- Bowman, 326, 328
- Glisson, 313
Capuz, odontogênese, 284
Cárdia, 295
Cardiopatia, 148
Cárie, 289
Cartilagem
- elástica, 105, 110
- - características microscópicas, 112
- - funções, 112
- - localizações anatômicas, 110
- fibrosa, 105, 113
- - características microscópicas, 114
- - disco intervertebral, 115
- - funções, 114
- - localizações anatômicas, 114
- hialina, 105, 106
- - articular, 109
- - características microscópicas, 107

- - funções, 106
- - localizações anatômicas, 106
- - reparo, 109
- localização anatômica, 105
Cassete, 10
Catecolaminas, 242
Cavidade nasal, 253
- áreas
- - olfatórias, 255
- - respiratória, 255
- condicionamento do ar, 256
- controle da temperatura e da velocidade, 257
- epitélio respiratório típico, 255
- estrutura geral, 254
- limpeza do ar, 257
- umidificação, controle, 258
- vestíbulo, 255
Caxumba, 310
Ceco, 305
Células
- apresentadoras de antígenos (APC), 77
- basais, 256
- Betz, 179
- Clara, 266
- cromófilas, 233
- cromófobas, 233
- deciduais, 360
- DNES e apudomas, 62
- endotelial, 194
- ependimárias, 162
- epitélios, 35
- espermatogênicas, 376
- foliculares, 348
- foliculoestrelada, 234
- fotorreceptoras, 187
- germinativas, 348
- gliais, 155
- gustativas, 185
- hilares, 348
- Hofbauer, 363
- Ito, 315
- K (Kulchitsky), 256
- Kupffer, 315
- Langerhans, 395
- - alterações, 395
- Leydig, 378, 387
- M, 421
- malignas, disseminação, 37
- Martinotti, 179
- Merkel, 183, 395
- mesangiais, 328
- mesenquimais indiferenciadas, 68
- miossatélites, 139
- neuroendócrinas difusas (DNES), 297
- neurogliais, 155, 160
- - sistema nervoso
- - - central, 160
- - - periférico, 164
- NK (*natural killer*), 74
- nulas, 410
- Paneth, 302
- poeira, 266, 267
- Purkinje, 147
- quiescente, 72
- satélites, 167
- Schultze, 184
- Schwann, 164, 165
- Sertoli, 374
- - função, 376
- - morfologia, 374, 376
- tecido conjuntivo, 72
- tronco

- - dentes decíduos, 286
- - derivação adiposa, 93
Cemento, 288, 290
- acelular
- - afribrilar, 291
- - fibras extrínsecas, 291
- - fibras intrínsecas, 291
- celular
- - fibras intrínsecas, 291
- - misto, 291
Cementoblastos, 288
Cerebelo, 179
Cérebro, 178
Charcot, Jean-Martin, 374
Choque, 76
Cicatrização, 71, 72
- problemática, 87
Cílios, 40
Cilocitose, 49
Cistos odontogênicos, 288
Citologia esfoliativa preventiva, 49
Clara, Max, 266
Clarificação, 11
Clivagem da amostra, 10
Cóanas, 254
Coilocitose, 49
Colágeno, 80
Colelitíase, 317
Coloide, 244
Cólon, 278, 305
Coloração, 13, 15
Colunas de Bertin, 324
Comensalismo, 38
Complexo
- antígeno-anticorpo, 16
- justaglomerular, 334
- PLO-odorante, 185
Concreções cerebrais, 238
Condicionamento do ar, 256
Condução nervosa, 156
Cone de implantação, 157
Conexônios, 158
Congestão nasal, 258
Consolidação óssea, 133
Contração muscular, 137, 141, 145, 146, 148
Coração, 203
- endocárdio, 204
- epicárdio, 205
- esqueleto fibroso cardíaco, 205
- miocárdio, 204
Cordão
- espermático, 381
- esplênico, 416
- nefrogênico, 323
- testiculares, 372
- umbilical, 363
Cordas vocais, 260
- alterações, 261
Coreia de Huntington, 173
Coroa radiada, 351
Corona, 416
Corpora albicans, 355
Corpos
- densos, 150
- Herring, 236
- lúteo, 354
Corpúsculos
- Hassal, 414
- Krause, 183
- Meissner, 184
- Nissl, 156
- Odland, 392
- Pacini, 184

Índice Alfabético

- renal, 326
- Ruffini, 183
Corte histológico, 13
- interpretação, 25
Córtex
- cerebelar, 180
- cerebral, 179
- linfonodos, 418
- nervoso, 173
- ovariano, 349
- timo, 412
Coto
- distal, 181
- proximal, 181
Couro cabeludo, 404
Coxim, 94
Creatinina, 331
Crescimento
- aposicional, 108
- intersticial, 108
Criptas tonsilares, 420
Cristaloides de Charcot-Böttcher, 374
Cromógenos fluorescentes, 27
Cumulus ooforus, 351

■ D

Daltonismo, 187
Degeneração walleriana, 182
Degranulação, 75
Dendrito, 156
Densidade lipoproteica, 92
Dentes, 283
- cárie, 289
- decíduos, isolamento de células-tronco, 286
- erupção, 289
- lâmina, 284
- odontogênese, 284
- periodonto, 289
Dentinogênese, 287
Depósitos fibrinoides de Rohr, 363
Derme, 396
Desidratação, 10
Desidrotestosterona, 378
Desmossomos, 285
Deuteranopia, 187
Diabetes, 248
- hormônio antidiurético (ADH), 336
- microangiopatia, 201
Díade sarcoplasmática, 145
Diáfano, 11
Diafragma, 253
Diagnóstico, 6
Diapedese leucocitária, 44
Diferenciação celular, 34
Díploe, 121
Disco intervertebral, 115
Discromatopsia, 187
Disfunção erétil, 386
Disse, Joseph, 315
Distrofias musculares, 144
Diurese, 336
Diuréticos de alça, 333
Divertículo, 323
Doação de medula óssea, 212
Doença, 5
- Alzheimer, 173
- degenerativas e desmielinizantes do sistema nervoso central, 173
- história natural, 6
- musculoesqueléticas, 141
- renal crônica, anemia, 215

Dopamina, 159
Dorso da língua, 281
Ducto
- alveolar, 269
- deferente, 380
- eferente, 379
- ependimário, 379
- Müller, 346
Duodeno, 278, 303, 304
Dura-máter, 173
Dura-meníngea, 174
Dura-periosteal, 174

■ E

Efeito rebote, 257
Ehrlich, Paul, 75
Elastase, 267
Encéfalo, 178
Endocárdio, 204
Endocitose, 302
Endométrio, 359
Endomísio, 137
Endoneuro, 181
Endorfinas, 159
Endósteo, 127
Endotelina, 194
Energia eólica, 4
Enfisema pulmonar, 267
Engenharia de tecidos, 126
Enzimas
- conversora da angiotensina (ECA), 335
- hepáticas, 314
Eosina, 13
Eosinófilos, 223
Epicárdio visceral, 205
Epiderme, 391
- células
- - Langerhans, 395
- - Merkel, 395
- melanócitos, 393
- queratinócitos, 391
Epidídimo, 379
Epiglote, 253, 259, 278
Epimísio, 137
Epineuro, 181
Epistaxe, 256
Epitélios
- células, 35
- funções, 37
- - percepção de estímulos sensoriais, 39
- - permeabilidade seletiva, 39
- - proteção física e imunológica, 37
- - secreção, 38
- - sustentação, 39
- - transporte transcelular e paracelular, 38
- glandulares, 35
- inervação, 36
- juncional, 290
- olfatório, 184
- perda, lesões superficiais, 36
- polarização, 37
- - inversão, 37
- respiratório típico, 255
- revestimento, 35
- - passagem de água, 38
- vaginal, variações, 365
- vascularização, 36
Ereção peniana, 385
Eritropoetina, 214
Erupção dentária, 289
Esclera, 187

Esfincteres
- Oddi, 317
- vasculares, 198
Esfregaço sanguíneo, 210, 211
Esôfago, 278, 292
- caracterização microscópica, 292
- funções, 293
Espaços
- Disse, 315
- epidural, 174
- Kiernan, 314
- subaracnóideo, 174
- subdural, 174
Espermátides, 377
Espermatocitogênese, 377
Espermatogênese, 376
Espermatogônias, 376
Espermatozoides
- estranhos, 375
- lentos, 42
- maduros, 377
Espermiogênese, 377
Esplenectomia, 415, 417
Esplenomegalia, 415
Estase da bile, 315
Esteatose hepática, 315, 316
Estereocílios, 40
Estigma, 353
Estômago, 278, 294
- caracterização microscópica, 294
- cárdia, 295
- corpo, 296
- funções, 294
- fundo, 296
- particularidades microscópicas, 300
Estomódio, 231
Estrato intermediário, 285
Estrogênio, 351
- modificações musculares induzidas, 361
Estroma, 39
- renal, 337
- tímico, 413
Estruturas elétron-densas e elétron-lúcidas, 26
Etanol, 10
Exaustão elástica, 85
Extravasamento sanguíneo, 218

■ F

Fabricius, Hieronymus, 410
Faixa fibrinoide de Nitabuch, 363
Faringe, 253, 258, 291
Fator de crescimento, 37
Feixe de His, 206
Fenil-etanolamina-N-metil-transferase, 243
Feocromócito, 242
Feocromocitomas, 242
Fibras
- amielínicas, 166
- cardíacas
- - hipertrofia, 148
- - reparo em perda, 148
- colágenas, 80
- marca-passo, 204
- mielínicas, 166
- musculares, 140
- nervosas, 198
- Purkinje, 204
- reticulares, 36
- tecido conjuntivo, 80
Fibroadenoma geloide, 99
Fibroblasto, 72

452 Histologia Essencial

Fibrose cística, 266
Fígado, 278, 313
- caracterização microscópica, 313
- função, 313
Filamento anódio, 26
Fite-faraco, 15
Fixação, 9
Flagelos, 41
Fluxo anterógrado do impulso nervoso, 157
Folhetos embrionários, 34
Folículos
- antral, 351
- atrésicos, 354
- Graaf, 352
- pilosos, 399
- - bulbo, 399
- - desenvolvimento, 400
- - face masculina, 278
- - haste, 399
Fonação, 259
Formol, 9
Fotomicrografia, 9
Fótons, 27, 187
Frutose, 376
Fusiforme, 72

■ G

Gânglios
- linfáticos, 417
- nervosos, 180
Gastrina, 248, 299
Geleia de Wharton, 70
Gengiva, 290
Gengivite, 291
Glândulas
- adrenais, 240
- - córtex, 240
- - medula, 242
- Brünner, 303
- bulbouretral, 384
- Cowper (bulbouretrais), 373
- endócrinas, 60, 231
- - arranjo celular, 63
- - liberação do produto de secreção, 62
- - organização inusitada, 62
- - quantidade de células, 61
- exócrinas, 54
- - arranjo celular, 56
- - liberação do produto de secreção, 55
- - quantidade de células, 54
- Littré, 341
- mamária, 366
- parótida, 310
- pineal, 238
- - caracterização histofisiológica, 239
- - componentes histológicos, 238
- - estrutura morfológica, 238
- salivares, 308
- - maiores, 309
- - menores, 311
- sebáceas, 278, 401
- - acne, 401
- - seborreia, 401
- sublingual, 278, 310
- submandibular, 278, 310
- sudoríparas, 278, 398
- Tyson, 384
- von Ebner, 283
Glicemia, 247
Glicerol, 95
Glicocálice, 35

Glicocorticoides, 95
Glicogênio, 108
- intraepitelial vaginal, 365
Glicogenólise, 247
Gliose, 161
Glisson, Francis, 313
Glomérulo renal, 326
Glomerulonefrites autoimunes, 330
Glônus, 404
Glucagon, 248
Gonadotrofina coriônica humana, 355
Gram, Hans Christian Joachim, 291
Grânulos de Fordyce, 279
Gravidez ectópica tubária, 358
Grocott, 15
Grupamentos de Black, 290
Grupos
- endócrinos isolados, 377
- isógeno axial, 114
Gustação, 187

■ H

H medular, 176
Halo perinuclear, 161
Hanseníase, 165
Hassal, Arthur Hill, 414
Hemácias, 210, 215
- alterações morfológicas, 216
Hematopoese, 213, 215
- fetal, 225
Hematoxilina, 13
Hemocaterese, 416
Hemocitoblasto, 213
Hemorragias, 219
Hemorroidas, 307
Hemossiderina, 416
Hemostasia, 218
Heparan-sulfato, 327
Hérnia de disco, 116
Hertwing, Oskar, 288
Hiato pilórico, 300
Hibernomas, 100
Hibridização *in situ*, 17
Hidrofilia, 70
Hilo renal, 324
Hiperandrogenismo, 356
Hiperglicemia, 247
Hiperparatireoidismo, 246
Hiperplasia
- epitelial, 49
- prostática, 383
Hipertrofia muscular, 139
Hiperuricemia, 331
Hipoderme, 94, 397
Hipófise, 231
- adeno-hipófise, 233
- desenvolvimento, 231
- irrigação, 233
- neuro-hipófise, 236
- organização histológica, 232
- origem, 231
Hipoglicemia, 247
Hipossialia, 309
Hipovitaminose K, 219
Hipoxia, 216
Histologia, 3-20
- amostra, acondicionamento e identificação, 8
- conceito, 6
- definição, 5
- lâmina histológica, identificação, transporte e
   arquivamento, 18

- objeto de estudo, 6
- obtenção da amostra de tecido, 6
- - biópsia, 7
- - necropsia, 7
- processamento histólogico
- - clarificação, 11
- - clivagem da amostra, 10
- - coloração, 13
- - desidratação, 10
- - especiais, 14
- - fixação, 9
- - hibridização *in situ*, 17
- - histoquímica, 15
- - impregnação e inclusão, 11
- - imuno-histoquímica, 16
- - microtomia, 12
- - montagem, 13
- - procedimentos manuais *versus*
     automatizados, 14
- - remoção do material de inclusão e
     reidratação, 13
- - rotina, 9
Histomorfologia, 216
Histoquímica, 15
História natural da doença, 6
Histotécnicos, 14
Hofbauer, Isfred, 363
Homeostase, 121
Hooke, Robert, 4
Hormônios, 230
- antidiurético (ADH), 237
- - diabetes, 336
- antimülleriano, 376
- atrial natriurético, 335
- crescimento, 235
- foliculoestimulante (FSH), 235, 349
- gastrina, 248
- glucagon, 248
- insulina, 248
- lipotropina (LPH), 235
- luteinizante (LH), 235
- motilina, 248
- ocitocina, 237
- peptídio intestinal vasoativo (VIP), 248
- polipeptídio pancreático, 248
- prolactina, 235
- serotonina, 248
- tireoestimulante (TSH), 235
HPV, características morfológicas da infecção, 49

■ I

Identificação da amostra, 8
Íleo, 278
Ilhotas de Langerhans, 231, 247
- caracterização histofisiológica, 247
- estrutura morfológica, 247
Imagens
- microscópio, cálculo para aumento, 23
- radiográficas, primeira, 5
Impregnações
- inclusão, 11
- metálicas, 15
Impulso nervoso, 156
Imunidade, 37
Imuno-histoquímica, 16
Imunofluorescência, 17
Imunossupressores, 223
Incidências, 111
- longitudinal, 25
- oblíqua, 25
- transversal, 25

Índice Alfabético

Infecção urinária, 342
Inflamação, 71
Inibina, 376
Inspiração, 252
Instrumetais utilizados para obtenção de tecido, 7
Insulina, 248
Interpretação dos cortes histológicos, 25
Intestino
- delgado, 300
- - caracterização microscópica, 301
- - funções, 301
- grosso, 305
- - caracterização microscópica, 305
- - funções, 305
- - particularidades microscópicas, 308
Involução tímica, 414
Irrigação esplênica, 417
Isotonicidade, 203
Isotropia, 143

J

Jejuno, 278, 303
Junção musculotendinosa, 138

K

Kerckring, Theodor, 301
Kiernan, espaço, 314
Klinefelter, Harry Fitch, 347
Konstantinovich, Nicolai Kulchitsky, 256
Krause, Wilhelm, 183
Kupffer, Karl Wilhelm, 315

L

Lábio, 277
- assoalho bucal, 281
- borda vermelha, 279, 406
- particularidades microscópicas, 280
Lactação, 235
Lacuna de Howship, 124
Lâmina
- basal, 36
- dentária, 284
- histológica, 6
- - arquivamento, 18
- - identificação, 18
- - transporte, 18
- própria, 256
Laminários, 19
Lanugo, 399
Laringe, 253, 259
- características histológicas gerais, 259
- epiglote, 259
- funções, 259
- pregas vocais, 260
Leeuwenhoek, Anton, 5
Leito ungueal, 402
Leptina, 95, 96
Lesões superficiais de perda epitelial, 36
Leucemias, 214
Leucócitos, 210, 219
- alterações na quantidade, 212
- linhagem mielocítica, 219
Leucocitose, 212
Leucopenia, 212
Lieberkühn, Johann Nathanael, 302
Ligamento periodontal, 290
Ligante do receptor ativador do fator nuclear κB (RANKL), 125

Linfócitos, 73, 224
- B, 74, 225
- T, 74, 225
Linfonodos, 417
- cápsula, 418
- córtex, 418
- funções, 417
- histofisiologia, 419
- histomorfologia, 418
- medula, 418
- metástases, 417
- particularidades microscópicas, 423
- sentinelas, 417
- - imunológicos, 418
Língua, 278, 281
- dorso, 281
- ventre, 283
Linha alba, 280
Linhagem linfocítica, 224
- hematopoese, 224
- histofisiologia, 224
- histomorfologia, 224
Lipase, 297
Lipídios, 92
Lipoaspiração, 94
Lipoblasto, 93
Lipogênese, 95
Lipólise, 95
Lipotropina, 235
Líquido
- folicular, 351
- pleural, 272
- sinovial, 110
- testicular, 376
Liquor, 162
Lisozima, 293
Littré, Alexis, 341
Lóbulo pulmonar, 263, 264
Luteólise, 357
Luz, 35

M

Macrófagos, 76
Magnificação, 22
Malassez, Louis-Charles, 288
Malpighi, Marcelo, 4
MALT, ver tecido linfoide difuso associado à mucosa
Mama, 366
- câncer, 367
Massa metanéfrica, 323
Mastócitos, 74
- origem, 223
Mediadores inflamatórios hepáticos, 315
Medula
- adrenal, 242
- - caracterização funcional, 243
- espinal, 176
- linfonodo, 418
- óssea, 121, 212
- - amarela, 212
- - aplasia, 212
- - doação, 212
- - vermelha, 212
- ovariana, 356
- tímica, 413
Meiose, 348, 377
Melanina, 391, 394
Melanócitos, 393
Melanoderma, 403
Melanodermos, 403

Melanomas, 395
Melanossomos, 394, 395
Melatonina, 240
Membrana
- celular, células epiteliais, 40
- - cílios, 40
- - estereocílios, 40
- - flagelos, 41
- - microvilos, 40
- vítrea, 354
Memória imunológica, 412
Meninges, 173
Menstruação, 360
Mesencéfalo, 178
Mesênquima, 68
Mesentério, 94
Metanefro, 323
Metaplasia
- associada ao tabagismo, 263
- escamosa, 46
Metástases, 417
MHC, 412
Microambiente medular, 212
Microangiopatia em pacientes diabéticos, 201
Micróglia, 163
- participação em processos patológicos, 164
Microscópios
- confocal, 27
- eletrônico, 26
- fluorescência, 27
- óptico, 22
- - interpretação dos cortes histológicos, 25
- - magnificação, 22
- - princípio do método, 22
- - resolução, 22
- - utilização, 24
Microtomia, 12
Micrótomo, 12
Microvascularização, 201
Microvilos, 40
Mielina, 162
Mielograma, 212
Miocárdio, 204
Miofibroblastos, 73
Miométrio, 361
Mitose, 328
Monócito, 219
- histofisiologia, 220
- histomorfologia, 219
Monossomia do cromossomo X, 347
Montagem, 13
Motilina, 248
Muco, 46
Mucosa
- bucal, 279
- - alveolar, 280
- - jugal, 280
- - particularidades, 279
- jugal, 95
Müller, Johannes Peter, 346
Músculos, 136
- características morfológicas, 137
- contração, 137
- estriado
- - cardíaco, 146
- - esquelético, 140
- funções, 137
- liso, 148

N

Nariz entupido, 258
Nebulina, 143

454   Histologia Essencial

Necropsia, 7, 8
Nefrina, 330
Néfron, 325
- corticais, 326
- justaglomerulares, 326
Neoplasia, 16
Nervo periférico, 180
- caracterização das fibras, 181
- membranas conjuntivas, 181
Neuro-hipófise, 236
- caracterização funcional, 237
- infundíbulo, 237
- *pars nervosa*, 236
Neuroepitélios, 35, 184
Neuróglia, 155, 160
Neurônios, 156
- bipolares, 157
- caracterização morfológica, 156
- classificação, 157
- magnicelulares, 236
- multipolares, 157
- parvicelulares, 236
- pseudounipolares, 157
- sensoriais, 36
- sinapses, 158
- unipolares, 157
Neurópilo, 172
Neurotransmissores, 158, 159
Neutrófilo, 221
- histofisiologia, 221
- histomorfologia, 221
Nevos, 395
Nicotina, 149
Nitabuch, Raissa, 363
Nocicepção, 183
Nódulos
- linfoide, 420
- Ranvier, 166
Norepinefrina, 159
Normocalcemia, 132
Notocorda, 154
Núcleos
- paraventriculares, 236
- supraópticos, 236

▪ O

Obesidade central, 96
Observação a olho nu, 4
Ocitocina, 149, 237
Oddi, Ruggero, 317
Odland, George Fisher, 392
Odontoblasto, 287
Odontogênese, 284
- botão, 285
- campânula
- - avançada, 287
- - precoce, 285
- capuz, 284, 285
- lâmina dentária, 284
- rizogênese, 284, 288
Olhos, 187
Oligodendrócitos, 161
Oncologia, 16
Onda do epitélio seminífero, 377
Onicomicoses, 402
Órgãos
- Corti, 188
- linfoides, 409-423
- - baço, 415
- - caracterização, 410

- - linfonodos, 417
- - tecido linfoide difuso associado à mucosa, 421
- - timo, 411
- - tonsilas, 420
Orofaringe, 291
Ossificação
- endocondral, 131
- membranosa, 130
Ossos, 121
- lamelar, 130
- subcondral, 107
- trançado, 129
- visualização, 126
Osteoblastos, 122
Osteócitos, 122
Osteoclastos, 124
Osteogênese, 107, 130
Osteoide, 122
Osteomalacia, 133
Osteoporose, 129
Ovário, 348-356
- corpo lúteo, 355
- córtex, 349
- folículos, desenvolvimento, 349
- - atrésicos, 354
- - dominante, 352
- medula ovariana, 356
- organização histológica, 348
Ovidutos, 356
Ovócitos primários, 348
Ovogônias, 348
Ovulação, 353
Óxido nítrico, 194

▪ P

Palato, 278, 280
Pancitopenia, 212
Pâncreas, 278
- caracterização microscópica, 311
- função, 311
- particularidades microscópicas, 312
Paneth, Joseph, 302
Pânico, 243
Panículo adiposo, 94
Papilas linguais
- circunvaladas, 282
- filiformes, 281
- foliáceas, 282
- fungiformes, 282
Parafina, 11
Paratireoide, 245
- caracterização histofisiológica, 245
- estrutura morfológica, 245
Parênquima, 39
- hepático, 313
- renal, 325
- tecido nervoso, 154
Parótida, 278
Parotidite infecciosa endêmica, 310
Pars
- *convoluta*, 330
- *distalis*, 231, 234
- *intermedia*, 231, 236
- *nervosa*, 232, 236
- *recta*, 330
- *tuberalis*, 231, 236
PAS (ácido periódico de Schiff), 15
Patologia, 6
Pedicelos, 328
Pele, 391
- delgada, 403

- derme, 396
- encharcada, 391
- epiderme, 391
- espessa, 403
- polpa digital palmar, 404
- radiação ultravioleta, 394
Pelos, 398
- terminais, 400
Pélvis renal, 324
Pênis, 384
- disfunção erétil, 386
- ereção, 385
- organização geral, 384
Pepsinogênio, 297
Peptídio intestinal vasoativo (VIP), 248
Perfuração, colocação de brincos, 114
Perfusão pulmonar, 252
Pericárdio, 39, 156, 205
Pericitos, 328
Pericôndrio
- celular, 107
- fibroso, 107
Perimísio, 137
Perineuro, 181
Periodontite, 291
Periodonto, 289
Periósteo, 126
- celular, 126
- fibroso, 126
Peritônio, 94
Peyer, Johan Conrad, 413
Pia-máter, 175
Piercing de orelha, 114
Piloro, 299
Pineal (glândula), 238
- caracterização histofisiológica, 239
- componentes histológicos, 238
- estrutura morfológica, 238
- referência radiográfica, 238
Pit cells, 315
Pituícitos, 236
Placa
- epifisária, 106
- Peyer, 413
- ungueal, 402
Placenta, 362
- cordão umbilical, 363
- desenvolvimento, 362
- funções, 363
- porção
- - coriônica, 362
- - decídua, 363
Plaquetas, 210, 217
- hematopoese, 217
- histofisiologia, 217
- histomorfologia, 217
Plasma, 210
Plasmócitos, 74
Plasticidade, 69
Pleomorfismo celular, 17
Pleura
- parietal, 253
- visceral, 253
Pleura, 272
Plexo
- Auerbach, 292
- coroide, 175
- erétil nasal, 256
- Meissner, 292
Podocalixina, 329
Podócitos, 328
Polaridade celular, 37
- apical, 37

Índice Alfabético

- basal, 37
- inversões, 37
- laterais, 37
Polidipsia, 248, 336
Polifagia, 248
Polipeptídio pancreático, 248
Poliúria, 248, 336
Poros de Konh, 270
Pré-dentina, 287
Prega
- ungueal, 402
- vocais, 260
Prevalência, 111
Processamento histológico, 9
- clarificação, 11
- clivagem da amostra, 10
- coloração, 13
- desidratação, 10
- especiais e técnicas auxiliares, 14
- - hibridização *in situ*, 17
- - histoquímica, 15
- - imuno-histoquímica, 16
- fixação, 9
- impregnação, 11
- inclusão, 11
- microtomia, 12
- montagem, 13
- procedimentos manuais *versus* automatizados, 14
- remoção do material de inclusão e reidratação, 13
- rotina, 9
Procolágeno, 81
Progênie estável, 415
Prognóstico, 17
Prolactina, 235
Propriocepção, 183
Prosencéfalo, 178
Prostaciclina, 194
Próstata, 381
- câncer, 383
- hiperplasia, 383
- particularidades microscópicas, 384
Protanopia, 187
Proteínas
- morfogenética osteoindutora (BMP), 126
- ósseas não colagenosas, 125
Proteinúria, 330
PSA (antígeno prostático específico), 383
Pulmão, 253, 263
- ácino, 263
- brônquio intrapulmonar, 264
- bronquíolos
- - respiratorios, 268
- - terminal, 265
- citadino, 267
- lóbulo, 263
Punção por agulhas, 7

■ Q

Quelante, 120
Queratina, 47, 390, 399
Queratinócitos, 391
- clonogênicos, 399
Quilo, 301
Quimo, 294, 301

■ R

Radiação ultravioleta, 394
Raquitismo, 133

Reações
- aplicações clínicas, 15
- - ácido periódico de Schiff (PAS), 15
- - Grocott, 15
- - impregnações metálicas, 15
- - Sudan, 15
- - tricômios, 15
- - Ziehl-Nielsen, 15
- inflamatória aguda e crônica, 222
Receptores nervosos, 182
Rede testicular, 379
Refringente, 40
Remoção do material de inclusão e reidratação, 13
Remodelamento ósseo, 128
Resolução, 22, 23
Reticulocitose, 215
Retina, 187
Reto, 278, 305
Rexe, 218
Rigor mortis, 146
Rim, 324-337
- colunas, 324
- estroma, 337
- formato reniforme, 324
- hilo renal, 324
- néfron, 325
- pélvis, 324
- túbulo urinífero, 324
Rizogênese, 284, 285, 288
Rohr, Karl, 363
Rokitansky, Karl Freiherr, 317
Rombencéfalo, 178
Rouquidão, 261

■ S

Saco
- alveolar, 253, 269
- vitelino, 225
Saliva, 308
- alterações, 309
Sangue, 209-227
- esfregaço, 210
- hemácias, 215
- hematopoese, 213
- - fetal, 225
- leucócitos, 219
- medula óssea, 212
- plaquetas, 217
- plasma, 210
- soro, 211
Sarcômeros, 142
Schleiden, Matthias, 5
Schneider, Conrad Victoris, 255
Sebo, 398
Seborreia, 401
Secreção
- cervical, 361
- endócrina, 60
Seios
- paranasais, 258
- Rokitansky-Aschoff, 317
Sela túrcica, 231
Sêmen, 381
Sensações, 183
Sentinela imunológica, 259
Serosa, 358
Serotonina, 149, 159, 248
Sharpey, William, 290
Sialoproteína, 384
Sinapse(s), 158

- axoaxônica, 159
- axodendríticas, 159
- axossomática, 159
- elétricas, 158
- químicas, 158
- tipos, 158
Síndromes
- Alport, 82
- angústia respiratória aguda (SARA), 271
- Cushing, 236
- DiGeorge, 411
- disfórica, 360
- Ehlers-Danlos, 82
- Kartagener, 41
- Klinefelter, 347
- Marfan, 84
- pânico, 243
- Turner, 347
Sinoviócito, 110
Sistema
- circulatório, 191-207
- - caracterização histológica, 193
- - coração, 203
- - estrutura geral dos elementos vasculares, 193
- - vasos linfáticos, 203
- - vasos sanguíneos
- - - arteriais, 195
- - - venosos, 199
- - volume total de sangue circulante, 193
- colágeno, 80
- digestivo, 275-319
- - dentes, 283
- - esôfago, 292
- - estômago, 294
- - faringe, 291
- - fígado, 313
- - glândulas salivares, 308
- - intestino
- - - delgado, 300
- - - grosso, 305
- - lábio, 277
- - língua, 281
- - mucosa basal, 279
- - pâncreas, 311
- - tubo digestivo, 291
- - vesícula biliar, 317
- endócrino, 229-249
- - glândulas
- - - adrenais, 240
- - - pineal, 238
- - hipófise, 231
- - ilhotas de Langerhans, 247
- - paratireoide, 245
     tireoide, 243
- fagocitário mononuclear (SFM), 76
- nervoso, 154-167, 171-189
- - autônomo, 53, 158
- - central, 154, 172-180
- - - caracterização microscópica dos órgãos, 176
- - - meninges, 173
- - - organização histológica, 172
- - funções, 155
- - neuróglia, 160
- - neurônios, 156
- - origem, 154
- - parênquima, 154
- - periférico, 154, 180-189
- - - gânglios nervosos, 180
- - - nervo, 181
- - - receptores nervosos, 182
- - simpático e síndrome do pânico, 243
- - somático, 158
- porta acinoinsulinar, 248

456 Histologia Essencial

- porta-hepático, 304
- renina-angiotensina-aldosterona, 334
- reprodutor
- - feminino, 345-369
- - - glândula mamária, 366
- - - ovário, 348-356
- - - placenta, 362
- - - tuba uterina, 356
- - - útero, 359
- - - vagina, 364
- - masculino, 371-388
- - - ducto deferente, 380
- - - epidídimo e ductos ependimários, 379
- - - glândula bulbouretral, 384
- - - pênis, 384
- - - próstata, 381
- - - testículos, 373
- - - vesícula seminal, 381
- respiratório, 251-273
- - brônquio extrapulmonar, 262
- - caracterização histofisiológica, 253
- - cavidade nasal, 254
- - faringe, 258
- - laringe, 259
- - pulmão, 263
- - traqueia, 261
- tegumentar, 389-407
- - anexos epidérmicos, 397
- - borda vermelha do lábio, 406
- - couro cabeludo, 404
- - folículo piloso, 399
- - glândula sebácea, 401
- - pele, 391
- - - delgada, 403
- - - espessa, 403
- - - polpa digital palmar, 404
- - unha, 402
- urinário, 321-343
- - bexiga, 337
- - rim, 324
- - ureter, 337
- - uretra, 340
Somatostatina, 248
Sonda de DNA, 18
Soro, 211
Substância
- branca, 173
- cinzenta, 173, 177
- fundamental amorfa, 79
- H medular, 176
Suco pancreático, 311
Sudan, 15
Suor, 398
Surfactante, 266

■ T

Tabagismo, metaplasia, 263
Tato, sentidos, 184
Tatuagens, 78
Tecas, 350
Tecido(s)
- adiposo, 91-102
- - diferenciação funcional, 93
- - histogênese, 93
- - modelamento corporal, 94
- - multilocular, 99
- - - características microscópicas, 100
- - - funções, 99
- - - localização, 99
- - sustentação renal, perda aguda, 94
- - tipos, 93

- - unilocular, 93
- - - características microscópicas, 96
- - - funções, 94
- - - localização, 93
- amostra, obtenção para estudo microscópico, 6
- cartilaginoso, 103-118
- - classificação, critérios, 104
- - tipos, 105
- conjuntivo, 6, 67-89
- - cápsulas e septos, 55
- - células, 72
- - componentes, 72
- - denso
- - - modelado, 87
- - - não modelado, 86
- - elástico, 88
- - fibras, 80
- - fibroblasto, 72
- - frouxo, 85
- - funções, 71
- - linfócitos, 73
- - localização, 71
- - macrófagos, 76
- - mastócitos, 74
- - material extracelular, 79
- - mucoso, 69
- - plasmócitos, 74
- - reticular, 88
- - subendotelial, 194
- - substância fundamental amorfa, 79
- - tipos, 84
- - variedades, 68
- epitelial, 6, 33-65
- - características, 35
- - especializações de membrana celular, 40
- - funções gerais, 37
- - glandulares, 53
- - pseudoestratificado, 45
- - revestimento, 42
- - - cilíndrico estratificado, 53
- - - cilíndrico simples, 45
- - - cúbico estratificado, 52
- - - cúbico simples, 44
- - - pavimentoso estratificado, 47
- - - pavimentoso simples, 42
- - - transição, 51
- - tipos, 35
- instrumentais utilizados para obtenção, 7
- linfoide difuso associado à mucosa (MALT), 421
- - funções, 421
- - histofisiologia, 421
- - histomorfologia, 421
- - particularidades microscópicas, 423
- mieloide, 212
- muscular, 6, 135-152
- - estriado
- - - cardíaco, 146
- - - esquelético, 137-146
- - liso, 148
- nervoso, 6, 153-168
- - funções, 155
- - neuróglia, 160
- - neurônios, 156
- ósseo, 119-134
- - componentes histológicos, 121
- - funções, 121
- - interação celular, modelamento e remodelamento, 127
- - localização, 121
- - osteogênese, 130
- - tipos, 129
- - vascularização, 126

- visualização, métodos, 21-29
- - métodos especiais, 26
- - microscópio óptica, 22
- vivos, visualização, 28
Telodendro, 156
Tênias musculares, 305
Tensão pré-menstrual, 360
Terminações nervosas, 184
- livres, 36
Termogênese, 99
Termogenina, 100
Termorregulação, 99
Testículos, 374
- células
- - espermatogênicas, 376
- - Sertoli, 374
- ducto eferente, 379
- localização anatômica, 374
- rede testicular, 379
- sistema de túbulos intratesticulares, 379
- tubos retos, 379
- túbulos seminíferos, 374
- túnica própria, 377
Testosterona, 346, 372
Timo, 411
- córtex, 412
- estroma, 413
- funções, 411
- histomorfologia, 412
- involução, 414
- medula, 413
Timócitos, 412
Timomas malignos, 415
Timotaxina, 414
Tireoide, 243
- caracterização histofisiológica, 244
- estrutura morfológica, 243
Tireopatia, 148, 245
Tireotropina, 235
Tonsilas faríngeas, 258, 420
- funções, 420
- histofisiologia, 420
- histomorfologia, 420
- particularidades microscópicas, 423
Toxina botulínica A, 140
Trabéculas de Remak, 314
Transaminase glutâmico-oxalacética (TGO), 314
Transaminase glutâmico-pirúvica (TGP), 314
Transdução, 187
Transferrina, 215
- testicular, 376
Traqueia, 253, 261
- caracterização histológica, 261
- particularidades microscópicas, 262
Trato digestivo
- inferior, 300
- superior, 291
Tríade
- porta/portal, 313
- sarcoplasmática, 145
- Virchow, 44
Tricrômios, 15
Tridimensionalidade, 25
Tritanopia, 187
Trofoblasto, 362
- celular, 362
- sincicial, 362
Trombopoetina, 214
Trompas de Falópio, 356
Tropomiosina, 143
Troponina, 143
Tuba uterina, 356
- camada muscular, 358

- caracterização microscópica, 357
- funções, 357
- mucosa, 357
- serosa, 358
Tubo digestivo, 291
Túbulo(s)
- contorcido
- - distal, 333
- - proximal, 330
- seminíferos, 374
- urinífero, 325
Tumores
- malignos, 35
- odontogênicos, 288
Túnica
- adventícia, 194
- albugínea, 348, 386
- íntima, 194
- média, 194
- própria, 377
- vaginal, 374
Tyson, Edward, 384

U

Úlceras gástricas, 299
Ultrafiltrado, 329
Umbrella cells, 338
Unha, 402
Unidades de medida, 23
Ureter, 337
Uretra, 340
- feminina, 340
- masculina, 341
- membranosa, 341
- peniana, 341
- prostática, 341

Urogastrona, 304
Urotélio vesical, 338
- funções, 339
Útero, 359
- endométrio, 359
- menstruação, 360
- miométrio, 361
UVA (radiação), 394
Úvea, 187

V

Vagina, 364
- epitélio, variações, 365
- glicogênio intraepitelial, 365
- junção escamocolunar, 365
- particularidades microscópicas, 366
Valvas cardíacas, 204
Válvulas
- Kerckring, 301
- venosas, 201
Vasa nervorum, 181
Vascularização
- assoalho bucal, 281
- ventre lingual, 283
Vasectomia, 381
Vasopressina, 237
Vasos
- linfáticos, 193, 203
- - características histológicas, 203
- - funções, 203
- sanguíneos, 193
- - arteriais, 195
- - venosos, 199
Veias
- calibre médio, 201
- grande calibre, 201

- membros inferiores, 202
- pequeno calibre, 199
- pulmonares, 202
Velos, 400
Ventre lingual, 283
Ventrículos, 203
Vênulas, 200, 418
Vesícula
- biliar, 278
- - caracterização microscópica, 317
- - função, 317
- - pedras (colelitíase), 317
- seminal, 381
- - particularidades microscópicas, 382
Vestíbulo, 255
Virchow, Rudolf, 6
Vitamina
- C, 81
- D, 133
- K, 219
Volemia, 333

W

Wade, 15

X

Xerostomia, 309

Z

Ziehl-Nielsen, 15
Zigoto, 357
Zimogênio, 311
Zona pelúcida, 349

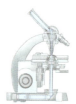

Pré-impressão, impressão e acabamento

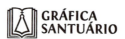

grafica@editorasantuario.com.br
www.editorasantuario.com.br
Aparecida-SP